Die Psychotherapie-Debatte

Die Psychotherapie-Debatte

Bruce E. Wampold, Zac E. Imel, Christoph Flückiger

Bruce E. Wampold
Zac E. Imel
Christoph Flückiger

Die Psychotherapie-Debatte

Was Psychotherapie wirksam macht

Aus dem Amerikanischen von Michael Ackert
und Christoph Flückiger, unter Mitarbeit von Judith Held,
Christine Wolfer und Jan Westenfelder

Deutschsprachige Ausgabe herausgegeben
von Christoph Flückiger

hogrefe

Prof. Dr. Bruce E. Wampold, PhD, ABPP
University of Wisconsin-Madison
School of Education
Department of Counseling Psychology
317 Education Building
1000 Bascom Mall
Madison, WI 53706-1326, USA
wampold@education.wisc.edu

Prof. Dr. Christoph Flückiger, PhD, SwissBPP
Universität Zürich
Psychologisches Institut
Leiter Fachr. Allgemeine Interventionspsychologie und Psychotherapie
Binzmühlestr. 14/04
8050 Zürich, Schweiz
christoph.flueckiger@psychologie.uzh.ch

Prof. Dr. Zac E. Imel, PhD
University of Utah
Department of Educational Psychology
1705 Campus Center Drive
RM 327
Salt Lake City, UT 84112-9255, USA
zac.imel@utah.edu

Bibliografische Information der Deutschen Nationalbibliothek
Die Deutsche Nationalbibliothek verzeichnet diese Publikation in der Deutschen Nationalbibliografie; detaillierte bibliografische Daten sind im Internet über http://www.dnb.de abrufbar.

Anregungen und Zuschriften bitte an:
Hogrefe AG
Lektorat Psychologie
Länggass-Strasse 76
3000 Bern 9
Schweiz
Tel. +41 31 300 45 00
Fax +41 31 300 45 93
info@hogrefe.ch
www.hogrefe.ch

Lektorat: Dr. Susanne Lauri, Jan Westenfelder
Herstellung: Edith Biedermann, Daniel Berger
Umschlagabbildung: © frankreporter by istockphoto
Umschlaggestaltung: Claude Borer, Riehen
Satz: Mediengestaltung Meike Cichos, Göttingen
Druck und buchbinderische Verarbeitung: Finidr, s.r.o., Český Těšín
Printed in Czech Republic

Das vorliegende Buch ist eine Übersetzung aus dem Amerikanischen. Der Originaltitel lautet „The Great Psychotherapy Debate" von Bruce E. Wampold und Zac E. Imel.
Second edition published 2015

1. Nachdruck 2022 der 1. Auflage 2018

(E-Book-ISBN [PDF] 978-3-456-95681-7; E-Book-ISBN [EPUB] 978-3-456-75681-3)
ISBN 978-3-456-85681-0
https://doi.org/10.1024/85681-000

Inhaltsverzeichnis

Geleitworte

Psychotherapie, Wissenschaftsmodelle und Argumentationslust

Prof. Dr. Christoph Flückiger, Universität Zürich

Psychotherapieforschung ist ein Paradebeispiel interdisziplinärer Forschung. Sie bietet eine hervorragende Illustration dessen, wie die Forschungsparadigmen der einzelnen Disziplinen die Interpretation der Forschungsresultate mit beeinflussen. In den USA wird Psychotherapieforschung vorzugsweise in drei akademische Schulen betrieben, die sich unter anderem an ihren basalen Forschungsparadigmen orientieren: den *Schools of Medicine*, den *Departments of Psychology* und den *Schools of Education*. Während im deutschen Sprachraum die beiden ersten Schulen in der Psychotherapieforschung und den daran angegliederten *psychotherapeutischen Aus- und Weiterbildungen* vertreten sind, wird hierzulande Psychotherapieforschung kaum als primärer Gegenstand der Erziehungswissenschaften wahrgenommen.

Dies ist insofern relevant, als sich die Autoren der englischen Ausgabe dieses Buches vorzugsweise als Vertreter der dritten Schule verorten lassen bzw. sich dort ihre akademischen Sporen verdient haben. Die University of Wisconsin-Madison ist in den Universitäts-Rankings eine der US-Top-Universitäten der Erziehungswissenschaften und will sich durchaus als empirische Speerspitze dieser Tradition verstanden wissen. Die *Schools of Education* haben substantiell zur Entwicklung und Verbreitung empirischer Arbeitsinstrumente in geschachtelten, hierarchisch gegliederten Versuchsdesigns beigetragen. Das Denken in Mehrebenenmodellen und die damit verbundene kritisch-rationale Interpretation von Forschungsresultaten ist fundamentaler Teil, wenn nicht gar Identifikationsmerkmal, der an diesen Schulen angegliederten akademischen Ausbildungen. Empirische Forschungsresultate lassen sich aus dieser Perspektive, etwas überspitzt ausgedrückt, grundsätzlich nur aufgrund der geschichtlich eingebetteten Wissenschaftsdiskurse und dahinter liegenden Forschungsparadigmen interpretieren. Was zählt, ist das Aufdecken der Argumentationslogiken und der dahinter liegenden Grundannahmen, die kaum noch hinterfragt werden. Das vorliegende Buch ist eine rigorose Anwendung dieses *Spirits*, insbesondere bezüglich des in der Psychotherapieforschung aktuell vorherrschenden „Medizinischen" Metamodells.

Die Ausgangslage ist so einfach wie einleuchtend: Stellen Sie sich vor, ein charismatischer Lehrer würde eine Studie vorstellen, in der er seine eigens entwickelte Methode „A" an acht Schülern anwendet und mit acht anderen Schülern kontrastiert, die er mit der Standardmethode „B" unterrichtet. Die Randomisierung sowie die gesamte Studienverantwortung liegen beim selben Lehrer. Das Schulergebnis misst er mit Mitteln, die insbesondere auf seine Methode „A" zugeschnitten sind. Zudem werden die Fortschritte der Schüler durch einen Mitentwickler der Methode „A" beurteilt. Die Resultate eines wenig geläufigen statistischen Tests weisen darauf hin, dass die zugeschnittenen Messmittel einen Effekt in Richtung der Methode „A" aufweisen, die sich jedoch beim allgemeinen Lernfortschritt der Standardmethode „B" nicht zeigen; weitere Maße zeigen keine Effektivitätsunterschiede zwischen „A" und „B". In den Limitationen wird darauf hingewiesen, dass möglicherweise weniger erfahrene Lehrer in der von den Autoren entwickelten Methode „A" weniger erfolgreich sein würden. Der Lehrer interpretiert die Ergebnisse in die Richtung, dass seine Methode „A" bei gut geschulten Lehrern der Standardmethode „B" überlegen ist. Als Eltern eines Schülers würden Sie sich vielleicht einige Fragen stellen, wenn Sie aufgefordert würden, Ihr Kind unbedingt zu diesem Lehrer zu schicken. Beispielsweise: Lässt sich die Studie replizieren? Sind die Resultate auf andere Lehrer generalisierbar? Wer bestimmt den Schulerfolg? Zeigen sich die Resultate in geläufigeren statistischen Methoden? Will der Lehrer vorzugsweise seine Methode „A" verkaufen? Ist mein Kind bei diesem Lehrer gut aufgehoben?

Vielleicht wären Sie bei der Beurteilung einer strukturell vergleichbaren Studie nachsichtiger, die nicht auf dem Gebiet der Grundschulpädagogik, sondern von einem der renommiertesten Herzchirurgen veröffentlicht wurde – in einer wissenschaftlichen Fachzeitschrift mit hohem *Impact Factor*? Vielleicht würden Sie Ihre Meinung nicht ändern wollen. Doch Hand aufs Herz, hätten Sie die Studie eines Herzchirurgen ebenso kritisch hinterfragt, wenn sie ohne den Vergleich mit der Lehrkraft eingeführt worden wäre? Und was wäre, wenn die Studie von einem anerkannten Psychotherapeuten veröffentlicht worden wäre?[1]

Auch wenn es sich bei der oben angesprochenen Studie ganz bestimmt um einen Einzelfall handelt, so lassen sich daraus für die Psychotherapie interessante, allgemeine Fragen ableiten: Wie wirksam ist Psychotherapie ganz generell? Lassen sich psychotherapeutische Ansätze ausmachen, die wirksamer sind als andere? Wie lassen sich Studien charakterisieren, die wirksamere Psychotherapien dokumentieren? Ist die höhere Wirksamkeit ein Effekt einer spezifischen Therapie oder eher Resultat der Wahl der Kontrollgruppe? Haben Forscher- und Therapeuteninteressen Einfluss auf die Forschungsresultate? Sind einzelne Ansätze uniform wirksam, oder unterscheiden sich die Therapeuten in ihrer Wirksamkeit? Haben soziokulturelle Aspekte einen Einfluss auf die Wirksamkeit von Psychotherapie? Und zu guter Letzt: Was macht psychotherapeutische Interventionen wirksam?

Dieses Buch versucht die oben gestellten Fragen mittels theoriegeleiteter, metaanalytischer Methoden zu beantworten. Metaanalysen fassen die Forschungsresultate einzelner Wirksamkeitsstudien systematisch zusammen. Die Autoren machen transparent, welche Einschluss- und Ausschlusskriterien für einen fairen Psychotherapiewirksamkeitsvergleich relevant sein können und verdeutlichen so, warum verschiedene Metaanalysen zu unterschiedlichen Einschätzungen kommen können. Aus dieser Perspektive bietet das Buch eine Einführung in metaanalytisches Interventionsdenken, das nicht nur für die Psychotherapie selbst, sondern auch für andere Humaninterventionen relevant sein kann. Aus gutem Grund hat die Methode der Metaanalyse ihre Geburtsstunde und ihre Bewährung auf dem Gebiet der Psycho-

1 Details zur angesprochenen Studie siehe: Fava, G. A., Ruini, C., Rafanelli, C., Finos, L., Salmaso, L., Mangelli, L. & Sirigatti, S. (2005). Well-being therapy of generalized anxiety disorder. *Psychotherapy and Psychosomatics, 74*, 26–30.

therapie erfahren, sodass daraus reichlich gelernt werden kann. Vorneweg: Psychotherapie ist ganz generell bei vielen Menschen, die unter üblichen psychischen Belastungsfaktoren leiden, erstaunlich wirksam.

Die vorliegende deutschsprachige Adaption der englischsprachigen Zweitausgabe der *Great Psychotherapy Debate* versucht einen soziokulturellen Spagat, der grundsätzlich nur scheitern kann. Die meisterhaft verfassten englischsprachigen Originaltexte beziehen sich vorzugsweise auf den US-Kontext; so beziehen sich viele exemplarische Beispiele und Veranschaulichungen auf die englischsprachige Hauptleserschaft. Diese Perspektive ist auch aus internationaler Sicht insofern berechtigt, als beispielsweise mehr als zwei Drittel der veröffentlichten Studien zum Zusammenhang zwischen der Arbeitsallianz und dem Therapieergebnis in Nordamerika durchgeführt worden sind. Aus diesem Blickwinkel ist es durchaus sinnvoll, den US-Kontext zu erwähnen und zu verstehen. Möglicherweise wären Sie jedoch trotzdem erstaunt, wenn in einer deutschen Eins-zu-eins-Übersetzung von „Rassenvergleichen“ die Rede wäre. Der Lesefluss würde wohl deutlich gehemmt.

Den Spagat versuchten wir so zu lösen, dass wir einerseits den US-Kontext beibehalten haben, andererseits jedoch versucht haben, ihn mit kürzeren Einführungen und Hinweisen zu deutschsprachigen Entwicklungen etwas aufzuweichen. Diese Hinweise und Ergänzungen sind jedoch nicht als umfassende Aufarbeitungen zu verstehen, sondern eher als Heftpflaster gedacht, um einige für deutschsprachige Ohren schmerzende Stellen etwas zu entschärfen. Dies ist uns nicht umfassend gelungen. Sie werden beispielsweise trotzdem lesen können, dass Freuds Vorlesung an der Clark University 1909 als ein Meilenstein der Psychotherapie genannt wird, ohne auf die viel früher publizierten Arbeiten zur Hysterie einzugehen. Nichtsdestotrotz versuchten das gesamte Übersetzerteam und ich, den Text so zu glätten, dass die Hauptaussagen und die möglichst universellen Argumentationslogiken ins Zentrum gestellt werden.

Personen werden im Text einfachheitshalber in männlicher Form ausgeschrieben (z. B. Therapeuten, Patienten, Beobachter); es werden damit jedoch alle Geschlechter gleichermaßen angesprochen.

Lassen Sie sich von der in diesem Buch gepflegten Argumentationslust anstecken! Die rigorose empirische Analyse des Medizinischen Metamodells wird die nächsten Generationen von Psychotherapeuten und Interventionsforschern intensiv beschäftigen. Die in diesem Buch skizzierte Ausarbeitung eines kontextuellen Metamodells ist nicht abgeschlossen, sondern womöglich eher ein prägnanter Paukenschlag einer breiten Auseinandersetzung!

Auf dem Wege zu einem psychotherapeutischen Kernwissen

Prof. Dr. Bernhard Strauß, Universität Jena

Das erstmalig 2001 erschienene, in der zweiten englischsprachigen Auflage (2015) gemeinsam mit Zac E. Imel verfasste, Buch *The Great Psychotherapy Debate* von Bruce E. Wampold erregt(e) Aufsehen in der Welt der Psychotherapieforschung. Umso wichtiger ist es, dass nun eine deutschsprachige Adaption des Buches unter Mitwirkung von Christoph Flückiger vorliegt!

Eine zentrale Botschaft des Buches – basierend auf zahlreichen systematischen Übersichten und Metaanalysen von Originalarbeiten – stellt die durchaus verbreitete Sicht in Frage, wonach die positiven Wirkungen der Psychotherapie eher auf spezifischen Effekten beruhen, eine Sicht, die den Autoren zufolge eher einem medizinischen Modell entsprechen würde. Nach Wampolds und Imels Analysen der absoluten und relativen Wirksamkeit von Psychotherapie und der Bedeutung der allgemeinen Wirkfaktoren (einschließlich der Person des Therapeuten) kommen die Autoren zu dem Schluss, dass die vorliegende Evidenz eher ein kontextuelles denn ein medizinisches Modell der Psychotherapie stützen würde.

Dies erklärt, dass bis heute immer wieder das schon in den 1930er-Jahren von Saul Rosenzweig verwendete Zitat des Dodo-Vogels aus Lewis Carrolls Geschichte von Alice im Wunderland „Jeder hat gewonnen, und jeder hat einen Preis verdient" angeführt wird, wenn es gilt, die vergleichende Psychotherapieforschung zu bewerten. Der Ausspruch des Vogels hat in der Geschichte von Alice im Wunderland einen Hintergrund, der vielen Psychotherapeuten nicht bekannt ist, der aber ein sehr passendes Paradigma für den psychotherapeutischen Prozess darstellt:

> „Alice und ein bunt zusammengewürfelter Haufen Kreaturen sind gerade einem Tränensee entstiegen, klitschnass und durchfroren. Nachdem der Versuch der Maus fehlschlägt, die Gruppe mit trockenen Erzählungen aus der mittelalterlichen Geschichte Englands zu wärmen, bringt der Dodo-Vogel die Petition ein, „die Konferenz zwecks Adaptation wirkungsvollerer Direktiven zu vertagen" und meint, dass ein „Freiwahlrennen" das beste Mittel wäre. So steckt er einen nicht ganz runden Kreis ab, „aber es kommt nicht darauf an, dass der Kreis wirklich rund ist", sagte er. Dann stellte er die ganze Gesellschaft nebeneinander am Rande auf. Es gab nicht das Kommando 1-2-3-los, sondern jeder rannte los, wann er wollte, so dass man nicht ohne weiteres erkennen konnte, wann das Rennen zu Ende war. Als sie jedoch nach einer halben Stunde alle trocken waren, rief der Dodo plötzlich: Schluss des Rennens! Die Gesellschaft umdrängte ihn und fragte: Wer hat denn gewonnen? Zur Beantwortung dieser Frage benötigte der Dodo seinen ganzen Verstand. Er setzte sich und hielt sich lange eine Pfote grüblerisch an die Stirn (das ist die Haltung, in der gewöhnlich erhabene Denker auf Bildern zu sehen sind). Die anderen warteten schweigend. Schließlich verkündete der Dodo: Jeder hat gewonnen, jeder hat einen Preis verdient!" (die Zitate sind der Ausgabe von *Alice im Wunderland* der Edition Holz im Kinderbuchverlag Berlin von 1989, entnommen).

Unter Psychotherapieforschern finden sich durchaus unterschiedliche Haltungen zu dem Verdikt des (in der Realität längst ausgestorbenen) Vogels, die – wie ein geschätzter Kollegen zu sagen pflegt – „Dodoisten“ und die „Antidodoisten“, und natürlich sind wie bei den meisten wissenschaftlichen Fragestellungen auch Glaube, Überzeugung und Identifizierungen im Spiel.

Wampold und Imel können aber mit einem „progressiven Forschungsprogramm“ aufwarten, welches sich vor allem auf die mittlerweile hoch entwickelte Methode der Metaanalysen stützt, die es – anders als systematische Reviews narrativer Natur – erlaubt, spezifische Hypothesen bezüglich alternativer Modelle zu prüfen. Wenn wir die Bedeutung des Ansatzes für den lange anhaltenden Schulenstreit in der Psychotherapie einmal beiseitelassen, dann erscheinen die in diesem Buch berichteten Ergebnisse bestens geeignet, unser Wissen über die Wirkung von Psychotherapie zu erweitern und gewissermaßen zu legieren.

In der Psychotherapie der letzten Jahre ist eine zunehmende Modularisierung zu beobachten, die in einer Fülle an vermeintlichen Neuentwicklungen resultierte, also spezifische Therapieverfahren für spezifische Störungen, die mit vermeintlich ebenso spezifischen Veränderungsmechanismen arbeiten und die meistens mit neuen Bezeichnungen versehen wurden, auch wenn wesentliche Elemente dieser Behandlungskonzepte in der Geschichte der Psychologie und Psychotherapie längst beschrieben sind. Dies tangiert ein Problem in der Psychotherapie(forschung), das man als eine „Geschichtsvergessenheit“ bezeichnen könnte und das auch damit zusammenhängt, dass die Psychologie nach wie vor danach sucht, eine Wissenschaftsdisziplin zu werden, die – ähnlich wie die Naturwissenschaften – über ein Basis- oder Kernwissen verfügt.

Marvin Goldfried hat in einem bemerkenswerten Aufsatz mit dem Titel „Consensus in Psychotherapy Research and Practice: Where have all the findings gone?“ auf diesen Aspekt hingewiesen und sich auf eine 1991 von Arthur W. Staats im *American Psychologist* publizierte Arbeit („Unified Positivism and Unification Psychology“) bezogen. In diesem Artikel macht Staats deutlich, dass die Psychologie bisher nicht einheitlich definiert werden kann, ihre Uneinheitlichkeit sich sogar verschlimmere angesichts der Tatsache, dass sich die Psychologie den Profilen moderner Wissenschaften zwar annähert, gleichzeitig aber daran scheitert, wesentliche Phänomene zu erklären. Es gäbe zu viele Methoden, die nicht aufeinander bezogen sind, zu viele Einzelbefunde, Methodenprobleme, viele verschiedene theoretische Sprachen und unterschiedliche philosophische Positionen.

Die Sicht von Staats wurde immer wieder in Postulaten für mehr Integration in der psychologischen Forschung und in wissenschaftssoziologischen Diskussionen über die Frage eines Kernkonsensus in den Wissenschaften aufgegriffen. Hier ist beispielsweise Cole (1992) mit seiner bemerkenswerten Abhandlung „Making Science: Between Nature and Society“ zu nennen, der eine Wissenschaft prototypisch als ein System definiert, in dem es ein Kernwissen gibt *(core of knowledge)*. Das Kernwissen wird gleichgesetzt mit anerkanntem Wissen, das am ehesten im Kontext naturwissenschaftlicher Befunde auszumachen ist (wohingegen die „Research Frontier“ eher umstrittene Befunde umfasst und eher mit den Sozialwissenschaften verbunden wird). Diese Aufteilung ist aber letztendlich künstlich, da Cole selbst bspw. gezeigt hat, dass die Nichtübereinstimmungen von Bewertungen wissenschaftlicher Befunde in den Naturwissenschaften genauso groß sind wie in den Sozialwissenschaften. Letztendlich kommt er zu der sehr pessimistischen Einschätzung: "There may not be significantly more consensus in evaluating new scientific ideas then there is in judging nonscientific items such as human beauty, new works of arts, or Bordeaux wines" (Cole, 1992, S.19). Auch Marvin Goldfried (2000) bezieht sich auf Coles Theorie und meint, dass Sozialwissenschaftler an der Grenze ihrer Forschung möglicherweise genauso viel Uneinigkeit und umstrittene Befunde erlebten wie die Naturwissenschaftler, dass die Sozialwissenschaftler (zu denen er die Psychotherapieforscher rechnet) im Unterschied zu den Naturwissenschaftlern aber große Schwierigkeiten hätten, sich überhaupt auf ein Kernwissen zu einigen. Dies gilt natürlich auch für die Psychotherapie.

Die Evidenz, die Wampold und Imel in diesem Buch zusammenfassen, stellt zumindest für die Wirkung und Wirkweise von Psychotherapie ein Kernwissen dar, wobei es ein wesentliches Verdienst in der Debatte ist, explizit auf die Bedeutung der Person des Psychotherapeuten hinzuweisen. Es ist ganz erstaunlich, dass in der Psychotherapieforschung über lange Jahre die Auffassung vorherrschte, dass die Person des Psychotherapeuten eine „Konstante" sei, der man keine besondere Aufmerksamkeit schenken muss. Therapeutenvariablen wurden zwar gelegentlich mit untersucht, dabei zeigte sich aber meistens, dass zumindest objektivierbare Kennzeichen des Therapeuten, wie Alter, Geschlecht oder ausbildungsbezogene Merkmale, relativ wenig Vorhersagekraft für den Therapieerfolg haben (vgl. Castonguay & Hill, 2017). Erst in den letzten zwei bis drei Jahrzehnten wurde deutlich, dass es eine große Varianz zwischen Psychotherapeuten gibt, die auch beinhaltet, dass einige Psychotherapeuten regelhaft gute Psychotherapien „produzieren" (die „supershrinks"), während andere mit einer gewissen Konsistenz ihren Patienten wenig helfen können. Wampold und Imel zeigen entsprechend, dass die Ergebnisvarianz, die durch die Person des Therapeuten erklärt wird, doch so beträchtlich ist, dass wir uns in Zukunft mit deren Hintergründen sehr viel mehr beschäftigen müssen.

Ein breites Kernwissen und ein kontextuelles Modell von Psychotherapie sind natürlich wichtige Voraussetzungen für Bestrebungen, integrative oder „allgemeine" Modelle von Psychotherapie zu entwickeln. Die Konzeptualisierung eines kontextuellen Modells von Psychotherapie wird dazu beitragen können, aktuelle Integrationsbemühungen, wie sie bspw. durch die Society for the Exploration of Psychotherapy Integration (SEPI) unternommen werden, zu fördern und hat einen engen Bezug zu längst vorliegenden Konzepten, wie dem von Klaus Grawe entwickelten Modell der Psychologischen Psychotherapie, das sich momentan in Zeiten der Modularisierung vielleicht schwertut und nun gar droht, im deutschen Sprachraum in Vergessenheit zu geraten (vgl. Grawe, 1998).

Die Autoren weisen darauf hin, dass eine kulturelle Adaptation evidenzbasierter Therapien bedeutsam sei. Sicher sind die basalen Aussagen der Autoren auch für unser Psychotherapie- und Gesundheitssystem gültig, auch wenn hier noch eine intensive Forschung der tatsächlichen Realisierung psychotherapeutischer Modelle im Sinne einer patientenorientierten Forschung notwendig bleibt. Diese ist auch eine wesentliche Voraussetzung für die politische Konsequenz von Forschung, die die beiden Autoren fordern, nämlich den Zugang zur Psychotherapie für jene zu fördern, die diesbezüglich bisher eindeutig unterprivilegiert sind!

Literatur

Castonguay, L.G. & Hill, C.E. (2017). *How and why are some therapists better than others: Understanding therapist effects*. Washington, D. C.: APA Books.

Cole, S. (1992). *Making science: Between nature and society*. Cambridge: Harvard University Press.

Goldfried, M. (2000). Consensus in psychotherapy research and practice: Where have all the findings gone? *Psychotherapy Research, 19*, 1–16.

Grawe, K. (1998). *Psychologische Therapie*. Göttingen: Hogrefe.

Staats, A. W. (1991). Unified positivism and unification psychology – Fad or new fail? *American Psychologist, 46*, 899–912.

Psychotherapie: Alles Placebo, alles Dodo, alles fliegt?

Prof. Dr. Winfried Rief, Universität Marburg

Das Buch *The Great Psychotherapy Debate* war beim Ersterscheinen ein Paukenschlag und hat bis heute nur wenig an Aktualität verloren. Alle psychotherapeutischen Ansätze haben höchst unterschiedliche Theoriegebäude entwickelt, um die Wirkungsweise ihrer Interventionen zu erklären, und trotz dieser höchst unterschiedlichen Theoriegebäude resultieren die Therapieverfahren in nur wenig unterschiedlichen Globaleffekten. Es ist offensichtlich, dass hier ein Denkfehler bei den meisten Vertretern von Psychotherapieverfahren vorliegen muss, der wissenschaftlich weiter analysiert werden muss. Die Autoren machen beeindruckend deutlich, dass die einseitige Sicht auf spezifische Wirkfaktoren völlig den Blick vernebelt, wie es offensichtlich empirisch bestens belegt wirklich zur Gesamtwirkung einer psychotherapeutischen Intervention kommt. Insofern lebt das Buch ganz wesentlich von der Polarisierung zwischen „echter, spezifischer Wirkung eines Treatments" (wie von Therapieschulenvertretern vorgegeben, so dass das Treatment nicht auf Placeboeffekte oder andere unspezifische Faktoren zurückzuführen ist) und „gemeinsamen Faktoren" (common factors).

Als Placeboforscher muss ein solcher Ansatz direkt Wohlgefallen auslösen. Die Idee von wahren, auf die spezifischen Wirkfaktoren zurückführbaren Therapieeffekten erscheint einem aus der Perspektive der Placeboforschung schnell als theoretische Illusion, die sich bei näherer Betrachtung als wenig hilfreich erweist. Der Einfluss des Behandlungskontextes, die Art der therapeutischen Beziehungsgestaltung, subjektive Erwartungen und Vorerfahrungen von Patienten wurden in der Placeboforschung als wesentliche Faktoren, die den Behandlungserfolg determinieren können, auch experimentell nachgewiesen (Rief, Bingel, Schedlowski & Enck, 2011).

Wie in dem vorliegenden Buch ausgeführt, kommt die Grundidee klinischer Studien aus der Medizin und impliziert, in einer Kontrollbedingung alle unspezifischen Faktoren abzugreifen, so dass in der Verum-Bedingung die Summe der unspezifischen und spezifischen Faktoren abgebildet wird und durch Subtraktion die wahren Faktoren analysiert werden können (additives Modell). In einem solchen Modell stecken diverse Grundannahmen, die zwischenzeitlich wissenschaftlich nicht bestätigt werden konnten. So ist eine Idee, dass die unspezifischen Faktoren in der Placebo- und in der Verum-Gruppe identisch sind. Aber kann dies denn überhaupt sein? Auch hier hilft ein kleiner Blick in die medizinisch-pharmakologische Forschung: Nehmen wir an, der Proband in der Placebogruppe hat eine neutrale Einstellung zum Medikament und verspricht sich dadurch wenig Positives. Über den Behandlungsverlauf wird sich vermutlich auch an dieser Erwartung wenig ändern. Sehen wir denselben Probanden in der Verum-Gruppe, so kann es sein, dass erste Ansetzeffekte mit leichten Nebenwirkungen die Überzeugung auslösen, ein wirkungsvolles Medikament einzunehmen, wodurch sich die Erwartungen an einen Behandlungserfolg erhöhen. Spürt der Teilnehmer dann vielleicht auch wirklich eine leichte Verbesserung, steigert sich seine positive Erwartung an einen Behandlungserfolg. Damit sind aber Erwartungen und weitere psychologische Faktoren der Behandlung bei Teilnehmern in der Verum-Gruppe deutlich anders als bei Teilnehmern in den Placebogruppen.

Diese Parallele lässt sich durchaus auch auf die Psychotherapieforschung übertragen. Wird einer aktiven Behandlung eine kurze psychoedukative Phase vorgeschaltet, die primär Behandlungserwartungen optimiert, wird die nachfolgende Behandlung deutlich besser abschneiden, unabhängig von der dort verwendeten Technik. Das Kontextuelle Metamodell von Wampold hat entsprechend frühzeitig auf die Rolle von Patientenerwartungen hingewiesen. Entsprechend finden sich auch aktuell in der Psychotherapieforschung Unterschiede bei Behandlungsarmen mit gleicher Therapiebezeichnung (man bedenke nur die unterschiedlichen Therapieeffekte, die man bei Angststörungen unter dem Behandlungsnamen „KVT" finden kann) in Abhängigkeit davon, welche Behandlungserwartungen geschürt wurden. Der dramatische Allegiance-Effekt (Munder, Brütsch, Leonhart, Gerger & Barth, 2013), der in manchen Analysen von Therapiestudien die gesamten Effekte erklären kann und auch oftmals als Erklärung bei gefundenen Unterschieden zwischen therapeutischen Maßnahmen herhalten kann, bestätigt den großen Einfluss solcher Effekte auf Behandlungsergebnisse.

Wenn sich nun jedoch die unspezifischen Effekte in den Kontrollbedingungen von den unspezifischen Effekten in den Behandlungsbedingungen unterscheiden, so fällt bereits hiermit das aus der Medizin entliehene additive Modell von spezifischen und unspezifischen Faktoren. Werden als unspezifische Faktoren Aspekte wie Patientenerwartungen oder therapeutische Beziehung gesehen, so wird bereits daran schnell deutlich, dass ein einfaches additives Modell kaum das grundsätzliche Entstehen von Therapieeffekten erklären kann, sondern unser Verständnis eine Modifikation erfahren muss. Man muss wohl einen Interaktionsterm aus spezifischen und unspezifischen Behandlungsfaktoren annehmen, der ggf. über die Zeit der Behandlung auch noch veränderbar ist. So kann ein Patient eine Behandlung nach dem Erstgespräch beim Therapeuten sehr hoffnungsfroh beginnen und die therapeutische Beziehung sehr positiv einschätzen, was beides eine gute Prädiktion von Behandlungserfolg darstellt. Treten jedoch nach wenigen Wochen die erhofften Behandlungserfolge vielleicht nicht auf, sondern diverse Nebenwirkungen und Probleme, steht auch zunehmend die therapeutische Beziehung auf dem Prüfstand, und ggf. sinken die Behandlungserwartungen. Aus diesem Beispiel werden zwei wichtige Aspekte deutlich: Unspezifische Behandlungsfaktoren interagieren eng mit spezifischen Behandlungseffekten, und diese Interaktion sowie überhaupt der Verlauf der unspezifischen Wirkfaktoren kann über die Zeit deutlich variieren und somit bei Behandlungsbeginn eine andere Rolle spielen als in der Mitte der Behandlung oder bei Behandlungsende. Somit können Behandlungseffekte zum einen durch das komplexe Zusammenwirken verschiedener Behandlungsfaktoren (mit Interaktionseffekten!) beschrieben werden und müssen zum anderen als Prozessmodell über die Zeit verstanden werden, wobei der Beitrag einzelner Faktoren und einzelner Interaktionen variieren kann. Auch wenn dies auf den ersten Blick komplizierter klingen mag, so spricht doch die gesamte klinische Forschung sowohl in der Medizin als auch im Bereich Psychotherapie für diese Aussage, und das Kontextuelle Metamodell von Wampold hat hierfür schon früh den Weg gezeigt.

Damit wird eine Stärke und zugleich auch eine Schwäche der Hauptideen dieses Buches deutlich. Man kann nicht über Placeboeffekte sprechen, wenn nicht vorher jemand behauptet hat, es gäbe „wahre Effekte“, die frei von den Placebomechanismen sind. Man kann nicht über „gemeinsame Faktoren“ sprechen, wenn nicht vorher jemand behauptet hat, es gäbe „spezifische Faktoren“. So lebt der Charme dieses Buches von der Polarisierung, die letztendlich von der evidenzbasierten Gesundheitsforschung aufgestellt wurde und hier ihren Gegenpunkt erfährt. Um dieses Gedankenspiel weiter voranzutreiben, kann die Frage gestellt werden: Sind gemeinsame Faktoren immer noch gemeinsame Faktoren, wenn ich eine Psychotherapieform danach optimiere, diese gemeinsamen Faktoren besser umzusetzen als zuvor? Wenn der Nachweis gelingt, dass die Therapie dadurch wirkungsvoller wird, wäre dies bei der neuen Therapie ja ein spezifischer Vorteil im Vergleich zur alten Therapie; damit hätte die neue Therapie mehr „spezifische Faktoren“, oder?

Diese Überlegungen machen deutlich, dass die Zukunft nicht in der Dichotomisierung von gemeinsamen Faktoren versus spezifischen Faktoren liegen kann. Demgegenüber können wir weiterhin von Wirkfaktoren sprechen, die allerdings interagieren können und sich über die Zeit auch verändern können (deshalb benötigt man ggf. auch ein Prozessmodell). Therapien können höchst unterschiedlich sein in der Umsetzung solchet Wirkfaktoren, und dies dürfte in vielen Fällen Unterschiede in der Wirksamkeit von Behandlungen erklären.

Die Erstausgabe des Buches *The Great Psychotherapy Debate* war eine Provokation und war als Provokation gedacht. Umso bedauerlicher ist es, wenn dieses Buch und der dahinterstehende Denkansatz zur Harmonisierung und Gleichschaltung zwischen verschiedenen Behandlungsrichtungen missbraucht wird. Das auch in diesem Buch beschriebene „Dodo-Bird-Verdikt“ dient oftmals den Interessen einzelner Psychotherapievertreter, jedoch weniger der Psychotherapie als Ganzem. So wird oftmals der Kampf für die Psychotherapie mit der übermächtigen Anzahl von Evidenznachweisen der kognitiven Verhaltenstherapie geführt, und es wird postuliert, dass ja damit auch alle anderen Psychotherapieverfahren gleich wirksam sind und deshalb alle Psychotherapie irgendwie toll ist. Der Dodo fliegt also, egal was an ihm dran hängt. Hier würde ich der Neuauflage des Buches in deutscher Sprache wünschen, dass es eher wieder zu Provokation beiträgt und nicht als Medium zur falsch verstandenen Harmonisierung und Gleichschaltung von Psychotherapien verwendet wird. Die vielen vergleichbaren Effekte bei vergleichenden Therapiestudien sind eine Herausforderung für die Psychotherapieforschung, die jedoch keinesfalls als Gleichwertigkeit aller Psychotherapien gewertet werden dürfen. Viele Faktoren und deren Zusammenwirken können vergleichbare Endergebnisse von zwei Behandlungsarmen bedingen. Vergleicht man die oftmals mehrere hundert Patienten großen Stichproben der Pharmaforschung mit den oftmals sehr kleinen Gruppen in der Psychotherapieforschung, so ist unschwer zu erkennen, dass manche Gleichheit einfach auf fehlende Power in der Studie zurückzuführen ist und damit auf unzureichende finanzielle Finanzierung von Psychotherapiestudien. Des Weiteren gibt es durchaus auch Therapiestudien, die unterschiedliche Ergebnisse erbracht haben. Am aussagekräftigsten sind ggf. jene, in denen jener Behandlungsarm besser abgeschnitten hat, der weniger im Interesse der Versuchsleiter lag, so dass die Studienergebnisse gegen die Allegiance-Effekte der Studie ausfallen. Darüber hinaus wird aktuell ein Behandlungsverfahren vor allem dann als wirkungsvoll angesehen, wenn es gegen „supportive Therapie" besser abschneidet, da diese eher als „Placebobedingung" der Psychotherapie angesehen wird, dabei jedoch gerade die sogenannten gemeinsamen Faktoren durchaus in substantiellem Umfang umsetzt. Diesen differentiellen Vorteil haben sowohl manche KVT-Verfahren als auch einige psychodynamische Behandlungsarme zu erlangen geschafft. Darüber hinaus kann es offensichtlich deutliche Effektivitätsunterschiede geben, obwohl angeblich die gleiche Behandlung umgesetzt wurde. Auch hieraus kann geschlussfolgert werden, dass es Unterschiede in der therapeutischen Effektivität von Behandlungsarmen gibt, allerdings ggf. an anderen Stellen als erwartet, und die spezifischen Wirkungsmodelle einer Behandlung als isolierter Faktor überbewertet werden.

Somit weist dieses Buch abschließend auch etwas in Richtung der Zukunft, in der Kontextfaktoren einer Behandlung in ihrem hohen Stellenwert erkannt und ausreichend gewürdigt werden, hierbei jedoch einen von verschiedenen Wirkfaktoren darstellen, die zum Behandlungserfolg beitragen. Des Weiteren kann die Bedeutung von gemeinsamen Faktoren (allerdings nicht als alleiniger Wirkfaktor!) nicht ausreichend betont werden. Wie auch eigene Arbeiten deutlich machen, führt die Optimierung gemeinsamer Faktoren in Behandlungsarmen zu einer deutlichen Effektivitätssteigerung (Rief et al., 2017). Gemeinsame Faktoren sollten also nicht als Mitläufer einer Behandlungsbedingung gesehen werden, sondern als aktiv zu optimierender Prozess im Rahmen der Psychotherapie. Aber Psychotherapie ist auch deutlich mehr als Einwirkungen des Kontextes oder subjektive Erfolgserwartungen.

Trotzdem kann alleine die Optimierung dieser Faktoren manchmal den Durchbruch in Behandlungsprozessen bringen. Dabei hängt dies jedoch nicht von einer isolierten Betrachtung solcher Faktoren ab, sondern von deren Interaktion mit Krankheitsfaktoren und Krankheitsmechanismen (bei einer Zwangserkrankung laufen andere Prozesse ab als bei einer chronischen Schmerzstörung!), genauso, wie diese mit subjektiven Krankheits- und Behandlungsannahmen der Patienten und der bedeutsamen Personen in ihrem Umfeld interagieren können. Vor diesem Hintergrund kann die Simplifizierung in gemeinsame und spezifische Faktoren hoffentlich bald überwunden werden, so dass Therapieeffekte durch die Interaktion verschiedener Wirkfaktoren über die Zeit präziser und zuverlässiger beschrieben werden können.

Literatur

Munder, T., Brütsch, O., Leonhart, R., Gerger, H. & Barth, J. (2013). Researcher allegiance in psychotherapy outcome research: An overview of reviews. *Clinical Psychology Review, 33*, 501–511.

Rief, W., Bingel, U., Schedlowski, M. & Enck, P. (2011). Mechanisms Involved in Placebo and Nocebo Responses and Implications for Drug Trials. *Clinical Pharmacology & Therapeutics, 90* (5), 722–726. http://doi.org/10.1038/clpt.2011.204

Rief, W., Shedden-Mora, M., Laferton, J. A. C., Auer, C., Petrie, K. J., Salzmann, S. et al. (2017). Preoperative optimization of patient expectations improves long-term outcome in heart surgery patients: Results of the randomised controlled PSY-HEART trial. *BMC Medicine, 15*, 4.

Neue Wege in der Psychotherapieforschung

Prof. Dr. Wolfgang Lutz, Universität Trier

Die zweite Auflage und Übersetzung des Buches *The Great Psychotherapy Debate*, neu zusammengestellt von Bruce E. Wampold, Zac E. Imel und Christoph Flückiger, stellt erneut eine „alte" und gleichzeitig „neue" Theorie in den Vordergrund: Die verschiedenen psychotherapeutischen Verfahren haben etwa vergleichbare Wirkungen oder zeigen nur geringe Wirkungsunterschiede, da ihnen gemeinsame Wirkfaktoren zugrunde liegen. So alt die Idee ist (sie wurde insbesondere von Gene V. Glass bereits vor rund 40 Jahren erstmals empirisch untersucht), so kontrovers wird sie nach wie vor diskutiert. Dennoch erscheint das Buch, welches eine vermeintlich alte These aufgreift, aktuell und hilfreich. Auch wenn wir den Diskurs/Streit zu diesem Thema zwischen den kognitiv-verhaltenstherapeutischen Verfahren (der mit Abstand am besten untersuchten theoretischen Grundorientierung) und den psychodynamischen Verfahren (als der ältesten theoretischen Grundorientierung) in diesem Vorwort einmal nicht fokussieren, so ist doch die Debatte auch für moderne Therapieverfahren von Relevanz.

Das Buch von Wampold, Imel und Flückiger macht erneut deutlich, wie wichtig es ist, in der Psychotherapieforschung von einfachen Vergleichen von Verfahren zu komplexeren Modellen zur Unterstützung der differentiellen und adaptiven Indikationsentscheidungen voranzuschreiten, welche auch negative Therapieverläufe berücksichtigen bzw. zu deren Optimierung beitragen. In diesem Feld ist dringend ein Forschungsausbau nötig, damit wir nicht in einer sich immer weiterdrehenden Spirale von neu entwickelten Verfahren, welche doch nur vergleichbare Ergebnisse zeigen, haften bleiben. Ich möchte dies im Folgenden etwas näher ausführen.

Eine Verbesserung der Evidenzbasierung ist von zentraler Bedeutung für die Weiterentwicklung der Psychotherapie als wissenschaftlich fundiertes und gesellschaftlich anerkanntes Verfahren zur Behandlung psychischer Störungen. Während in den letzten Jahrzehnten eine Vielzahl neuer therapeutischer Verfahren entwickelt wurde, zum Teil auf der Basis standardisierter Behandlungsmanuale, und deren Wirksamkeit in randomisiert kontrollierten Studien (RCT) zufriedenstellend nachgewiesen werden konnte, so konnte auf der Seite der zentralen Wirkmechanismen und Prozessvariablen doch relativ wenig Fortschritt verzeichnet werden. Zugleich ist aber zu beobachten, dass viele neuere Behandlungsverfahren, z.B. Verfahren der dritten Welle innerhalb der kognitiven Verhaltenstherapie (KVT) oder mentalisierungsbasierte Verfahren in der psychodynamischen Tradition, spezifische Behandlungsempfehlungen für spezifische Diagnosegruppen hervorbringen und ihrem Anspruch auf Originalität durch eigenständige Zertifikate und Weiterbildungsmodule Ausdruck verleihen. Eine vergleichbare Entwicklung – allerdings stärker auf klinischen Fallberichten und neuen klinischen Ideen beruhend – findet sich auch in den systemischen oder humanistischen Grundorientierungen. Einer großen Zahl von zum Teil originellen und beliebten Neuentwicklungen steht eine geringe differentielle Evidenz im Vergleich zu bereits etablierten Verfahren wie z.B. der KVT gegenüber.

Betrachtet man nun die Effektstärken gut untersuchter, evidenzbasierter Verfahren, weisen diese auf die gut belegte durchschnittliche Wirksamkeit psychotherapeutischer Interventionen hin. Demzufolge sind die Verfahren für viele Patienten wirksam, für einige sogar hochwirksam, wohingegen andere Patienten keinen Nutzen aus der Behandlung ziehen können.

Das bedeutet, dass dieselbe Behandlung eine differentielle Wirksamkeit für unterschiedliche Patienten aufweisen kann. Vorrangiges Ziel der Psychotherapieforschung sollte es daher nun sein, insbesondere die Behandlung jener Patienten zu verbessern, die aus dieser keinen Nutzen ziehen. Klaus Grawe forderte bereits Ende der 1990er-Jahre einen Paradigmenwechsel in der Psychotherapieforschung. Er postulierte eine Abkehr von einer Methodenorientierung (Treatment A vs. Treatment B) hin zu einer Patienten- und Erfolgsorientierung. Dabei sind die beiden folgenden Fragen wegweisend: Welche Therapie ist für welchen Patienten am erfolgreichsten? Wie können therapeutische Strategien optimal im Laufe der Behandlung an die Bedürfnisse des Patienten angepasst werden (insbesondere für solche Patienten mit einem Risiko für einen negativen Verlauf)?

Die oben aufgeführten Fragen lassen sich im Rahmen einer differentiellen Indikation beantworten und entsprechen der Idee einer personalisierten Medizin *(Precision Medicine Initiative)* oder auch der patientenorientierten Psychotherapieforschung. Die Idee ist die Auswahl einer Behandlung, eines geeigneten Behandlungssettings, eines Therapeuten und spezifischer Interventionsstrategien, die basierend auf Empirie für einen spezifischen Patienten voraussichtlichen den größten Nutzen bringen werden. Für den Bereich der psychologischen Interventionen bzw. der Psychotherapie wurden ebenfalls bereits einige Modelle und Konzepte von mehreren Arbeitsgruppen erarbeitet. Diese Algorithmen ermitteln Vorhersagen für neue Patienten aufgrund von Daten der bereits behandelten Patienten oder auf der Basis sehr intensiver Messungen an einem Patienten etwa in der Wartezeit. So lässt sich etwa die Wahrscheinlichkeit errechnen, mit der ein Patient von einer KVT oder einer interpersonalen Therapie oder einer medikamentösen Behandlung profitieren würde und eine optimale Behandlung für die spezifischen Patientenbedingungen ermitteln. Derzeit werden unterschiedliche statistische Implementierungen und Anwendungsmöglichkeiten in der Praxis diskutiert. Diese Erprobung in der Praxis muss jetzt zeigen, inwieweit hierdurch eine Behandlungsoptimierung stattfinden kann.

In einem zweiten Schritt geht es um die Frage, wie therapeutische Strategien optimal für einen Patienten nutzbar gemacht werden können. Diese Strategie impliziert die wiederholte Erhebung relevanter Erfolgsmaße im Verlauf der Therapie und die Rückmeldung der therapeutischen Fortschritte, um damit die Voraussetzung für Anpassungen des therapeutischen Vorgehens an mögliche Veränderungen des Patienten zu liefern. Es zeigt sich, dass Therapeuten ohne weitere Unterstützung kaum in der Lage dazu sind, valide Vorhersagen über das Behandlungsergebnis ihrer Patienten zu treffen. Ein solches Feedbacksystem kann durch differentielle, d.h. an den Verlauf des Patienten angepasste, klinische Unterstützungstools (clinical support tools) ergänzt werden. Diese geben den Therapeuten Anregungen zum Umgang mit kritischen Phasen in der Therapie.

Wie bereits ausgeführt, kann das Buch von Wampold, Imel und Flückiger als ein weiterer Beleg für die Notwendigkeit einer differenzierteren Forschung, wie oben kurz skizziert, angesehen werden. In diesem Bereich scheint ein dringender Forschungsausbau nötig, damit das hohe Niveau der psychotherapeutischen Versorgung etwa in der Bundesrepublik evidenzbasiert erhalten oder sogar ausgebaut werden kann. Gerade auch die im internationalen Vergleich sehr gute, wenn auch eher aufwändige Aus- und Weiterbildung in Deutschland macht es möglich, dass Aus- und Weiterbildungskandidaten sowohl die störungsspezifischen als auch die allgemeinen Wirkfaktoren kennenlernen sowie eine gute Forschungsbasis mitbringen, um gezielt auch schwierigen Patienten helfen zu können, welche mit einer einfachen Therapie „von der Stange" nicht erfolgreich behandelt werden können.

Kapitel 1 Die Geschichte der Medizin, der Methoden und der Psychotherapie

Konzeptuelle und empirische Fortschritte in der Psychotherapie

Psychotherapie muss das dichotome Denken von Patienten nicht übernehmen; Grautöne sind entscheidend. Das Unausgesprochene oder Tabuisierte kann für den Inhalt eines Gesprächs entscheidend sein. Psychotherapie und psychologische Interventionsforschung bilden hier keine Ausnahme. Das Streben nach Fortschritt kann sowohl Nutzen als auch Kosten haben: Gerade das, was als veraltet gilt und verbannt wird, kann Wesentliches enthalten, Fortschritt sich gelegentlich als heiße Luft entpuppen. Andererseits kann sich Innovation als äußert sinnvoll erweisen, und es kann schädlich sein, sich nostalgisch an die Vergangenheit zu klammern. Dieses Buch stellt primär eine kritische Prüfung der Fortschritte in der Psychotherapie dar. Verborgene, vergessene oder ignorierte Forschungsaspekte werden aufgedeckt und diskutiert.

Es ist eine romantische Vorstellung, dass wissenschaftlicher Fortschritt auf dem gesammelten wissenschaftlichen Wissen basiert. Vielmehr ist Fortschritt ein Ergebnis menschlichen Handelns; und dieses menschliche Handeln wird durch eine Vielzahl von möglicherweise allzu menschlichen Faktoren mitbeeinflusst. Wissenschaftliche Fortschrittsrhetorik und wissenschaftliche Befunde sind nicht immer deckungsgleich. Empirische Daten müssen interpretiert werden und sind nicht per se objektiv. Erwartungen, Wertvorstellungen, Vorurteile, gesellschaftspolitischer Status und Methoden können die Interpretation beeinflussen. Interventionswissenschaften sind möglicherweise besonders anfällig für diese Einflüsse, da die Komplexität groß ist und kulturelle, politische und monetäre Faktoren oft verborgen in den empirischen Untersuchungsgegenstand mit hineinspielen können. In den meisten Fällen wird Psychotherapie in westlichen Gesundheitssystemen praktiziert, die sich stark an medizinischen Richtlinien und Standards orientieren. Psychologische Interventionen lassen sich jedoch nur sehr schwer in das Raster der Medikamentenforschung pressen. Das Hauptziel dieses Buches ist, ein für psychologische Interventionen sinnvolles Rahmenmodell zu diskutieren und daraus zentrale Grundannahmen abzuleiten. Dieses Modell haben wir in den vorangegangenen Büchern und Manuskripten als „Kontextuelles Metamodell" bezeichnet. Das vorliegende Buch versucht, den aktuellen empirisch-wissenschaftlichen Stand des Kontextuellen Metamodells zusammenzufassen.

Um den aktuellen Stand der psychologischen Interventionsforschung besser zu verstehen, versuchen wir in einem ersten Schritt, wichtige Meilensteine im Verlauf der Psychotherapie- und Medizingeschichte aufzuzeigen. Mehrere miteinander verflochtene Stränge werden wir dabei thematisieren: die Geschichte des medizinischen Fortschritts, die Geschichte des Fortschritts der empirischen, quantitativen Forschungsmethoden und die Entwicklungsgeschichte psychologischer Interventionen und der Psychotherapie in westlichen, liberalistischen Gesellschaften. Eigentlich könnte jeder dieser Bereiche ein eigenes Buch füllen; uns geht es jedoch bewusst um eine verkürzte Gesamtübersicht, um die zentralen Aspekte des aktuellen Forschungsstands besser zu verstehen und miteinander in Verbindung zu bringen.

Medizin

Medizinische Interventionen im medizinischen Kontext, verkürzt „die Medizin“, ist die dominierende Heilpraxis in westlichen Gesellschaften. Sie hat die professionelle und institutionelle Kraft, wissenschaftliche Erkenntnisse zur Heilung von Krankheiten, zur Linderung körperlicher Leiden und zur Verlängerung des Lebens zu definieren und für die Gesellschaft nutzbar zu machen. Allerdings ist die moderne Medizin eine relativ neue gesellschaftliche Entwicklung. Sie entstammt einer Tradition von Heilpraktiken, deren Großteil sie lieber nicht als ihre direkten Vorfahren verstanden wissen möchte.

Die Ursprünge der Medizin als Heilpraxis

Heilpraktiken werden seit den frühsten anthropologischen Überrestfunden dokumentiert und diskutiert:

> Nach Sir William Osler (1932) ist der Wunsch, medizinische Hilfe in Anspruch zu nehmen, ein Merkmal, das Hominiden von ihren Artverwandten unterscheidet. ... Obwohl nichts über die frühesten Medikationen oder über den ersten Arzt bekannt ist, so stammt das früheste Porträt eines Arztes möglicherweise aus der Cro-Magnon-Zeit, 20 000 v.Chr. (Haggard, 1934; Bromberg, 1954). Die behaarte und tierähnliche Erscheinung hatte möglicherweise große psychologische Wirkung, und es ist wahrscheinlich, dass die Behandlung darin bestand, ein Vehikel für psychologische oder Placeboeffekte zu sein, ohne eine eigentliche „intrinsische“ Wirksamkeit (Model, 1955). (Shapiro & Shapiro, 1997b, S. 3)

Tatsächlich ist es unmöglich, in der Geschichte der Menschheit eine Zivilisation zu finden, in der Medizin, Rituale und Heiler nicht zentrale Merkmale der Kultur waren (Shapiro & Shapiro, 1997b; Wilson, 1978). Während sich die Gesellschaften entwickelten, war der menschliche Geist dazu prädisponiert, Erklärungen zu physikalischen, geistigen und somatischen Phänomenen zu finden (Gardner, 1998). Die Erklärungen variierten je nach Kultur und besitzen ihre eigene Entwicklungsgeschichte und in sich kohärente Logik – die Kunst jedoch, in sich stimmige Erklärungen zu verwenden, um Behandlungen durchzuführen, überspannt Kulturen und Zeit. Aus dieser Perspektive stellt das Wesen der Heilpraxis eine zentrale Komponente in der Beschreibung jeder Kultur dar, da Kultur- und Heilpraktiken stark ineinander verflochten sind. So schlugen beispielsweise die Pythagoreer vor, den Körper als eine Beschaffenheit von vier Säften anzusehen (nämlich: Blut, Schleim, gelbe Galle und schwarze Galle). Psychologische Charakterzüge manifestierten sich in verschiedenen Mischungen dieser Säfte; Krankheit entstand dann, wenn die Körpersäfte, von denen man annahm, dass sie durch Ernährung, Wetter und Klima beeinflusst werden, unausgewogen waren (Morris, 1997; Shapiro & Shapiro, 1997b; Wampold, 2001a). Apache-Schamanen, aufwändig in Tierfelle und Masken gekleidet, praktizierten Tanz-, Trommel-, Rassel-, Gebets- und Gesangsrituale, um die bösen Geister mit schutzgebenden Geistern zu ersetzen (Morris, 1997). Die traditionelle chinesische Medizin (TCM), die in dem *I Ging* („Buch der Wandlungen") und dem *Huangdi Neijing Suwen* („Der Klassiker des Gelben Kaisers zur Inneren Medizin") beschrieben ist, postulierte unter anderem fünf Elemente: Wasser, Feuer, Holz, Metall und Erde sowie Kombinationen des Yins und Yangs. Krankheiten wurden mit fünf Geschmacksrichtungen, fünf Getreidearten und fünf Aromen behandelt. (So wurden beispielsweise scharfe Lebensmittel verwendet, um den Zerfall der Leber zu verhindern oder saure Lebensmittel benutzt, um die Leber zu entleeren.) Diese Behandlung wurde durch Akupunktur ergänzt, die in China seit mehr als 2500 Jahren lebhaft praktiziert wird (Shapiro & Shapiro, 1997b). Die Arzneibücher der europäischen Medizin des siebzehnten Jahrhunderts enthielten hingegen Substanzen wie Vigos Pflaster (Vipernfleisch mit lebenden Würmern und Fröschen), Fuchslunge, Moos aus den Schädeln von gewaltsam Umgebrachten, Gascoignes Pulver (Bezoar, Bernstein, Perlen, Krabbenaugen und -scheren und Korallen), menschlicher Urin, verschiedene Geschlechtsorgane, Exkremente unterschiedlichster Herkunft, menschliche Plazenta, Speichel von fastenden Menschen und Asseln (Shapiro & Shapiro, 1997b).

Es gibt keinen Grund, alte oder indigene Heilpraktiken grundsätzlich zu romantisieren; viele dieser Verfahren waren unwirksam und einige davon gefährlich (Shapiro & Shapiro, 1997a, b). Hippokrates verordnete beispielsweise eine Diät, die Gemüse und Früchte ausschloss, was zu Vitaminmangel führte. Akupunktur konnte aufgrund nicht sterilisierter Nadeln Hepatitis verursachen – eine tödliche Krankheit, die in China jahrhundertelang weit verbreitet war und viele Menschenleben forderte. Dehydrierende Verfahren wie Aderlass, Erbrechen, Einläufe und Blutegel „haben mehr Patienten als jede andere Behandlung in der Geschichte der Medizin getötet" (Shapiro & Shapiro, 1997a, S. 18). Tatsächlich ist George Washington ohne Zweifel von seinem Arzt getötet worden, der die Mandelgeschwüre mit einer Vielzahl von Verfahren behandelte, die die natürliche Austrocknung aufgrund des Fiebers zusätzlich verstärkten. Ob nun wirksam oder unwirksam, Kulturen entwickelten Erklärungen für Krankheiten und Behandlungsmethoden – jede Erklärung und die damit verbundene Behandlung stand im Einklang mit den Überzeugungen und Praktiken der Kultur und prägte in vielerlei Hinsicht Merkmale der Gesellschaft.

Obwohl die Ursprünge der westlichen wissenschaftlichen Medizin bis zu den alten Griechen zurückverfolgt werden können, blieben die meisten Behandlungen in Europa und den Vereinigten Staaten nach modernen Standards der Medizin schätzungsweise bis zum neunzehnten Jahrhundert unwirksam.

Materialismus, Spezifität und Placebo als kritische Konzepte der modernen Medizin: Die Beiträge von René Descartes, Benjamin Franklin und Louis Pasteur

Moderne Medizin basiert auf basalen philosophischen Annahmen, die bis in die Renaissance zurückverfolgt werden können. Die philosophischen Errungenschaften der Renaissance mit ihrem Fokus auf Materialismus und Spezifität sowie deren Überprüfbarkeit erlaubt es der modernen Medizin, logische, wissenschaftliche Erklärungsmodelle zu generieren und in aufwändigen Forschungsdesigns zu testen. Materialismus, im Sinne eines allgemeinen philosophischen Begriffs, betrachtet Materie als alleinige Grundlage der Wirklichkeit und versucht damit, Phänomene als Folge der Wechselwirkungen verschiedener Arten der Materie zu erklären. Angewandt auf Medizin impliziert Materialismus, dass jeder Körperzustand, darunter vor allem Krankheit, ein physisches Substrat hat. Spezifität ist eine logische Folge des Materialismus. Medizinische Behandlungen sind auf spezifische Krankheiten bezogen. Eine Behandlung ist dann spezifisch, wenn die Komponenten der Behandlung einer Krankheit diejenigen physikalisch-chemischen Aspekte des Körpers verändern, die für die Krankheit verantwortlich sind. Allgemein gesprochen beruht Spezifität in der Medizin auf nachweisbaren Veränderungen der physikalisch-chemischen Prozesse, die für die Krankheit verantwortlich gemacht werden, und entweder einer Beseitigung der Erkrankung (d.h. Heilung) oder einer Verringerung der Schwere der Störung. Spezifische Behandlungen gehen grundsätzlich über das hinaus, was durch den Geist bewirkt werden kann, wie zum Beispiel die Stärkung der Hoffnung, die Verbesserung der Heilungserwartungen und psychologische Konditionierung. Obwohl Materialismus schon in der Philosophie der alten Griechen diskutiert wird, hat sich die Spezifität in der Medizin erst seit der Entwicklung materialistischer Wissenschaften wie Anatomie und Physiologie etabliert. Spezifische Ursachenzuschreibungen ermöglichten es, Forschungsdesigns zu entwickeln, um die Effekte von Behandlungen adäquat zu untersuchen.

Bevor Benjamin Franklin (einer der Gründerväter der USA) und Louis Pasteur ihre Beiträge zur modernen Medizin leisten konnten, musste zuerst ein philosophisches Problem gelöst werden: Zwischen körperlichen und psychischen Störungen wurde in den meisten alten Kulturen nicht unterschieden. So reichen Anatomie und Physiologie alleine nicht aus, um körperliche Krankheiten von psychischen Störungen zu trennen. Wenn sich die Medizin anschickte, die materiellen Grundlagen von Erkrankungen zu finden, so lagen diese Bestrebungen zum großen Teil im Bereich der offensichtlichen körperlichen Erkrankungen, sodass eine Unterscheidung zwischen den physiologisch beobachtbaren und psychisch erfahrbaren Störungen notwendig wurde. Es war unter anderen René Descartes im frühen siebzehnten Jahrhundert, der die Unterscheidung zwischen Geist und Körper hervorhob, obwohl es wohl nicht seine Absicht war, diese Trennung in den Dienst der Medizin zu stellen. Dennoch hatte diese Unterscheidung Bestand, sodass beispielsweise die Universitäten ihre Fakultäten in materielle Naturwissenschaften und geisteswissenschaftliche Kulturwissenschaften trennten. Und so war es möglicherweise eine der zentralsten Leistungen der modernen Psychologie, die naturwissenschaftlichen Beobachtungswissenschaften und geisteswissenschaftlichen Erfahrungswissenschaften wieder in einem akademischen Fach zusammenzuführen. Natürlich bleibt zu erwähnen, dass in den letzten Jahrzehnten breite, fächerübergreifende Forschungsinteressen entstanden sind, um das Zusammenspiel von Körper und Geist besser zu verstehen, und so beispielsweise in den Neurowissenschaften der klassische Körper-Geist-Dualismus kaum mehr haltbar ist (Miller, 1996).

Im Fortschreiten der Wissenschaften und der damit verbundenen wissenschaftlichen Methoden wurde es offensichtlich, dass die meisten in den Arzneibüchern beschriebenen Substanzen nicht wirksam waren. Tatsächlich schienen nur sehr wenige für bestimmte Krankheiten wirksam zu sein (z.B. Fingerhut für Herzinsuffizienz oder Chinarinde gegen Malaria;Shapiro & Shapiro, 1997b). Im Jahr 1785 wurde der Begriff „Placebo" ins medizinische Lexikon aufgenommen. Er wurde auf Behandlungen angewendet, die biochemisch als unwirksam bekannt waren, aber den Wunsch des Patienten nach einer Behandlung zufriedenstellten (Shapiro & Shapiro, 1997b). Der Begriff, so Walach (2003), stammt aus dem lateinischen Psalmvers „Placebo domino in regione vivorum" („Ich werde dem Herrn *gefallen* in dem Land der Lebenden"), der im Mittelalter als ein Gebet am Sterbebett gesungen wurde. Weil andere die Totenwache in der Nacht oft übernahmen und dafür Geld erhielten, lastete dem Begriff Placebo ein „fast betrügerischer Ersatz des Echten" an (Walach, 2003, S. 178). Wie in den kommenden Diskussionen deutlich werden soll, finden Placebobedingungen und Placeboeffekte in mehrere Kontroversen in Medizin und psychologischer Interventionsforschung Eingang. Aus der Perspektive dieses Buches ist ein psychologisches Verständnis der Placebowirkung entscheidend für das Verständnis der Psychotherapie. Nichtdestotrotz lastet dem Begriff des Placebos seit dem Beginn seiner Nutzung eine minderwertige, „unspezifische" Wirkung an, im Sinne der Verabreichung irgendeiner Substanz, um die Patienten zufriedenzustellen. Dies wurde als ethisch anstößig angesehen, und nicht wenige, die für die offensichtlich heilende Wirkung des Placebos eintraten, waren in den Augen ihrer Zeitgenossen Scharlatane und begaben sich in existentielle Gefahr, wie dies beispielsweise Franz Anton Mesmer zu spüren bekam.

Zeitgleich zur Entstehung des Begriffs Placebo hatte der Pariser Arzt Mesmer eine lukrative medizinische Praxis. Seine Stammkundschaft setze sich aus der Pariser Elite zusammen, aber seine Praxis war auch umstritten. In seiner Dissertation behauptete Mesmer (1766/1980), dass einige Krankheiten durch die Blockierung des normalen Flusses einer unsichtbaren universalen Flüssigkeit, die er *animalischen Magnetismus* nannte, verursacht würden. Der Arzt könne die Gesundheit durch die Beseitigung von Blockaden wiederherstellen, und nach einiger „Forschung" fand Mesmer heraus, dass er Objekte mit tierischem Magnetismus „aufladen" und damit seine Kunden heilen konnte (Buranelli, 1975; Gallo & Finger, 2000; Gauld, 1992; Pattie, 1994). Der Erfolg dieser Behandlungen wurde gut dokumentiert und führte zu einer immensen Popularität im späten achtzehnten Jahrhundert.

Der kampflustige Mesmer, der bereits in mehrere Kontroversen verstrickt war, kam unter intensive Beobachtung. Die Medizin, darin bestrebt Praktiken zu unterbinden, die unwissenschaftlich waren, fand Mesmers Heilungen unbequem. Als Reaktion darauf gründete der französische König Ludwig XVI im Jahre 1784 eine Königliche Kommission unter dem Vorsitz von Benjamin Franklin, mit der Aufgabe, „Mesmerismus" zu untersuchen (Gould, 1991). Bei einigen von der Kommission entworfenen Experimenten wurden die teilnehmenden Patienten in zwei Gruppen aufgeteilt, wobei die eine Gruppe in Kontakt mit „magnetisierten" Objekten kam und die andere Gruppe mit nicht magnetisierten Objekten, von denen sie jedoch glaubte, sie seien magnetisiert (d.h. nach moderner Terminologie ein Placebo). Es wurde streng darauf geachtet, dass die Patienten nicht wussten, ob sie ein magnetisiertes Objekt erhielten, wodurch eine der ersten, wenn nicht die erste, „Verblindung" in einer Studie sichergestellt wurde (hier eine einseitige Verblindung der Patienten, jedoch nicht der Behandler/Untersucher). Dieses Design erlaubte es der Königlichen Kommission, zu zeigen, dass es bei den Heilungen der beiden Gruppen keinerlei Unterschiede gab und dass Mesmers Heilungen nicht auf die spezifische „magnetische" Behandlung zurückzuführen waren.

Der bereits erwähnte Naturforscher Stephen Jay Gould (1989) brachte die Prüfung und Diskreditierung von Mesmer als eine der frühesten und beispielhaftesten Demonstrationen der Verwendung wissenschaftlicher Methode vor, um Pseudowissenschaft und Scharlatanerie zu entlarven. Jedoch sind zwei Aspekte in Mesmers Fall eingebettet, die nicht vergessen werden sollten. Zunächst sei angemerkt, dass sich erstaunlicherweise beide Behandlungen als wirksam erwiesen, wie bereits von der Königlichen Kommission festgestellt wurde. Zweitens standen Mesmers Theorien der Erkrankung und der Behandlung im Einklang mit den zur damaligen Zeit bestens dokumentierten wissenschaftlichen Erkenntnissen. Messmer begründete seine Behandlungen auf den Theorien von Sir Isaac Newton, der ein Jahrhundert zuvor wichtige Axiome der Mechanik und die Weiterentwicklung der Mathematik vorangetrieben hatte (Gleick, 2003). So wurde Mesmer nicht auf der Grundlage der Wirksamkeit der Behandlung oder der theoretischen Fundierung des damaligen Wissensstandes diskreditiert. Die Kritik lag vielmehr in den Befunden, dass der vorgeschlagene spezifische Heilungsmechanismus fraglich war. Die Forderung nach Spezifität wurde in Folge zum Standard psychischer Gesundheitsbehandlungen. Diese Forderung jedoch für pharmakologische sowie psychologische Methoden nachzuweisen, hat sich bis heute als äußerst schwierig erwiesen, wie wir später aufzeigen werden. Nichtsdestotrotz war die von der Königlichen Kommission vorgenommene Untersuchung ein auffälliges Ereignis und ein Meilenstein, der die akademische Professionalisierung der Medizin vorantrieb.

Die dritte wegweisende Person in der Entwicklung der modernen Medizin war Louis Pasteur, der Vater der Keimtheorie. (Zugegeben, es könnten legitime und begründete Anspruche der Vaterschaft durch Robert Koch gestellt werden.) Pasteur zeigte die optimale Mischung von Theorie und Experiment, um, wie der Philosoph Ernest Renan hierzu bemerkte, „Natur solange auszuhorchen", bis bestimmte Beweise für Mutmaßungen vorliegen. Der rote Faden von Pasteurs Arbeit war, dass er in der Lage war, Rückschlüsse auf die Existenz und die Eigenschaften von Objekten zu ziehen, die zu klein waren, um direkt beobachtet zu werden (Latour, 1999).

In den 1850er-Jahren war die Chemie, befreit von den Überresten der Alchemie und der Identitätssuche, das herausragende Gebiet der Wissenschaften, welches nach chemischen Erklärungen für die meisten Naturphänomene suchte, einschließlich biologischer Prozesse. Der allgemeine Konsensus der damaligen Zeit war, dass der Gärungsprozess, der den Zerfall von Zucker zu Alkohol förderte, durch eine nicht beobachtbare „zersetzende Störung" zu erklären war. Dieser chemische Prozess konnte von einer gärenden Lösung auf eine andere übertragen werden. Für die Alkoholhersteller war der Prozess jedoch unzuverlässig, und die chemische Erklärung hatte wenig pragmatischen Wert. Auf der Grundlage seiner früheren Arbeit in der Kristallographie von organischen Substanzen, scharfer Beobachtung und systematischer Experimente stellte Pasteur die Hypothese auf, dass lebende Mikroorganismen für die Fermentation verantwortlich waren und somit für die Gärung nicht ausschließlich chemische, sondern biochemische Prozesse verantwortlich sind. Diese Entdeckung führte zu weiteren Schlussfolgerungen, einschließlich der Vermutung, dass Krankheit durch Mikroorganismen verursacht werden könnten, und stellt somit den Ursprung der Infektionstheorie dar. Die Paarung von Theorie und Experiment führte zu neuen medizinischen Praktiken mit nachweisbarem Nutzen, darunter die Entwicklung von Impfstoffen mit geschwächten Krankheitserregern und die Sterilisation der medizinischen Umgebung, die zur Verminderung von Krankheitsübertragungen führte. Zu guter Letzt: Die industrielle *Pasteurisierung* von Lebensmitteln förderte die Haltbarkeit von Konservenfleisch bis Marmelade; wobei biochemische Prozesse zur Lagerung von Lebensmitteln beispielsweise für die Käseproduktion oder Weinherstellung innerhalb und außerhalb Frankreichs in verschiedensten vorindustriellen Gesellschaften schon seit Jahrtausenden genutzt wurden!

Zwei Aspekte der Pasteur'schen Geschichte sind von entscheidender Bedeutung; einer davon ist in der Retrospektive offensichtlich und der andere illustrativ, um die subtilen Schlussfolgerungen für die Philosophie der Wissenschaft zu veranschaulichen. Angewendet auf die Medizin, erfordert Materialismus physikalische Erklärungen für Erkrankungen; die Infektionstheorie war genau das, was die Ärzte wollten – sie kam „wie bestellt." Nicht nur, dass Krankheit geheilt oder verhindert werden konnte, sogar der zugrundeliegende Mechanismus konnte in einer nachweisbaren Weise demonstriert werden. Keine Zweifel, es gab keinen Mangel an hypothetisch angenommenen Mechanismen vor der Zeit von Pasteur. Es war sein ausgeklügelt konstruierter und am Ende unumstößlicher Nachweis, wie Mikroorganismen Krankheiten verursachen können und die darauffolgenden Entwicklungen, die den Status der Erklärungen veränderten.

Aus heutiger Sicht machte die philosophisch-ontologische Erklärung der Krankheit als Folge von Pasteurs Arbeiten über Fermentation einen deutlichen Schritt nach vorne, und die Idee der spontanen Entstehung von Mikroorganismen scheint absurd zu sein (siehe Latour, 1999), was uns zum zweiten Punkt betreffend Pasteurs Geschichte bringt. Im Jahr 1864 entfachte sich die epistemologische Schlacht erst richtig: Zu der Zeit wurde chemische Zersetzung als *die* Erklärung für Fermentation angenommen; die beobachteten Mikroben waren demnach spontan entstanden und nicht die Ursache der Gärung. Die Befürworter einer Erklärung der Fermentation basierend auf Mikroorganismen wurden als Verrückte betrachtet, etwa, wie heute über Mesmer gedacht wird. Die Organismen waren vorhanden, aber im Nachhinein, und nicht prozess*begleitend*. In den 1860er-Jahren waren weder die „zersetzende Störung", die die Gärung katalysierte, noch die Mikroben, die Gärung verursachen, beobachtbar.

Pasteur hat seine Experimente auf eine raffinierte Weise entworfen, sodass die biochemischen Prozesse indirekt beobachtbar wurden. Zudem hat er eine Theorie geschaffen, um die experimentellen Ergebnisse stringent zu erklären. Er überzeugte die wissenschaftliche Welt auch rhetorisch in Publikationen und Präsentationen von dem Vorzug seiner Erklärungen – Letzteres genau so schwierig wie Ersteres. In gewissem Sinne „verschworen" sich Pasteur und die Mikroorganismen; weder der eine noch die anderen hätten alleine die Infektionstheorie zur Entstehung von Krankheiten hervorgebracht (Latour, 1999).

Was Wissen in einem bestimmten Fachbereich ausmacht, hängt teilweise von den Menschen, die Forschung betreiben, Theorien schaffen und die wissenschaftliche Gemeinschaft beeinflussen, ab. Der Stand des Wissens ist oft mit zentralen sozialgesellschaftlichen Errungenschaften verbunden und wird vom aktuellen „Zeitgeist" beeinflusst. Das Wesen der Psychotherapie selbst ist die Antwort auf unsere Anforderungen in den aktuellen Gesellschaften. Die Art dieser Anforderungen bildet den Möglichkeitsraum dessen, was wir als Wissen akzeptieren. Kliniker, Forscher und Entscheidungsträger beeinflussen, was das aktuelle Wissen beinhaltet und was als solches akzeptiert wird. Descartes, Franklin und Pasteur spielten, zusammen mit anderen, in dieser kritischen Periode des neunzehnten Jahrhunderts eine entscheidende Rolle bei der Entwicklung der Voraussetzungen, die notwendig waren, um die Grundmodelle der modernen Medizin zu bilden. Dieses Modell war auch für Krankheiten mit psychischen Symptomen äußerst erfolgreich, sodass beispielsweise die durch Typ I Diabetes verursachten neurologischen Folgeschäden durch den klinischen Einsatz von Insulin gegen erhöhten Blutzuckerspiegel reduziert oder verzögert werden konnten. Zentral erscheint hier, dass durch das bessere Verständnis der biochemischen Ursachen und der damit verbundenen Therapien der massive psychische Leidensdruck der Folgeerkrankungen von Patienten gelindert werden konnte.

Das Medizinische Metamodell

Das Medizinische Metamodell, mit den zentralen Vorannahmen des Materialismus und der Spezifität, eingebettet in die wissenschaftlichen Errungenschaften der Anatomie, Physiologie, Mikrobiologie und weiterer naturwissenschaftlicher Disziplinen, lässt sich für unsere Zwecke etwas holzschnittartig in fünf Merkmalen beschreiben. Möglicherweise sind diese Merkmale vereinfachend. Zentral erscheint uns jedoch nicht deren Wahrheitsgehalt, vielmehr sollen die Merkmale das aktuelle, gesellschaftlich akzeptierte Modell der Medizin in seinen Grundzügen umschreiben. Es geht uns hier also nicht darum, wie sich die aktuelle Medizin primär selbst definiert, sondern darum, was die Gesellschaft von der Medizin aktuell erhofft und erwartet.

Krankheit oder Störung

Das erste Merkmal ist die Beschreibung und Kategorisierung der Symptome, Erkrankungen, Leiden und psychischen Störungen. Damit wird die Frage beantwortet, an was genau die Patienten leiden. Die Patientinnen und Patienten vertrauen dem Arzt ihre Symptome an, die zusammen mit der Krankheitsgeschichte, direkten Untersuchungen und Labortests zu einer Einschätzung führen, *inwieweit* der Patient an einer Krankheit leidet und an was der Patient leidet. Es bestehen somit zwei Fragen: Ist der Patient effektiv krank oder verunglückt (oder simuliert er) oder hat sein (Risiko-) Verhalten kaum Krankheitswert? Falls er krank ist, an welcher spezifischen Krankheit leidet er? Einige prophylaktische Interventionen sind darauf ausgelegt, Krankheiten zu verhindern (z.B. Impfung, Zahnpasta); solche primären präventiven Interventionen sind im Allgemeinen jedoch auch auf spezifische Symptome und ein damit verbundenes Risiken bezogen.

Biologische Erklärung

Ausgehend von der materialistischen Haltung der Medizin ist das zweite Merkmal eine vorzugsweise biologische Erklärung für die Krankheit oder Störung. Zum Beispiel wird Influenza durch ein Virus verursacht, welches die Zellen in der Nase, im Rachenraum und der Lunge des Menschen befällt, wo es repliziert wird und mutiert. Natürlich werden Erklärungen zunehmend anspruchsvoller, da die Wissenschaft den Krankheitsprozess mehr und mehr beleuchtet. Nicht selten wird sich eine Erklärung als falsch herausstellen und mit einer besseren Alternative ersetzt. So wurden Magengeschwüre anfänglich mit überschüssiger Säure, später mit Stress oder würziger Nahrung und noch später mit dem Bakterium *H. pylori* erklärt. Zentral bleibt jedoch: Die materialistische Haltung der Medizin verleiht der rationalen Erklärung vorzugsweise einen biologischen Charakter.

Spezifischer auf die Krankheit bezogener Veränderungsmechanismus

Das dritte Merkmal des Medizinischen Metamodells beinhaltet, dass die Grundlage für die Behandlung auf der Ebene des biologischen Systems festgelegt sein sollte, welches für die Verursachung der Krankheit verantwortlich ist. Es besteht somit eine spezifische Erklärung dafür, wie die medizinische Intervention die Krankheit beseitigt, die Schwere mildert oder die Dauer der Krankheit verkürzt. Wenn die Ursache von Magengeschwüren ein Überschuss an Säure aufgrund von Stress oder unangepasster Ernährung wäre, würde der Veränderungsmechanismus dazu führen, dass Säuren neutralisiert und Ernährungsgewohnheiten verändert werden. Wenn eine *H. pylori*-Infektion nachgewiesen würde, so würde der Veränderungsmechanismus ein spezifisches Antibiotikum einschließen, das diese Infektion bekämpft und die Symptome verändert.

Therapeutische Verfahren

Das Vorhandensein einer Erklärung und des Veränderungsmechanismus führen logischerweise zur Gestaltung einer spezifischen Behandlung, also eines therapeutischen Verfahrens, das die Verabreichung einer Substanz (d.h. eines Medikaments) oder die Durchführung eines Verfahrens (beispielsweise einer Operation) umfasst. Aufgrund der Erklärung der überschüssigen Säure durch Stress (Erklärung) und des Ziels, Säure zu verringern (Veränderungsmechanismus), würde die Verabreichung einer Substanz naheliegen, welche dafür bekannt ist, Säure zu neutralisieren (d.h. eine alkalische Substanz, ein säurebindendes Mittel, welches beispielsweise Calciumcarbonat enthält). Wenn eine Infektion durch *H. pylori* nachgewiesen ist, dann würde der therapeutische Inhaltsstoff ein spezifisches Antibiotikum sein. Medizinische Behandlungen erfordern in der Regel, dass die therapeutischen Verfahren mit der Erklärung für die Krankheit oder Störung und dem Veränderungsmechanismus im Einklang stehen. Insgesamt resultiert daraus eine in sich logische und spezifizierte Folgekette aus Krankheitsdefinition, Krankheitsursache, Veränderungsmechanismus und Intervention.

Spezifität

Mesmers Behandlungen mit dem animalischen Magnetismus ist mit den ersten vier Merkmalen des Medizinischen Metamodells vereinbar: Patienten mit Anzeichen und Symptomen einer Krankheit, für die es eine biologische Erklärung der Störung gibt und für die ein hypothetischer Veränderungsmechanismus existiert, werden mit einem umgrenzten therapeutischen Verfahren behandelt. Mesmers Behandlung gelang es jedoch nicht, das Kriterium der Spezifität zu erfüllen. Antibiotika gegen Magengeschwüre sind spezifisch, indem sie *gezielt* Bakterien töten, nicht aber *andere Mittel*, die möglicherweise allgemein relevante Aspekte wie Hoffnung, Erwartung oder psychologische Konditionierung einschließen. Mesmers Methoden waren nicht spezifisch, da die Resultate der Königlichen Kommission nicht aufzeigen konnten, dass der animalische Magnetismus für die Wirksamkeit der Behandlungen kausal verantwortlich war (ebengerade weil in den beiden Behandlungsgruppen Veränderungen beobachtet worden sind).

In der Medizin hat sich Spezifität in zweierlei Ausprägungen etabliert. Erstens kann gezeigt werden, dass die Behandlung wirksamer als eine Placebobehandlung ist, sodass zufällige Ursachen im Zusammenhang mit dem Kontext der Behandlung ausgeschlossen werden können. Beispielsweise kann unter Berücksichtigung adäquater Kontrollbedingungen geprüft werden, inwieweit eine Pille einem Placebo überlegen ist (siehe beispielsweise Hentschel, Brandstätter, Dragosics, Hirschl, Nemec, et al., 1993). Die Entwicklung der randomisierten Placebo-Kontrollgruppe wird im folgenden Abschnitt beschrieben und die Logik des Designs wird später diskutiert.

Zum Zweiten kann die Spezifität dadurch festgestellt werden, dass die medizinische Behandlung durch den vorgesehenen Mechanismus funktioniert. Die Verabreichung von Antibiotika führt zu einer Abnahme von *H. Pylori*, die anschließend zur Abheilung des Geschwürs führt, was die Erklärung und den Veränderungsmechanismus argumentativ festigt und damit die Spezifität belegt, dass das Antibiotikum durch den angenommenen Mechanismus wirkt (siehe Hentschel et al., 1993). Tatsächlich konzentrierte sich ein Großteil von Pasteurs Forschung auf die Erklärung, den Wirkmechanismus und die Spezifität. Präklinische Studien fokussieren oft auf zentrale Mechanismen einer Krankheit und auf die eingreifenden biologischen Systeme, die diese Mechanismen verändern können. Es gibt jedoch überraschende Fälle, in denen ein Arzneimittel aus unbekannten Gründen wirkt. *Acetylsalicylsäure* (allgemein bekannt als Aspirin) wurde als Analgetikum, entzündungshemmendes und fiebersenkendes Mittel eingesetzt, bevor die dahinterliegenden biologischen Mechanismen vollumfänglich verstanden worden sind. Medizinische Behandlungen müssen demnach nicht per se alle vier Merkmale enthalten; für deren Glaubwürdigkeit können sie jedoch möglicherweise hilfreich sein.

Die Adaptation des Medizinischen Metamodells an psychologische Interventionen und Psychotherapie ist ein kontroverses Projekt, das in vielerlei Hinsicht das Hauptthema dieses Buches darstellt. Wie wir sehen werden, ist die Entwicklung der

Psychotherapie zur Behandlung von psychischen Störungen mit der Entwicklung der akademischen Professionalisierung in Medizin und Psychologie eng verflochten.

Evidenzbasierte Medizin

Die Entwicklung des Medizinischen Metamodells und die Entstehung der modernen Medizin führte ohne große gesellschaftspolitische Auseinandersetzungen zu immensem gesellschaftlichem Nutzen, einschließlich Heilung und Prävention vieler Krankheiten. So wurden z. B. Pocken ausgerottet, kann Poliomyelitis durch Impfung vorgebeugt werden, sind Todesfälle aufgrund von postoperativen Infektionen selten und Antibiotika in der Lage, viele bakterielle Infektionen zu stoppen. Dennoch resultierten Materialismus und Spezifität als philosophische Grundlagen des medizinischen Fortschritts in der Schaffung einer Laborwissenschaft der Mikrobiologie, die nur schwer von praktizierenden Ärzten verstanden werden konnte. Zwischen akademischer Profession und medizinischer Praxis entstand ein spürbarer Graben. 125 Jahre, nachdem Mesmers Behandlungen einer Prüfung unterzogen wurden, und mehr als 50 Jahre, nachdem Pasteur spontane Generation entlarvte und sich die Keimtheorie der Krankheit etablierte, klammerte sich die Medizin zeitgleich an viele „primitive" Praktiken, und die medizinischen Ausbildungen waren insbesondere in den USA noch wenig professionalisiert und hinkten den französischen und deutschen Ausbildungen, bei denen die berufspraktische Ausbildung am Krankenbett zum Standard gehörte, deutlich hinterher (Renschler, 1987). Im Jahr 1910 änderte der sogenannte Flexner-Bericht in den USA die Art der medizinischen Ausbildung in den Vereinigten Staaten und in Kanada. Innerhalb relativ kurzer Zeit wurde die medizinische Ausbildung rigoros, wettbewerbsfähig und wissenschaftlich. Dennoch war wenig über die Wirksamkeit vieler Medikamente und Verfahren bekannt. Mehr noch, es dauerte bis in die 1950er-Jahre, bis das randomisierte Placebo-Kontrollgruppendesign entwickelt wurde, und erst 1980 erklärte die Food and Drug Administration (FDA) solche Verfahren als erforderlich, um Medikamente in den Vereinigten Staaten zuzulassen, wie es im nächsten Abschnitt besprochen wird.

Die medizinische Praxis vernachlässigte lange die vorhandene empirische Evidenz. Dies veranschaulicht beispielsweise der Fall der Streptokinase in den USA. Streptokinase ist ein Enzym, das Gerinnsel bei Behandlungen eines akuten Herzinfarkts löst (Hunt, 1997). Klinische Studien zur Streptokinase begannen bereits 1959, aber die Ergebnisse waren aufgrund der geringen Stichprobengrößen nicht schlüssig. Bereits 1969 lagen jedoch genügend Vergleichsstudien vor, die metaanalytisch untersucht werden konnten, und deren Resultate darauf hinwiesen, dass sich Streptokinase für die Behandlung eines aktuten Herzinfarkts als wirksam erwies. Iain Chalmers, ein früher Verfechter der klinischen Metaanalysen, machte jedoch folgende Beobachtung:

> Streptokinase war das klassische Beispiel. Die Metaanalysen zeigten deutlich, dass die Auswirkungen auf die Sterblichkeit statistisch signifikant waren, aber die Experten in der Kardiologie und die Lehrbuchautoren, deren Meinung das Feld dominierte, begannen Steptokinase nicht einmal bis in die späten 1980er Jahre zu empfehlen, und dann nur peu à peu. (zitiert in Hunt, 1997, S.87)

Es besteht somit eine große Latenzzeit zwischen den gut belegten Forschungsresultaten und der Kassenzulassung für Streptokinase im Jahr 1987. In dieser Zwischenzeit sind vermutlich Zehntausende von Patienten gestorben, weil Streptokinase nicht verabreicht werden durfte.

Das Beispiel der Streptokinase ist eines von vielen, die zu einer internationalen Bestrebung führten, schlüssige Forschungsergebnisse stringenter und schneller für die klinische Praxis verfügbar und nutzbar zu machen. Die evidenzbasierte Medizin betont den systematischen Einbezug empirischer Forschungsresultate für die Ausarbeitung von Behandlungsleitlinien. Im Jahr 2001 hat das Institute of Medicine in den USA beispielsweise folgende Definition in enger Anlehnung an Sackett, Straus, Richardson, Rosenberg und Haynes (2000) verwendet: „Evidenzbasierte Praxis ist die Integration der besten Forschungsergebnisse mit klinischer Expertise und unter Berücksichtigung der Patientenwerte" (S. 147). Diese Definition wurde als „ein dreibeiniger Hocker" beschrieben: die Verwendung empirischer Evidenz (erstes Bein) ist mit der klinischen Expertise des Arztes (zweites Bein) und den Charakteristika und dem Kontext des Patienten (drittes Bein) ausbalanciert. Ein Blick in die Grundlagenwerke über evidenzbasierte Medizin zeigt auf (Sackett et al., 2000), dass der Fokus insbesondere auf das erste Bein gelegt wird; die aktuelle empirische Evidenz in Diagnostik und Behandlungsverfahren soll unmittelbar in die klinische Praxis einfließen.

Eng verbunden mit der Entwicklung der modernen, evidenzbasierten Medizin ist die Entwicklung wissenschaftlicher Forschungsmethoden, die Spezifität begründen können. Zentral erscheint uns hierbei das randomisierte, doppelblinde Placebo-Kontrollgruppendesign. Das nächste Kapitel wendet sich der Geschichte dieses Untersuchungsdesigns zu.

Randomisierte Designs als der „Goldstandard"

Im Sinne wissenschaftlicher Experimente werden randomisierte Designs in Medikamentenstudien benötigt, um die medikamentösen Effekte von psychologischen Effekten wie Hoffnung, Erwartung und dem Grad der Affiliation mit dem Versuchsleiter, dem Geber des Wirkstoffes oder des Verfahrens zu unterscheiden. Doppelblindstudien, oder konkreter doppelverblindete, randomisierte Placebo-Kontrollgruppendesigns, sind heute ein „Goldstandard" für die Kassenzulassung von Arzneimitteln. Dieses Forschungsdesign ist eine relativ neue Erfindung. Die Geschichte der Entwicklung dieses wissenschaftlichen Forschungskonstrukts ist entscheidend, um den aktuellen Stand der Psychotherapie sowie medizinischer Interventionen zu verstehen, und zeigt einige wichtige vernachlässigte Aspekte des therapeutischen Prozesses auf.

Die Entwicklung der Randomisierung und der Vergleichsdesigns

Drei Stränge, so Danziger (1990), wurden miteinander verflochten, um den Begriff der Kontrollgruppendesigns zu entwickeln. Der erste Strang geht auf den Psychologen Wilhelm Wundt zurück, der wissenschaftliche Experimente für die Forschung am Menschen nutzbar machte. In Wundts Labor waren er und seine Schüler *Beobachter*, die sich selbst als Wissenschaftler verstanden, die Aspekte des Geistes berichteten und interpretierten, in der Art und Weise, wie ein Physiker die fotografische Spur eines Teilchens in einer Nebelkammer interpretieren würde. Wundt und seine Schüler haben experimentelle Protokolle entworfen und verschiedene Reize manipuliert, um Effekte zu erfassen, die auf Berichten der internen Wahrnehmung beruhten (Introspektion). In der damaligen Zeit war die Reiz-Antwort-Kontiguität das vorherrschende Modell in der experimentellen Physiologie. Die berichteten Antworten der Wundt'schen Beobachter waren in der Regel „Urteile über Größe, Intensität und Dauer der physikalischen Reize, zuweilen ergänzt durch Urteile ihrer Gleichzeitigkeit und Reihenfolge" (Danziger, 1990, S. 35). Sie wurden verwendet, um allgemeine Wahrnehmungsgesetze abzuleiten. Ein Resultat dieser Forschungstradition ist beispielsweise die Formulierung des sogenannten Kohlrausch-Knicks, der beschreibt, dass sich das Auge beim Menschen nach etwa acht Minuten überproportional an die Dunkelheit anpasst. Beobachten Sie es selbst: Wenn Sie fünf Minuten in einem halbdunklen Raum verweilen, so adaptieren sich Ihre Augen noch wenig an die Dunkelheit, warten Sie weitere fünf Minuten, so können Sie schon einige Details im Raum erkennen. Nach weiteren fünf bis zehn Minuten haben sich Ihre Augen gut an die Dunkelheit gewöhnt und Sie können sich im Raum orientieren.

Etwa zur Zeit von Wundts Laborexperimenten kam in Frankreich die Idee auf, Laien (im Gegensatz zu Wundts trainierten Wissenschaftlern) verschiedenen Bedingungen zu „unterziehen". Diese Idee stand ganz in der Tradition der experimentellen Studien zur Hypnose in Frankreich und bildete den zweiten Strang. Dieser Studienansatz unterschied sich in einem wichtigen Punkt vom Wundt'schen Ansatz: Die französischen Wissenschaftler waren die Experimentatoren und die Patienten waren *Probanden*, eine deutliche Abkehr von der Wundt'schen Tradition, in der die Wissenschaftler Versuchsleiter und gleichzeitig Beobachter waren (und zudem die Autoren der Forschungsberichte). Das heißt, dass im französischen Ansatz die Rolle des Experimentators (des Beobachters) und die Rolle der Versuchsperson getrennt wurden. Die Veränderung der Rollen erlaubte die Beobachtung von Gruppen von Probanden, die nicht in der Lage sind, interne Zustände (z.B. Kinder) zu berichten, und/oder deren Berichte schwierig zu interpretieren sind (z.B. Menschen mit psychischen Erkrankungen). Zu einem großen Teil mitbeeinflusst vom französisch-medizinischen Forschungskontext, entfaltete sich dieser Ansatz beispielsweise in der klinischen Forschung, wo „gesunde Probanden" mit „kranken Probanden" verglichen wurden, mit dem Ziel, wesentliche Unterschiede zwischen den beiden Gruppen zu entdecken (Danziger, 1990). In diesen Versuchen hatte der Experimentator, zumeist ein Behandler, eine professionelle Beziehung zu den Patienten. Im Gegensatz zu Wundt lag der Forschungsgegenstand somit nicht innerhalb des Experimentators, sondern außerhalb.

Der dritte Strang greift auf die Anfänge der Intelligenzforschung zurück und betrifft die Person des „Antragstellers“. Die Antragsteller waren Freiwillige, die dafür bezahlten, ihre geistigen Fähigkeiten von Francis Galton in England testen zu lassen. Viele von ihnen taten dies an der Internationalen Gesundheitsausstellung in London im Jahre 1884. Während dieser Zeit wurde die Phrenologie als Mittel zur Beurteilung der Intelligenz akzeptiert, und es zeigte sich ein großes Interesse zu erfahren, wie man im Vergleich zu anderen stand. Um solche Vergleiche zu ermöglichen, benötigten Galton und andere britische Sozialstatistiker wie Karl Pearson statistische Verfahren, um Intelligenz zu quantifizieren und diese in einer Verteilung von Gesamtwerten zu lokalisieren – wichtig war dabei, zu bestimmen, wie stark eine Punktzahl vom Durchschnitt *abwich* (Danziger, 1990; Desrosières, 1998). Bei diesem Ansatz war die Beziehung zwischen Prüfer und Subjekt minimal: „Für den Galton'schen Prüfer war das einzelne Subjekt letztlich ‚eine Statistik‘“ (Danziger, 1990, S. 58). Der britische statistische Ansatz trug dazu bei, die statistischen Konzepte zur Messung der nicht beobachtbaren Eigenschaften (in diesem Fall Intelligenz) und statistischen Verteilungen solcher Eigenschaften in randomisierte Kontrollgruppendesigns einzuführen. Die statistischen Verfahren erlaubten, dass auf der einen Seite Personen als normal oder überdurchschnittlich intelligent eingestuft werden konnten und logischerweise auf der anderen Seite Menschen als geistig behindert klassifiziert wurden. In Kombination mit dem „genetischem Wert“ und den evolutionstheoretischen Prinzipien von Charles Darwins (Galtons Cousin) wurden die Klassifizierungen beispielsweise in der Eugenik verwendet und missbraucht (siehe Desrosières, 1998).

Wundt führte Labormethoden in die Psychologie ein und versuchte, allgemeine Regeln zu extrahieren. Die französischen Forscher entwickelten Konstruktionen, in denen der Experimentator Forschungsteilnehmer verschiedenen Bedingungen aussetzte und „abnormale“ mit „normalen“ Menschen verglich. Die britischen Sozialstatistiker stellten die statistische Theorie vom Mittelwert und von Abweichungen zur Verfügung. Alle diese Aspekte sind kritische Komponenten für die Entwicklung des klinischen Vergleichsstudiendesigns in Psychologie und Medizin. Die noch fehlende Komponente für die finale Mischung ist die Randomisierung. Der Anstoß für diese kritische Komponente resultierte zum Teil aus dem Wunsch, pragmatisches Wissen verschiedenen Verbrauchergruppen zur Verfügung zu stellen. Akademische Psychologen verstanden das Bildungswesen als einen geeigneten Kontext, um die Nützlichkeit ihrer im Entstehen begriffenen Disziplin zu demonstrieren. In den frühen 1920er-Jahren wurde die randomisierte Behandlungsgruppenmethode als zentrales Schlüsselelement angepriesen, um einen „Vergleich der Effizienz der verschiedenen schulischen Verwaltungsmaßnahmen zu ermöglichen“ (Danziger, 1990, S. 114). Kurz darauf veröffentlichte McCall (1923) ein Buch mit dem Titel *How to Experiment in Education*, das Experimente mit Kontrollgruppen in dem Bereich der Bildung vorstellt und randomisierte Verfahren diskutiert. Etwa zur gleichen Zeit nahm Sir Ronald Fisher (Vorsitzender und Sprecher der Cambridge University Eugenics Society) eine Stelle an einer landwirtschaftlichen Versuchsstation an, wo er die statistische Varianzanalyse und verschiedene andere Verfahren entwickelte, um Ernteerträge zu vergleichen (Gehan & Lemak, 1994).

Fishers Arbeit an randomisierten experimentellen Designs und an der darauf aufbauenden Analyse von Daten war absolut atemberaubend – wohl das Grundgerüst für Design und Analyse aller klinischen Studien in der Medizin, der Psychologie und den Erziehungswissenschaften (Danziger, 1990; Shapiro & Shapiro, 1997b) leiten sich von seiner Arbeit ab. Fishers Publikationen, am prominentesten The Design of Experiments, das im Jahre 1935 erschien, wurden medizinischen Forschern besonders nützlich, die eifrig die Wirksamkeit verschiedener Medikamente zu zeigen versuchten – wenngleich noch eine zusätzliche Komponente, die Placebokontrolle, benötigt wurde (Gehan & Lemak, 1994).

Einführung von Placebokontrollbedingungen zur Eliminierung von Störvariablen

Das Ziel der modernen Medizin war es, vorzugsweise die spezifische Wirksamkeit der medizinischen Substanzen zu untersuchen und nicht die möglicherweise gleichzeitig damit verbundenen Erwartungen, Hoffnungen oder anderen psychischen Prozesse des Patienten, die die spezifische Wirkung der vorgeblichen Wirkstoffe mit beeinflussen könnten. Um mögliche Störeinflüsse durch diese psychischen Faktoren auszuschließen, begannen die Forscher in den späten 1930er-Jahren in den Vereinigten Staaten und im Vereinigten Königreich, doppelblinde Placebostudien durchzuführen. Diese Methode konnte nicht Fuß fassen, offenbar, weil Placebo eine negative Konnotation hatte (Gehan & Lemak, 1994; Shapiro & Shapiro, 1997a, b). Allmählich jedoch wurde das randomisierte, doppelblinde Placebodesign angenommen und fand Verbreitung. Harry Gold, ein Pharmakologe der zu der Entwicklung des Placebo-Kontrollgruppendesigns in den Vereinigten Staaten maßgeblich beigetragen hat, nahm in den späten 1940er- und frühen 1950er-Jahren an mehreren Konferenzen an der Cornell University zu diesem Thema teil. Er wurde zum ersten Professor für Klinische Pharmakologie berufen, einer damals neuen Disziplin. Shapiro und Shapiro stellen fest (1997b):

> Gold befürwortete einen Vergleich zwischen „einem vermutlich potenten Mittel und einem Rohling eines solchen mit physikalischen Eigenschaften, die eine Unterscheidung zwischen den beiden unmöglich macht, außer durch eine pharmakologische Potenz, die möglicherweise gegeben ist ... [Das empfohlene] Doppelblindverfahren ist eine Untersuchung, bei der weder der Patient noch der Arzt die Identifizierung der beiden Mittel durchführen kann, bis die Ergebnisse vorliegen und analysiert sind. Dies ist zwingend notwendig, um den Einfluss von unbewussten Verzerrungen zu vermeiden ..." (Gold, 1954, S. 724). Die Aussage von Gold beschreibt den erklommenen Gipfel von zwanzig Jahren Pionierstudien der Methoden, mit denen zuverlässig und valide die Wirksamkeit neuer Medikamente bewertet werden sollte. (S. 148)

Ab 1980 verlangte die FDA, dass der Nachweis für die Wirksamkeit eines Arzneimittels aus randomisierten, doppelblinden Placebostudien stammt – historisch gesehen eine relativ neue Entwicklung (siehe Abbildung 1.1).

Die Bedeutung des randomisierten, doppelblinden Placebo-Kontrollgruppendesigns sollte methodisch und konzeptionell nicht unterschätzt werden. Es dauerte mehr als 300 Jahre von Descartes' Dualismus von Geist und Körper und fast 200 Jahre von Mesmers Diskreditierung aufgrund fehlender Spezifität bis zur Institutionalisierung eines Designs, das die psychologischen Störeinflüsse aus den spezifischen Wirkungen von Substanzen auf den Körper ausschließen konnte (siehe Abbildung 1.1)

Vor dem Abschließen der kurzen Geschichte des experimentellen Designs sollte eingehend darauf hingewiesen werden, dass es zwei kritische Merkmale des randomisierten doppelblinden Placebo-Kontrollgruppendesigns gibt. Erstens: Das Placebo als Kontrolle für psychische Faktoren sollte von der üblichen Behandlung in jeder Hinsicht nicht zu unterscheiden sein. Für Studien mit Medikamenten produziert die Pharmaindustrie Placebos, die zu den vorgeblich aktiven Medikamenten in Geschmack, Form, Farbe und Form identisch sind. Eines der Probleme ist, wie wir in späteren Kapiteln diskutieren werden, dass Probanden versuchen werden, die Beschaffenheit zu erraten. Um das zu erreichen, werden sie alle verfügbaren Signale verwenden, wie z. B. das Vorhandensein oder Fehlen von Nebenwirkungen.

Zweitens: Das kritische Merkmal der randomisierten, doppelblinden Placebo-Kontrollgruppe ist die Verblindung. Tatsächlich ist „doppelblind" ein Dreifachblind: der Versuchsleiter der Untersuchung, die Patienten und der Auswertende sind während der gesamten Studie unwissend über die Behandlung (Medikation oder Placebo), die der Patient erhält. Jede Abweichung von der Verblindung könnte zur Verzerrung führen, entweder direkt (z. B. durch die auswertende Person, die unbewusst im Protokoll einen Gesamtwert einträgt, der das Medikament bevorzugt) oder durch Hinweise an den Patienten (z. B. mehr Begeisterung beim Verabreichen der Medikation als beim Verabreichen des Placebos). Probleme bei der Verblindung werden in den folgenden Kapiteln erläutert.[2]

Psychotherapie entstand im Zusammenhang mit der Entwicklung der modernen Medizin und nutzte teilweise das randomisierte Design, um ihre Position zu legitimieren. Wir wenden uns nun dem dritten Geschichtsabriss zu.

---

2 Es gibt eine interessante zufällige Konvergenz der Sprache, die erwähnenswert ist, wenn auch nur der Kuriosität wegen. „Gold" als Name oder Bezeichnung figuriert prominent an drei Stellen. Zuerst war da *Harry Gold*, der sehr engagiert in der Entwicklung des randomisierten, doppelblinden Placebo-Kontrollgruppendesigns war, welches der *Goldstandard* für die Feststellung der Wirksamkeit von Psychotherapie sowie von Medikamenten geworden ist. Welchen Ursprung hat der Begriff „Verblindung"? Verblindung ist ein Begriff, der von Gold basierend auf einer Fernsehwerbung geprägt wurde. Mittels eines Tests mit verbundenen Augen sollte die Überlegenheit einer Zigarettenmarke über den Wettbewerber gezeigt werden. Nachdem beide Zigaretten geraucht worden waren, erklärte der Proband seine Vorliebe für *Old Golds*, einer damals beliebten Zigarettenmarke (Shapiro & Shapiro, 1997b).

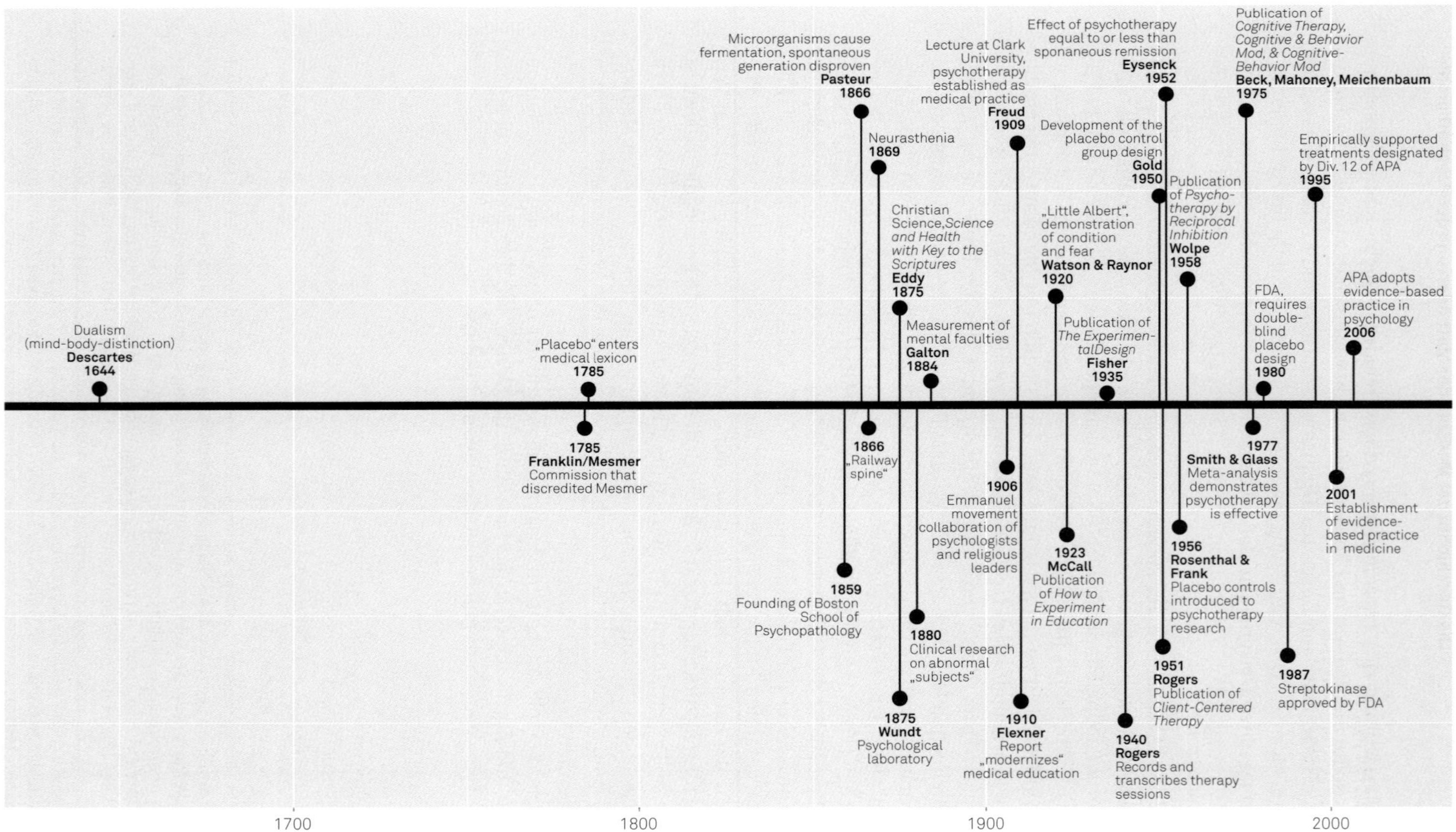

Abbildung 1.1: Chronologie wichtiger Ereignisse der Psychotherapie am Beispiel der USA

Die Entstehung der Psychotherapie als Heilpraxis

Die Ursprünge der Psychotherapie[3]

In der kurzen Geschichte der modernen Medizin fanden die psychischen Störungen wenig Erwähnung. Im späten neunzehnten Jahrhundert versuchte die Medizin, ihr Ansehen als legitimer Beruf auf wissenschaftlichen Grundsätzen basierend zu festigen, und wie zuvor diskutiert, betonte die Medizin physikalisch-chemische (d.h. somatische) Prozesse. Die Haltung der Medizin gegenüber psychischen Problemen war eine des psychophysischen Parallelismus: Mentale Zustände entsprachen demnach physikalischen Zuständen und es wurde vermutet, dass psychische Störungen von einem noch unbekannten physikalisch-chemischen Prozess verursacht wurden (Caplan, 1998). Natürlich hatten die meisten Störungen, geistige oder körperliche, zu der Zeit aus der heutigen Perspektive unbekannte Ursachen. Sie wurden als funktionell (Ursache unbekannt) im Gegensatz zu strukturell (Ursache bekannt) klassifiziert. Es wurden Versuche unternommen, die physikalisch-chemischen Ursachen von psychischen Störungen zu entdecken, wohingegen psychosoziale Ursachen als Erklärungsansatz und jede Art von psychologischen Behandlungen (z.B. Gesprächstherapie) zum größten Teil geflissentlich ausgeklammert wurden.

Laut Caplan (1998) waren mehrere gesellschaftspolitisch einschneidende Ereignisse, nötig, um die physikalisch-chemischen Erklärungen in den wissenschaftlichen Debatten konzeptuell herauszufordern. Als erstes sei die Eisenbahn als zentrales Transportmittel der Industrialisierung erwähnt. Natürlich unterschied sich die Eisenbahn in vielerlei Hinsicht von früheren Fortbewegungsmitteln, für die Zwecke der Entwicklung der Psychotherapie aber war der Aspekt wichtig, dass katastrophale Zugskollisionen zu verheerenden, chronischen Verletzungen führen konnten. Eine häufige Beschwerde der an den Kollisionen Beteiligten waren starke Rückenschmerzen, die zur Diagnose einer sogenannten Eisenbahn-Wirbelsäule führte.

Für die Medizin schwierig zu erklären waren insbesondere die Zeugen auf den Bahnsteigen in der Nähe der Kollisionen, die vergleichbare Symptome berichteten wie die Zuginsassen, obwohl sie an dem physischen Trauma nicht beteiligt waren! Dieses Phänomen ließ Zweifel an einer physikalisch-chemischen Ursache der berichteten Symptome aufkommen und brachte die Vorstellung ins Spiel, dass auch der Psyche eine entscheidende Rolle in der Entstehung der Symptome zukommen könnte!

Ein zweiter Anstoß der Psychotherapie bezieht sich auf die Neurasthenie, eine „reizbare Schwäche", die sich durch Müdigkeit, Angst, Kopfschmerzen, Impotenz, Neuralgien und von Depressionen geprägt auszeichnete und zu Ende des neunzehnten Jahrhunderts zu einer Modekrankheit in gehobenen Gesellschaftsschichten wurde. Aus heutiger Sicht würden die berichteten Symptome möglicherweise als Burn-out oder Erschöpfungsdepression umschrieben werden. Obwohl die Herkunft

3 Teile dieses Kapitels wurden u.a. von der Übersetzerin Judith Held für den deutschen Sprachraum maßgeblich adaptiert.

unbekannt blieb, wurde die Hypothese aufgestellt, dass sie durch eine Auszehrung der Energie im Nervensystem verursacht wurde. Es überrascht nicht, dass die Behandlungen für Neurasthenie dramatisch variierten, was das Interesse einiger weitsichtiger Ärzte weckte:

> Wie war es möglich, fragten sich die Ärzte, dass so viele verschiedene Modalitäten der somatischen Therapien, angefangen vom elektrischen Strom und Hydrotherapie bis zu einer Diät hin, ebenso Ruhe, bestimmte Ernährung und Medikamente identische Ergebnisse erzielen könnten? Könnten sie nicht eine gemeinsame Ursache haben? Ableitend von den vielfältigen Erfahrungen aus einer Vielzahl von somatischen Behandlungen erklärte der Bostoner Neurologe Morton Prince: „Ich denke, wenn diese Behandlungen sorgfältig analysiert werden, wird herauskommen, dass allen ein Faktor gemein ist, nämlich das *psychische* Element."
> (Hervorhebung hinzugefügt, Caplan, 1998, S. 45)

Es sei darauf hingewiesen, dass diese Verlinkung mit der Psyche in medizinischen Kreisen natürlich nicht gut aufgenommen wurde.

Ein dritter Anstoß der Psychotherapie war die Entwicklung von metaphysischen Therapien verschiedenster Art, sowohl in den USA als auch in Europa. In der zweiten Hälfte des neunzehnten Jahrhunderts, als die Medizin sich auf die physikalisch-chemischen Grundlagen fokussierte, wandte sich eine wachsende Zahl von Personen Therapien zu, die sich auf „geistige", im Sinne religiöser und/oder spiritueller, Grundprinzipien stützte. Eine populäre Bewegung stellte beispielsweise in den USA die *Christian Science* und das *New Thought Movement* dar. Obwohl diese Bewegung Relikte der Vergangenheit oder marginalisierte religiöse Praktiken zu sein schienen, waren sie sehr beliebt (Caplan, 1998; Taylor, 1999). *Christian Science*, mit nur etwa 9 000 Mitgliedern im Jahr 1890, hatte im Jahr 1906 mehr als 50 000 Anhänger (Caplan, 1998). Das scheint vielleicht eine bescheidene Zahl zu sein, aber *Christian Science* war nur eine von vielen Institutionen, die beanspruchten, körperliche Beschwerden durch den Geist, Glauben oder Spiritualität zu heilen. Cushman (1992) begründet die Popularität dieser Bewegungen mit dem Fehlen eines spirituellen Kerns und dem Wunsch, sich von der Rigidität des viktorianischen Verhaltenskodex zu befreien (siehe auch Taylor, 1999).

Zunächst lies die Medizin diese Bewegungen bewusst aus den Augen, zum größten Teil der Ansicht, es seien unwissenschaftliche Versuche, Krankheiten, ob nun körperliche oder geistige, zu heilen. Die Legitimität hinkte der Popularität nach, peu à peu verlieh jedoch die Beteiligung von anerkannten amerikanischen Psychologen der Idee der Gesprächstherapie Glaubwürdigkeit, im Gegensatz zu den religiösen Bewegungen. Die im Jahre 1859 initiierte Boston School of Psychopathology, eine informelle Gruppe von Forschern, einschließlich der Psychologen William James und G. Stanley Hall sowie Neurologen und Psychiatern, war dabei, das Epizentrum der neuen Gesprächstherapie zu werden. Im Jahr 1906 wurde die Emmanuel-Bewegung als eine Zusammenarbeit zwischen Ärzten, die die Bedeutung der Psyche akzeptierten, und christlichen Geistlichen, die den moralischen Aspekt des Verhaltens erkannten, ins Leben gerufen; Vorträge und Gottesdienste begleitend wurde Patienten „Therapie" verabreicht (Caplan, 1998; Taylor, 1999). Der besonders bedrohliche Aspekt der Emmanuel-Bewegung für die Medizin war, dass Patienten durch psychische Methoden behandelt wurden, und das oft von Nichtärzten.

Die Manifestation körperlicher Symptome in Abwesenheit physikalischer Ursachen, die Wirksamkeit verschiedener inkompatibler Behandlungen für eine weit verbreitete Erkrankung und die zunehmende Popularität und Legitimität von Gesprächstherapien für körperliche und psychische Störungen waren problematisch für den aufkommenden modernen medizinischen Beruf. Und sie wurden zum Dilemma für die Medizin: Sollten die psychotherapeutischen Interventionen abgelehnt werden, weil sie psychische Störungen mit nicht medizinischen Mitteln behandelten (nämlich mit Gesprächen), oder sollte der lukrative Beruf anderen überlassen werden? In Anbetracht dieses Zusammenhangs ist es nicht verwunderlich, dass die Medizin sich weigerte, psychische Faktoren in der Ätiologie, der Pathologie und der Behandlung von psychischen Störungen anzuerkennen und Bemühungen unternahm, psychische Therapeutika zu diskreditieren.

Ein weiterer Anstoß bestand in der neu entstandenen empirischen Psychologie, die sich außerhalb der engeren akademisch-wissenschaftlichen Welt zu professionalisieren und zu etablieren versuchte, auch wenn bei Weitem nicht alle Wissenschaftler an solchen Behandlungen und ihren Mechanismen interessiert waren. Bereits 1894 forderte William James, einer der Gründerväter der Psychologie, öffentlich und mit Nachdruck, die Praxis der geistigen Heilung aufzunehmen. „Was das wahre Interesse der Medizin benötigt," so James, „ist, dass die psychische Therapie nicht abgestempelt, sondern untersucht wird, um ihre Gesetze festzustellen" (James nach Caplan, 1998 S. 63). Am Ende konnte die Medizin nicht zulassen, dass Patienten außerhalb der ärztlichen Autorität behandelt wurden. Die medizinische Profession nutzte ihre berufliche Vormachtstellung, um ihre Behandlungen nach psychologischen Prinzipien durchzuführen (wie sie parallel dazu die physikalisch-chemischen Errungenschaften in ihre Praxis aufzunehmen versuchte). Die Stimmung wurde von dem prominenten Arzt John K. Mitchell in diesen Worten festgehalten: „Wir sollten ernsthaft und nachdrücklich darauf bestehen, dass die Behandlung eines Patienten, ob chirurgisch, medizinisch oder psychisch, zum Schutz der Öffentlichkeit in den Händen eines Arztes bleibt" (Caplan, 1998, S. 142). Auch wenn sich das psychologische Wissen auf das bessere Verständnis von Personen und deren Verhalten konzentrierte, so fehlte weiterhin eine stichhaltige psychologisch-medizinische Störungstheorie, die sich auf spezifische Störungsbilder konzentrierte. Diese geforderte spezifische Störungs- und Interventionstheorie sollte schon bald zur Verfügung stehen.

Die Geschichte der Psychotherapie im deutschen Sprachraum ist mit den oben beschriebenen internationalen (durch die USA besonders stark geprägten) Entwicklungen und Paradigmen des Fachs eng verzahnt. Weiter ist sie an den europäischen Wandlungsprozess der kulturellen, gesellschaftlichen und politischen Strukturen im 20. Jahrhundert gebunden. Zwei Weltkriege, die Nachkriegsjahre mit der Trennung von Ost- und Westeuropa, die Wiedervereinigung sowie die darauffolgenden europäischen Entwicklungsprozesse haben Psychotherapie, wie sie in der heutigen Form etabliert ist, nachhaltig geprägt. Außerhalb der englischsprachigen Literatur haben sich über die verschiedenen Sprachen und Länder hinweg erstaunlich reichhaltige

Psychotherapietraditionen entwickelt, was sich sowohl in unterschiedlichsten nationalen Gesetzgebungen als auch in unterschiedlichsten Schwerpunkten in der klinischen Praxis widerspiegelt.

Ende des 19. Jahrhunderts eröffnete Freud seine erste psychotherapeutische Praxis in Wien, was als Geburtsstätte der heutigen deutschsprachigen Psychotherapie gilt. Die Psychoanalyse wuchs als Bewegung stetig heran und gewann zunehmend national und international an Bedeutung. In der Folge wurden in Europa, den USA und Russland psychoanalytische Institute eröffnet. Anfang des 20. Jahrhunderts fand die Psychotherapie als Spezialfach der Medizin erstmals Einzug in die Praxis. Aufgrund der Folgeerscheinungen des Ersten Weltkrieges stieg die Nachfrage an Psychotherapie rapide, sie erhielt dadurch weiter Aufschwung und gewann stark an Ansehen. Vor allem die Psychoanalyse profitierte von den Notständen und dem großen Bedarf in der Gesellschaft. In den Folgejahren bis 1933 verankerte und etablierte sich die Psychoanalyse in der Gesellschaft, und die noch junge Deutsche Psychoanalytische Gesellschaft (DPG) wurde die größte psychoanalytische Institution weltweit (Roelcke, 2012).

Mit der Machtübernahme der Nationalsozialisten im Jahr 1933 änderte sich der Status der Psychoanalyse rapide: Vom Regime als „jüdisch" klassifizierte Psychotherapeuten wurden diskriminiert, entlassen und schließlich vertrieben. Viele der psychoanalytischen Institute wurden geschlossen, Mitglieder emigrierten und „jüdische" Psychoanalytiker wurden zum Austritt aus der DPG gedrängt. Es ist es allerdings falsch, anzunehmen, dass es während der NS-Zeit ausschließlich zu einer Verfolgung und Unterdrückung der Psychotherapie und der Psychoanalyse kam. Vielmehr fand eine konzeptuelle Einengung statt: Die Psychotherapie bestand weiterhin, allerdings mit an den NS-Staat angepassten Konzepten und Methoden. Psychotherapeuten und Psychiater kollaborierten mit den Nazis, und im Rahmen der Vernichtung „lebensunwerter Leben" kam es zu Zwangssterilisationen und Tötung von psychisch Kranken und Behinderten.

Nach Ende des Zweiten Weltkrieges befand sich Deutschland in einer Spaltung. Die NS-Zeit hatte tiefe Spuren hinterlassen, es herrschte Verunsicherung, Trauer und Misstrauen: Wer war Mitläufer, Opfer oder Täter? Diese Frage zog sich durch alle gesellschaftlichen Schichten und Berufsgruppen, so auch bei Psychologen und Psychiatern. Gleichzeitig erfuhr die Psychotherapie wie nach dem Ersten Weltkrieg einen zweiten Aufschwung: Menschen mit psychischen Problemen konnten erstmals offen dazu stehen und Hilfe in Anspruch nehmen, ohne Angst vor Verfolgung. In den Nachkriegsjahren entwickelte sich die Psychotherapie weiter: Sie wurde nicht mehr überwiegend von Ärzten praktiziert, sondern auch von Psychologen. Sie wurde breiter, und neue Schulen entwickelten sich (Heim, 2009).

Deutschland wurde räumlich in die BRD (Bundesrepublik Deutschland) und die DDR (Deutsche Demokratische Republik) geteilt. Obwohl beide Länder zuvor eine gemeinsame Geschichte und Kultur teilten, führte die Trennung zu einer separaten Entwicklung der Psychotherapie. Die Psychotherapie im Westen wurde durch eine bürgerliche Demokratie bestimmt, bei der das Individuum und somit die individuelle Entwicklung im Vordergrund stand. In der DDR wurde die Psychotherapie als Pfeiler der staatlichen Ideologie verstanden und entwickelte sich nach russischem Vorbild, bei dem biologische und soziale Theorien im Zentrum standen, wobei dem Kollektiv besondere Bedeutung zugesprochen wurde. Durch die zentrale staatliche Kontrolle und die strengen Normen in der DDR war es schwierig und auch gefährlich für Psychologen und Psychotherapeuten, individuelle Ideen und Denkmodelle zu entwickeln und umzusetzen. Es entwickelte sich im Rahmen des „realexistierenden Sozialismus" in der Praxis oftmals eine doppelte Buchführung der Psychotherapie, bei der auf der einen Seite die offiziellen Theorien standen und auf der anderen Seite das, was im Therapieraum inoffiziell ausgeübt wurde. So war die Psychoanalyse zwar offiziell verboten, da sie nicht mit dem staatlichen Marxismus-Leninismus zu vereinbaren war, allerdings wurde sie in der Praxis unter dem Deckmantel staatlich akzeptierter Therapieformen nichtsdestotrotz ausgeübt (Leuenberger, 2002).

Ab den 1960er-Jahren begann eine kontinuierliche Öffnung des Ostens, und fast alle westlichen psychotherapeutischen Strömungen wurden auch in irgendeiner Weise in Ostdeutschland aufgenommen und rezensiert. Die Gesprächstherapie nach Rogers und Tausch wurde als wissenschaftliche Behandlungsmethode in der DDR etabliert. Auch die Verhaltenstherapie wurde eine anerkannte Psychotherapiemethode. Der Vereinigungsprozess der *west- und osteuropäischen* Psychotherapie begann zirka zehn Jahre vor der Wiedervereinigung. Nach der Wiedervereinigung bestand ein Anpassungsdruck, sich in die westdeutschen Strukturen einzupassen. Zeitgleich wurde mit dem Psychotherapeutengesetz der Status Psychologischer Psychotherapeuten stärker formalisiert und in der gesetzlichen Krankenversicherung geregelt.

In Österreich und der Schweiz ist die Psychotherapie teilweise je nach Bundesland bzw. Kanton gesetzlich regional gebunden. Neben den internationalen und deutschsprachigen Entwicklungen prägten zusätzlich französischsprachige (wie beispielsweise Jacques Lacan) und italienischsprachige Repräsentanten (wie Mara Selvini Palazzoli) sowie weitere gesetzliche, sprachliche wie regionale Eigenheiten die klinische Praxis nachhaltig. Diese Vielfalt kann möglicherweise je nach Perspektive entweder als kultursensitive Biodiversität oder auch als Zeichen einer weniger einheitlich systematisierten Psychotherapie aufgefasst werden. Im Folgenden sollen die drei am weitesten verbreiteten theoretischen Ausrichtungen, die sich international durchgesetzt haben, kurz vorgestellt werden.

Theoretische Ausrichtungen

Freud und die Ursprünge der psychodynamischen Psychotherapie

Als Sigmund Freud seine Vorlesungen an der Clark University im Jahre 1909 hielt, war Gesprächstherapie als legitime medizinische Praxis in den Vereinigten Staaten gut etabliert. Freud brachte jedoch etwas mit, das bisher noch gefehlt hat: theoretische Kohärenz. Es war wohl nicht nachteilig für die Etablierung der Gesprächstherapie, dass die Behandlungsform von einem Arzt im medizinischen Kontext zur Verfügung gestellt wurde. Innerhalb von sechs Jahren wurde die Psychoanalyse zur vorherrschenden Form der Psychotherapie in den Vereinigten Staaten: „Psychoanalyse schien geeigneter und zivilisierter zu sein als *Metaphysik*, wissenschaftlicher als *Christian Science* und *positive thinking* und weniger verkaufsorientiert als Werbung" (Cushman, 1992, S. 38).

Sigmund Freud befasste sich in seiner Tätigkeit als Arzt mit der Behandlung von Hysterien. Er schlug vor, dass: a) hysterische Symptome durch die Unterdrückung eines traumatischen Ereignisses im Unbewussten verursacht wurden (real oder imaginär); b) die Art des Symptoms auf das Ereignis bezogen ist; und c) die Symptome durch die Einsicht in die Beziehung zwischen dem Ereignis und dem Symptom gelindert werden könnten. Darüber hinaus wurden von Beginn an (wie in seiner Diskussion von Anna O.) die Sexualität und frühe sexuelle Traumata in die Ätiologie der Hysterie mit einbezogen. Freud experimentierte mit verschiedenen Techniken, um verdrängte Erinnerungen abzurufen, einschließlich Hydrotherapie, Hypnose und direkte Befragung, um schließlich die freie Assoziation und Traumanalyse voranzubringen. Seit ihren frühen Ursprüngen hat sich die Psychoanalyse an das Konzept des Medizinischen Metamodells und seine spezifischen Merkmale gehalten: eine Störung (Hysterie), eine wissenschaftlich fundierte Erklärung der Störung (verdrängte traumatische Ereignisse), ein Veränderungsmechanismus (Einsicht in das Unbewusste) und eine spezifische therapeutische Maßnahme (freie Assoziation).

Im Laufe seines Lebens und Wirkens gingen die Meinungen von Freud und seinen Kollegen über verschiedene Aspekte im Zusammenhang mit der Theorie und der therapeutischen Wirkung auseinander. Diese Meinungsunterschiede schufen unüberwindbare Grenzen zu anderen therapeutischen Koryphäen wie Joseph Breuer, Alfred Adler und Carl Gustav Jung. Letztere zwei wurden aus Freuds Wiener Psychoanalytischen Gesellschaft ausgeschlossen. Um die theoretische Stringenz beizubehalten, versuchte das Medizinische Metamodell, möglichst lange bei der „richtigen" spezifischen Erklärung einer Störung zu bleiben und die Patienten von deren Nutzen zu überzeugen. Freud bestand darauf, dass seine Theorie richtig war, dass seine Behandlungen spezifisch waren und durch wissenschaftliche Evidenz gestützt wurden. Obwohl aus heutiger Sicht die empirischen Grundlagen der Freud'schen Psychoanalyse und die frühen konkurrierenden Erklärungsansätze (z.B. Adlers Individualpsychologie oder Jungs Analytische Psychologie) – bestenfalls – wenig haltbar zu sein scheinen, existiert die Behauptung, dass die Neurowissenschaften viele psychodynamische Konstrukte und Theorien bestätigen konnten (z.B. Westen, 1998). Unabhängig von den Debatten über den wissenschaftlichen Wert der psychodynamischen Konzepte müssen wir uns nochmals vergegenwärtigen, dass Freuds komplexe Theorie vor der Veröffentlichung des Flexner-Berichts, entsprechend vor dem Umdenken in der Medizin, eingeführt wurde. Das heißt, dass das Wesen und das Fundament von Freuds Ansprüchen an Richtigkeit für den Zeitraum, in dem die Psychoanalyse entwickelt wurde, durchaus legitim waren.

Ein kritischer Punkt unseres Geschichtsabrisses der Psychotherapie liegt in der Vermischung von Interventionstheorien und professionellen, berufspolitischen Ansprüchen. Die Eckpfeiler seien hier kurz zusammengefasst: Die Grundformen der Gesprächstherapie wurden bereits zur Zeit der Jahrhundertwende in die Medizin aufgenommen, und Freud, ein Arzt, lieferte die für die Mediziner passende Theorie. Außerdem wurde der Eintritt in die psychoanalytischen Institute und die Praxis der Psychoanalyse in erster Linie Ärzten gewährt, was Psychotherapie weiterhin als medizinische Praxis festigte. Interessanterweise bildete Freud selbst Analytiker aus, die verschiedensten Berufsgruppen angehörten. Ein bemerkenswertes Beispiel war

Theodor Reik, der angeklagt wurde, Medizin ohne Lizenz zu praktiziert zu haben. Obwohl Reik freigesprochen wurde, blieb der Zugang zu den psychoanalytischen Instituten bis nach Freuds Tod für Nicht-Ärzte weiter eingeschränkt (VandenBos, Cummings, & DeLeon, 1992). Wie Jerome Frank (1992) holzschnittartig angemerkt hatte, blieb bis zur Mitte des letzten Jahrhunderts und besonders im Forschungskontext „die Teilung der Arbeit nach Disziplin unhinterfragt: Psychologen führten Intelligenztests und Beurteilungen der Persönlichkeit durch, in der Regel den Rorschach-Test; Sozialarbeiter die Interviews; und Psychiater die Therapie" (S. 392).

Eine Alternative zu psychodynamischen Ansätzen: Der Aufstieg des Behaviorismus

Verhaltenspsychologie wurde als konzeptuell sparsames Erklärungsmodell des Verhaltens auf der Grundlage objektiver Beobachtungen bekannt. Ivan Petrovich Pavlovs Arbeiten der klassischen Konditionierung berichten ausführlich, ohne auf komplizierte geistige Konstrukte zurückgreifen, wie Tiere eine konditionierte Reaktion erwerben, wie die konditionierte Reaktion gelöscht (Extinktion) und wie experimentelle Neurose induziert werden kann. John B. Watsons und Rosalie Rayners „Little-Albert-Studie" zeigte, dass eine Angstreaktion durch Paarung eines angstauslösenden Stimulus (hier: lautes Geräusch) mit einem zuvor unbedingten Reiz (hier: eine weiße Ratte, mit der Albert ohne Angst zuvor gespielt hatte) konditioniert werden kann, sodass der unbedingte Reiz (d.h. die Ratte) eine Angstreaktion auslöst (d.h. sie wird zu einem bedingten Reiz; Watson & Rayner, 1920). Obwohl Watson und Rayner nicht versuchten, Alberts Angst zu mildern, hat Mary Cover Jones (unter der Aufsicht von Watson) gezeigt, dass das Paradigma der klassischen Konditionierung dazu verwendet werden könnte, die Angst des Jungen vor einem Kaninchen durch die schrittweise Erhöhung der Nähe des Reizes (hier: das Kaninchen) zu dem Jungen in einem angenehmen Zustand, der mit Alberts Lieblingsessen hervorgerufen wurde, zu desensibilisieren.

Ein wichtiger Impuls für die Verhaltenstherapie wurde von Joseph Wolpe durch die Entwicklung der systematischen Desensibilisierung gegeben. Wolpe, wie Freud ein Arzt, war von der Psychoanalyse als Methode, seine Patienten zu behandeln, desillusioniert. Basierend auf der Arbeit von Pavlov, Watson, Rayner und Jones studierte Wolpe, wie bei Katzen die Fütterung verwendet werden könnte, um zuvor konditionierte phobische Reaktionen zu reduzieren. Nach dem Studium der Arbeit über progressive Entspannung des Physiologen Edmund Jacobson, erkannte Wolpe, dass die Unvereinbarkeit der Entspannung mit der Angst dazu verwendet werden könnte, Angstpatienten zu behandeln. Seine Methode, die systematische Desensibilisierung genannt wurde, beinhaltet die Schaffung einer Hierarchie, bestehend aus der Reihe nach geordneten angstanregenden Impulsen, die dann von den Patienten in der Vorstellung, in einem entspannten Zustand, vom am wenigsten bis zum am meisten gefürchteten Impuls durchgegangen wird. Sein wegweisendes Buch *Psychotherapie durch Reziproke Hemmung*, in dem er ausführlich darüber berichtet, wie die klassische Konditionierung als psychologische Behandlung verwendet werden könnte, wurde im Jahr 1958 veröffentlicht – etwa zur gleichen Zeit wurde die medizinische

Zulassungsbarriere oftmals spezifisch für Psychologen gesenkt und Psychologen begannen, Psychotherapie mehr und mehr auszuüben.[4]

Obwohl die Erklärung der Angst durch das psychoanalytische Paradigma und die klassische Konditionierung sich dramatisch unterschieden, hat systematische Desensibilisierung viele strukturelle Ähnlichkeiten mit der Psychoanalyse. Sie wird verwendet, um eine spezifische Störungsgruppe (phobische Angst) zu behandeln. Sie beruht auf einer Erklärung für die Erkrankung (klassische Konditionierung). Sie schließt den Veränderungsmechanismus der in der Erklärung mit ein (Desensibilisierung) und schreibt die für die Therapie erforderlichen Änderungen vor (systematische Desensibilisierung). Auch wenn das psychoanalytische Paradigma mit geistigen Konstrukten gesättigt ist und das behaviorale Paradigma generell mentale Erklärungen meidet, sind es beides Therapieansätze, um maladaptives Verhalten zu erklären. Beide bieten therapeutische Protokolle zur Verringerung der Not und zur Förderung der Anpassungsfähigkeit. Befürworter eines der beiden Systeme würden behaupten, dass ihre Erklärungen und Protokolle den anderen überlegen sind. Tatsächlich zeigten sich Watson und Rayner (1920) offen verächtlich gegenüber jeder Freud'schen Erklärung für Alberts Ängste:

> Würden die Freudianer in zwanzig Jahren, außer, ihre Hypothesen ändern sich, Alberts Phobie vor einem Mantel aus Seehundfell analysieren wollen – vorausgesetzt, er käme in diesem Alter zur Analyse – würden sie ihm wahrscheinlich einen Traum entlocken, der nach ihrer Analyse zeigen würde, dass Albert mit drei Jahren mit dem Schamhaar der Mutter zu spielen versuchte und dafür heftig gescholten wurde. (S. 14)

Die Behavioristen behaupteten, das Medizinische Metamodell abgelehnt zu haben. Konkreter waren es jedoch die biologischen Grundlagen der psychischen Erkrankungen, die gegensätzlich zu ihrer theoretischen Position standen. Die Behavioristen erklärten das Verhalten durch die Lerngeschichte einer Person, einschließlich der psychischen Krankheit, die die Konsequenz der Lerngeschichte des Individuums war. Diese Akzentuierung auf Lernprozesse und der dahinterstehende Optimismus bezüglich Veränderung stand im Gegensatz zu biologischen Theorien, wonach psychische Störungen vorzugsweise durch (neuro-)biologische Parameter beeinflusst wurden. Die Grundmerkmale und dahinterstehende Logik des Medizinischen Metamodell jedoch, dass ein spezifisches Problem, sagen wir, eine einfache Phobie, mit einer bestimmten Behandlung zu behandeln sei, z.B. mit Wolpes systematischer Desensibilisierung, war für das behaviorale Paradigma bedeutsam.

Als die kognitive Wende eine bedeutendere Stellung in der experimentellen Psychologie einnahm, entwickelten mehrere Psychotherapietheoretiker und -forscher, von denen einige zuvor psychodynamische Therapie praktizierten und in psychologischen Grundmodellen, Verhaltensänderung und sozialem Lernen gut geschult waren, verschiedene Modelle kognitiv-behavioraler Therapie. Die Beiträge dieser Ko-

4 Der Berufstitel „Psychologe" war und ist in vielen Ländern kein geschützter Berufstitel. „Psychologe" bezieht sich auf Personen, die die akademische Grundausbildung im Fach Psychologie abgeschlossen haben.

ryphäen, darunter Albert Ellis, Aaron Beck, Michael Mahoney und Donald Meichenbaum, nahmen einerseits Teile der Verhaltenstherapie mit ihrem starken Fokus auf experimentelle Paradigma auf (Fishman & Franks, 1992), andererseits betonten sie gleichzeitig den pragmatischen Fokus auf die Gedankenwelt der Patienten (Arnkoff & Glass, 1992). Wie wir sehen werden, wird uns die Frage nach der Unverwechselbarkeit der Behandlung, nach Abgrenzung und Vereinheitlichung im Verlauf dieses Buches immer wieder beschäftigen. Der Begriff der kognitiven Verhaltenstherapie (KVT) at sich im Verlauf der letzten vierzig Jahre etabliert, obwohl in einigen Fällen KVT als Begriff für eine sehr spezifische Behandlungsmethode verwendet werden wird (die sich möglicherweise nur noch ansatzweise auf die Grundkonzepte der Verhaltenstherapie und kognitiven Therapie bezieht). Wie an mehreren Stellen diskutiert wird, ist die Definition von KVT tatsächlich mehrdeutig, und es gibt Meinungsverschiedenheiten darüber, ob bestimmte Behandlungen zu KVT hinzuzuzählen sind oder nicht.

Humanismus als dritte Kraft

Im Rahmen der nach dem Zweiten Weltkrieg einsetzenden Nachkriegszeit und der Versuche, dem Leben angesichts der Verwüstungen des Krieges und des Holocaust einen Sinn zu geben, entwickelte die Psychotherapie eine dritte Kraft (nach Psychoanalyse und Verhaltenstherapie), welche sich insbesondere auf die humanistisch-existentiellen Philosophen bezog (z. B. Kierkegaard, Husserl und Heidegger). Humanistische Ansätze weisen folgende gemeinsame Merkmale auf: a) eine phänomenologische Perspektive (d. h. Therapie soll versuchen, die subjektive Welt des Klienten zu verstehen); b) die Annahme, dass Menschen in ihrer Entwicklung Wachstum und Selbstverwirklichung suchen; c) der Glaube, dass sich der Mensch in freien Gesellschaften möglichst selbstbestimmt weiterentwickeln soll und d) Respekt für jeden Einzelnen, unabhängig von seiner sozialen Rolle oder seinen Handlungen (Rice & Greenberg, 1992). Die bekanntesten der ursprünglichen humanistischen Therapien sind die personenzentrierte Therapie (Carl Rogers, wie zum Beispiel in „Die klientenzentrierte Gesprächspsychotherapie" diskutiert, 1951a), Gestalttherapie (Frederick „Fritz" Perls) und existenzielle Ansätze (zum Beispiel Rollo May und Victor Frankl). Humanistische Ansätze gehen deutlich aus nicht medizinischen Ursprüngen und nicht experimentellen Traditionen hervor und wurzeln eher in der Philosophie als in der experimentellen Psychologie oder der Medizin.

Verbindung der verschiedenen psychotherapeutischen Verfahren

Obwohl das mögliche Auseinanderdividieren des Psychotherapieuniversums in drei Kräfte, psychodynamisch, kognitiv-behavioral und humanistisch, willkürlich ist, stellt sich die Frage: „Wie verstehen sich diese drei Kräfte untereinander?" Dazu stehen drei Informationsquellen zur Verfügung: theoretische Texte, die psychotherapeutische Praxis und Forschungsschwerpunkte.

In einem Bericht des National Public Radio in der Sendung *All Things Considered* vom 2. Juni 2004 begann Alix Spiegel über die Behandlung einer Frau mit diagnostizierter sozialer Phobie mit der Feststellung: „Kognitive Verhaltenstherapie ist die am schnellsten wachsende und am gründlichsten erforschte Form der Psychotherapie. Sie ist schnell zu dem geworden, was die Menschen meinen, wenn sie sagen, dass sie in Therapie sind." Und es sind nicht nur die Medien, die einigen Behandlungen den Vorzug gegenüber anderen geben. Das *Oxford Textbook of Psychotherapy* (Gabbard, Beck, & Holmes, 2005), eine umfassende und umfangreiche Abhandlung des Themas, stellt vorab fest, dass die Redakteure sicherzustellen versuchten, „die verschiedenen psychotherapeutischen Strategien in jedem Kapitel in ausgewogener Weise zu präsentieren", aber der 534-seitige Text beschreibt in erster Linie kognitiv-behaviorale und psychodynamische Ansätze. Humanistische Ansätze und deren Entwickler wurden zu einem großen Teil vernachlässigt (Wampold & Imel, 2006). Rice und Greenberg (1992) konstatieren: „In den letzten zwei Jahrzehnten ... wurden die humanistischen Psychotherapieansätze zunehmend vom Mainstream theoretischer Psychologie getrennt, vor allem in Nordamerika." (S. 214). Diese Feststellung, möglicherweise in Deutschland durch das momentane Psychotherapeutengesetz noch zusätzlich akzentuiert, scheint für viele westliche Länder zutreffend zu sein (Orlinsky & Rønnestad, 2005).

Die Arten von Behandlungen, die von Therapeuten angewandt werden, bilden einen weiteren Indikator für den Status der Psychotherapien. Ungefähr alle zehn Jahre wird von Norcross und Kollegen eine Umfrage unter psychologischen Psychotherapeuten durchgeführt, die berufspraktische Aspekte einschließlich der psychotherapeutischen Orientierung umfasst (Norcross & Karpiak, 2012; Norcross, Karpiak, & Santoro, 2005). Die Ergebnisse der Umfrage zeigen einen bemerkenswerten Anstieg des Anteils der psychologischen Psychotherapeuten, die berichten, dass ihre Orientierung kognitiv ist: In den 1960er- und 1970er-Jahren war dies noch eine kleine Gruppe, während sich in der letzten Umfrage etwa ein Drittel diesem Ansatz verpflichtet fühlte. Werden kognitive und verhaltenstherapeutische Ansätze kombiniert, so sahen sich im Jahr 2010 knapp die Hälfte der psychologischen Psychotherapeuten in den Vereinigten Staaten der kognitiven Verhaltenstherapie als Hauptorientierung verpflichtet (Norcross et al., 2012). Dem gegenüber hat sich der Anteil derjenigen, die eine *dynamische* oder *eklektische/integrative* Orientierung berichten, von jeweils einem Drittel im Jahr 1960 auf knapp 20 % im Jahr 2010 verringert. Alle anderen Ausrichtungen, einschließlich der Roger'schen, humanistischen, systemischen und interpersonalen Therapie, wurden von nur 14 % der psychologischen Psychotherapeuten in der Umfrage von 2010 als Hauptansatz angegeben. Natürlich ist Psychotherapie nicht allein Sache der psychologischen Psychotherapeuten. Es scheint jedoch so, dass die humanistischen Ansätze, als solche deklariert, wenig aufgegriffen werden. Die Psychotherapeuten (zumindest die Psychologen unter ihnen) geben diese Ansätze weniger als ihre Grundorientierung an, wie Rice und Greenberg (1992) es in ihrer Arbeit anmerkten. Möglicherweise wird diese Tendenz dadurch verstärkt, dass die dritte Welle der kognitiven Verhaltenstherapie teilweise humanistische Postulate aufgreift, ohne diese jedoch als solche direkt zu deklarieren (z. B. Bohart & Greenberg, 1997).

Die dritte Quelle von Informationen, die aus Forschungsschwerpunkten hervorgeht, wird im nächsten Abschnitt diskutiert, der einen kurzen Abriss der Entwicklung der Psychotherapieforschung enthält. Die Schlussfolgerung an dieser Stelle ist jedoch, dass die kognitive Verhaltenstherapie eindeutig eine Vorzugstellung genießt; allerdings berichten viele praktizierende Therapeuten, dass sie in ihrer Praxis relativ unabhängig von ihrer Orientierung verschiedene theoretische und praktische Aspekte anwenden, auch wenn sie in einer Therapieform besonders gut ausgebildet sind und diese als Hauptorientierung bezeichnen. Die Psychotherapieausbildungen sind meistens länderspezifisch organisiert und die Psychotherapeutengesetze werden national festgelegt, sodass zwischen den verschiedenen Ländern große Unterschiede in den Aus- und Weiterbildungen von Psychotherapeuten bestehen (Orlinsky & Rønnestad, 2005).

Forschungsmethoden, Wirksamkeit der Psychotherapie und die Entwicklung störungsspezifischer Behandlungen

Die Notwendigkeit, die Wirksamkeit der Psychotherapie im Allgemeinen und der verschiedenen Behandlungen im Speziellen zu demonstrieren, hat die Entwicklung der Psychotherapie geformt. Forschungsmethoden spielten eine wichtige Rolle bei dieser Entwicklung, da immer fortgeschrittenere Methoden benötigt wurden, um die spezifische Wirksamkeit von spezifischen Ansätzen zu demonstrieren.

Forschungsmethoden zur Entwicklung spezifischer Wirksamkeit

Forschungsmethoden in der Psychotherapie gingen mit denjenigen der Medizin einher. Ein deutliches Beispiel ist Sigmund Freud, der sich als Wissenschaftler ansah, aber klinische Ergebnisse seiner Behandlungen den Ergebnissen von statistischen Analysen von Daten vorzog. Dies war nicht überraschend, wenn man den Zustand solcher Methoden im frühen zwanzigsten Jahrhundert betrachtet. Bei Einzelfallverfahren nach Freud konnten nur ausgebildete Psychoanalytiker „objektive und unparteiische Beobachter" sein, um die Ergebnisse einer spezifischen Behandlung zu bestimmen. Die Methoden von Freud und Kollegen dokumentierten, dass ihre Behandlungen außerordentlich erfolgreich waren, erweckten jedoch große Zweifel bei Personen außerhalb der psychoanalytischen Gemeinschaft (Strupp & Howard, 1992). Tatsächlich ist einer der fortdauernden Kritikpunkte an den psychoanalytischen Ansätzen das Fehlen einer objektiven Überprüfung der Ergebnisse.

Die erste direkte Beobachtung der Psychotherapie ging von der humanistischen Tradition aus, was etwas überraschend ist, wenn man die phänomenologische Wurzel dieser Schule betrachtet. Während Befürworter anderer Ansätze, vor allem die Psychoanalytiker, nur ungern bereit waren, die Intimität des Therapieraums preiszugeben, transkribierten in den 1940er-Jahren Carl Rogers und seine Gruppe Sitzungen von Audiokassetten, eine Technologie, die sich zu dieser Zeit gerade entwickelte (Rice & Greenberg, 1992). Aus diesem Ausgangsmaterial generierten Rogers und seine Forschungsgruppe Hypothesen, die durch die damals aktuellen Forschungsmethoden der Pädagogik und Psychologie getestet werden konnten (siehe z. B. Rogers, 1951b). Rogers sowie Forscher der Menninger Foundation und der University of Pennsylvania untersuchten, ob mittels Psychotherapie Veränderungen der Persönlichkeit erreicht werden konnten. Im Allgemeinen waren die Stichproben klein, Behandlungen wurden kaum definiert, Störungen wurden ungenau diagnostiziert und die aus den Untersuchungen gewonnenen Ergebnisse waren schwer interpretierbar (Goldfried & Wolfe, 1996; Strupp & Howard, 1992).

Nicht lange nach Rogers' erstem Forschungsprogramm veröffentlichte Hans Eysenck eine Reihe von Artikeln und Büchern (Eysenck, 1952, 1961, 1966), in denen er behauptete, dass die Heilungsrate der Patienten in der Psychotherapie gleich groß wie die Rate der Spontanremissionen war – ein vernichtendes Urteil über die Wirksamkeit der Psychotherapie. Das Thema der Wirksamkeit der Psychotherapie wird im Kapitel 4 im Zusammenhang mit der Ausarbeitung ihrer Geschichte vertiefter aufgegriffen. Es sei hier jedoch angemerkt, dass der Begriff „Psychotherapie" von Eysenck verwendet wurde, um psychodynamische, humanistische und eklektische Behandlungen zu bezeichnen. Die Verhaltenstherapie unterschied sich aus seiner Sicht von diesen Behandlungen, da sie auf der Lerntheorie (d. h. wissenschaftlichen Prinzipien) beruhte. Aus Eysencks Sicht sollte Verhaltenstherapie den anderen Behandlungen bevorzugt werden (siehe Wampold, 2013).

Eysencks Thesen wurden viel diskutiert (siehe Kapitel 4) und führten in der Konsequenz zu erhöhten Standards bei den Forschungsdesigns, die die komparative Wirkung verschiedener Psychotherapieorientierungen testeten (Wampold, 2013). Das randomisierte Design, welches in den 1920er- und 1930er-Jahren entwickelt wurde, sowie das Placebo-Kontrollgruppendesign aus den 1950er-Jahren boten Psychotherapieforschern Entwürfe an, die das Potential hatten, die Frage zu beantworten, welche Psychotherapie wirksam war. Im Jahr 1956 empfahlen Rosenthal und Frank die Verwendung von Placebo-Typ-Kontrollen in der Psychotherapieforschung, um die Spezifität sowie die Wirksamkeit von Psychotherapie argumentativ zu stärken:

> Es dürfte möglich sein, die möglichen spezifischen Wirkungen einer bestimmten Therapieform durch die Verwendung einer Kontrollgruppe zu studieren, die derart eingesetzt wird, dass sie therapeutisch – vom Standpunkt der Theorie der Therapie betrachtet – inaktiv bleibt. Das heißt, es würden nicht die Effekte, die durch die Theorie vorhergesagt werden, zu erwarten sein. Diese „Placebo-Psychotherapie" wäre in dem Sinne analog zu Placebos, dass sie unter solchen Umständen und von solchen Personen verabreicht werden würde, dass die Patienten die Erwartung hätten, es wird ihnen geholfen werden. (S. 299–300)

Obwohl die Verwendung von Placebo-Kontrollgruppen in der Psychotherapieforschung problematisch ist (siehe Kapitel 8), stand Rosenthals und Franks Empfehlung historisch gesehen symbolisch für die enge Verbindung der Psychotherapie mit der Medizin. Die Psychotherapie wandte Forschungsmodelle an, die von der Medizin verwendet wurden, um die Auswirkungen von Medikamenten zu demonstrieren, und hat sich damit selbst als eine medizinische Behandlung konzeptualisiert. Dieser Trend nahm im Laufe der Jahrzehnte zu, sodass zu Beginn der 1980er-Jahre in der Psychotherapie begonnen wurde, die Ergebnisse der Forschung als *klinische Studien (clinical trials)* zu betiteln, in der Hoffnung, bestimmten Behandlungen für bestimmte Störungen den Weg zu ebnen. Die Verwendung von Placebo-Kontrollgruppen in der Psychotherapieforschung war ein Versuch, zu zeigen, dass Psychotherapien wie Medikamente spezifisch waren, was, wie wir gesehen haben, ein strenges Kriterium der modernen Medizin ist. Vermutlich stellte die Überlegenheit einer bestimmten Psychotherapie gegenüber einem Placebo nicht nur die Spezifität der Behandlung fest, sondern etablierte auch die Legitimität der Psychotherapie als solche.

Der nächste wichtige Entwicklungsschritt in der Psychotherapieforschung drehte den Spieß um: Er entstammt der Psychotherapieforschung und etwas allgemeiner den Erziehungswissenschaften und kann als „der" Exportschlager der Humanwissenschaften in die moderne Medizin gesehen werden. Wie ausführlicher in Kapitel 4 zu sehen sein wird, beschäftigten sich Generationen von Psychotherapieforschern mit den Fragen der komparativen Wirksamkeit zwischen den verschiedenen Psychotherapieverfahren. Eine zentrale Rolle spielte und spielt dabei die von Eysenck aufgestellte Frage, inwieweit sich die Ergebnisse mehrerer Wirksamkeitsstudien zusammenfassen lassen können und inwieweit daraus generelle Aussagen bezüglich der allgemeinen Wirksamkeit verschiedener Psychotherapieverfahren generiert werden können. Die kritisch-rationale Sichtweise einiger an den Erziehungswissenschaften angegliederten Psychotherapieforscher brachte jedoch die in den Erziehungswissenschaften gängige Hypothese hervor, dass die generellen Wirksamkeitsunterschiede der einzelnen Interventionen (beispielsweise inwieweit Lehrmittel A wirksamer ist als Lehrmittel B) generell überschätzt werden bzw. Wirksamkeitsunterschiede oftmals gering sind. Nichtdestotrotz scheint Unterricht relativ unabhängig von dem spezifischen Lehrmittel zu wirken. Es wurde somit ein statistisches Verfahren gefordert, das die Resultate verschiedener Studien systematisch zusammenfassen und die Frage nach der Generalisierbarkeit einzelner Studienergebnisse beantworten konnte. Dies war die Geburtsstunde der sogenannten Metaanalyse.

Mary Lee Smith und Gene Glass veröffentlichten 1977 eine Metaanalyse aller Studien, die einen psychotherapeutischen Ansatz mit irgendeiner Art von Kontrollgruppe verglichen, und zeigten damit die Brauchbarkeit der Methode der Metaanalyse, die in Kapitel 3 ausführlicher beschrieben wird. Mit den Jahren entwickelte sich die Metaanalyse zur Standardmethode der Aggregation von Forschungsergebnissen in Bildung, Psychologie und Medizin. Wichtig für die Psychotherapie war die Feststellung von Smith und Glas (1977; Smith, Glass, & Miller, 1980), dass Psychotherapie relativ unabhängig von dem spezifischen Verfahren tatsächlich wirksam war (dazu mehr in Kapitel 4). Diese in den Erziehungswissenschaften gängige Sichtweise wurde im medizinischen Kontext jedoch noch kaum diskutiert. Das Medizinische Metamodell fragt nicht nach der allgemeinen Wirksamkeit. Die Frage lautet nicht „Wirkt Medizin überhaupt?", sondern „Welche Behandlung eignet sich am besten für diese besondere Störung?" Nach Smith und Glas begannen die meisten Psychotherapieforscher, nach Art der Medizin spezifische Behandlungen zu entwickeln, die bei spezifischen Erkrankungen wirksam waren (siehe Kapitel 5). Um diese Aufgabe zu lösen, mussten

Behandlungen zuerst standardisiert und in Behandlungsmanualen definiert werden, wonach die standardisierten Behandlungen getestet und verglichen werden konnten.

Psychotherapeutische Behandlungsmanuale

Ein Behandlungsmanual enthält „eine definitive Beschreibung der Prinzipien und Techniken der Psychotherapie ... [und] eine klare Aussage über die Operationen, die der Therapeut ausführen soll (jede Technik so konkret wie möglich präsentiert und mit Beispielen unterlegt)" (Kiesler, 1994, S. 145). Der Zweck des Therapiemanuals ist die Standardisierung von Behandlungen und damit die Reduktion der Variabilität in den unabhängigen Variablen in klinischen Studien, um sicherzustellen, dass Therapeuten die spezifischen Bestandteile, die für den theoretischen Ansatz charakteristisch sind, korrekt anwenden. In Bezug auf den letztgenannten Punkt lässt sich sagen, dass Manuale es Forschern ermöglichen, „die theoretisch erforderlichen Verfahrensunterschiede zwischen alternativen Behandlungen in vergleichenden Therapieergebnisstudien zu demonstrieren" (Wilson, 1996, S. 295). Eines der ersten Behandlungsmanuale wird Beck, Rush, Shaw und Emery (1979) zugeschrieben. Sie haben damit die erste kognitiv-verhaltenstherapeutische Behandlung spezifisch für Depressionen beschrieben, wobei dieses Buch eher allgemeine Richtlinien darstellte und aus heutiger Sichtweise kaum noch als praxisnahes Manual wahrgenommen werden würde. Das Aufkommen von Behandlungsmanualen seit dem Handbuch von Beck et al. von 1979 wurde als eine „kleine Revolution" beschrieben (Luborsky & DeRubeis, 1984). Therapiemanuale wurden für die Finanzierung und die Veröffentlichung von Ergebnissen der Forschung in der Psychotherapie unabdingbar: „Die Anforderung, ein Behandlungsmanual als Grundlage zu haben, wurde zur Routine im Design eines Forschungsprojektes. Der Grundkanon der Standardisierung wurde damit dauerhaft in das Gebäude der Psychotherapiewirksamkeitsforschung eingemeißelt" (Kiesler, 1994, S. 145).

Das Therapiemanual ist im Forschungsbetrieb fest im Medizinischen Metamodell verankert. Die typischen Komponenten des Manuals umfassen eine Beschreibung der spezifischen Störung, eine spezifische psychologische Theorie für die Störung (Störungsmodell), einen auf das Störungsmodell bezogenen Veränderungsmechanismus und die spezifische psychotherapeutische Maßnahme, die mit der Störungs- und Veränderungstheorie übereinstimmt. Damit verbunden steht die Überzeugung, dass diese spezifischen Therapieingredienzen die Wirksamkeit der Therapie ausmachen. Die wichtigen Merkmale des Medizinischen Metamodells und die damit verbundene akademische Tradition und Erwartungshaltung wurden somit für die Psychotherapie adaptiert und der Logik folgend bis ins Detail ausgearbeitet, wie sie heute beispielsweise in medizinischen Ethikanträgen vorgesehen sind.

Evidenzbasierte Behandlungsverfahren

Auf der oben beschriebenen Spezifitätshypothese aufbauend, wurde in der Folge die Idee von empirisch „validierten" Behandlungen (*empirically supported treatments/empirically validated treatments:* EST/EVT) aufgegriffen. In den 1990er-Jahren lag ein starker Schwerpunkt in der Medizin und den verwandten Bereichen des Gesundheitswesens einschließlich der psychischen Gesundheit in vielen Ländern auf der Kontrolle der allgemeinen Kostenexplosion im Gesundheitswesen. Es wurde ein Steuerungsmodell gefordert, das unnötige Behandlungen zu minimieren versuchte. Der „Managed Care"-Ansatz erforderte, Behandlungen genau zu beschreiben und zu standardisieren, sodass im Anschluss der Nachweis der spezifischen Wirksamkeit in klinischen Studien erforscht und in die Praxis implementiert werden konnte. Die Behandlungen der Patienten sollten nicht mehr aufgrund der gebrachten Leistung, sondern nach krankheitsspezifischer Pauschalzahlung vergütet werden, um so den Anreiz unnötiger Behandlungen zu reduzieren. Die Psychiatrie begann in der Folge, Listen zu entwickeln, die spezifische Psychopharmaka für spezifische Störungsbilder vorschreiben. Dadurch sollte verhindert werden, dass unnötig viele, zu teure oder schädliche Medikamente verschrieben würden. In der Folge nahm eine Task-Force der Division 12 (Klinische Psychologie) der American Psychological Association (APA) die aktuellen Forderungen auf und reagierte in stringenter Weise: „Wenn Klinische Psychologie und Psychotherapie in dieser Blütezeit der biologischen Psychiatrie überleben sollen, muss die APA die Stärke dessen betonen, was wir anbieten können – eine Vielzahl von Psychotherapieverfahren mit nachgewiesener Wirksamkeit" (Task Force on Promotion and Dissemination of Psychological Procedures, 1995, S. 3). Entsprechend dieser Forderung, Behandlungen zu identifizieren, die den Kriterien einer empirisch validierten Therapie entsprachen, entwickelte die Task-Force Kriterien zur Aufnahme von Behandlungen auf eine von der Task-Force veröffentlichten Liste. Um die Kompatibilität zu gewährleisten, wurden die Kriterien der Zulassung von Medikamenten angeglichen und laufend weiterentwickelt. Hauptkriterium war, dass ein bestimmtes Verfahren erst dann als empirisch validiert bezeichnet werden konnte, wenn zumindest zwei Wirksamkeitsstudien die Überlegenheit gegenüber Gruppen zeigten, die für allgemeine Effekte kontrollieren und damit eine klar umgrenzte Auswahl von Patienten und Störungsbildern mit einem Behandlungsmanual therapiert werden konnte.

Der erste Versuch, diese empirisch validierten Therapien zu identifizieren, ergab eine Liste mit achtzehn gut etablierten Behandlungen (Task Force on Promotion and Dissemination of Psychological Procedures, 1995), die in der Folge laufend ergänzt wurde (Chambless et al., 1996; 1998; http://www.div12.org/psychological-treatments). Die Liste übernahm zu Beginn ganz im Sinne der Medikamentenempfehlungen globale Behandlungskategorien wie kognitive Verhaltenstherapie bei Panikstörung, Expositionsbehandlung bei Agoraphobie, Verhaltenstherapie bei Depressionen, kognitive Therapie bei Depressionen, interpersonale Therapie bei Depressionen oder verhaltenstherapeutische Paartherapie bei Eheproblemen. Eine Sonderausgabe des *Journal of Consulting and Clinical Psychology* wurde einer Diskussion von ESTs und der Identifizierung von empirisch validierten Behandlungen von psychischen Störungen bei Erwachsenen, Störungen bei Kindern und Jugendlichen, gesundheitsbezogenen Störungen (d.h. Rauchen, chronische Schmerzen, Krebs und Bulimia nervosa) und Familienproblemen gewidmet (Baucom, Shoham, Mueser, Daiuto, & Stickle, 1998; Beutler, 1998; Borkovec & Castonguay, 1998; Calhoun, Moras, Pilkonis, & Rehm, 1998; Chambless & Hollon, 1998; Compas, Haaga, Keefe, Leitenberg, & Williams, 1998; Davison, 1998; DeRubeis & Crits-Christoph, 1998; Garfield, 1998; Kazdin & Weisz, 1998; Kendall, 1998). Die EST-Bewegung wurde in der Folge international aufgegriffen und länderspezifisch ausgearbeitet. Als Beispiele seien hier in Europa das National Institute for Health and Care Excellence (NICE) in England (https://www.nice.org.uk) oder die Leitlinien der Deutschen Gesellschaft für Psychiatrie und Psychotherapie, Psychosomatik und Nervenheilkunde (DGPPN) (https://www.dgppn.de/publikationen/leitlinien.html) genannt. Interessanterweise sind diese Leitlinien im internationalen Vergleich erstaunlich uneinheitlich, wobei sie (ganz im Sinne der empirischen Ausrichtung) oftmals auf dieselben internationalen Studien zurückgreifen. Zudem werden von verschiedenen Gesellschaften unterschiedliche Listen und Richtlinien ausgearbeitet, die teilweise in Konkurrenz zueinander stehen.

Mit ESTs hatte die Psychotherapie einen weiteren Schritt auf dem Weg getan, sich im Medizinische Metamodell genügend Gehör zu verschaffen; teilweise mit der Hoffnung, sich in der Medizin weiter zu etablieren. Zunächst ordneten die Kriterien ein Verfahren einer einzelnen Störung, einem Problem oder einer Beschwerde zu: „Wir fragen nicht, ob eine Behandlung wirksam ist; vielmehr fragen wir, ob sie für ein bestimmtes Problem wirksam ist" (Chambless & Hollon, 1998, S. 9). Obwohl die Verwendung strukturierter Diagnostikmanuale wie das *Diagnostic and Statistical Manual of Mental Disorders* (DSM) oder die *Internationale Statistische Klassifikation der Krankheiten und verwandter Gesundheitsprobleme* (ICD) bei der Zuordnung von Störungen nicht vorgeschrieben wurde, zeigten Chambless und Hollon, dass das DSM gemäß der Autoren eine Reihe von Vorteilen für ESTs hatte: So wurden in Forschungsübersichten die DSM-Kategorien verwendet, um störungsspezifische ESTs zu identifizieren und so die Überprüfung zu strukturieren (z. B. DeRubeis & Crits-Christoph, 1998). Damit wurde eine in sich logische Abfolge konstruiert: Patienten können einer spezifischen psychischen Störung zugeordnet werden, die mit einem spezifischen, empirisch validierten Verfahren behandelt werden kann. Die Anforderung, dass nur Behandlungen mit einem (standardisierten) Manual als EST zertifizierbar sind, ist ein weiterer Beleg für die logische Verbindung zwischen ESTs und dem Medizinischen Metamodell. Die Listen der empirisch validierten Behandlungen wurden oftmals durch behaviorale und kognitiv-behaviorale Behandlungen dominiert und umfassten nur einige psychodynamisch abgeleitete Behandlungen und damals noch keine einzige humanistische Behandlung.

Ein dritter deutlicher Aspekt der EST-Bewegung sind die Kriterien, die nach den gängigen Genehmigungskriterien für Medikamente strukturiert sind. Diese Genehmigungskriterien verlangen, dass der Nachweis der Spezifität genauso benötigt wird wie der der allgemeinen Wirksamkeit. Die Spezifität wird durch den Nachweis der Überlegenheit gegenüber einer Pille oder einem psychologischen Placebo oder durch die Äquivalenz zu einer bereits etablierten Behandlungsmethode gezeigt. Hier wird deutlich, dass Spezifität als eine kritische Komponente im Medizinischen Metamodell der Psychotherapie die EST-Bewegung festigt.[5]

---

5 Interessanterweise haben einige Anhänger der Bewegung für empirisch gestützte Behandlung empfohlen, das Spezifitätskriterium fallen zu lassen: „Einfach ausgedrückt, wenn eine Behandlung wirkt, warum auch immer, ... dann wird die Behandlung wahrscheinlich klinisch von Wert sein und einen guten Dienst leisten" (Chambless & Hollon, 1998, S. 8). Dennoch würden Behandlungen, die Spezifität sowie Wirksamkeit zeigen könnten „hoch geschätzt", was auf die nach wie vor vorhandene Überzeugung hinweist, dass die Spezifität wichtig bleibt, wie es später in diesem Kapitel besprochen werden wird.

> Wir [Die Task-Force] glauben, dass die Festlegung der Wirksamkeit im Vergleich zu einer Wartelistekontrollgruppe nicht ausreichend ist. Sich auf solche Evidenz zu verlassen, würde für Psychologen einen gravierenden Nachteil gegenüber Psychiatern bedeuten, die sich auf zahlreiche doppelblinde Placebostudien berufen können, um die Gültigkeit ihrer Interventionen zu belegen. (Task Force on Promotion and Dissemination of Psychological Procedures, 1995, S. 5)

In der Medizin umfasst das Medizinische Metamodell a) eine Krankheit oder Störung, b) eine biologische Erklärung, c) einen Veränderungsmechanismus, d) therapeutische Maßnahmen und e) Spezifität. Die einzige erforderliche Änderung für die Psychotherapieversion ist, dass die biologische Erklärung in eine psychologische Erklärung umgewandelt wird. EST-Kriterien erfordern eine Störung und ein Behandlungsmanual, das die psychologische Erklärung der Störung, den Veränderungsmechanismus und die therapeutischen Maßnahmen beschreibt. Spezifität, wenn auch formell nicht in den EST-Kriterien erforderlich, wird von den Befürwortern bestimmter Behandlungen deutlich verlangt. Diese argumentieren, dass die spezifischen Maßnahmen dieser Behandlung durch besondere Pfade in der theoretischen Untermauerung der Behandlung Abhilfe für die Störung schaffen. Wie in diesem Buch diskutiert werden wird, ist die Spezifitätsannahme aus theoretischen und methodischen Gründen ein problematisches Konzept für die Psychotherapie.

Ein neuerer Trend der EST-Bewegung ist der Vergleich von ESTs für bestimmte Erkrankungen mit den störungsspezifisch empfohlenen Medikamenten. In den meisten Fällen sind die Psychotherapieverfahren genauso wirksam wie die zugelassenen pharmakologischen Behandlungen. In dieser Weise wird das Medizinische Metamodell nicht nur im Hinblick auf die methodische Strenge angewandt, es wird sogar die Wirksamkeit der Behandlungen mit medizinischen Standards zu belegen versucht. Barlow (2004) schlug vor, dass Behandlungen für bestimmte Erkrankungen, die sich als wirksam erwiesen, als *Psychologische Therapie* bezeichnet werden sollten, um sie von den anderen, weniger etablierten Therapien zu unterscheiden, die von Gesundheitskassen nicht getragen werden und oft außerhalb des Bereichs der Gesundheitssysteme verwendet werden (S. 869).

Im deutschen Sprachraum entstanden parallel zu den USA und England – in systematischer Form etwas später – vergleichbare Forderungen und Positionen; wobei die einzelnen, oben beschriebenen Positionen teilweise nicht einzelnen Vertretern zugeordnet werden können. Einen Meilenstein stellt die Metaanalyse von Grawe, Donati und Bernauer (1994) dar. Diese umfassende Metaanalyse, die die empirische Evidenz von Psychotherapievergleichsstudien bis 1980 zusammenfasst, bedient sich in groben Zügen einer Dialektik, in welcher zuerst die Differenzen der verschiedenen Therapieschulen in Studiendesigns und empirischer Evidenz dokumentiert werden, um sie in einem zweiten Schritt zu integrieren. Das störungsspezifische Argument späterer Metaanalysen wurde wie bei Smith et al. (1980) noch kaum in den Analysen aufgegriffen. Die Metaanalyse bzw. die systematische Dokumentation zeigte auf, dass die in der empirischen Forschungstätigkeit zumeist von Psychologen vertretene kognitive Verhaltenstherapie im Gegensatz zu den beiden anderen Hauptrichtungen in deutlich mehr Vergleichsstudien untersucht wurde. Auch hier wurden, wie zuvor dargestellt, teilweise argumentative Stellvertreterkriege von Therapieschulen und professionellen Interessensgruppen durchgeführt (z.B. Grawe, Donati & Bernauer, 1990). Interessanterweise wurden die Vorzüge der Psychotherapie von Grawe und Kollegen in der sorgfältigen Individualisierung gesehen („maßgeschneiderte" Therapie), bei der die verschiedenen zentralen Aspekte einer Therapie aufeinander abgestimmt werden sollen (Caspar & Grawe, 1994). In der Folge des Psychotherapeutengesetzes wurden in Deutschland, möglicherweise einem demokratischen Kräfteverhältnis folgend, psychodynamische und verhaltenstherapeutische Verfahren anderen Traditionen vorgezogen, sodass sich die meisten jungen Psychotherapeuten in einer dieser beiden durch die Grundversicherung abgedeckten Therapieschulen ausbilden lassen (Schulte, 1999). In der Schweiz und in Österreich sind die Psychotherapeutengesetze momentan weniger systematisch geregelt und dadurch je nach Standpunkt liberaler.

Evidenzbasierte Praxis in der Psychologie

Im Jahr 2006 definierte die American Psychological Association (APA), der größte internationale Psychologenverband, evidenzbasierte Praxis in der Psychologie (EBPP) als „die Integration der besten verfügbaren Forschung mit klinischer Expertise im Kontext der Patientencharakteristika, der Kultur und der Vorlieben" (APA Presidential Task Force on Evidence-Based Practice, 2006, S. 271; siehe auch Wampold, Goodheart & Levant, 2007), die nach dem bereits erwähnten Dreibein-Prinzip des Institute of Medicine konzipiert wurde, wobei eine sorgfältige Lektüre zeigt, dass die Psychologie klinische Expertise und Patientencharakteristika stärker und ausdifferenzierter betont, als dies in vielen Teilen der Medizin geschieht. Nach Angaben der APA beziehen sich die besten Forschungsergebnisse auf wissenschaftliche Ergebnisse im Zusammenhang mit Interventionsstrategien bei Personen mit klinischen Problemen in Labor- und Feldstudien sowie klinisch relevante Ergebnisse der Grundlagenforschung in der Psychologie und verwandten Bereichen. Oft wird in der Literatur der Begriff „evidenzbasierte Behandlungen" (evidence-based treatments) verwendet, ein solcher Begriff existiert jedoch offiziell nicht und wird sogar absichtlich in der APA-Terminologie vermieden. Vielmehr war die Absicht der APA, darauf hinzuweisen, dass Resultate klinischer Therapievergleichsstudien nur eine von vielen Quellen darstellt, die verwendet werden können, um professionelle psychologische Hilfe zu leisten. Des Weiteren „erfordert evidenzbasierte Praxis, dass Psychologen sowohl den Nutzen und als auch die Grenzen des psychologischen Forschungstandes kennen" (S. 275). Offensichtlich war, dass, wenn eine Behandlung einer anderen Behandlung nachweislich als überlegen gezeigt wurde, dieser wichtige Beleg dann in der evidenzbasierten Praxis berücksichtigt werden sollte. „Es war nicht die Aufgabe der Task Force, bestimmten Behandlungen eine privilegiertere Stellung in der Evidenzbasierung zu verleihen – EBPP unterscheidet sich von den Auffassungen der empirisch validierten Behandlungen (EVTs) und der Praxis-Richtlinien (APA, 2002), und folglich sind auch Begriffe wie „evidenzbasierte Behandlungen" gemäß dem EBPP-Konsensus keine allgemein akzeptierten Konstrukte" (Wampold et al., 2007).

Klinische Expertise entsteht der APA zufolge aus der Integration von Forschungsergebnissen, die den Kontext der Patienteneigenschaften und deren Vorlieben mitberücksichtigen, um therapeutische Leistungen anzubieten, die mit hoher Wahrscheinlichkeit die Ziele einer Behandlung erreichen. Somit ist ein wichtiger Bestandteil der klinischen Expertise der Einsatz der besten verfügbaren wissenschaftlichen Erkenntnisse bei der Planung und Durchführung von Therapien. Diese klinische Expertise geht jedoch weit darüber hinaus, inwieweit Behandlung A der Behandlung B vorgezogen werden soll und enthält gemäß der APA folgende praxisrelevanten Forderungen: a) Psychodiagnostik und deren Integration in eine differenzierte Fallkonzeption und Behandlungsplanung, b) klinische Expertise bei der Durchführung und Anpassung der Behandlungsverfahren im Verlauf einer Therapie, Adaption der Behandlungen an Patientenfortschritte und -rückschläge, c) interpersonale Expertise, d) kontinuierliche Selbstreflexion und Erwerb von breiten therapeutischen Fertigkeiten, e) professionelle Aus- und Weiterbildung in psychologischer Grundlagenforschung und angewandter Psychologie, f) Verständnis und Sensibilisierung für den Einfluss von individuellen und kulturellen Unterschieden von Personen auf die Behandlung, g) Interdisziplinäre Zusammenarbeit mit anderen Professionen im Sinne des Patientenwohls, h) rational begründbare klinische Entscheidungsfindung und rational begründbares klinisches Handeln. Klinische Expertise ist mit empirischer Evidenz nicht unvereinbar. Sie beinhaltet die sorgfältige Integration von Forschungsergebnissen von Mikro- bis Makroebene.

Das dritte Bein des dreibeinigen Hockers beschreibt Eigenschaften des „Empfängers" oder des „Auftraggebers" des psychischen Gesundheitsdienstes und des ihn umgebenden sozialen und kulturellen Kontexts. Nach Angaben der APA erkennt evidenzbasierte Praxis an, dass „medizinische Leistungen dann am effektivsten sind, wenn sie auf die spezifischen Probleme des Patienten, seine Stärken und seine Persönlichkeit sowie den soziokulturellen Kontext und seine Vorlieben eingehen" (S. 284). Wichtige psychologische Variablen, die berücksichtigt werden sollten, sind beispielsweise der psychosoziale Funktionszustand, Veränderungsbereitschaft, soziale Unterstützung, Entwicklungsgeschichte, soziokultureller Kontext, aktueller Lebenskontext und die persönlichen Vorlieben und Werte des Patienten.

Trotz der allgemeinen Bemühungen der EBPP, differenzierte psychologische Expertise innerhalb eines biopsychosozialen Rahmenmodells nicht auf (zu) vereinfachende Behandlungsentscheide zu reduzieren, wird evidenzbasierte Praxis im Bereich psychischer Krankheit häufig ausschließlich auf *Behandlungen* bezogen. Diese Konnotation bezüglich Interventionen tritt in unterschiedlichen Varianten auf; so sprechen Weisz, Jensen-Doss und Hawley (2006) beispielsweise von „evidenzbasierten Psychotherapien für Kinder und Jugendliche". Die Division 12 der APA, die Gesellschaft für Klinische Psychologie, hat sich entschieden, weiterhin Listen „evidenzbasierter psychologischer Behandlungen" zu veröffentlichen (siehe http://www.psychologicaltreatments.org). Die Kriterien für „starke" oder „moderate" Forschungsuntermauerung sind identisch mit den ursprünglichen Kriterien der ESTs und, gemäß der aktuellen Webseite, ist die Liste der Behandlungen eine nach Störungen organisierte, aktualisierte Online-Version der ursprünglichen Liste der empirisch validierten Verfahren. Aktuelle Bestrebungen, die aufgrund der Unzufriedenheit mit dem DSM-Klassifikationsschema und den hohen Komorbiditätsraten entstanden sind, versuchen jedoch, das störungsspezifische Schema aufzuweichen. So haben beispielsweise Barlow und Kollegen ein transdiagnostisches Behandlungsprotokoll entwickelt, das unterschiedliche Behandlungsbausteine individualisiert zusammenstellt (Barlow, Allen & Choate, 2004), wodurch störungsübergreifende Vorgehensweisen in der Folge der dritten Welle in der kognitiven Verhaltenstherapie ebenfalls wieder als salonfähig diskutiert worden sind (z. B. Newby, McKinnon, Kuyken, Gilbody & Dalgleish, 2015):

> Wir haben nun ein Behandlungsprotokoll zum Ziel, das unserer Meinung nach hypothetisch auf die drei wichtigsten Komponenten der großen emotionalen Störungen einwirkt ... nämlich Restrukturierung fehlerhafter kognitiver Bewertungen, wechselnde Handlungstendenzen aufgrund der ungeordneten Emotionen und die Prävention emotionaler Vermeidung sowie die Hinführung zur emotionalen Exposition. (Moses & Barlow, 2006, S. 148)

Nachdem wir die Entwicklungslinien der Psychotherapie theoretisch, kontextuell (d. h. in Bezug auf Medizin) und empirisch kurz vorgestellt haben, wenden wir uns nun der Analyse des Fortschritts und Rückschritts zu.

Fortschritte und Rückschritte

Die Medizin hat viele Triumphe zu feiern: die Verlängerung des Lebens, die Beseitigung verschiedener Krankheiten, Impfungen gegen viele Infektionskrankheiten und viele gängige Behandlungen für den Umgang mit chronischen Erkrankungen. Die Entwicklung von Forschungsmethoden, insbesondere des randomisierten Designs und der Placebo-Kontrollgruppe unter dem physikalisch-chemischen Aspekt der Medizin, sind unverzichtbare Werkzeuge für die Bestimmung der Spezifität für die Zulassung von Arzneimitteln.

Die Psychotherapie, deren Geschichte mit der Medizin teilweise verwoben ist, hat ebenso Fortschritte gemacht. Ursprünglich ab der Mitte des neunzehnten Jahrhunderts in den sich individualisierenden westlichen Gesellschaften entwickelt, wurde die Psychotherapie durch ihre Anwendung im medizinischen Kontext erst richtig legitimiert und für breite Gesellschaftsschichten zugänglich gemacht. Wenn sie als ineffektiv kritisiert wurde, waren das randomisierte Design und die Metaanalysen stark genug, um die objektive Wirksamkeit der Psychotherapie zu demonstrieren. Psychotherapie hat sich mitten aus den Gesellschaften heraus entwickelt, und ihre Popularität im Bildungsbürgertum hat möglicherweise ihre breite Akzeptanz zusätzlich gefördert. Als anerkannte psychologische Behandlung hilft Psychotherapie seit mehr als 100 Jahren vielen Menschen in psychisch schwierigen Situationen. Ihre Beiträge zur psychischen Gesundheit dürfen nicht unterschätzt werden (z. B. WHO). Psychotherapie, und dies macht sie möglicherweise in liberalen Staaten und deren Gesundheitssystemen besonders attraktiv, stellt die eigene Handlungsfähigkeit der Personen ins Zentrum der Hilfeleistungen. Die Linderung des psychischen Leidensdrucks liegt zu einem deutlichen Teil in der Mitverantwortung und der Mitkontrolle des „Auftraggebers".

Fortschritt kann mit Rückschlägen und Irrwegen verbunden sein. Die Kosten des Fortschritts werden im letzten Teil dieses Kapitels kurz aufgelistet und werden uns in weiten Teilen dieses Buches weiter beschäftigen.

Spirituelle und humanistische Aspekte

In den Vereinigten Staaten hatte die Psychotherapie starke spirituelle Ursprünge; die Fragen nach dem Sinn des eigenen Lebens, den eigenen Lebenswünschen und -träumen beschäftigte die Menschen im liberalistischen Kontext, in dem das Individuum in seiner Handlungsfähigkeit besonders stark hervorgehoben wird. Die Einverleibung der Psychotherapie als medizinische Behandlung zu Beginn des zwanzigsten Jahrhunderts verminderte diese Einflüsse. Vor Freuds Besuch in der Clark University haben sich Ärzte, Geistliche und Psychologen aus der Emmanuel-Bewegung der „körperlichen, geistigen und seelischen Gesundheit" zugewandt (Caplan, 1998, S. 123); der Fokus auf Gesundheit verminderte sich zunehmend, als sich der Schwerpunkt auf Behandlungen für bestimmte Erkrankungen verschob und den damit einhergehenden Symptomen mehr Beachtung zukam (Taylor, 1999). Die humanistischen Psychotherapien, die sich existenziellen Seinsfragen zuwandten, genossen Mitte des Jahrhunderts für eine kurze Zeit Popularität. In der Psychotherapie blieben davon Spuren wie die motivierende Gesprächsführung (Miller & Rollnick, 2012) und die emotionsfokussierte Therapie (Greenberg & Watson, 2005) zurück. Allerdings befinden sie sich im Moment doch deutlich abseits des professionellen Mainstreams, insbesondere, was die Ein- und Anbindung an aktuelle Forschungsprojekte in Deutschland betrifft.

Bezogen auf die humanistischen Postulate der Psychotherapie, ergab sich eine Verschiebung von den individuellen Erfahrungen des selbstbestimmten „Klienten" hin zu einem Fokus auf die Pathologie des „Patienten". Parallel zur Entwicklung des randomisierten Designs ergab sich ein Übergang von der introspektiven Beobachtung zur Fremdbeobachtung. Erstere zeichnete sich durch eine enge Verbindung zwischen dem Experimentator und denjenigen, die einen Reiz erleben, aus, wie beispielsweise bei Wundt und seinen Studenten. Die zweite Art der Beobachtung lässt sich als Arzt-Patient-Beziehung (wie bei den französischen Ärzten und ihren „Versuchspersonen") oder als objektiv von außen betrachteter Gegenstand charakterisieren (wie bei den britischen empirischen Untersuchungen zur differenziellen Intelligenztestung). Das Vergleichsdesign endete schlussendlich in einem Doppelblinddesign, in dem alle proaktiv an der Therapie beteiligten Personen als aktive Handler ganz aus dem Fokus der Versuchsanordnungen verschwanden und nunmehr zur „Störvariable" mutierten. Weiter führten die britischen Sozialstatistiker das Konzept einer kontinuierlichen (Normal-)Verteilung eines Merkmals ein, um Anomalien zu kennzeichnen. Diese bildet die Grundlage für die meisten klinischen Vergleichsstudien in der Psychotherapie, in denen auf einer kontinuierlichen Skala gemessene psychopathologische Symptome das Ergebnis darstellen. Nicht mehr die in weiten Teilen selbstgesteuerte positive Entwicklung und Veränderung des Klienten stand im Vordergrund der Forschung, sondern die von Personen und soziokulturellen Umgebungen reingewaschene Psychopathologie des Patienten (siehe Rogers, 1951b). Eine proaktive Rolle des Klienten im Hinblick auf eigenes Wachstum und Selbstbestimmung, also die Ansicht, Psychotherapie als eine Chance zur Reifung oder als Sinnsuche zu sehen, wurde kaum mehr in die aktuellen empirischen Forschungsdesigns integriert.

Kultur und Kontext

Ohne in diesem Buch den Holocaust und die Verbannung der Psychotherapie im Dritten Reich vernachlässigen zu wollen, sei hier für die Zwecke der Argumentationslinien auf ein zivilisierteres Beispiel der soziokulturellen Einflüsse von Behandlern und Behandlungstheorie hingewiesen. Im Gegensatz zu europäischen Standards, wo sich weder eine einheitliche Taxonomie soziokultureller Aspekte noch deren systematische Dokumentation in klinischen Vergleichsstudien durchgesetzt haben, wird in den USA zusätzlich zum Geschlecht zumeist als Patientencharakteristikum die globale ethnische Zugehörigkeit (Race; Caucasian American, Afro American, Latino American, Asian American, Native American) als deskriptive Stichprobenbeschreibung aufgenommen. Diese möglicherweise für viele Europäer eigentümlich anmutende Deklaration stellt jedoch eine zentrale Errungenschaft für die systematische Integration soziokultureller Aspekte in biopsychosozialen Studien dar (z. B. Flückiger et al., 2012; Kap. 7). Zu Beginn des zwanzigsten Jahrhunderts gab es sieben historisch gewachsene medizinische Hochschulen für Afroamerikaner, aber in Folge der Empfehlungen des Flexner-Berichts im Jahr 1910 wurden die meisten geschlossen, da sie dessen Standards nicht erfüllten. (Es sein angemerkt, dass drei überlebten: Howard University, Meharry Medical College und Morehouse College.) In der Folge wurden die Chancen, afroamerikanische Ärzte auszubilden, eingeschränkt, was wiederum Afroamerikanern den Zugang zu medizinischen Leistungen erschwerte. Das Verschwinden dieser medizinischen Schulen war ein Sinnbild für einen Beruf, der im Wesentlichen eine Domäne weißer amerikanischer Männer aus gutem Haus war, die sich die Ausbildung leisten konnten. Kultur und Kontext wurden zum größten Teil ignoriert, während der Schwerpunkt auf Behandlung und die wissenschaftliche Entdeckung der universellen biologischen Prozesse verlegt wurde. Die erheblichen Unterschiede in der Gesundheit verschiedener ethnischer Gruppen in den Vereinigten Staaten kann sowohl als ein Vermächtnis der Fokussierung auf Krankheit anstatt auf den Menschen als auch als Errungenschaft für die Dokumentation gesellschaftlicher Probleme in Bezug auf die ethnische Zugehörigkeit und den damit verbundenen sozioökonomischen Status gesehen werden.

Die enge Beziehung der Psychotherapie mit der Medizin schuf, wenn nicht ein Spiegelbild, dann zumindest einen Abguss der, gelinde gesagt, allgemeinen Vernachlässigung der Kultur und des menschlichen Kontextes in der Medizin. Eine Übersichtsarbeit über 100 Jahre amerikanischer Psychotherapie begannen Mays und Albee (1992) mit folgender Feststellung: „Beginnen wir mit einer demographischen Tatsache: Die Mitglieder ethnischer Minderheiten sind weder Hauptnutzer der traditionellen Psychotherapie noch Leistungserbringer der Psychotherapie in einem annähernd so hohen Anteil wie dem an der Gesamtbevölkerung“ (S. 552). Diese Feststellung dürfte durchaus auch auf den europäischen Kontext übertragbar sein, wobei hier neben der aktuellen Flüchtlingskrise, Sprachbarrieren ebenso psychosoziale Belastungsfaktoren wie prekäre Arbeits- und Wohnverhältnisse diskutiert werden (Borcsa & Nikendei, 2017). Soziokulturelle Aspekte werden jedoch, wie oben erwähnt, in den europäischen Studien kaum flächendeckend systematisch berichtet. Weiter sind aktuell nordamerikanische Forscher in vielen psychotherapie- und psychologiebezogenen Forschungsbereichen in Theorie und Forschungstätigkeit äußerst aktiv und produktiv (so wurden beispielsweise 80 % der Forschung zur therapeutischen Beziehung in nordamerikanischen Stichproben untersucht; Horvath et al., 2011a, b), sodass in vielen Bereichen der aktuelle Stand der Forschung auf amerikanischen Studien beruht und diese Studien allen Einschränkungen zum Trotz durchaus wahrgenommen und rezensiert werden dürfen.[6] Der zugegebenermaßen angenehme und sozialpolitisch vermeintlich „neutrale“ Fokus auf die Behandlungs-/Störungsmatrix unter Ausschluss gesellschaftspolitisch heißer biopsychosozialer Faktoren wird in einer Sonderausgabe des *Journal of Consulting and Clinical Psychology* (Kendall, 1998) über ESTs verdeutlicht: Unter den Artikeln und Rezensionen über Methoden der ESTs bei Kindern, Jugendlichen, Erwachsenen, Familien, Partnerschaften und Gesundheit im Allgemeinen gab es gerade einmal zwei Artikel, die die ethnischen Zugehörigkeiten und die damit verbundenen soziokulturellen Aspekte als wichtigen Einflussfaktor erwähnten (nämlich Baucom et al., 1998; Kazdin & Weisz, 1998), und dies nicht einmal besonders prominent.[7] In den letzten zehn Jahren gab es ein erneutes Interesse an interkultureller Beratung und der Erbringung von Leistungen für verschiedene Bevölkerungsgruppen. Die APA betont in ihren Überlegungen zur evidenzbasierten Praxis in der Psychologie Patientencharakteristika und Kontext (APA Presidential Task Force on Evidence-Based Practice, 2006), dies sind jedoch relativ junge Entwicklungen. Auch wenn die Kultur in Betracht gezogen wird, bleibt die Intervention im Vordergrund (siehe Lau, 2006; Huey, Tilley, Jones & Smith, 2014). Wie wir in diesem Buch aufgrund einer empirischen Gesamtschau aufzeigen werden, erscheinen uns

6 Teilweise unterscheiden sich die Suchergebnisse bei systematischen Literaturrecherchen in geläufigen Datenbanken (wie Pubmed oder PsycINFO) bzw. Suchmaschinen (wie EBSCO oder OVID), falls sie in den USA oder in Europa vorgenommen werden. Weiter unterscheidet sich die Sortierung der Relevanz der Studien, wobei der Standort in die Gewichtung einfließt.

7 Die Verwendung des Kultur-Begriffs für die Psychotherapie ist delikat. Psychotherapie wird in der Regel nicht als eine für eine ganz bestimmte Kultur entwickelte Heilpraxis verstanden und geht davon aus, dass ihre Grundkonzepte einigermaßen generalisierbar sind. Eine Annahme ist, dass Psychotherapie in einem europäischen und europäisch-amerikanischen Kontext entwickelt wurde. Eine sorgfältige Analyse ergibt differenziertere Unterschiede. Die von der Freud'schen Tradition abgeleitete Psychotherapie kann als von der aschkenasischen jüdischen Tradition, besonders der jüdischen Mystik (Kabbala), beeinflusst angesehen werden. Gestalt- und einige humanistische Therapien wurden in ähnlicher Weise von jüdischen Erfahrungen (z. B. dem Holocaust) und Traditionen beeinflusst. Auf der anderen Seite war die weniger reflektierende und instrumentelle Verhaltenstherapie mehr im Einklang mit europäisch-amerikanischer, (d. h. christlicher, möglicherweise „weißer“) Kultur (Langman, 1997). Achtsamkeitsbasierte Ansätze verweisen explizit auf buddhistisch-asiatische Konzepte, wobei diese spezifischen psychotherapeutischen Ansätze vorzugsweise in westlichen Kulturen entwickelt worden sind.

Kultur und Kontext jedoch untrennbar mit allen Aspekten der therapeutischen Tätigkeit verbunden.

Gemeinsame Faktoren und der Prozess der Psychotherapie

Vom Anbeginn der Psychotherapie gab es einen Fokus auf Behandlungsunterschiede zwischen den theoretischen Ausrichtungen. Wie Norcross und Newman (1992) hierzu treffend formulieren:

> Die Rivalität unter den theoretischen Ausrichtungen hat eine lange und selbstverständlich gewordene Tradition in der Psychotherapie, die bis auf Freud zurückgeht. In den Anfängen des Forschungsfeldes haben Therapiesysteme wie streitende Geschwister um die Aufmerksamkeit und Zuneigung in einer dogmatischen Umgebung gekämpft ... Gegenseitige Abneigung und der Austausch von kindischen Beleidigungen zwischen Anhängern rivalisierender Orientierungen waren an der Tagesordnung. (S. 3)

Freud bestand darauf, dass seine Behandlungen richtig waren; die von Adler, Jung und seinen anderen ehemaligen Schülern waren stattdessen in seinen Augen fehlerhaft. Die Behavioristen hatten für die Freudianer nur Geringschätzung übrig und betrachteten sie als Produzenten von unwissenschaftlichen geistigen Konstrukten. Die Humanisten dachten, dass Freudianer und Behavioristen einen pessimistischen oder mechanistischen Blick auf die menschliche Entwicklung hatten und fanden Hoffnung in der nach Selbstverwirklichung strebenden Natur des Menschen. Das Aufkommen klinischer Studien und die ESTs haben die Bemühungen nur verschärft, einige Behandlungen als überlegen darzustellen. Damit sich die eigene argumentative *Figur* hervorheben kann, braucht sie einen *Grund*, an dem sie sich dialektisch abstoßen kann.

Früh in der Geschichte der Psychotherapie gab es eine harmonisierende, wenn auch schwache Kraft, die behauptete, dass die Bemühungen, *die* beste Behandlung zu kreieren (oder auch eine Klasse von besseren Behandlungen), für das Gesamtinteresse der Psychotherapie im Endeffekt mehr Kosten statt Nutzen ergeben würden. Im Jahr 1936 bemerkte Saul Rosenzweig, dass trotz der Unterschiede zwischen den verschiedenen Therapien der damaligen Zeit die Ergebnisse im Großen und Ganzen ähnlich waren:

> Nachdem der stolze Befürworter in beispielhaften Behandlungsfällen Erfolge erzielt hat, erwähnt er, auch wenn er es nicht direkt ausspricht, dass seine Ideologie als wahr gelte, alle anderen jedoch falsch seien ... [Aber] es wird bald klar, dass es in allen therapeutischen Situationen neben den absichtlich verwendeten Methoden und den bewussten theoretischen Grundlagen bestimmte, unerkannt gebliebene, unumgängliche Faktoren gibt – Faktoren, die noch wichtiger sein könnten, als die gezielt eingesetzten. (S. 412)

In Bezugnahme auf das Wettrennen in *Alice im Wunderland*, in dem die Teilnehmer das Rennen starten, wann sie wollen, und es beenden, wann sie wollen, verwendet

Rosenzweig die Metapher „Am Ende sagte der Dodo: ‚Jeder hat gewonnen und alle bekommen Preise'", um den Wettbewerb zwischen den verschiedenen Psychotherapien darzustellen. Die allgemeine Gleichwertigkeit der Leistungen der Psychotherapie wurde demzufolge der *Dodo-Bird-Effekt* genannt. Die unerkannt gebliebenen Faktoren bei Rosenzweig sind als *allgemeine Faktoren* bekannt geworden, da sie Aspekte der Therapie beschreiben, die allen Therapien gemein sind oder zumindest für die meisten Psychotherapien gelten. Sie umfassen solche Aspekte der Therapie wie Hoffnung, Erwartung, Beziehung mit dem Therapeuten, Glauben und korrigierende Erfahrung. Diese Position besitzt Parallelen zu der zur damaligen Zeit aufkommenden Faktorenanalyse in der psychologischen Intelligenzforschung, bei der einzelne, oftmals sich überschneidende Facetten auf dem allgemeinen Intelligenzfaktor (g-Faktor) laden. Relevant dabei sind nicht die Restdivergenzen der einzelnen Facetten, sondern deren überlappenden Inhalte (gemeinsame Varianzanteile).

Im Laufe der Jahre gab es mehrere theoretische Entwürfe der gemeinsamen Faktoren. Die verschiedenen Modelle der allgemeinen Faktoren, die im nächsten Kapitel diskutiert werden, haben bereits an der Peripherie existiert und besaßen die größte Akzeptanz zur Zeit der Popularität der humanistischen Behandlungen, mit denen sie am ehesten im Einklang stehen. Der Gedanke eines allgemeinen Faktors ist für das Spezifitätsargument des Medizinischen Metamodell eine deutliche Herausforderung. Die Wirksamkeitszuschreibung auf einen gemeinsamen Faktor wäre aus argumentativer Sicht analog zu der Aussage, dass Medikamente wegen des Placeboeffekts wirksam wären. Eine solche Argumentation kann im Kontext der modernen Medizin natürlich als höchst provokativ wahrgenommen werden. Befürworter bestimmter Behandlungen haben der Erklärung der gemeinsamen Faktoren eifrig Widerstand geleistet. Tatsächlich würde eine Annahme der Theorie gemeinsamer Faktoren als Ursache für den Nutzen der Psychotherapie das gesamte Gerüst der theoretischen Grundlagen der modernen Psychotherapie, die in einem Fachgebiet konzipiert und der Öffentlichkeit vorgelegt wird, kollabieren lassen. In der Folge gab es Forschungsbestrebungen, den Vorrang der spezifischen Behandlung zu etablieren und durch den Einsatz von Placebo-Typ-Kontrollgruppen und anderen Designs gemeinsame Faktoren als erklärende Komponenten auszuschließen und als mögliche Störvariable auszubalancieren, anstatt deren Variation zu erforschen (siehe Kapitel 8).

Eng verbunden mit dem Modell der gemeinsamen Faktoren waren Versuche, den Prozess der Psychotherapie genau zu beschreiben und Hypothesen darüber zu testen, was in den Sitzungen geschieht und wie diese Ereignisse zu Veränderungen beim Patienten führen. Die Geschichte der Prozessforschung kann bis zu Rogers' Tonaufnahmen und Transkripten der klientenzentrierten Therapie (siehe zum Beispiel Rogers, 1951b) zurückverfolgt werden, aber sie zerstreut sich über die Zeit. Einige der Verfahrensaspekte wurden durch verschiedene Theorien aufgefangen, wie beispielsweise die interpersonelle Theorie (zum Beispiel Benjamin, 1994; Kiesler, 1996; Leary, 1955), die entweder auf Veränderung in einer bestimmten Therapieform fokussierten (beispielsweise Greenberg & Webster, 1982) oder pantheoretisch konzipiert wurden (zum Beispiel Hill, 1986; Grawe, 1998). Andere haben den Prozess der Therapie deskriptiv erfasst oder waren auf kritische Punkte fokussiert, wie beispielsweise die Analyse bei Änderungsepisoden (Greenberg, 2010). Dennoch ist das Interesse an Prozessforschung während der Zeit der EST-Forderung etwas zurückgegangen (Goldfried & Wolfe, 1996) und wird aktuell international wieder stärker gefordert (Norcross, VandenBos & Freedbeim, 2016).

Die Rollen des Therapeuten als Katalysator des Wandels und der Patient als aktiver Teilnehmer

Die letzten nicht berücksichtigten Aspekte in der Psychotherapie, die durch diesen kurzen Geschichtsabriss offengelegt werden, sind untrennbar mit dem Rollenverständnis von Therapeuten und Patienten verbunden. Dazu sollte man sich die Rolle der Leistungserbringer bei der Entwicklung des randomisierten Kontrollgruppendesigns vor Augen halten und sich daran erinnern, dass das randomisierte Design in seiner Entstehung als Mittel dazu gedacht war, die Wirksamkeit von Bildungsprogrammen zu testen. Die Kunden waren Verwaltungsämter, die Geld und Macht besaßen, während die Durchführenden der Programme Lehrer waren, überwiegend Frauen mit niedriger Bezahlung und niedrigem Status (Danziger, 1990). Infolgedessen gab es wenig Interesse, die Wirkung zu untersuchen, die Lehrer auf die Leistungen der Schüler hatten. Als R. A. Fisher seine statistische Expertise auf dem Gebiet der Landwirtschaft anwendete, war er auf Böden, Düngemittel und Pflanzensorten konzentriert. Die Bauern waren in der Lage, landwirtschaftliche Methoden konstant anzuwenden und somit eine optimale Landwirtschaft unter optimalen Anbaumethoden auszuüben. Der Gedanke der Auswahl des besten genetischen Materials war jedoch auch stark mit dem völkischen Denken der damaligen Zeit verbunden.

In der Medizin wurde die Variabilität der Ergebnisse, die auf den Arzt zurückzuführen sind, ebenso als unwichtig betrachtet – genauer gesagt, war diese Variabilität ein „rotes Tuch". Erinnern wir uns daran, dass sich die Medizin für die spezifischen Wirkungen von Arzneimitteln und Verfahren interessierte. Mesmer wurde nicht diskreditiert, weil seine Behandlungen unwirksam waren, sondern weil die theoretisch postulierte Erklärung des animalischen Magnetismus fehlerhaft war. Tatsächlich schrieb die Kommission den Erfolg der Behandlung teilweise Mesmers Charisma zu. Im Placebo-Kontrollgruppendesign gibt es eine Verblindung, um Effekte aufgrund der Versuchsleiter auszuschließen. Offensichtlich ist die Variabilität aufgrund der Arztperson an sich uninteressant und für die Medizin problematisch. Interessanterweise wurde in der Begutachtung der Mesmer'schen Behandlung Charles Deslon, ein ehemaliger Schüler und Assistent, aufgefordert, magnetische Behandlungen durchzuführen. Als Mesmer das Gefühl hatte, dass Deslon dazu nicht fähig war, gab die Königliche Kommission und somit die Medizin die Antwort, dass die Behandlung per se wirksam sein sollte, um den Patienten zu heilen, und dass ein Nutzen für den Patienten durch die Ausstrahlung, die Wärme oder das Geschick des Arztes grundsätzlich irrelevant sei. Ein Denkanstoß: Falls Sie diesem Postulat für eine virale Erkrankung zustimmen; würden Sie dies auch im Fall eines Jugendlichen tun, der sich in der Schule auffällig verhält und bei einer ärztlichen Vertrauensperson Hilfe sucht?

Der Fokus auf Behandlungen und die Vermeidung von Behandlereffekten in den Bereichen der Bildung, der Landwirtschaft und der Medizin wurde auf die Psychotherapie übertragen, wo Therapeuten als eine wichtige Quelle möglicher Variabilität in der Wirksamkeit ähnlich ignoriert wurden (Wampold & Bhati, 2004). In Kapitel 6 werden die Auswirkungen des Ignorierens der Therapeuteneffekte in der Psychotherapie ausführlicher diskutiert, ebenso wird die Variabilität in den Ergebnissen aufgrund dieser Effekte geschätzt werden.

Einen ähnlichen nicht berücksichtigten Aspekt gibt es in Bezug auf Patienten. In jedem der Bereiche, in denen randomisierte Designs verwendet wurden, wurden die Personen, die die Behandlung erhielten, als passive Subjekte angenommen. In der Medizin ist es wichtig, ob der Serumspiegel der Medikamente ausreichend ist, um Heilung zu bewirken, die Beteiligung des Patienten (zum Beispiel sein Glaube) bei der Behandlung ist dagegen zum großen Teil irrelevant. Tatsächlich wird die Randomisierung von Patienten in klinischen Studien derart angewandt, dass verschiedene Patientenvariablen über die Gruppen hinweg vergleichbar bleiben, damit Patienteneffekte ausgeschlossen werden. Obwohl die Psychotherapie Patientenvariablen in einem größeren Ausmaß als die Medizin untersucht hat, hat die schrittweise erhöhte Aufmerksamkeit für die Ergebnisse der Behandlungen in klinischen Studien der Psychotherapie zu einer Abschwächung des Fokus auf Patientenvariablen geführt, was diejenigen beunruhigt hat, die behaupten, dass der Patient ein kritischer Bestandteil der Therapie ist, (z. B. Bohart & Tallman, 1999; Duncan, Miller, & Sparks, 2004).

Zusammenfassung

In diesem Kapitel haben wir einen geschichtlichen Abriss der psychotherapeutischen Praxis und der Methoden der Psychotherapieforschung angeschaut. Offensichtlich ist die Entwicklung der Psychotherapie, wie sie praktiziert und erforscht wird, eng mit medizinischen Paradigmen verflochten. Die Psychotherapie hat Fortschritte gemacht und gilt in den Gesundheitssystemen weltweit als eine legitime Behandlung. Wie für jeden Fortschritt typisch, sind wichtige Aspekte vernachlässigt worden, oder die berechtigten Grundideen entwickelten sich mit der Zeit zu Selbstläufern, die über die primären Ziele hinausgeschossen sind. Die These dieses Buches ist, dass mehrere wichtige Aspekte der Psychotherapie im Verlauf der letzten Jahrzehnte vernachlässigt worden sind, zum Nachteil des Gesamtverständnisses, wie Psychotherapie funktioniert – in der Theorie und noch relevanter in der Praxis.

Kapitel 2 Das Kontextuelle Metamodell

Psychotherapie als sozial eingebettete Heilpraxis

Wie bereits in Kapitel 1 erwähnt, hat Saul Rosenzweig – der Stammvater des Begriffs „gemeinsame Faktoren" – vorgeschlagen, diese als Nutzenerbringer der Psychotherapie anzusehen (Duncan, Miller, Wampold & Hubble, 2010). Er beschrieb mehrere Faktoren, die er für den angenommenen Nutzen in der Psychotherapie verantwortlich machte. Anschließend haben viele andere die Herausforderung angenommen, genau zu dokumentieren, welches die gemeinsamen Faktoren sind und wie sie funktionieren. In diesem Kapitel untersuchen wir diese Alternativen, um Psychotherapie von einem bestimmten theoretischen Standpunkt zu verstehen, und konzentrieren uns in erster Linie auf das Kontextuelle Metamodell. Bevor wir uns der Betrachtung der Alternativen zu einem Medizinischen Metamodell zuwenden, behandeln wir einige Definitionsklärungen und philosophische Fragen, die für das Verständnis und die Interpretation von Psychotherapieevidenz notwendig sind.

Definitionen und Terminologie

Definition der Psychotherapie

Die Definition der Psychotherapie, die hier verwendet wird, ist kaum umstritten und steht im Einklang mit beiden Metamodellen, dem Medizinischen Metamodell oder dem Kontextuellen Metamodell. Wir definieren Psychotherapie folgendermaßen:

> Psychotherapie ist primär eine interpersonelle Behandlung, die a) auf der Grundlage psychologischer Prinzipien aufbaut; b) mindestens einen geschulten Therapeuten und einen Patienten umfasst; der Letztere sucht Hilfe zur Linderung einer psychischen Störung, eines Problems oder einer Beschwerde; c) einen Behandlungsrahmen mit dem Therapeuten aufweist, mit der Absicht die Störung, das Problem oder die Beschwerden und den dadurch verursachten Leidensdruck zu lindern, und d) dem jeweiligen Patienten und seiner Störung, seinem Problem oder seiner Beschwerde individualisiert angepasst wird.

Psychotherapie wird als interpersonelle Behandlung definiert, um psychologische Behandlungen auszuschließen, die keine interpersonelle Interaktion zwischen Therapeut und Patient enthalten, wie z. B. die Bibliotherapie, systematische Desensibilisierung unter Anwendung von CDs u. Ä., die der Patient in Abwesenheit eines Therapeuten anhört, oder internetbasierte Therapie, bei der der Patient zumeist nicht mit dem Therapeuten in Wechselwirkung tritt. Das Adjektiv *primär* soll aussagen, dass Hilfsaktivitäten in Therapien ohne Beteiligung eines Therapeuten, wie z. B. Bibliotherapie, das Anhören von Relaxationsmusik oder Hausaufgaben, von dieser Definition nicht ausgeschlossen sind.

Um Psychotherapie als Beruf auszuüben, sollte ein Mindestmaß an Fähigkeiten erfüllt werden, und folglich erfordert die Definition, dass ein Therapeut professionell geschult sein sollte. Da die Beziehung zwischen Ausbildung und dem Ergebnis in der Psychotherapie nicht abschließend geklärt ist, wird der Umfang der Ausbildung nicht festgeschrieben. Es wird hier von einer durchschnittlichen Ausbildung für Therapeuten, die eine bestimmte Form der Therapie praktizieren, ausgegangen, und davon, dass der Patient glaubt, der Therapeut habe eine ausreichende Ausbildung, um dem Patienten zu helfen.

Psychotherapie wird als Heilmethode angesehen. Sie ist eine Behandlung, um die Not des Patienten zu beseitigen oder seinen Zustand zu verbessern. Deshalb erfordert die Definition, dass der Patient eine Störung, ein Problem oder eine Beschwerde hat. Daher werden Präventionsprogramme oder -interventionen nicht als Psychotherapie angesehen. Diese Definition der Psychotherapie verlangt nach einem Menschen, der professionellen Rat sucht und dem Auftrag einer Therapie zustimmt, um Interventionen auszuschließen, die Menschen erhalten, die nicht auf der Suche nach Hilfe sind. Dies ist z. B. der Fall, wenn jemand zu einer Risikogruppe gehört, eine Störung zu entwickeln und eine entsprechende Intervention erhält, unabhängig davon, ob die Person tatsächlich die Störung entwickelt und in einen psychosozialen Prozess involviert sein möchte (beispielsweise das „Critical Incident Stress Debriefing" für Menschen, die traumatisiert wurden).

Behandlungen ohne psychologische Grundlagen sind ausgeschlossen. Es ist durchaus möglich, dass nicht psychologische Behandlungen von Nutzen sind, wenn sowohl der Patient als auch der Behandler an ihre Wirksamkeit glauben. Behandlungen, die auf okkulten Traditionen indigener Völker und kulturellen Überzeugungen hinsichtlich psychischer Gesundheit und Verhalten basieren, New Age-Ideen (z.B. pflanzliche Heilmittel) und religiöse Praktiken (z.B. Gesundbeten) sind vermutlich durch einige der hier beschriebenen Mechanismen des Kontextuellen Metamodells wirksam, aber sie stellen keine Psychotherapie dar und werden in diesem Buch nicht berücksichtigt. Das soll nicht heißen, dass solche Aktivitäten nicht von Interesse für die Sozialwissenschaftler im Allgemeinen und Psychologen im Speziellen sind. Dies bedeutet einfach nur, dass Psychotherapie in diesem Buch auf psychologische Prinzipien begrenzt ist. Es kann sich herausstellen, dass Psychotherapie wirksam ist, weil westliche Kulturen die Aktivität an sich schätzen und nicht, weil die spezifischen Mittel der Psychotherapie wirksam sind, aber das ändert nichts daran, wie Psychotherapie hier definiert ist.

Wichtig ist, dass der Therapeut die Behandlung als wirksam *gestaltet*. Beim Kontextuellen Metamodell ist der Glaube des Therapeuten an die Wirksamkeit der Behandlung notwendig. In Kapitel 5 werden die Hinweise darauf diskutiert, dass der Glaube an die Behandlung mit dem Ergebnis zusammenhängt.

In der Definition wird der Begriff *Patient* verwendet, obwohl in einigen Kontexten der Begriff Klient üblich ist. Die Begriffe werden synonym verwendet, trotz der Tatsache, dass der Erstere das Medizinische Metamodell suggeriert. Nichtdestotrotz verwenden wir den Begriff, der im deutschen Sprachraum unabhängig von der Therapieschule momentan am geläufigsten ist.

Terminologie

Die nachfolgende Auflistung baut auf einer sorgfältigen Unterscheidung der verschiedenen Komponenten der psychotherapeutischen Behandlungen und der damit verbundenen Konzepte auf. Im Laufe der Jahre wurden verschiedene Systeme für das Verständnis dieser Konzepte vorgeschlagen, unter anderem von Brody (1980), Critelli und Neumann (1984), Grünbaum (1981), Shapiro und Morris (1978), Shepherd (1993) und Wilkins (1984). Ebenso werden die Begriffe häufig in einer ungenauen Art und Weise verwendet, was zu Verwirrung bezüglich der empirischen Evidenz führt. Folglich versuchen wir, die Begriffe in diesem Buch möglichst genau zu definieren, sodass Sie nicht straucheln, wenn daraus Kategorien gebildet werden. Die Logik und die Terminologie von Grünbaums Definition (1981) ist, obwohl sehr technisch gehalten, aufgrund ihrer Konsistenz und Genauigkeit eine gute Basis, um die konkurrierenden Modelle zu präsentieren:

> Die therapeutische Theorie ψ [Psi], die die Verwendung einer bestimmten Behandlungsmethode t [treatment] zur Beseitigung von D [disorder] proklamiert, verlangt

> die Anwendung bestimmter charakteristischer Bestandteile F [Faktor] in jedem Behandlungsverfahren, das ψ als Anwendung von t authentifiziert. Jeder solcher Prozess besitzt, neben der Tatsache, dass er durch t als eine Instanz von ψ qualifiziert wird, typischerweise Bestandteile C [components], die über die charakteristischen Bestandteile F hinausgehen. Angenommen, dass die Faktoren F für D Abhilfe schaffen, könnte ψ auch Kenntnis von einem oder mehreren nicht charakteristischen Bestandteilen C nehmen, die ich als „beiläufig" bezeichnen möchte. (S. 159)

Ein Beispiel einer therapeutischen Theorie ψ könnte die psychodynamische Theorie sein. Die besondere Behandlungsmethode t würde dann, basierend auf ψ, irgendeine Form der psychodynamischen Therapie sein. Die Behandlung t würde angewendet werden, um eine Störung D, wie Depressionen, zu heilen. Diese Behandlung würde einige Bestandteile F enthalten, die charakteristisch für t sind und die im Einklang mit der Theorie ψ stehen. An dieser Stelle ist die Klassifizierung der therapeutischen Maßnahmen von Waltz, Addis, Koerner und Jacobson (1993) hilfreich, die diese in vier Klassen trennen: a) einzigartig und wesentlich, b) wesentlich, aber nicht einzigartig, c) akzeptabel, aber nicht notwendig und d) geächtet/verboten. In Tabelle 2.1 werden Beispiele für psychodynamische und behaviorale Vorgehensweisen von Waltz und Kollegen vorgestellt. Grünbaums (1981) charakteristische Bestandteile sind ähnlich gelegen wie die einzigartigen und wesentlichen therapeutischen Wirkungen von Waltz et al. Einen Kontingenzvertrag abzuschließen, ist einzigartig und wesentlich für die behaviorale Therapie (siehe Tabelle 2.1) und charakteristisch für die Theorie des operanten Konditionierens. Der Begriff *spezifische Komponenten* wird ubiquitär verwendet, um sich auf theoretisch abgeleitete Aktionen zu beziehen. Demnach beruhen die charakteristischen Bestandteile von Grünbaum (1981) und die einzigartigen und wesentlichen Maßnahmen nach Waltz et al. im Wesentlichen auf demselben Konzept, und wir bezeichnen sie deshalb als „spezifische Komponenten". Diese möglicherweise als pedantisch empfundene Definitionsreiterei rührt daher, dass Spezifität teilweise nur vage oder im Nachhinein definiert wird und so spezifische Ursache-Wirkungs-Zusammenhänge im Nachhinein schwierig empirisch zu isolieren sind (post hoc ergo propter hoc)!

Grünbaum (1981) benennt auch Nebenaspekte jeder Behandlung, die theoretisch nicht von zentraler Bedeutung sind (c). Der Ansatz der allgemeinen Faktoren, der später in diesem Kapitel beschrieben wird, hat diejenigen Therapieelemente identifiziert, wie beispielsweise das Zustandekommen einer Arbeitsallianz, die allen (oder den meisten) Behandlungen gemeinsam zu sein scheinen und daher oft als *allgemeine Wirkfaktoren* oder *gemeinsame Faktoren* bezeichnet werden. Sie beziehen sich, aus soziologischer Perspektive etwas verkürzt dargestellt, auf die allen Psychotherapierichtungen gemeinsame kulturelle Errungenschaft, hilfesuchenden Personen mit psychischen Problemen therapeutische Hilfestellungen anzubieten, um die in liberalistischen Gesellschaften geforderte Selbstständigkeit und Verantwortung für das eigene Handeln zurückzugewinnen. Gemeinsame Faktoren sind in der Regel invariant, da sie in jeder Psychotherapie vorkommen und deshalb deren Rahmen bilden (z. B. dass Patienten ihre individuelle Situation mittels Sprache um-

Tabelle 2.1: Beispiele für vier Typen therapeutischer Maßnahmen

Psychodynamische Therapie	Verhaltenstherapie
Einzigartige und wesentliche Bestandteile	
Fokus auf unbewusste Determinanten	Hausaufgaben
Fokus auf verinnerlichte Objektbeziehungen als Ursache für die bestehenden Probleme	Einübung und Festigung von neuen Verhaltens-/Denkweisen in der Sitzung
Fokus auf Abwehrmechanismen, die den Schmerz der früheren Traumata eingrenzten	Kontingenzvertrag
Interpretation der Abwehr	
Wesentlich, aber nicht einzigartig	
Eingehen einer therapeutischen Beziehung	Eingehen einer therapeutischen Beziehung
Zielsetzung für die Therapie	Zielsetzung für die Therapie
Empathisches Zuhören	Empathisches Zuhören
Planung des Therapieabschlusses	Planung des Therapieabschlusses
Exploration der Kindheit	Exploration der Kindheit
Akzeptiert, aber nicht notwendig	
Paraphrasieren	Paraphrasieren
Selbstöffnung	Selbstöffnung
Traumdeutung	Exploration der Kindheit
Erläuterung des Grundprinzips der Behandlung	
Peripher	
Verschreibung von psychotropen Medikamenten	Verschreibung von psychotropen Medikamenten
Hausaufgaben	Fokus auf unbewusste Determinanten
Einübung und Festigung von neuen Verhaltens-/ Denkweisen in der Sitzung	Fokus auf verinnerlichte Objektbeziehungen als Ursache für die bestehenden Probleme
Kontingenzvertrag	Fokus auf Abwehrmechanismen, die den Schmerz der früheren Traumata eingrenzen
Symptomzuschreibung	Interpretation der Abwehr

Anmerkung. Übersicht adaptiert aus „Testing the integrity of a psychotherapy protocol: Assessment of adherence and competence" von J. Waltz, M. E. Addis, K. Koerner & N. S. Jacobson, 1993, *Journal of Consulting and Clinical Psychology, 61*, p. 625. Copyright 1993 by the American Psychological Association. Wiedergabe mit Genehmigung.

schreiben und dadurch für sich reflektierbar machen). Jedoch kann es Fälle geben, in denen ein bestimmter gemeinsamer Faktor (wie z. B. Empathie des Therapeuten) zusätzlich zur allgemeinen Grundhaltung im therapeutischen Handeln deutlich variiert. Beispielsweise sind Empathiebekundungen des Therapeuten während einer Exposition und Reaktionsinhibition bei Zwangsstörungen eher nebensächlich, teilweise können sie sogar vom Patienten als störend empfunden werden; in anderen Behandlungssituationen, wie beispielsweise in Sequenzen, in welchen Therapeuten Motivational Interviewing (MI) anwenden, werden Empathiebekundungen jedoch vom Therapeuten bewusst und aktiv platziert (siehe Miller & Rose, 2009). Weiter kann es allgemeine Aspekte im Kontext einer Psychotherapie geben, die eher zufällig sind, d.h. sie sind nicht Bestandteil einer Behandlungstheorie und nicht bewusst theoretisch untermauert. Es ist etwas schwierig, Beispiele für solche Aspekte in der Literatur zu finden, aber der generelle Kleidungskodex von Therapeuten wäre ein möglicher Kandidat für einen solchen allgemeinen Faktor. Folglich wird der Begriff *gemeinsame Faktoren* austauschbar mit *allgemeinen Aspekten* verwendet werden. Die gemeinsamen Faktoren sind bei der Klassifikation von Waltz et al. (1993) in den Kategorien „wesentlich, aber nicht einzigartig" und „akzeptiert, aber nicht notwendig" (siehe Tabelle 2.1) eingeordnet. Zum Beispiel sind in der Verhaltenstherapie und den psychodynamischen Therapien sowie den meisten anderen Therapien allgemeine Faktoren wie der Aufbau einer therapeutischen Allianz, Aushandeln von Therapiezielen, empathisches Zuhören oder die Planung des Behandlungsendes kaum bestritten. *Gemeinsame* bzw. *allgemeine Faktoren* werden wir in diesem Buch vertieft diskutieren; obwohl *allgemein* teilweise auch mit „gewöhnlich" oder „weit verbreitet" konnotiert wird, verwenden wir den Begriff hier im Sinne umfassender, generalisierbarer, allgemeingültiger Aspekte. Der Begriff der *common factors* wird insbesondere in der englischsprachigen Literatur teilweise missverstanden und gelegentlich, wie wir sehen werden, in einer sogar doch deutlich abwertenden Weise gebraucht. Interessanterweise ist im deutschen Sprachraum der Begriff „allgemein" in Medizin und Psychologie unterschiedlich konnotiert. Während „Allgemeinmedizin" in der Medizin eher mit dem Image des „gewöhnlichen Hausarztes" behaftet ist, ist die Fachrichtung „Allgemeine Psychologie" eine der beachtesten Disziplinen der Psychologie, da deren Theorien die breiteste Wirkungskraft suggerieren.

Es gibt einen Aspekt der Terminologie, der ohne Klärung fortwärend Verwirrung stiftet. Wenn die Behandlung t für Störung D Abhilfe schafft (in Grünbaums Begrifflichkeit gesprochen), so ist diese Behandlung nutzbringend. Interessanterweise zeigen über hundert Jahre Psychotherapieforschung jedoch, dass die charakteristischen Bestandteile einer Therapie (d.h. die spezifischen Bestandteile) nur in einem geringen Maß ursächlich für den beobachteten Nutzen sind. Falls kausale Ursachenzuschreibungen gemacht werden wollen, so müssen die Konstrukte der Ursache und der Wirkung voneinander getrennt werden (siehe Cook & Campbell, 1979). Spezifische Komponenten und allgemeine Faktoren der Psychotherapie sind Elemente einer Behandlung, die zu positiven Ergebnissen führen können oder auch nicht. Somit sind sie als Konstrukte *nur vermeintlich* kausal und verlangen nach einer empirischen Prüfung. Eine Psychotherapiebehandlung enthält sowohl spezifische Bestandteile als auch allgemeine Aspekte, die beide heilsam sein können, von denen aber auch nur eines oder keines heilsam sein kann.

Den Begriff *spezifische Effekte* verwenden wir, um den Nutzen durch die spezifischen Komponenten zu bezeichnen, *allgemeine Effekte* für den Nutzen durch die allgemeinen Aspekte (d.h. gemeinsamen Faktoren). Wenn die spezifischen und die allgemeinen Bestandteile zugleich heilbringend sind, dann sollten sowohl spezifische (d.h. durch die spezifischen Bestandteile verursachte) Effekte als auch allgemeine (d.h. durch allgemeine Aspekte verursachte) Effekte beobachtet werden können. Wenn die Behandlung nicht wirksam ist, dann sind weder spezifische noch allgemeine Effekte zu finden, obwohl die spezifischen Komponenten und allgemeinen Faktoren der Psychotherapie stattgefunden haben. Folgendes zum besseren Verständnis (Pfeile zeigen die Kausalität.):

spezifische therapeutische Bestandteile → spezifische Effekte
gemeinsame Faktoren (allgemeine Aspekte) → allgemeine Effekte

Wir wählen den Begriff *therapeutische Effekte*, um die Komponenten zu bezeichnen, die den Nutzen der Psychotherapie unabhängig von ihrem Status als spezifische Komponenten oder gemeinsame Faktoren erbringen.

Die Wirkungen der spezifischen Effekte und der allgemeinen Effekte sind grundsätzlich nicht voneinander unterscheidbar. Um diese Logik ganz genau aufzuzeigen: Spezifische und allgemeine Effekte zu beschreiben, ist grundsätzlich nicht einfach eine Frage der genauen Beobachtung, sie sind teilweise erkenntnistheoretisch identisch! Nur die Ursachenzuschreibungen unterscheiden sich. Einige therapeutische Effekte, die typischerweise als allgemein angesehen werden, werden in einigen Anwendungen spezifisch sein (beispielsweise Einfühlungsvermögen beim Motivational Interviewing). Daher kann ihre Wirkung entweder als spezifisch oder als allgemein betrachtet werden! Allerdings wird diese spitzfindige Unterscheidung nur zu illustrativen Zwecken verwendet. Im Wesentlichen ist das Ziel dieses Buches, die therapeutischen Elemente der Psychotherapie zu identifizieren, indem wissenschaftliche Evidenz untersucht wird – in einfachen Worten: Was macht Psychotherapie wirksam? Der Faden kann mit folgendem Gedankenexperiment noch weitergesponnen werden: Stellen Sie sich vor, es gäbe keine Schulenkriege mehr und die Psychotherapeuten der unterschiedlichen Therapieschulen würden voneinander lernen wollen. Ziel wäre also nicht mehr Abgrenzung, sondern eine in gegenseitiger Wertschätzung entstehende Quelle möglicher Effektivität. Genau dieser Gedanke wurde von Grawe (1998) aufgenommen und im Detail ausgearbeitet. Zentral erscheint hier die Logik, dass sich die Behandlungen nicht mehr in kategorial vollkommen unterschiedlichen Sphären bewegen, sondern dass sich die spezifischen Aspekte einer Therapieschule quantitativ möglicherweise auch in anderen Schulen repräsentierten. Die spezifischen Aspekte wären somit nicht mehr eine Frage des kategorialen „Was“, sondern des dimensionalen „Wieviel“. Alle Therapieschulen würden somit grundsätzlich die Qualitäten der anderen Therapieschulen mehr oder weniger mitberücksichtigen, und sie würden sich nur noch in den dimensionalen Ausprägungen voneinander unterscheiden (z.B. Grawe, 1998; Pfammatter,

Junghan & Tschacher, 2012). Aus dieser Perspektive würde die Frage nach allgemeinen und spezifischen Faktoren obsolet![8]

Nach der Festlegung der Terminologie bleibt anzumerken, dass folgende Begriffe nicht verwendet werden, um spezifische Komponenten und gemeinsame Faktoren sowie deren Auswirkungen zu beschreiben: aktive Bestandteile, wesentliche Bestandteile, unspezifische Bestandteile, unspezifische Effekte und der Placeboeffekt (außer im Fall von Wirkungen von Placebomedikamenten, siehe dazu Kapitel 7). Aktive Bestandteile und essentielle Bestandteile werden verwendet, um bestimmte spezifische Bestandteile zu benennen. Unangemessen ist die Konnotation, dass diese spezifischen Bestandteile per definitionem Heilung bringen. Ob spezifische Bestandteile Effekte hervorbringen oder nicht, ist und bleibt eine empirische Frage. Unspezifische Bestandteile und unspezifische Effekte werden als Begriffe nicht verwendet, weil sie suggerieren, dass die allgemeinen oder gemeinsamen Faktoren weniger zentral als die spezifischen Bestandteile sind. Placeboeffekte (mehr dazu in Kapitel 7) werden oft als Effekte beschrieben, die für die Kernelemente einer Behandlung nicht relevant sind. Zum Beispiel wird die therapeutische Allianz, ein gemeinsamer Faktor, der nachweislich deutlich mit dem Therapieergebnis zusammenhängt (siehe Kapitel 7), manchmal mit einem nicht spezifischen Effekt oder einem Placeboeffekt gleichgesetzt. Der Begriff „allgemeine Effekte" wird hier verwendet, weil er sprachlich und logisch vergleichbar mit seinem Pendant „spezifische Effekte" ist.

Wir wenden uns nun der Beschreibung der beiden in sich logischen Denkmodelle zu, die in diesem Buch untersucht werden: dem Medizinischen Metamodell und dem Kontextuellen Metamodell.

Abstraktionsebenen

Psychotherapie ist ein außerordentlich komplexes Phänomen, und die Abstraktionsebenen bleiben bis zu einem gewissen Grad unbestimmbar. Dennoch ist ein kurzer Abriss der verschiedenen Ebenen erforderlich, um die zentrale These unseres Buches zu verstehen. Es werden hier vier Abstraktionsebenen präsentiert: therapeutische Methoden, therapeutische Strategien, theoretische Ansätze und metatheoretische Modelle. Diese vier Ebenen sind nicht gänzlich verschieden (d.h., dass die Grenzen zwischen ihnen weich definiert sind), und es wäre unmöglich, jede Fragestellung und theoretische Erklärung ausschließlich in eine der Ebenen einzuordnen. Einige Studien haben Fragen untersucht, die in keine der Ebenen passen, während andere Fragen wiederum zwei oder mehr Ebenen zu überspannen scheinen. Für die Ziele dieses Buches erscheint uns insbesondere zentral, die wichtigsten Aspekte des Medizinischen Metamodells und des Kontextuellen Metamodells auf metatheoretischer Ebene ein-

8 Eines der möglicherweise paradoxesten Phänomene in der Psychotherapiegeschichte ist und bleibt, dass die Profession, die die exklusive gesellschaftliche Erlaubnis hat, grundsätzlich jeden Menschen verstehen zu können, sich selbst gegenseitig nur in einem umgrenzten Rahmen verstehen will.

zuordnen. Wie wir darstellen werden, erzeugt auf dieser höchsten Ebene der Abstraktion die breite Palette von Forschungsergebnissen der Psychotherapieforschung konvergente und kohärente Schlussfolgerungen. Die Klassifikation nach Goldfried (1980) sowie die vierte Ebene der Abstraktion sind in der Tabelle 2.2 zusammengefasst.

Die höchste Ebene der Abstraktion nach Goldfried (1980) stellen der theoretische Rahmen und die damit einhergehenden individuellen Ansätze zur Psychotherapie sowie deren Ursprung dar, teilweise basierend auf impliziten, philosophischen Annahmen darüber, wie der Mensch und die menschliche Natur funktionieren und ticken. In Grünbaums (1981) Worten ausgedrückt ist dies das Niveau der therapeutischen Theorie und der jeweiligen Behandlungsmethode t. Obwohl es in der Tabelle 2.2 drei Beispiele für theoretische Ansätze in der Psychotherapie gibt (kognitiv-verhaltensorientiert, interpersonal, psychodynamisch), sind es nach Schätzungen mehr als 500 verschiedene Psychotherapiearten, wenn die verschiedenen Subgruppen berücksichtigt werden, wie sie in der Fachliteratur als eigenständige Behandlungsformen mit eigenem Therapienamen beschrieben werden (Kazdin, 2000; siehe auch Goldfried & Wolfe, 1996). Auf dieser Ebene der Abstraktion gibt es wenig Übereinstimmung zwischen den Forschern und den Praktizierenden. Die Befürworter eines bestimmten Ansatzes verteidigen ihre theoretischen Positionen und zitieren zur Begründung unterschiedliche Forschungsansätze und Forschungsmethoden, um die Wirksamkeit ihrer Behauptungen zu unterstützen. Zum Beispiel haben die jüngsten Literaturübersichten der Forschung aus internationaler Perspektive empirische Evidenz für Verhaltenstherapie (Emmelkamp, 2013), kognitive oder kognitiv-behaviorale Therapie (Hollon & Beck, 2013; Tolin, 2010), psychodynamische Ansätze (Barber, Muran, McCarthy & Keefe, 2013; Shedler, 2010) und humanistische oder emotionsfokussierte Therapien (Elliott, Greenberg, Watson, Timulak & Freire, 2013) gefunden. Die Fülle an Forschungsergebnissen aus klinischen Studien, in denen die Wirksamkeit einer Psychotherapie mit einer nicht behandelten Kontrollgruppe oder mit einer anderen Behandlung verglichen wird, ist ein Hinweis für die mögliche Bedeutsamkeit dieser Abstraktionsebene (siehe Kapitel 4 und 5).

> Die Popularität einer Therapieschule ist oft von Einflussfaktoren bestimmt, die wenig mit der Wirksamkeit der Schule zu tun haben. Unter anderem kommt es auf die Ausstrahlung, Energie und Langlebigkeit des Entwicklers, die Anzahl der ausgebildeten Schüler und deren Verbreitung im Gesundheitssystem sowie den Zeitgeist an. (Goldfried, 1980, S. 996)

Die unterste Ebene der Abstraktion beinhaltet die Techniken und eingesetzten Prozeduren, die durch den Therapeuten in einem Verfahren angewandt werden. Gut konzeptualisierte Behandlungen beschreiben die Feinheiten der spezifischen Interventionskomponenten. Die spezifischen Therapieschulen und -Ansätze vertreten spezifische Techniken, die sie auszeichnen. Daher sind Diskussionen über die Wirksamkeit einer bestimmten Behandlung auf die entsprechenden spezifischen Techniken und die damit verbundene Terminologie bezogen. Psychodynamische Psychotherapeuten interpretieren Übertragungen, während kognitive Verhaltenstherapeuten maladaptive Gedanken umstrukturieren. Das Einstehen für die theoretischen Grundlagen beispielsweise der kognitiven Verhaltenstherapie geht gleichzeitig

Tabelle 2.2: Abstraktionsebenen der Psychotherapie und dazugehörige Forschungsfragen

Abstraktionsebene	Beispiele für Untersuchungseinheiten	Forschungsfragen	Forschungsdesign
Technik/Methode (d.h. spezifische Bestandteile)	Interpretationen Reflexion von Gedanken In-vivo-Exposition	Ist eine bestimmte Methode oder Ansammlung von Techniken notwendig, um therapeutisch wirksam vorzugehen? Welche Eigenschaften umfasst eine fachkundig eingesetzte Technik?	Komponentendesigns (Dekomposition von Verfahren oder Addition von Komponenten) Parametrische Designs Klinische Tests mit Placebo-Kontrollgruppen Passive Designs, die den Zusammenhang der Methode und des Therapieergebnisses innerhalb einer Therapie untersuchen
Strategie	Korrektive Erfahrungen Aktivierung bei depressiven Patienten Implementierungsformen	Sind Strategien bei allen Psychotherapien üblich? Sind die Strategien notwendig und ausreichend, um Veränderungen zu bewirken?	Passive Designs, die cen Zusammenhang zwischen Methoden und dem Therapieergebnis über mehrere Behandlungen hinweg vergleichen
Theorieansatz	Kognitiv-verhaltensorientiert Interpersonale Ansätze Psychodynamisch	Ist eine bestimmte Behandlung effektiv? Ist eine bestimmte Behandlung wirksamer als eine andere?	Klinische Studien mit Vergleichen zu Kontrollgruppen ohne Behandlung Vergleichsstudien (Tx A vs. Tx B)
Metatheorie	Medizinisches Metamodell Kontextuelles Metamodell	Welche Metatheorie beschreibt die derzeitige Befundlage am besten?	Forschungssynthese

Anmerkung. Tabelle adaptiert nach „Toward the delineation of therapeutic change principles“ von M. R. Goldfried, 1980, *American Psychologist, 35*, pp. 991–999. Copyright 2001 by the American Psychological Association. Wiedergabe mit Genehmigung.

mit dem Vertreten spezifischer Behandlungsmethoden einher. Wie in der Tabelle 2.2 dargestellt, wurden verschiedene Untersuchungsdesigns entwickelt, um auf diesem Abstraktionslevel die Wirksamkeit bestimmter Interventionskomponenten zu testen.

Nach Goldfried (1980) steht zwischen den einzelnen Schulen und damit verbundenen Techniken eine Abstraktionsebene, die er als klinische Strategien etikettiert. Klinische Strategien sind klinische Heuristiken, die die vielen therapeutischen Entscheide während einer Therapiesitzung mitbestimmen (Goldfried, 1980, S. 994). Goldfrieds Absicht dieser Zwischenabstraktionsebene ist, aufzuzeigen, dass therapeutische Phänomene auf dieser Ebene Gemeinsamkeiten aufweisen, die über die einzelnen Ansätze hinweg gültig sind und möglicherweise Konsens unter den Anhängern der verschiedenen theoretischen Ansätze schaffen. Die beiden zentralsten klinischen Strategien nach Goldfried (1980) gelten für alle psychotherapeutischen Ansätze und beinhalten „korrektive Erfahrungen" und „direktes Feedback". Eine neuere Entwicklung auf dieser Abstraktionsebene ist die Identifizierung von Faktoren, die sich in unterschiedlichen Behandlungen für bestimmte Erkrankungen als wirksam erwiesen haben (Beutler & Castonguay, 2006). Die im deutschen Sprachraum eingehend diskutierten allgemeinen Wirkprinzipien von Grawe (1998) sind ebenfalls auf dieser Ebene anzusiedeln. Die Strategien beinhalten im Großen und Ganzen spezifische Komponenten (z. B. Exposition bei Patienten mit Angststörungen und ausgeprägter Vermeidung) und gemeinsame Faktoren (z. B. das Setzen von Zielen oder die Therapieallianz). Die Forschungsfragen auf diesem Abstraktionsniveau drehen sich um die Identifizierung gemeinsamer Strategien und darum, inwieweit sie für die therapeutische Veränderung notwendig und ausreichend sind. Obwohl innovativ und mit großem Potential für Erklärungen ausgestattet, hat die Abstraktionsebene der Strategien zwar viel Forschung produziert, im Vergleich zu Forschung, die sich der Festigung der Wirksamkeit bestimmter Ansätze widmet, erreicht sie jedoch seltener die Psychotherapeuten, welche sich in einer bestimmten Schule ausbilden lassen.

Die abstrakteste Ebene ist die Ebene der basalen Metamodelle. Es ist allgemein akzeptiert, dass Psychotherapie in vielen Bereichen wirkt (im Kapitel 4 gehen wir darauf vertieft ein). Die Frage zu beantworten, welche Faktoren für das Gelingen einer Therapie verantwortlich sind, hat sich jedoch als äußerst schwierig erwiesen (Kazdin, 2009). In einfachen Worten: *Was macht die Psychotherapie wirksam?* Auf jeder der drei untersten Abstraktionsebenen werden Erklärungsmodelle geboten. Im Verlauf der Darstellung der Forschungsergebnisse wird jedoch deutlich werden, dass a) für das Verständnis kausaler Mechanismen auf jeder dieser Abstraktionsebenen logische Herausforderungen bestehen und b) die empirischen Resultate zu uneinheitlich sind, um die erhofften kausalen Ursachenzuschreibungen zu erlauben. Folglich ist eine vierte Ebene der Abstraktion nötig – eine Theorie über psychotherapeutische Theorien. In diesem Buch stellen wir einen Dualismus zweier Metatheorien auf: des Medizinischen Metamodells und des Kontextuellen Metamodells.

Im letzten Kapitel haben wir das Medizinische Metamodell und dessen für die Psychotherapie adaptierte Form diskutiert. Im weiteren Verlauf dieses Kapitels beschreiben wir weitere Interventionsmodelle, die sich teilweise in den Humanwissenschaften und Erziehungswissenschaften etabliert haben, etwa wie das Medizinische Metamodell im engeren medizinischen Umfeld.

Alternativen zu spezifischen Theorien der Psychotherapie

Nach Arkowitz (1992) hat die Unzufriedenheit mit einzelnen theoretischen Ansätzen drei Bewegungen hervorgebracht: a) die theoretische Integration, b) den technischen Eklektizismus und c) die gemeinsamen Faktoren. Obwohl sich das Kontextuelle Metamodell besonders stark auf die gemeinsamen Faktoren bezieht, werden die anderen zentralen Alternativen hier kurz vorgestellt.

Theoretische Integration

Theoretische Integration ist die Verschmelzung von zwei oder mehr Theorien zu einer einzigen Konzeptualisierung oder die Assimilation verschiedener Ansätze in einen bestehenden Ansatz (Norcross & Goldfried, 1992, 2005). Die Ursprünge der theoretischen Integration werden oft Thomas French gutgeschrieben, der eine Rede vor der American Psychiatric Association hielt, in der er Parallelen zwischen der Psychoanalyse und der Pavlov'schen Konditionierung zog. Leider fand seine Rede nicht viel Anklang (French, 1933; siehe Norcross & Goldfried, 2005). Dollards und Millers (1950) wegweisende Arbeiten waren vielleicht die erste echte Integration zweier psychotherapeutischer Theorien, die breite theoriegeleitete Erklärungen des Verhaltens anboten (Arkowitz, 1992; Grawe, 1998). Da sich Verhaltenstherapie in der Praxis in dieser Zeit noch nicht etabliert hatte, wurde Dollards und Millers Arbeit als zu akademisch abgetan und hatte nicht die beabsichtigte integrative Wirkung. Nach der Einführung von Verhaltenstechniken (z. B. systematische Desensibilisierung) waren Verhaltenstherapeuten in der Regel mehr daran interessiert, die Unterschiede der beiden Theorien hervorzuheben anstatt ihrer Gemeinsamkeiten. Nichtsdestotrotz warfen die Psychoanalytiker in den 1960er- und 1970er-Jahren die Orthodoxie der Psychoanalyse ab, legten mehr Wert auf die Struktur der Behandlung, richteten ihre Aufmerksamkeit mehr auf Strategien zum Lösen von Problemen im Hier und Jetzt und waren eher dazu geneigt, dem Patienten mehr Verantwortung zuzugestehen (Arkowitz, 1992). Die Psychotherapietheorie ließ sich im Verlauf nicht nur von empirischer Evidenz, sondern möglicherweise ebenso von zeitgeistigen Ideen und Praktiken leiten, die sich außerhalb der engeren Profession entwickelten. Zur gleichen Zeit ließen Verhaltenstherapeuten immer mehr vermittelnde Konstrukte in ihren Modellen zu wie z. B. Kognition. Sie begannen, die Bedeutung von scheinbar nebensächlichen Faktoren für die Verhaltenstheorie, wie beispielsweise die therapeutische Beziehung, anzuerkennen (für eine integrative Verhaltenstherapie, bei der die therapeutische Beziehung als spezifisches therapeutisches Element fungiert, siehe beispielsweise Functional Analytic Psychotherapy; Kohlenberg & Tsai, 2007 oder Caspar, 2017).

Die Aufweichung der Orthodoxie sowohl psychodynamischer als auch verhaltenstherapeutischer Ansätze gab die Bühne frei für Wachtels (1981) *Psychoanalyse und Verhaltenstherapie. Ein Plädoyer für ihre Integration.* Wachtel zeigt in dieser und in anderen Schriften, wie psychodynamische und behaviorale Erklärungen gemeinsam Verhalten und psychische Störungen erklären und wie Interventionen aus beiden Theorien therapeutische Veränderung, sowohl im Verhalten als auch intrapsychisch, erleichtern könnten. Das Wesen der Integration wurde von Arkowitz (1992) treffend zusammengefasst:

> Aus der psychodynamischen Perspektive betonte Wachtel unbewusste Prozesse und Konflikte und die Wichtigkeit von Bedeutungen und Fantasien, die unsere Interaktionen mit der Welt beeinflussen. Von der Verhaltensseite her wurden aktive Interventionstechniken, die Auseinandersetzung mit der Umgebung, in der das Verhalten stattfindet, die Fokussierung auf die Ziele des Patienten in der Therapie und die Berücksichtigung empirischer Beweise mit eingeschlossen ... Verhaltenstherapeutische Maßnahmen können als Quelle neuer Erkenntnisse dienen (Wachtel, 1975), und Erkenntnisse können Veränderungen im Verhalten fördern (Wachtel, 1982). (S. 268–269)

Seit Wachtels bahnbrechender Arbeit hat die Psychotherapieintegration an Popularität gewonnen. Neue Integrationen und Verfeinerungen bestehender Ansätze wurden zu akzeptierten Modalitäten in den Behandlungen (Norcross & Goldfried, 2005). Die zentrale, paradox wirkende, Aufgabe der Psychotherapieintegration besteht darin, zu verhindern, dass die integrierte Theorie zu einer eigenen Therapieschule wird, und Hypothesen zu generieren, die sich von den ursprünglichen Theorien, auf denen die Integration beruht, maßgeblich unterscheiden (Arkowitz, 1992). Man könnte sich vorstellen, dass alle Psychotherapien (mit einigen Ausnahmen – z. B. vielleicht reine Expositionsbehandlungen für einfache Phobien; obgleich auch andere Ansichten existieren, siehe Powers, Smits, Whitley, Bystritsky & Telch, 2008; wobei z. B. Hoyer & Heinig, 2015) Elemente aus einer Vielzahl von Perspektiven enthalten und daher integrativ sind. Auf diese Weise können integrierte Ansätze zur Liste der Psychotherapien hinzugefügt werden, ohne sich sehr weit von den ursprünglichen drei Behandlungsansätzen zu entfernen. Folglich stellt eine integrierte Theorie jedoch auch keine brauchbare Alternative zu etablierten Behandlungen dar, wenn es um das Verständnis geht, wie Psychotherapie wirkt.

Technischer Eklektizismus

Der rote Faden des technischen Eklektizismus ist Pauls berühmte Gretchen-Frage: „Welche und wessen Behandlung ist für diese gegebene Person mit diesem spezifischen Problem unter diesen Umständen am effektivsten, und wie soll sie ausgeführt werden?“ (Paul, 1969). Technischer Eklektizismus und die daraus gewonnene selektive Indikation widmet sich der Suche nach der Antwort auf Pauls Fragen in so vielen Zellen der Matrix wie möglich, die von den Patienten-, Therapeuten- und Problemdimensionen beschrieben wird. Diese deduktive Suche ist rein empirisch angetrieben, sodass die Theorie relativ unwichtig wird. Die beiden auffälligsten Systeme für technischen Eklektizismus sind Arnold Lazarus' *Multimodale Therapie* (siehe zum Beispiel Lazarus, 1981) und Larry Beutlers *Systematische Eklektische Psychotherapie* (Beutler & Clarkin, 1990; Beutler & Harwood, 2000; Beutler, Harwood, Kimpara, Verdirame &

Blau, 2011; Beutler, Harwood, Michelson, Song & Holman, 2011). Im Wesentlichen konzentriert sich der technische Eklektizismus auf die unterste Abstraktionsebene – die Ebene der Interventionen (siehe Tabelle 2.2). Der technische Eklektizismus enthält einen Aspekt des Medizinischen Metamodells, nämlich das Postulat der spezifischen Behandlungen für bestimmte Erkrankungen. Dieser Grundannahme folgend, ist es in dieser Logik unmöglich, Hypothesen abzuleiten, die technischen Eklektizismus von der Grundlage des Medizinischen Metamodells im Hinblick auf die Wirksamkeit von Psychotherapie unterscheiden würden; das Spezifische ist mathematisch gesprochen nicht mehr in den Haupteffekten sichtbar, sondern wird sich in den zwei-, drei-, oder vielfachen Interaktionen manifestieren. Die Grundannahme, dass die Behandlungen spezifisch wirken, bleibt dabei jedoch erhalten. Ein Teil der empirischen Daten, die im Rahmen des technischen Eklektizismus gesammelt wurden, wurde jedoch auch dazu genutzt um auf der Strategieebene neue Theorien zu entwickeln (Beutler & Baker, 1998; Beutler, Harwood, Kimpara et al., 2011; Beutler, Harwood, Michelson et al., 2011). Das wird in Kapitel 8 diskutiert.

Im Folgenden wendet sich der Fokus dem Ansatz der gemeinsamen Faktoren zu, der die Grundlage des Kontextuellen Metamodells bildet.

Gemeinsame Faktoren

In Folge von Rosenzweigs Vorschlag, dass gemeinsame Faktoren der Therapie für den Nutzen der Psychotherapie verantwortlich sind, wurden erfolgsrelevante Aspekte der Therapie identifiziert und empirisch untersucht. Ein umfassendes Modell der gemeinsamen Faktoren wurde erstmals in den 1960er-Jahren von Jerome Frank entwickelt und in verschiedenen Ausgaben seines Buches *Persuasion and Healing* (Frank, 1961, 1973; Frank & Frank, 1991) vorgestellt. Zu einem großen Teil ist das Kontextuelle Metamodell von Franks Modell abgeleitet, mit Verfeinerungen der Reflexion psychologischer, evolutionärer, klinischer und anthropologischer Theorie und Forschung, die in den letzten zwei Jahrzehnten entstanden ist.

Modell nach Frank

Laut Frank und Frank (1991) ist das Ziel der Psychotherapie, Menschen zu helfen, sich besser zu fühlen und sich in ihrer Lebensumgebung durch angemessene Anpassung besser zurechtzufinden, indem sie die Bedeutung von Erfahrungen in ein neues Licht rückt (vgl. 1991, S. 30). Menschen, die sich in Psychotherapie begeben, sind zu Beginn oftmals demoralisiert und haben eine Vielzahl von psychischen Problemen, typischerweise im Depressions- und Angstspektrum. Zentral ist die Annahme, dass die Menschen einen Psychotherapeuten wegen der Demoralisierung aufsuchen, die von ihren Symptomen herrührt. Der Therapieanlass ist somit nicht primär die Symptombelastung, die oft über Jahre dauert, sondern die Demoralisierung und Einsicht, dass die eigenen Bewältigungsstrategien nicht zum erwünschten Ziel führen. Frank schlug vor, dass „Psychotherapie ihre Wirkung weitgehend durch direkte Behandlung der Demoralisierung erreicht und nur indirekt durch Linderung der erkennbaren Symptome einer verdeckten Psychopathologie" (Parloff, 1986, S. 522).

Frank und Frank (1991) beschrieben Komponenten, die allen Ansätzen der Psychotherapie gemein und somit grundsätzlich invariant sind – dies ist insbesondere für die empirische Untersuchung relevant. Die erste Komponente beinhaltet, dass Psychotherapie eine *emotionale, vertrauensvolle Beziehung mit einer helfenden Person* (d.h. einem Therapeuten) einschließt. Die zweite Komponente beinhaltet, dass der Kontext der Beziehung eine *heilungsfördernde Umgebung* darstellt, in der der Patient zu einer psychotherapeutisch ausgebildeten Person Kontakt hat, von der er glaubt, dass sie ihm helfen kann, und die für die Zusammenarbeit sein Vertrauen genießt. Die dritte Komponente beinhaltet, dass ein *nachvollziehbares, konzeptionelles Schema* oder ein *Mythos* besteh, die für die Symptome des Patienten eine plausible Erklärung liefern. Laut Frank und Frank muss die besondere Logik des Schemas vom Patienten und vom Therapeuten angenommen werden, aber nicht unbedingt „wahr" sein. Die Grundlage dafür kann ein Mythos sein, der nicht „wissenschaftlich" bewiesen sein muss, um als Basis zu gelten. Allerdings ist es wichtig, dass die Behandlungsbegründung mit der Weltsicht und/oder den Einstellungen und Werten des Patienten konsistent und somit glaubhaft ist, oder alternativ, dass der Therapeut den Patienten so unterstützt, dass er Vertrauen in die Therapie gewinnt. Einfach ausgedrückt, muss der Patient der Behandlung Glauben schenken oder dazu geführt werden, an diese zu glauben. Die letzte Komponente ist ein *Behandlungsritual* oder eine *Prozedur*, die die aktive Beteiligung sowohl des Patienten wie auch des Therapeuten erfordern und die mit dem Behandlungshintergrund im Einklang stehen, der zuvor vom Patienten angenommen wurde (d.h. der Patient glaubt daran, dass die Durchführung der in sich stimmigen Behandlung eine brauchbare Hilfestellung bietet). Mit dem Ritual kann der Patient sozusagen sein Gesicht bewahren, nicht schon vorher von selbst sein Verhalten verändert zu haben, und es bietet einen Ankerpunkt und eine Erinnerungsstütze, dass sich die Dinge verändert haben.

Frank und Frank (1991) diskutierten sechs Elemente, die den Ritualen und Verfahren gemein sind und von *allen* Psychotherapeuten verwendeten werden. Erstens wirkt der Therapeut der Überzeugung der Vereinsamung und Entfremdung des Patienten entgegen. Der Therapeut bietet eine vertrauensvolle Beziehung an, nachdem der Patient schambehaftete Gefühle der Demoralisierung preisgegeben hat. Zweitens erhält der Therapeut die Erwartung des Patienten aufrecht, dass ihm geholfen wird, indem er die Hoffnung auf Verbesserung mit dem Therapieprozess verknüpft. Drittens bietet der Therapeut neue Lernerfahrungen an. Viertens werden während der Therapie die Emotionen des Patienten aktiviert. Fünftens stärkt der Therapeut die Überzeugung des Patienten, Herr der Lage zu werden und damit verbunden seine generalisierte Selbstwirksamkeit. Sechstens stellt der Therapeut Möglichkeiten für die Erprobung bereit.

Weitere Modelle zu gemeinsamen Faktoren

Es wurden mehrere andere Modelle gemeinsamer Faktoren entwickelt, die den Nutzen der Psychotherapie erklären sollten, und einige prominente werden hier kurz beschrieben. Goldfried (1980) suchte, wie bereits erwähnt, eine allgemeinere Abstraktionsebene als Techniken und schlug zwei Prinzipien vor, die für alle Therapien üblich sind: dem Patienten neue und korrektive Erfahrungen anzubieten und ihm eine direkte Rückmeldung zu geben. Die Idee der gemeinsamen Strategien wurde von einer gemeinsamen Task-Force der Society of Clinical Psychology (Abteilung 12 der APA) und der North American Society for Psychotherapy Research (NASPR) verfolgt, die Faktoren zusammenfasste und extrahierte, die zu wirksamen Behandlungen für bestimmte Klassen von Erkrankungen führten (nämlich dysphorische Störungen, Angststörungen, Persönlichkeitsstörungen und Substanzabhängigkeiten; Castonguay & Beutler, 2006). Im Jahr 1986 entwickelten Orlinsky und Howard ein *Allgemeines Modell der Psychotherapie*, das in der Folge in mehreren Revisionen der Society for Psychotherapy Research (SPR) empirisch basierend auf breiter internationaler (einschließlich deutschsprachiger) Literatur zusammengefasst wurde und die folgenden Komponenten enthielt (Orlinsky & Howard, 1986; Orlinsky, Grawe & Parks, 1994; Orlinsky, Rønnestad & Willutzki, 2004): der therapeutische Vertrag, die therapeutischen Interventionen, die therapeutische Bindung, die Selbstbezogenheit des Patienten, die therapeutische Umsetzung und die therapeutischen Ergebnisse. Der Hypothese nach sind diese Komponenten in den sozialen Kontext der Behandlungsumgebung eingebettet und aufeinander bezogen (siehe Abbildung 8.1; Orlinsky & Howard, 1986).

Howard postulierte zudem ein Phasenmodell allgemeiner Veränderungsprozesse in der Psychotherapie, bei dem in einer ersten Phase die Patienten ganz im Sinne von Frank wieder Hoffnung erlangen (Remoralisierung), um in einer zweiten Phase vertieft auf die problematischen, oftmals störungsspezifischen Aspekte einzugehen (Remediation) und sich in einer letzten Phase mit neu geschaffenem Handlungsspielraum im psychosozialen Umfeld neu zu orientieren (Resozialisation). Das Phasenmodell wurde in der Folge empirisch untersucht und insofern revidiert, dass die Phasen bei den einzelnen Patienten auch gleichzeitig beobachtet werden können (Howard, Lueger, Maling & Martinovich, 1993; Stulz & Lutz, 2007).

Castonguay (1993) war besorgt, dass durch den Fokus auf die Handlungen des Therapeuten die übrigen gemeinsamen Faktoren in der Psychotherapie ignoriert würden, und schlug drei Klassen gemeinsamer Aspekte der Psychotherapie vor. Die erste, die Goldfrieds Strategieabstraktionsebene ähnlich ist, bezieht sich auf globale Aspekte der Therapie, die nicht spezifisch für einen Ansatz sind (d.h. in allen Ansätzen anzutreffen sind). Dies sind Aspekte wie Einsicht, korrektive Erfahrungen, die Gelegenheit, Gefühle auszudrücken und der Erwerb eines Gefühls der Beherrschung. Die zweite Klasse bezieht sich auf Aspekte neben der Behandlung, einschließlich interpersonaler und sozialer Faktoren, die den therapeutischen Kontext und die therapeutische Beziehung umfassen (zum Beispiel das Arbeitsbündnis). Die dritte Klasse umfasst andere Aspekte der Psychotherapie, die Ergebnisse beeinflussen, einschließlich der Erwartungen des Patienten und seine Einbringung in den therapeutischen Prozess. Sol Garfield versuchte in seinem Buch *Psychotherapy: An Eclective-Integrative Approach* (1995), ein weiteres Modell gemeinsamer Faktoren auf wissenschaftlichen Erkenntnissen aufzubauen.

Im Wissen, dass Listen von gemeinsamen Faktoren mit relativer Leichtigkeit und in hoher Frequenz erzeugt werden könnten, haben Forscher versucht, ein konzeptionelles Schema auf die gemeinsamen Faktoren anzuwenden. Grencavage und Norcross (1990) stellten eine Übersicht von Publikationen zusammen, die Gemeinsamkeiten zwischen Therapien diskutieren und in fünf Bereiche einteilen: Patienteneigenschaften, Therapeutenqualitäten, Veränderungsprozesse, Behandlungsstrukturen und Beziehungselemente. Lambert (1992) gliederte die verschiedenen Faktoren, die zu psychotherapeutischem Erfolg führen, in vier Kategorien auf und ordnete sie entsprechend der Wichtigkeit ihres therapeutischen Nutzens an: a) patientbezogene/extracurriculare Faktoren, b) Beziehungsfaktoren, c) Placebo-, Hoffnungs- und Erwartungsfaktoren und d) Faktoren des Methodenmodells. Die nach Lambert wichtigste Kategorie, patientbezogene/extracurriculare Faktoren, enthält Merkmale des Patienten und Ereignisse, die außerhalb der Therapie auftreten. Ganz offensichtlich ist vieles von dem, was in der Therapie geschieht, auf die Motivation, die Ressourcen (z.B. soziale Unterstützung) und die Persönlichkeitsstruktur des Patienten zurückzuführen sowie auf Ereignisse, die indirekt als Folge der Therapie (z.B. ein depressiver Mann spricht mit seiner Frau über seine Not) oder zufällig (z.B. die Eltern des Patienten versterben unerwartet) geschehen. Der zweitwichtigste Aspekt gemäß Lambert beinhaltet Beziehungsfaktoren, die alle Aspekte der Beziehung zu einem aufrichtigen, empathischen und fürsorglichen Therapeuten umfassen, der die Arbeit an der Lösung problematischer Fragen unterstützt. Die dritte Kategorie, Placebo-, Hoffnungs- und Erwartungsfaktoren, entsteht als Folge der Suche nach Hilfe von einem professionellen Behandler; der Patient glaubt daran, dass die Therapie hilfreich sein wird. Schließlich macht nach Lambert der Faktor des Methodenmodells einen Teil des Erfolgs von Psychotherapie aus. Das bedeutet, dass die Bestandteile der spezifischen Behandlung für einige der nutzbringenden Leistungen von Psychotherapie verantwortlich sind. Das beliebte Buch *Heart and Soul of Change* (Hubble, Duncan & Miller, 1999) baut auf Lamberts Schema auf und förderte die Kraft der gemeinsamen Faktoren.

Im deutschen Sprachraum postulierten Grawe und Kollegen aufgrund eines umfassenden metaanalytischen Zusammenzugs die folgenden vier allgemeinen Wirkfaktoren (Grawe, 1998; Grawe, Donati & Bernauer, 1990): *Bewältigungserfahrungen*, die sich auf die Handlungskompetenzen des Patienten beziehen; *Klärungserfahrungen*, die sich auf neugewonnene Erkenntnisse und Einsichten beziehen; *Ressourcenaktivierung*, die sich auf die bestehenden oder brachliegenden Fähigkeiten, Fertigkeiten und motivationalen Bereitschaften des Patienten bezieht; und *Problemaktualisierung*, die sich auf die emotionale Aktivierung im Verlauf der Therapie bezieht. Die vier Wirkfaktoren können in drei allgemeinen Wirkkomponenten zusammengefasst werden, die das *Zusammenspiel der Veränderungsprozesse* während einer Therapie beschreiben: *Ressourcenaktivierung*, als Aktivierung der (Selbst-)Heilungskräfte während der Therapie, die sich in einer vertrauensvollen Therapiebeziehung und einer aktiven Mitarbeit des Patienten und damit verbundenen Reaktivierung der eigenen Problemlösefähigkeiten äußert; die *bewältigungsorientierten bzw. bewusstseinsschaffenden Interventionen*, die dem Patienten Hilfestellungen bieten, die psychischen Probleme besser zu verstehen bzw. die damit verbundenen Verhaltensmuster zu durchbrechen; das Verstehen der überdauernden *hierarchisch gegliederten motivationalen Ziele, Pläne, Schemata oder Bedürfnisse* und damit verbundener persönlicher „Fettnäpfchen" und (Lebens-)Ziele (Caspar, 2017). Zentral erscheint hier, dass sich die einzelnen allgemeinen Wirkfaktoren und -mechanismen nicht kategorial auf eine einzelne Schule beziehen, sondern sich allenfalls dimensional unterscheiden (Grawe, 1998). Während medizinische Konzepte oftmals in Kategorien beschrieben werden (z. B. grün, blau, rot), versuchen psychometrische Verfahren, die psychologischen Konzepte oftmals dimensional zu operationalisieren (z. B. Wellenlänge des Lichts).

Das Kontextuelle Metamodell

Die aktuelle Version des Kontextuellen Metamodells beschreibt drei Wege, die den Nutzen der Psychotherapie erklären. Das Modell gründet auf dem Wissen über den Menschen und seine Heilung, d. h. es fußt im Großen und Ganzen auf aktuellen Theorien der Sozial- und Humanwissenschaften. Die grundlegende Prämisse des Modells ist, dass der Nutzen der Psychotherapie durch soziale Informationsverarbeitungsprozesse und damit verbundenes persönliches Engagement des Patienten entsteht und dass Interaktions- und Kommunikationsprozesse die Grundlage der Wirksamkeit der Psychotherapie darstellen.

Menschen sind eine der wenigen ultrasozial organisierten Spezies, wie dies vor allem bei Insektenarten beobachtet werden kann (z. B. Ameisen und Termiten; Wilson, 2012), oder auch, wie E. O. Wilson schrieb, eine eusoziale Spezies. Eusoziale Arten haben einen Vorteil gegenüber Tieren, die „im Alleingang" existieren, wie Wilson in Bezug auf Menschen argumentiert:

> Eine Gruppe mit Mitgliedern, die gegenseitig Absichten erkennen und zusammenarbeiten können, während sie die Aktionen der konkurrierenden Gruppen vorhersagen vermögen, hätte einen enormen Vorteil gegenüber anderen, weniger Begabten. Zweifellos gab es Wettbewerb zwischen den Gruppenmitgliedern, was zu einer natürlichen Selektion von Eigenschaften führte, die einigen Vorteile gegenüber anderen verschaffte. Aber noch wichtiger für eine Spezies, die neue Umgebungen betrat und im Wettbewerb mit starken Konkurrenten stand, waren die Einheit und Zusammenarbeit innerhalb der Gruppe ... Der primäre und entscheidende Unterschied zwischen menschlicher Kognition und derjenigen anderer Tierarten, darunter unsere nächsten genetischen Verwandten, die Schimpansen, ist die Fähigkeit, für die Zwecke der Erreichung gemeinsamer Ziele und Absichten zusammenzuarbeiten. Die Besonderheit des Menschen ist die Intentionalität, die einem extrem großen Arbeitsgedächtnis entspringt. Wir [Menschen] wurden zu Experten im Gedankenlesen und Weltmeister im Erfinden von Kultur. (S. 224, 226)

In eusozialen Spezies gibt es evolutionäre Kräfte, die auf der Gruppenebene wie auch auf individueller Ebene wirken (oft als Multilevel-Selektion bezeichnet; siehe z. B. Wilson, 2012), was bedeutet, dass die Leistungsfähigkeit sowohl für die Gruppe als auch für Einzelpersonen wichtig ist. Als Beispiel seien hier die Fischer von Luarca in Spanien erwähnt, die den Beschluss fassten, in ihren kleinen Booten ihren gut geschützten Hafen an der Costa Verde zu verlassen, um an Schlechtwettertagen fischen zu gehen. Auf individueller Ebene würde der Fischer die Gefahr, auf See an einer notorisch gefährlichen Küste verloren zu gehen, gegen einen wirtschaftlichen Vorteil abwägen, den er gegenüber den anderen Fischern gewinnen würde, indem er an einem Tag fischt, an dem die anderen sich nicht hinauswagen würden. Die geschicktesten Fischer (d.h. aus evolutionärer Perspektive die Stärksten) würden es häufiger als die anderen wagen, zum Fischen hinauszufahren, und hätten dadurch anderen gegenüber einen wirtschaftlichen Vorteil. Allerdings würde ein solches Verhalten Druck auf die anderen Fischer ausüben, mehr zu wagen, um mit den geschickteren Fischern konkurrieren zu können; die Eskalation der Risikobereitschaft würde das Wohl der gesamten Fischergemeinschaft aufs Spiel setzen. Unter Berücksichtigung der Interessen der gesamten Fischergemeinschaft (somit auch des ganzen Dorfs, da Fischen die primäre Versorgungsquelle war) haben die Fischer die in Abbildung 2.1 dargestellte Strategie angewendet. An stürmischen Tagen versammelten sich die Fischer morgens um einen Tisch, auf dem ein Modellhaus und ein Modellboot platziert wurden. Jeder Fischer hatte einen Spielstein, den er entweder auf das Haus oder das Boot setzte. Wenn die Mehrheit der Spielsteine auf das Boot gelegt wurde, dann war das Fischen erlaubt, wenngleich jeder Fischer die Wahl hatte, zu Hause zu bleiben. Wenn jedoch die Mehrheit der Spielsteine auf das Modellhaus fiel, so war es an diesem Tag nicht erlaubt zu fischen. Diese Strategie integrierte den Wert der Gemeinschaft, die dieser Fischergemeinschaft längerfristig einen Vorteil gegenüber anderen brachte, die keine vergleichbaren regulativen Kooperationsstrategien nutzten.

Zwar gibt es eine Kontroverse darüber, ob sich bestimmte Persönlichkeitseigenschaften, die mit Gruppenzusammenarbeit zusammenhängen (z.B. Altruismus), effektiv evolutionär herausbildeten (evolutionäre Theorien lassen sich nicht direkt prüfen). Es besteht jedoch ein breiter Konsensus, dass die eusozialen Spezies die Zusammenarbeit nutzen, um das Wohl der Gesamtgruppe zu fördern. Darüber hinaus gibt es wenig Zweifel darüber, dass Gesellschaftlichkeit und damit verbundene Kul-

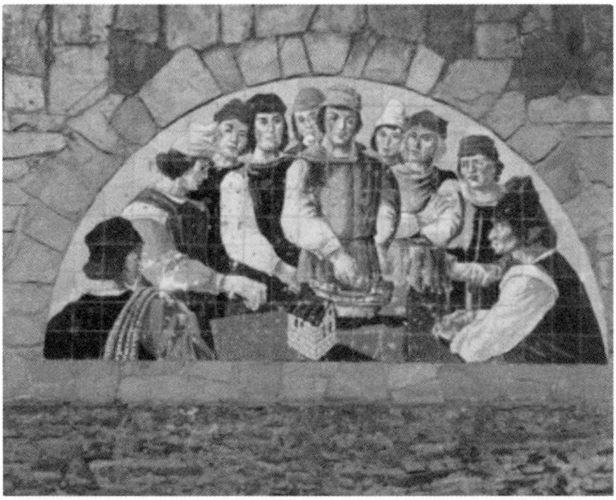

Abbildung 2.1: Die Fischer von Luarca in Spanien bei der Entscheidungsfindung, ob an einem Schlechtwettertag das Fischfangen sinnvoll ist

turtechniken eine entscheidende menschliche Errungenschaft darstellen. Lieberman und Kollegen haben die neurologische Grundlage von Sozialität untersucht und festgestellt, dass „es immer mehr Beweise dafür gibt, dass unsere [d.h. die menschliche] Dominanz als Spezies auf unsere Fähigkeit zurückzuführen sein könnte, sozial zu denken“ (Lieberman, 2013, S. 7).

Die *soziale Immunität* beschreibt Präventions- und Heilungskonzepte, die bei eusozialen Spezies durch Zusammenarbeit entstehen (Cremer & Sixt, 2009). Natürlich sind individuelle biologische Faktoren und Verhaltensstrategien entscheidend, um Krankheiten und deren Auswirkungen zu verhindern oder zu mildern. Allerdings zeigen eusoziale Arten auf gesellschaftlicher Ebene zusätzliche soziale Strategien, sich gegen Krankheiten zur Wehr zu setzen. Zum Beispiel werden in Bienenstöcken mögliche Krankheitserreger eingekapselt, indem die Arbeiterbienen den Erreger umkreisen und so einschließen („soziale Einkapselung“, analog wie Immunzellen auf der individuellen Ebene arbeiten). Wenn Bienen infiziert sind, schlagen die Arbeiterbienen mit ihren Flügeln, um die Temperatur des Bienenstockes zu erhöhen und damit den infizierten Bienen zu helfen, ihre Infektion zu bekämpfen (Cremer & Sixt, 2009). Ameisen spüren aktiv infizierte Koloniemitglieder auf, um sich an ihnen zu reiben, so dass eine kleine Dosis des Erregers auf die nicht infizierten Ameisen übertragen wird, wodurch sich die Kolonie im Verlauf immunisiert, was als „soziale Immunisierung“ bezeichnet wurde (Konrad et al., 2012).

Die Menschen haben sich hinsichtlich der Heilung durch soziale Mittel in einer ähnlicher Weise entwickelt. Seit jeher praktizieren alle menschlichen Kulturen, bei den frühesten Aufzeichnungen angefangen, eine Form der Heilung, mit dafür ausgebildeten Heilern und aufwendigen Erklärungen für Krankheiten und Heilungsrituale (Wilson, 1978; Shapiro & Shapiro, 1997b), wie in Kapitel 1 bereits diskutiert. Es gibt eindrückliche Hinweise darauf, dass der Gesichtsausdruck des Schmerzes beim Gegenüber unmittelbare Hilfsreaktionen auslöst (Williams, 2002). Körperliche und geistige Krankheit sowie auch Wohlbefinden werden durch soziale Netzwerke weitergegeben – Herzerkrankungen, Adipositas, Depression, Einsamkeit und Glück sind etwas salopp ausgedrückt sozial „ansteckend“, wie Influenza physisch ansteckend ist (Cacioppo, Fowler & Christakis, 2009; Christakis & Fowler, 2007; Fowler & Christakis, 2009, 2010; Rosenquist, Fowler & Christakis, 2011). Gesundheit und Wohlbefinden sind nicht auf ein Individuum beschränkt.

Der zentrale Punkt ist, dass wir hier die Grundannahme geltend machen, dass Psychotherapie eine soziale Heilpraxis ist, die sich die Gesamtheit der menschlichen Intelligenz zunutze macht. Oder vielleicht besser gesagt: Psychotherapie nutzt menschlich veranlagte Neigungen, um die Veränderung beim Patienten anzustoßen (Wampold & Budge, 2012). In diesem Zusammenhang stellt Lieberman fest: „Der Antagonismus zwischen dem sozialen und dem individuellen Denken ist wirklich wichtig, denn je mehr jemand auf ein Problem fokussiert ist, desto wahrscheinlicher ist es, dass sich diese Person von den anderen um sie herum, die ihr helfen könnten, das Problem zu lösen, entfremdet ... Unsere Gehirne sind dazu konzipiert, sich von anderen beeinflussen zu lassen“ (2013, S. 8). So einfach dieser Punkt scheinen mag, so oft wird er ignoriert, wenn Erklärungen für den Nutzen der Psychotherapie diskutiert werden. Das Kontextuelle Metamodell berücksichtigt die sozialen Heilungsaspekte der Psychotherapie, mit der Betonung der Bedeutung der Beziehung zwischen den an der Therapie beteiligten Personen, zumeist dem Therapeuten und dem Patienten. Doch die Erklärung, wie Psychotherapie und soziale Mittel genau zusammenhängen, ist keine einfache Angelegenheit – sie geht weit darüber hinaus, dass Menschen soziale Wesen sind und deshalb durch soziale Mittel geheilt werden können. Was wir hier vorerst explizit deklarieren wollen, ist unsere Grundannahme, dass wir Menschen als soziale Wesen verstehen, die daher durch soziale Mittel geheilt werden können. Das bedeutet nicht, dass wir andere Mittel ausschließen wollen (im Gegenteil). Was wir jedoch ebenfalls festhalten möchten, ist unsere Annahme, dass wir die sozialen Mittel im menschlichen Kontext als omnipräsent erachten. Das Kontextuelle Metamodell postuliert drei Wege, mittels derer die Psychotherapie einen Einfluss auf die soziale Heilung ausübt, wie im Folgenden kurz beschrieben wird (siehe Wampold, 2007; Wampold & Budge, 2012; Wampold, Imel, Bhati & Johnson Jennings, 2006 für eine vollständigere Erörterung des Kontextuellen Metamodells).

Ein beziehungsbasiertes Modell der Psychotherapie – das Kontextuelle Metamodell

In Abbildung 2.2 sind die zentralen Wege der sozialen Heilung zusammengefasst. Dieses Modell wurde aufgestellt, um den Nutzen aller bona-fide-Psychotherapien zu berücksichtigen, die den Kriterien in diesem Kapitel entsprechen. Manch einer könnte argumentieren, dass es zusätzlichen Nutzen durch spezifische Therapien gibt, ein Argument, das wir in Kapitel 8 ausführlich untersuchen.

Bevor die drei Pfade aktiv werden können, müssen Therapeut und Patient eine anfängliche Arbeitsbeziehung aufbauen, bei der die sozialen Rollen in einer Therapie gebildet werden. Nachdem der Rahmen der Arbeitsbeziehung aufgebaut wurde, bildet die soziale Interaktion von Therapeut und Patient eine „echte“ Beziehung aus, was den ersten Weg zur Veränderung beim Patienten darstellt. Durch Erläuterungen und Behandlungsmaßnahmen werden gemeinsame Erwartungen an die Therapie geformt, die einen zweiten Prozess der Veränderung schaffen. Der dritte Weg beinhaltet Veränderungen, die im weitesten Sinn das Ergebnis des konkreten Verhaltens

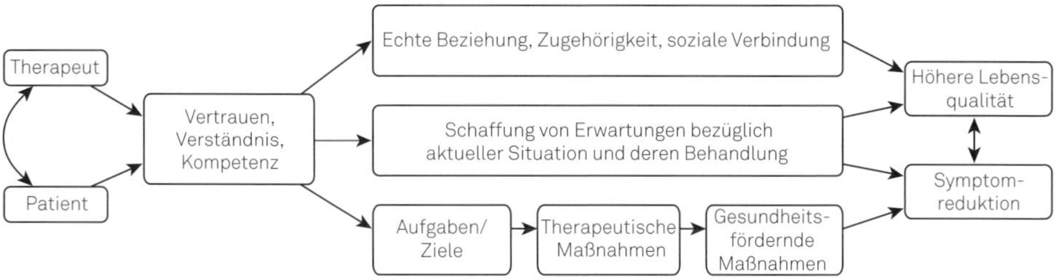

Abbildung 2.2: Das Kontextuelle Metamodell

während der Behandlung sind. Jeder dieser Wege wird unten beschrieben (siehe auch Wampold & Budge, 2012).

Die anfängliche Therapiebeziehung

Bevor die Arbeit in der Therapie beginnen kann, muss eine erste Arbeitsbeziehung zwischen dem Therapeuten und dem Patienten geschaffen werden. Ed Bordin (1979) – eine der intellektuellen Kräfte hinter dem pantheoretischen Allianzkonstrukt, welches im Rahmen der jährlichen Meetings der *internationalen Society for Psychotherapy Research* entwickelt worden ist – schlug vor, dass bis zu einem gewissen Grad der Aufbau eines anfänglichen Commitments erforderlich ist, bevor die Arbeit in der Psychotherapie intensiviert werden kann: „Ein grundlegendes Niveau des Vertrauens ist sicherlich allen Arten von therapeutischen Beziehungen gemein, aber wenn man die Aufmerksamkeit in Richtung der verletzlicheren inneren Erfahrung richtet, werden stärkere Mittel des Vertrauens und der Bindung benötigt und entwickelt." (S. 254). Etwas salopp gesagt: Therapeut und Patient haben weder eine Liebesbeziehung noch eine elterliche oder geschwisterliche Beziehung. Der Rahmen der angesprochenen persönlichen Themen verlangt jedoch einen Vertrauensvorschuss, der sowohl aus rechtlichen wie auch berufsethischen Aspekten besonderen Schutz verdient.

Die Bildung der anfänglichen Bindung ist eine Kombination aus Bottom-up- und Top-down-Verarbeitung. Die Bottom-up-Verarbeitung wird im Wesentlichen durch das Zusammentreffen von zwei Fremden angetrieben. In der Sozialpsychologie werden Informationsverarbeitungsprozesse beschrieben, um sich im sozialen Raum möglichst gut zurechtzufinden. Menschen sind zu sehr schnellen Bewertungsprozessen aufgrund des Gesichtsausdrucks eines anderen Menschen fähig (innerhalb von 100 ms) und können so sehr schnell entscheiden, ob eine andere Person vertrauenswürdig ist oder nicht (Willis & Todorov, 2006; siehe auch Ambady, LaPlante, Nguen, Rosenthal & Levinson, 2002; Ambady & Rosenthal, 1993; Albright, Kenny & Malloy, 1988). Dies legt nahe, dass Patienten eine sehr schnelle Entscheidung darüber treffen, ob sie ihrem Therapeuten vertrauen können oder nicht. Sehr wahrscheinlich treffen Patienten schnelle Urteile über die Kleidung des Therapeuten, die Anordnung und die Dekoration des Raumes (z. B. Diplome an der Wand) und andere Merkmale der therapeutischen Umgebung (Heppner & Claiborn, 1989).

Patienten kommen nicht als *Tabula rasa* zur Therapiesitzung, vielmehr haben sie soziale Erwartungen an den Therapeuten und die Therapie; sie unterscheiden sich in ihren Einstellungen, Wertvorstellungen und Erfahrungen mit Psychotherapie, darin, was sie über Therapie von anderen gesagt bekommen haben, ihrer Motivation etwas zu verändern, ihrer Kenntnis des jeweiligen Therapeuten und so weiter. Jedoch haben die Menschen im Allgemeinen, wie bereits erwähnt, eine erstaunlich unverkrampfte Einstellung zur Heilung, allerdings nur, wenn die Heilpraxis im Einklang mit ihren kulturellen Traditionen steht und auch ansonsten positiv gesehen wird. Im Großen und Ganzen steht die Mehrheit der Bevölkerung einem Arzt, der moderne Medizin praktiziert, offen und mit einem Vertrauenskredit gegenüber. Für viele Menschen gilt das gleichermaßen für die Psychotherapie, möglicherweise jedoch mit einem etwas anderen Rollenverständnis. Es kann bei freiwilliger Psychotherapie davon ausgegangen werden, dass die Patienten in einem Erstgespräch über emotionale, oft schambehaftete Aspekte des Scheiterns und Unvermögens berichten, die über das hinausgehen, was sie guten Freunden berichten. In diesem Sinne kommen nur die Patienten in eine Therapie, die ein gewisses Maß an Glauben an die Psychotherapie und deren gesellschaftlich definierte Schweigepflicht und Unabhängigkeit haben. Psychotherapie bietet einen geschützten Ort der auf den Patienten gerichteten individuellen Reflexion.

Man kann sicher behaupten, dass die anfängliche Wechselbeziehung zwischen Patient und Therapeut ausreichend Engagement und ein Maß an Vertrauen schaffen muss, damit der Therapeut in die Lage versetzt wird, dem Patienten zu helfen, die Therapie zu beginnen. Die meisten Therapieabbrüche finden während der Abklärungsphase und der ersten Therapiesitzung statt (Connell, Grant & Mullin, 2006; Simon & Ludman, 2010; Lutz, Kosfelder & Joormann, 2005; Swift & Greenberg, 2015).

Wirkmechanismus 1: Echte Beziehung

Die echte Beziehung zwischen dem Therapeuten und dem Patienten zeichnet sich durch die Tatsache aus, dass sich im Therapieraum zwei natürliche Menschen gegenübersitzen, die eine vertrauliche emotionale Beziehung zueinander haben. In einer Analogie gesprochen: Die meisten Eltern wünschen sich wohl, dass eine Kleinkinderzieherin ihre Kinder mag, dass das grundsätzliche Interesse am Kind über das hinausgeht, was im Pflichtenheft verlangt wird und dass sich die Erzieherin in den Dienst des Kindeswohls stellt. Dieser Grad an zugewandtem Beziehungsangebot gilt auch für die Psychotherapie, wobei die Themen auf die in der Psychotherapie fokussiert werden, einen Anteil an Selbstoffenbarung und Intimität enthalten, der sonst in natürlichen Interaktionen zwischen Menschen kaum beobachtet wird – auch nicht in familiären Interaktionen. Die echte Beziehung wird, gemäß ihren theoretischen Wurzeln in der Gesprächspsychotherapie, von Gelso (2014, siehe auch Gelso, 2009) als eine als persönlich erlebte Beziehung zwischen Therapeut und Patient definiert, die als natürlich, ungekünstelt und zugewandt erlebt wird. Die echte Beziehung basiert auf Aufrichtigkeit, was bedeutet, die Fähigkeit und die Bereitschaft zu haben, authentisch, offen und ehrlich zu sein (Gelso & Carter, 1994, S. 297). Das soziale Rollenverständnis von Therapeuten verlangt somit echt produzierte Beziehungsangebote, die über aufgesetzte Emotionen, wie beispielsweise vorgespielte Freundlichkeit, hinausgehen. Dieses Verständnis umfasst weiter die Annahme, dass das Beziehungsverhalten von Patienten in klinischen Settings nicht ausschließlich störungsspezifisch zu interpretieren ist (Gelso & Carter, 1994, S. 297). Des Weiteren gibt es Hinweise darauf, dass grundlegende psychologische Prozesse, die in allgemeinen sozialen Interaktionen beobachtet werden, wie Synchronisation im Stimmklang (Imel et al., 2014) und nonverbale Muster (z. B. Ramseyer & Tschacher, 2011; Flückiger & Znoj, 2009), in der Psychotherapie wirken und den Behandlungsfortgang sowie das Ergebnis beeinflussen.

Obwohl die psychotherapeutische Beziehung durch die allgemeinen sozialen Prozesse beeinflusst wird, ist sie eine ungewöhnliche soziale Beziehung. In der Psychotherapie gibt es einen Vertrag, der den Fortgang der Therapie sichert, bis die Behandlung abgeschlossen ist, obwohl die Dauer der Therapie oft begrenzt ist. Darüber hinaus ist die Interaktion strickt vertraulich (eine ethisch und gesetzlich vorgesehene Schweigepflichtsentbindung, z.B. bei Tötungsdelikten, kommt im Allgemeinen nur in seltenen Ausnahmefällen zur Anwendung). Zentral erscheint, dass Psychotherapie sich grundsätzlich von natürlich vorkommenden Beziehungen dahingehend unterscheidet, dass die soziale Bindung in letzteren an der Offenlegung von schwierigen Sachverhalten nicht selten zerbricht (z.B. Offenlegung der Untreue eines Partners). Tatsächlich ist der Patient in der Psychotherapie in der Lage, über schwierige Dinge ohne die Gefahr zu sprechen, dass der Therapeut die Beziehung beendet. In psychotherapeutischen Interaktionen sind Tabuzonen Alltag.

Ist diese echte Beziehung therapeutisch? Oder ist sie einfach nur ein Aspekt der Therapie, der überflüssig ist – der natürlicherweise en passant vorhanden, aber nicht therapeutisch ist? Das Kontextuelle Metamodell postuliert, dass die echte Beziehung an und für sich bis zu einem gewissen Grad therapeutisch sein kann. In der Forschung verschiedener Wissenschaftsbereiche finden sich deutliche Hinweise darauf, dass die menschliche Verbundenheit, ob sie nun als Bindung (z.B. Bowlby, 1969, 1973, 1980; Strauß & Schauenburg, 2016), Zugehörigkeit (z.B. Baumeister, 2005), soziale Unterstützung (z.B. Cohen & Syme, 1985) oder Fehlen von Einsamkeit (z.B. Cacioppo & Cacioppo, 2012; Lieberman, 2013) umschrieben wird, notwendig ist für ein gesundes psychosoziales Funktionsniveau. Lieberman (2013) argumentiert, dass soziale Verbundenheit eine so grundlegende Notwendigkeit für den Menschen ist wie Nahrung oder Unterkunft. Tatsächlich ist wahrgenommene Einsamkeit ein erstaunlich robuster Risikofaktor für Mortalität. Dieser etwas vernachlässigte Risikofaktor erweist sich als mindestens ebenso robust wie die üblicherweise zitierten Risikofaktoren wie Rauchen, Übergewicht, Mangel an Bewegung (für Patienten mit chronischen Herzerkrankungen, aber auch für gesunde Personen), Umweltverschmutzung oder Alkoholkonsum (z.B. bei Luo, Hawkley, Waite & Cacioppo, 2012). Psychotherapie bietet dem Patienten eine menschliche Verbindung mit einem ihm zugewandten Menschen, die auf ihn gesundheitsfördernd wirken sollte, was möglicherweise insbesondere bei Menschen der Fall ist, die in als schwierig empfundenen sozialen Beziehungen leben.

Die kritischen Prozesse in der echten Beziehung hängen vom Einfühlungsvermögen ab. Diese immer wieder aufs Neue zu entwickelnde Bereitschaft, sich auf andere Personen präzise einzulassen, wird als Empathie umschrieben. Empathie ist ein erstaunlich komplexer Prozess, bei dem eine Person durch die Emotion eines anderen betroffen sein und den emotionalen Zustand des anderen teilen, die Gründe für den Zustand des anderen bewerten und sich mit dem anderen durch eine Perspektivübernahme identifizieren kann, ohne überwältigt zu werden. Empathie wird als notwendig für die Zusammenarbeit, das Teilen gemeinsamer Ziele und die Regelung der sozialen Interaktion angesehen (de Waal, 2008; Niedenthal & Brauer, 2012; Preston & de Waal, 2002). Solche Eigenschaften sind entscheidend für die Säuglings- und Kindererziehung, da Kinder, die nicht in der Lage sind, für sich selbst zu sorgen, Signale an die Betreuungsperson senden müssen, wenn sie Pflege benötigen. Dies ist ein Prozess, der auch dazu benutzt wird, um die sozialen Beziehungen zwischen erwachsenen Personen in einer Gemeinschaft oder Gesellschaft abzustimmen (de Waal, 2008; Lieberman, 2013):

> Im Mittelpunkt der Empathie liegt ein psychologischer Mechanismus, der den Betrachter [Subjekt] mit der Fähigkeit versieht, durch die eigenen neuronalen und körperlichen Repräsentationen einen Zugang zum subjektiven Zustand eines anderen [Objekt] zu haben. Wenn das Subjekt auf den Zustand des Objekts fokussiert, werden die neuronalen Repräsentationen von ähnlichen Zuständen automatisch und unbewusst aktiviert. Je ähnlicher und sozial näher sich zwei Personen sind, desto leichter findet eine Identifizierung des Subjekts mit dem Objekt statt, was die entsprechenden motorischen und autonomen Reaktionen erhöht. Auf diese Weise kann das Subjekt „in die Haut des anderen schlüpfen", seine Gefühle und Bedürfnisse teilen, was dann wiederum die Sympathie fördern und beim Helfen unterstützen kann. (De Waal, 2008, S. 286)

Bewertungen des Einfühlungsvermögens von Therapeuten gehören zu den derzeit beständigsten Prädiktoren für Psychotherapieergebnissen (Elliott, Bohart, Watson & Greenberg, 2011; siehe auch Moyers & Miller, 2013 und Kapitel 7).

Trotz Bedenken gegenüber der Idee einer echten Beziehung (Gelso, 2014) betonen insbesondere humanistische und einige dynamische Therapien die echten Aspekte der Therapiebeziehung von Patient und Therapeut. Tatsächlich war die echte Beziehung ein Kern der Roger'schen Therapie (Rogers, 1951a). Auch in der kognitiven Verhaltenstherapie ist eine wertschätzende, auf den Patienten bezogen Therapiebeziehung zumeist unbestritten (interpersonale Effektivität), wobei sich die Exponenten der verschiedensten Richtungen, zum Teil auch innerhalb derer, in der konkreten Beziehungsgestaltung und der Frage unterscheiden, wie stark negativ erlebte Aspekte der unmittelbaren Therapiebeziehung expliziter Gesprächsgegenstand der Therapie werden sollen. Deshalb nehmen wir an, teilweise basierend auf Grundlagenliteratur außerhalb der engeren Psychotherapieliteratur, dass Aspekte einer echten Beziehung im Kontextuellen Metamodell – unabhängig der theoretischen Orientierung – zum Gelingen einer Therapie beitragen kann. Es ist davon auszugehen, dass die echte Beziehung insbesondere auf das allgemeine Wohlbefinden von Patienten wirken kann.

Wirkmechanismus 2: Erwartungen

Was man von einer bestimmten Situation erwartet, kann einen starken Einfluss auf das unmittelbare Erleben der Situation haben. Ein gutes Essen in einem beliebten Restaurant in angenehmer Begleitung wird eine größere Zufriedenheit bringen, als dasselbe Essen in einer weniger ansprechenden Umgebung (für ein Beispiel zur Preisgestaltung beim Wein siehe Plassmann, O'Doherty, Shiv & Rangel, 2008). Viele Untersuchungen haben experimentell die Wirkung der Erwartungen festgestellt. Als Probanden zum Beispiel instruiert wurden, ein sehr bitterer Geschmack sei nur leicht unangenehm, so schätzten sie den Geschmack weniger aversiv ein als diejenigen, die die korrekten Informationen erhalten hatten. Darüber hinaus spiegelte sich die Aktivierung des Geschmackskortex auch in subjektiven Berichten wider, was darauf hinweist, dass die Erwartung des Geschmacks subjektive sowie objektive Wirkungen hatte, obwohl angenommen wurde, dass der Geschmackskortex nur auf sensorische Reize reagiert (Nitschke et al., 2006).

Die Wirkung von Erwartungen wurde oft im Zusammenhang mit Placeboeffekten untersucht. Eine Literaturübersicht dazu findet sich im Kapitel 7. Es genügt, an dieser Stelle darauf hinzuweisen, dass Placeboeffekte im experimentellen und medizinischen Kontext recht robust (Benedetti, 2009, 2011; Price, Finniss & Benedetti, 2008; Wampold, Minami, Tierney, Baskin & Bhati, 2005), wenn auch nicht unbestritten sind (Hróbjartsson & Gøtzsche, 2001). Ein großer Teil der Wirkung von vieler medizinischer Verfahren ist auf Placeboeffekte zurückzuführen (Wampold et al., 2005), dies gilt insbesondere für psychotrope Medikamente und deutlicher noch für Antidepressiva (Kirsch, 2002, 2009; Kirsch et al., 2008; Kirsch, Moore, Scoboria & Nicholls, 2002). Obwohl es mehrere Erklärungen für Placeboeffekte gibt, sind die Erwartungen am prominentesten vertreten (Benedetti, 2009; Price et al., 2008).

Erwartungen wirken in der Psychotherapie auf vielfältige Weise. Frank wies darauf hin (Frank, 1973; Frank & Frank, 1991), dass Patienten der Psychotherapie nicht nur wegen ihres Leids demoralisiert sind, sondern auch, weil sie schon viele Male und auf verschiedenste Weise versucht haben, ihre Probleme zu überwinden, dabei jedoch immer erfolglos waren; nichts scheint zu funktionieren. Einen Psychotherapeuten aufzusuchen, ist ein weiterer Schritt beim Suchen nach einer Lösung. Der erste Schritt, die Überwindung der Demoralisierung, wird somit schon vor der ersten Kontaktaufnahme gemacht. Weiter sind viele Patienten der Überzeugung, dass eine auf die spezifische Situation zugeschnittene Psychotherapie besonders gut helfen kann. Allein die Handlung, eine Psychotherapie in Angriff zu nehmen, kann zu subjektiver Besserung führen. Schon in der Zeit zwischen der ersten Kontaktaufnahme und der ersten Therapiesitzung kann sich diesbezüglich einiges verändern (Frank & Frank, 1991; siehe auch Baldwin, Berkeljon & Atkins, 2009; Simon, Imel & Steinfield, 2012). Greenberg, Constantino und Bruce (2006) unterstreichen die Bedeutung der Eingabe von Hoffnung in den ersten Sitzungen. Der positive Effekt des Glaubens daran, dass der psychotherapeutische Eingriff Hoffnung auf ein besseres Leben bringen wird, wird von Frank als „Remoralisierung“ bezeichnet. Er wird oft als einer der bedeutsamsten gemeinsamen Faktoren erwähnt (siehe auch Snyder, 2000; Klinger & Cox, 2011).

Die Erwartungen in der Therapie sind jedoch spezifischer als die allgemeine Hoffnung auf Verbesserung (Rief & Glombiewski, 2016). Entsprechend dem Kontextuellen Metamodell kommen Patienten mit einer Erklärung für ihr Leid in die Therapie, die ihren eigenen psychologischen Überzeugungen entspringt und manchmal auch als „Laienpsychologie“ bezeichnet wird (Boyer & Barrett, 2005; Molden & Dweck, 2006; Thomas, 2001). Diese Überzeugungen, die durch kulturelle Konzeptualisierungen psychischer Störungen beeinflusst werden (Lillard, 1998), aber auch individuell geprägt sein können, sind in der Regel nicht sehr hilfreich und wenig lösungsfördernd. Zum Beispiel kann eine Person mit sozialer Phobie glauben, dass ihre Schwierigkeiten in sozialen Beziehungen aufgrund ihrer persönlichen Unattraktivität entstehen oder ihrer Unfähigkeit, ihre Angst zu verbergen, entspringt. Im ersten Fall ist der Patient nicht in der Lage, sein Aussehen zu verändern, und im zweiten Fall führt seine Lösung, seine Angst zu verstecken, wahrscheinlich zu erhöhter

Angst und größerer Vermeidung. Die Psychotherapie liefert eine Erklärung für die Schwierigkeiten des Patienten, die in dem Sinne adaptiv ist, dass sie ein Mittel anbietet, die Schwierigkeiten zu überwinden oder sie auf andere Weise in Griff zu bekommen (Wampold, 2007; Wampold & Budge, 2012; Wampold et al., 2006). Der Patient ist der Auffassung, dass die Durchführung und der erfolgreiche Abschluss der Therapie hilfreich dabei sein werden, seine Probleme besser zu bewältigen. Diese Erwartung enthält die Hoffnung, die dafür notwendigen Fähigkeiten und Fertigkeiten in der Therapie zu erwerben (Frank & Frank, 1991; Liberman, 1978), was mit verbesserter Selbstwirksamkeit (Bandura, 1999) oder Reaktionserwartungen (Kirsch, 1999) einhergeht.

Natürlich hat jeder Ansatz der Psychotherapie ein anderes Erklärungssystem für Störungen, wie Laska, Gurman und Wampold (2014) in Bezug auf posttraumatische Belastungsstörungen beschreiben:

> Jede Behandlung setzt einen spezifischen Veränderungsmechanismus auf der Grundlage einer bestimmten wissenschaftlichen Theorie ein. Zum Beispiel ist die längere Exposition für PTBS (Foa, Hembree & Rothbaum, 2007) konzeptionell von der Theorie der emotionalen Verarbeitung abgeleitet (Foa & Kozak, 1986). Die spezifischen Bestandteile der längeren Exposition (d.h. imaginäre und In-vivo-Exposition) (a) verursachen eine Aktivierung des „Angst-Netzwerks", (b) wodurch Patienten sich an ihre Ängste gewöhnen und damit (c) die Angstreaktion löschen. Auf der anderen Seite ist die interpersonale Psychotherapie (IPT) für PTBS (Markowitz, Milrod, Bleiberg & Marshall, 2009) von der interpersonalen und Bindungstheorie abgeleitet (Bowlby, 1973; Sullivan, 1953) und „konzentriert sich eher auf das aktuelle soziale und zwischenmenschliche Funktionieren als auf Exposition" (Bleiberg & Markowitz, 2005, S. 181).

Die Erwartungshaltung basiert somit nicht auf der allgemeinen wissenschaftlichen Gültigkeit der Theorie, sondern auf der subjektiven Akzeptanz der problemspezifischen Erklärung sowie der Stringenz der therapeutischen Maßnahmen, die mit der Erklärung im Einklang stehen (Wampold, 2007; Wampold & Budge, 2012; Wampold et al., 2006). Die Ursachen von psychischen Störungen sind oftmals multidimensional, kaum kausal zu verorten (zum Beispiel Roth, Wilhelm & Petit, 2005) und für die Schaffung von Erwartungen oftmals wenig relevant. Wenn der Patient der Erklärung Glauben schenkt und Zuversicht gewinnt, dass sein Engagement in der Therapie seine Lebensqualität verbessern oder ihm bei der Problembewältigung helfen kann, werden Erwartungen geweckt, die therapeutischen Nutzen bringen! Dieser Prozess besitzt Parallelen zum Konzept der erlernten Hilflosigkeit, verläuft jedoch in umgekehrte Richtung. In Kapitel 7 wird im Detail diskutiert, welche Bedeutung die therapeutische Allianz und damit verbunden das Aushandeln der Therapieziele und -aufgaben hat (zusammenfassend Flückiger et al., 2015), wobei nahegelegt wird, dass das vorgestellte pantheoretische Modell über alle Therapieformen hinweg bedeutsam sein kann.

Zu Beginn der Entwicklung des Arbeitsallianzkonzepts wurde die Hypothese aufgestellt, dass die Allianz Bestandteil der Erwartungsinduktion ist, die wiederum wichtig für den Nutzen der Psychotherapie ist (Bordin, 1979).

Es gibt einen kritischen Punkt bei Behandlungen, der an dieser Stelle geklärt werden muss. Der Wirkmechanismus der Erwartungen und der im nächsten Abschnitt diskutierte dritte Wirkmechanismus beinhalten gemeinsame Erklärungen für die Erkrankung und die anschließenden therapeutischen Maßnahmen (Laska et al., 2014; Wampold & Budge, 2012). Ohne Behandlung kann es keine Einigung über die Ziele und Aufgaben der Therapie geben – eine entscheidende Komponente, die dann für die Schaffung von Erwartungen fehlte. Es ist nicht ungewöhnlich zu lesen, dass gemeinsame Faktoren dadurch aktiviert werden, dass man die Probleme einfach mit einem empathischen Zuhörer bespricht. Obwohl eine solche „Behandlung" (mitunter als „common factor treatment" bezeichnet) durch den Wirkmechanismus der echten Beziehung wirken kann, wäre eine solche als Kontrollgruppe konzipierte Pseudotherapie eine unvollständige Psychotherapie, die keiner im Feld angewandten Psychotherapie entspricht. Frank stellte 1961 fest, dass alle wirksamen Heilmethoden einen „Mythos" und ein „Ritual" enthalten. Anders ausgedrückt: Einer der gemeinsamen Faktoren, der systematische Verwendung findet, ist der Einsatz einer begründeten und auf die Therapieziele bezogenen Behandlungsdurchführung, die mit dem Patienten ausgehandelt und von ihm und dem Therapeuten akzeptiert wird.

Wirkmechanismus 3: Behandlungsdurchführung

Nachdem eine erste Vereinbarung über die Ziele und Aufgaben der Therapie getroffen wurde, nimmt der Patient an der Behandlungsdurchführung teil. Für viele ist dies der zentrale Teil der Psychotherapie. Teilweise wird eine Unterscheidung zwischen psychologischen Behandlungen gemacht, die spezifische, auf singuläre psychische Störungen bezogene, wissenschaftlich geprüfte, manualisierte Interventionspakete enthalten, und allgemeiner Psychotherapie, deren Vorzüge in einer individuellen Fallkonzeption und daraus stringent abgeleiteten maßgeschneiderten Psychotherapie liegen (Caspar, 2017; Eells, 2007; Grawe, 1998). Barlow (2004) stellte fest, dass psychologische Behandlungen Komponenten enthalten, die allen Psychotherapien eigen sind, wie „die therapeutische Allianz, die Induktion einer positiven Erwartung der Veränderung und Remoralisierung", aber auch wichtige „spezifische psychologische Verfahren, die gezielt gegen Psychopathien einsetzt werden" (S. 873). Das heißt, dass die spezifischen Bestandteile auf die Hauptsymptome bezogen sind und diese in einer Weise korrigieren, dass die Behandlung effektiv wird.

Das Kontextuelle Metamodell erkennt zwar die Bedeutung des Einsatzes von therapeutischen Bestandteilen an, aber aus einem anderen Grund als das Medizinische Metamodell. Statt ein gesondertes Defizit vorauszusetzen, welches durch eine bestimmte Komponente geheilt wird, erklärt das Kontextuelle Metamodell, dass die spezifischen Bestandteile aller Therapien den Patienten veranlassen, etwas allgemein Heilsames zu tun. Das heißt, dass der Patient für sich gesundheitsförderliche Maßnahmen in Angriff nimmt oder reaktiviert, was zu einem Anstieg von etwas Gesundem oder einem Rückgang von etwas Ungesundem führt. Die Effekte von „Lifestyle"-Variablen, seien es vermehrte Bewegung, vermehrte soziale Interaktion, Stressabbau oder religiös-spirituelles Engagement, auf die psychische Gesundheit sind größtenteils unterschätzt und oft ignoriert worden (Walsh, 2011).

Wie in vielen interventionsbezogenen Kontexten beobachtbar, definieren sich Psychotherapien oft über spezifische Terminologien, um sich voneinander abzugrenzen und sich mit einem bestimmten „Markennamen" auf dem Markt zu behaupten. Wenn man bedenkt, wie viele verschiedene Arten von Therapien psychische Gesundheit fördern, so erscheint es sinnvoll, die Patientenprobleme in große Klassen einzuordnen. Über alle Störungen hinweg denken viele Patienten in dysfunktionaler Weise über die Welt. Kognitive Therapien konzentrieren sich auf den Umbau dysfunktionaler Gedanken und dysfunktionaler kognitiver Schemata, und natürlich ist es „gesund", über mehr adaptive Kognitionen zu verfügen. Andere Therapien sprechen häufig die gleichen Probleme an, verwenden aber unterschiedliche Begriffe dafür (z.B. stellen früh im Leben entwickelte Bindungsstile, in einem weiten Sinne gefasst, ähnliche Schemata dar), und dynamische Therapeuten verwenden andere Verfahren als kognitiv-behaviorale Therapeuten, aber auch die Interventionen der Letzteren verändern die Kognitionen. Wie in Kapitel 8 gezeigt wird, ändern Patienten ihre dysfunktionalen Gedanken in vielen verschiedenen Therapien infolge der Interventionen. Viele Patienten vermeiden bestimmte Objekte (im Fall einiger Phobien) oder bestimmte Situationen (beispielsweise Sozialphobie), und viele Therapien behandeln diese Probleme mit Vermeidungsreduktion, oft durch Exposition, was für die Patienten natürlich nutzbringend ist. Wie in Kapitel 8 beschrieben wird, ist es schwierig, eine Behandlung für Patienten mit Vermeidungsreaktionen zu entwickeln, die nicht irgendeine Art von Exposition beinhaltet. Die Idee, sich irgendwann „wieder in den Sattel zu setzen", ist sehr verbreitet und breit akzeptiert (Anderson, Lunnen & Ogles, 2010). Im Endeffekt setzen sich die meisten Therapien zum Ziel, dass sich das Verhalten von Patienten wieder in irgendeiner Form adaptiert.

Wie wir bereits besprochen haben (Wampold et al., 2010), enthalten einige als Kontrollgruppen konzipierte Therapien, trotz explizitem Verbot, über traumatische Ereignisse zu sprechen, Qualitäten einer Exposition. Allgemeiner gesagt vermeiden viele Patienten schwieriges psychologisches Material oder haben Angst vor bestimmten Emotionen. Einige Behandlungen befassen sich direkt mit diesen Fragen (z.B. Emotionsfokussierte Paartherapie, Greenberg, 2010 und Affektphobie-Therapie, McCullough & Magill, 2009). Im deutschen Sprachraum werden dafür Begriffe wie „Problemaktualisierung" oder „emotionale Aktivierung" verwendet (Grawe, 2004). Über alle Störungen hinweg haben Patienten oft Schwierigkeiten mit zwischenmenschlichen Beziehungen, und die meisten Behandlungen werden sich mit diesem Problem befassen, wenn auch nicht im selben Ausmaß wie Behandlungen, die sich allein auf diese Frage konzentrieren (z.B. Interpersonale Psychotherapie, Klerman, Weissman, Rounsaville & Chevron, 1984). Einige Therapien fördern das Wohlbefinden, indem sie dazu beitragen, ein stärkeres Selbstgefühl zu entwickeln (z.B. Compassion Focused Therapy, Gilbert, 2010). Einige Patienten kommen mit dem Wunsch in die Therapie, Verhaltensmuster wie Alkohol- oder Drogenkonsum, zwanghaftes Verhalten oder unnötige Sorgen zu reduzieren. Patienten zeigen typischerweise komorbide Störungsmuster, und die verschiedenen Therapien werden versuchen, ein Fallverständnis zu entwickeln, das, relativ unabhängig von der Primärdiagnose, weitere Teile in die Fallkonzeption integriert. Jede Therapie fördert psychisches Wohlbefinden, Symptomreduktion und psychosoziales Funktionsniveau in irgendeiner stichhaltigen Art und Weise. Die Schwierigkeit für die Psychotherapieforschung (aber das Glück für die Patienten) ist, dass die Unterstützung des Patienten in einem Bereich oftmals ebenfalls positive Effekte in den anderen Bereichen hervorrufen wird (siehe Kapitel 8). Es ist nur schwer vorstellbar, eine Verbesserung in irgendeiner Psychotherapie zu erfahren, ohne in weniger dysfunktionaler Art und Weise über die Welt zu denken, den Zustand des eigenen Selbst im Rahmen der klassischen Verhaltenstherapie zu verbessern, ohne sich positiver zu fühlen, den Alkohol- und Drogenkonsum zu reduzieren, ohne dass die zwischenmenschlichen Beziehungen verbessert werden und so weiter. Eine große Anzahl der Psychotherapien erfüllt die strukturell-argumentativen Anforderungen des Kontextuellen Metamodells (siehe Abbildung 2.2). Das Hauptargument dieses Buchs liegt in der Attribution der Wirkungsweise. Während spezifische Psychotherapien oft recht spezifische (oftmals störungsspezifische) Wirkmechanismen für die Verhaltensänderung postulieren, versuchen wir, die Wirkungsweise der Psychotherapien über die allgemeinen Rahmenbedingungen zu erklären, die in allen Psychotherapien erstaunlich ähnlich sind.

Zusammenfassung

In diesem Kapitel haben wir in diesem Buch verwendete Begriffe geklärt. Der Begriff „spezifische Effekte“ wird hier verwendet, um den Nutzen der Psychotherapie zu bezeichnen, der auf spezifische Komponenten zurückzuführen ist, der Begriff „allgemeine Effekte“, um den Nutzen durch „gemeinsame Faktoren“ zu erklären. Wir haben verschiedene Alternativen zum Medizinischen Metamodell diskutiert, mit dem Schwerpunkt auf dem Kontextuellen Metamodell. Das Kontextuelle Metamodell schlägt drei allgemeine Wirkmechanismen vor, um die Veränderungen in einer Psychotherapie zu erklären: echte Beziehung, Erwartungen und Behandlungsdurchführung.

Kapitel 3 Kontextuelles Metamodell versus Medizinisches Metamodell

Progressive Forschungsentwicklung

Laut Baker, McFall und Shoham (2008) sind „die wichtigsten Ziele der klinischen Psychologie und Psychotherapie, wissenschaftlich fundiertes Wissen zu generieren und dieses Wissen auf die optimale Verbesserung der psychischen und Verhaltensstörungen anzuwenden" (S. 68). Diese Verlautbarung ist auf der einen Seite so unumstritten offensichtlich, dass sie in allgemeiner Übereinstimmung resultieren sollte. Andererseits wirft diese Aussage jedoch grundlegende Fragen über das wissenschaftliche Arbeiten, die psychische Gesundheit und die Art der empirischen Evidenz auf. Kein der Vernunft verpflichteter Wissenschaftler spricht sich wohl gegen empirische Evidenz als zentrales Wissenschaftskriterium aus. Isaac Asimov (1983) antwortete, als er gefragt wurde, an was er glaube:

> Ich glaube an empirische Evidenz. Ich glaube an die Beobachtung, Messung und Argumentation, die von unabhängigen Beobachtern bestätigt wurden. Ich werde alles glauben, egal, wie wild und lächerlich es sein mag, wenn es Beweise dafür gibt. Je wilder und lächerlicher etwas aber ist, desto fester und fundierter müssen die Beweise sein. (S. 43)

Die Wissenschaft nutzt empirische Evidenz, um Bewährung (und möglicherweise sogar so etwas wie „wahre" Effekte) zu entdecken. Leider sind die Konzepte der empirischen Evidenz und der Bewährung vage. Was macht empirische Evidenz aus? Kann Bewährung einwandfrei festgestellt werden? In der zweiten Hälfte des zwanzigsten Jahrhunderts haben sich Wissenschaftsphilosophen wie Karl Popper, Thomas Kuhn, Imre Lakatos und Paul Feyerabend mit diesen Fragen intensiv auseinandergesetzt. Im Mittelpunkt der Diskussion stand die Frage der Abgrenzung der Wissenschaft von Pseudowissenschaft, verbunden mit dem Bedürfnis, zu zeigen, dass es sich bei der Psychoanalyse Freuds und der marxistischen Wirtschaftstheorie um Pseudowissenschaften handelt, und zu klären, was den Fortschritt in der Wissenschaft darstellt. Diese Fragen sind nach wie vor von zentraler Bedeutung, um die Natur der Psychotherapie zu verstehen, wie Paul Meehl (1967, 1978) vor gut vier Jahrzehnten feststellte:

> Theorien in „weichen" Bereichen der Psychologie fehlt der kumulative Charakter der wissenschaftlichen Erkenntnis. Sie neigen dazu, weder widerlegbar noch bestätigbar zu sein. Sie verblassen lediglich, sobald die Leute das Interesse daran verlieren. (Meehl 1978, S. 806)

Um die Natur der Wissenschaft zu verstehen, haben Wissenschaftsphilosophen verschiedene Theorien entwickelt, die erklären können, wie Wissenschaftsfortschritt verstanden werden kann. Trotz der philosophischen Schwierigkeiten, die in den Begriffen Beweis, Wahrheit, Wissenschaft und Pseudowissenschaft enthalten sind, wollen wir einige Wissenschaftstheorien ansprechen, um die Belege interpretieren zu können, die auf kumulativen wissenschaftlichen Erkenntnissen beruhen und nicht durch Popularität oder Politik herbeigeführt sind. Für die Zwecke dieses Buches verwenden wir insbesondere die Theorie von Lakatos (Lakatos, 1970, 1976; Larvor, 1998; Serlin & Lapsley, 1985, 1993), dessen Arbeit irgendwo zwischen Poppers Falsifikationsvorschlag (auch kritischer Rationalismus genannt; siehe Miller, 1994; Popper, 1963) und Kuhns wissenschaftlichen Revolutionen liegt (Kuhn, 1962, 1970). Der Einsatz dieser besonderen Rekonstruktion ändert nichts an den Schlussfolgerungen dieses Buches, da man, mit Ausnahme des radikalen Konstruktivismus, jedes Schema nutzen könnte und trotzdem die gleichen Schlussfolgerungen entstehen würden. Einfach ausgedrückt, bietet Lakatos eine Wissenschaftstheorie an, die uns bei der Einordnung von Psychotherapieevidenz eminent nützlich erscheint.

Wissenschaftsphilosophie: Lakatos und Forschungsprogramme[9]

Selten, wenn überhaupt, hat ein einziges Experiment eine theoretische Vermutung entweder bestätigen oder widerlegen können, trotz der allgemein weitverbreiteten Vorstellung, dass Theorien nicht bewiesen, aber durch ausschlaggebende Experimente widerlegt werden können. Entsprechend der Idee der kritisch rationalen Falsifikation muss eine Theorie T a priori aufzeigen, welche Beweise unter welchen Bedingungen gesammelt werden müssen, damit sich T als falsch erwiese (Lakatos, 1970; Miller, 1994; Popper, 1963). Die kritische rationale Rekonstruktion beruht auf der Logik: wenn A, dann B; wenn nicht B, dann nicht A (modus tollens). In der empirischen Psychologie werden falsifizierbare Hypothesen typischerweise als statistische Aussagen über Populationsparameter und damit verbundene Wahrscheinlichkeitsverteilungen formuliert. Serlin und Lapsley (1985) legen diese Strategie folgendermaßen dar:

> Auf der Grundlage einer Theorie T leiten wir den Schluss her, dass sich ein Parameter ... für zwei Populationen unterscheiden wird [wobei δ für die Differenz zwischen den beiden Parametern steht]. Um diese Schlussfolgerung zu untersuchen, können wir eine Nullhypothese, H_0: $\delta = 0$, festsetzen und diese Hypothese gegen ein vorhergesagtes Ergebnis, H_1: $\delta \neq 0$, testen. (S. 74)

So sehr sich Wissenschaftler auch wünschen, Theorien auf der Basis des modul tollens empirisch auf die Probe zu stellen, stellt eine solche Vorstellung des Wissenschaftsbetriebs eine Verzerrung der tatsächlichen Praxis dar. Meehl kritisiert diese an und für sich einleuchtende Idee äußerst scharf und ohne Zurückhaltung: „Das beinahe universelle Vertrauen darauf, einfach die Nullhypothese zu widerlegen, ist ein schrecklicher Fehler. Es ist im Grunde nicht stichhaltig, eine schlechte wissenschaftliche Strategie und eines der schlimmsten Dinge, die jemals in der Geschichte der Psychologie vorgekommen sind (1978, S. 817)."

Einige Beispiele aus der Psychotherapieforschung werden die Schwierigkeiten zeigen, Schlussfolgerungen aus einzelnen Studien zu ziehen. Betrachten wir eine Studie, die einen theoretischen Vorschlag für kognitive Verhaltenstherapie bei Depression untersucht, einer weit verbreiteten und empirisch gut untersuchten Psychotherapie. Der Zweck der Studie war es, „einen experimentellen Test der Theorie der Veränderung von A. T. Beck, A. J. Rush, B. F. Shaw und G. Emery (1979) durchzuführen, um die Wirksamkeit der Kognitiven Therapie (KT) bei Depression zu prüfen" (Jacobson et al., 1996, S. 295). Um dieses Ziel zu erreichen, wurden Patienten mit einer Major Depression randomisiert einer von drei Behandlungsbedingungen zugewie-

9 Imre Lakatos verwendet im Original die Schreibweise „programme" <brit. Engl.>, im Gegensatz zu „program" <am. Engl.>, da es ursprünglich im Vereinigten Königreich veröffentlich wurde. In den Bezügen auf seine Rekonstruktion wird daher ebenfalls die Schreibweise „programme" verwendet. Sollte der interessierte Leser auf Literatursuche gehen, muss diese Besonderheit im Englischen beachtet werden. [Anmerkung der Übersetzer]

sen: a) KT in seiner Gesamtheit, einschließlich Verhaltensaktivierung (VA), kognitiver Umstrukturierung (KU) und Modifikation übergeordneter Schemata, b) VA und KU sowie c) nur VA. Die Autoren erstellten eine spezifische Prognose: „Entsprechend der kognitiven Theorie über Depression sollte KT deutlich besser als KU wirken, welche wiederum deutlich besser als VA wirken sollte" (S. 296). Entgegen den Erwartungen waren die Ergebnisse der VA-Bedingung am Ende der Therapie und des Follow-ups vergleichbar mit denen der KT:

> Diese Ergebnisse stehen im Gegensatz zu den Hypothesen, die aufgrund des kognitiven Modells der Depression von Beck und Mitarbeitern (1979) aufgestellt wurden, die vorschlugen, dass eine direkte Modifizierung negativer Schemata erforderlich ist, um Behandlungsergebnisse zu maximieren und Rückfall zu verhindern. Diese Ergebnisse sind umso überraschender, da sie im Widerspruch zum Allegiance-Effekt stehen (Robinson, Berman & Neimeyer, 1990), der allgemein in den Ergebnissen der Psychotherapieforschung anzutreffen ist. (Jacobson et al., 1996, S. 302)

Das unerwartete Ergebnis veranlasste die Autoren dazu, die Veränderungsmechanismen der KT zu überdenken und ebenso zu reflektieren, wie eine legitime Behandlung von Depressionen beschaffen sein sollte: „Wenn VA- und KU-Behandlungen so effektiv wie KT sind und auch in der Lage sind, die für eine Veränderung notwendigen Faktoren zu ändern, dann sollte nicht nur die Theorie, sondern auch die Therapie an sich eine Revision erfahren" (S. 303). Aber weder die Theorie noch die Therapie wurden in irgendeiner Art und Weise verworfen oder grundlegend überarbeitet. Ist das ein Beispiel für die Schlupflöcher der „weichen" Wissenschaft der Psychologie, im Gegensatz beispielsweise zur Astrophysik, bei der Theorien durch kritische Experimente widerlegt werden? Wie viele Wissenschaftsphilosophen anmerken, ist die Vorstellung eines kritischen Experiments, das den Verlauf des gesamten wissenschaftlichen Denkens ändert, ein romantischer Mythos. Ein herausragendes Beispiel hierfür ist das berühmte *Michelson-Morley-Experiment* zur endgültigen Widerlegung der Äthertheorie, die die Ausbreitung der Kräfte zu erklären versuchte. Tatsächlich war die Idee des Äthers auch einige Jahre nach dem *Michelson-Morley-Experiment* nicht aus der Wissenschaft verschwunden, sodass genügend Zeit für die Darstellung zusätzlicher Beweismittel und eine Neuinterpretation der experimentellen Daten blieb (Lakatos, 1970). Einer einzigen Studie das Gewicht eines Beweises für eine theoretische Aussage zu verleihen, ist sicherlich nicht genügend eindeutig, wenn nicht sogar irreführend.

Ein weiteres Problem, welches Meehl (1978) darstellte, ist, dass das Testen einer Nullhypothese (z. B. H_0: $\delta = 0$) mit hoher Wahrscheinlichkeit auf Ablehnung hinauslaufen wird, wenn eine ausreichende statistische Power vorhanden ist und der Populationsparameter nicht genau null ist, was nicht unwahrscheinlich ist. Demnach führen Studien mit großen Stichprobengrößen fast sicher zur Ablehnung der Nullhypothese – ein häufiges Problem in Psychotherapiestudien mit mehreren Messungen bzw. Messinstrumenten oder Prozessstudien mit mehreren Variablen. Beispielsweise verglichen Leichsenring et al. (2013) kognitive Verhaltenstherapie mit einer psychodynamischen Behandlung für soziale Angst und fanden kleine Unterschiede zwischen den beiden Arten der Behandlung. Einige der Unterschiede waren, obwohl recht klein, statistisch signifikant, weil die Stichprobengrößen relativ groß waren (mehr als 200 in jeder Bedingung; diese Studie ist ausführlicher in Kapitel 5 beschrieben). In ähnlicher Weise haben Wampold und Brown (2005) dargestellt, dass in einem naturalistischen Setting mit mehr als 2 000 Patienten das Ausmaß der Veränderung in der Psychotherapie statistisch von der Diagnose abhängig war, auch wenn die Diagnose weniger als 0.2 Prozent der Variabilität der Veränderung ausmachte. Da Stichprobengrößen zunehmen und andere Operationen präziser werden (z.B. durch zuverlässigere Instrumente), wird die Psychotherapieliteratur mit signifikanten Ergebnissen übersät werden, von denen viele echte Effekte sehr nahe bei null und einige einfach falsch positive Ergebnisse widerspiegeln könnten. (D.h., auch wenn die Nullhypothese wahr ist, werden 5 Prozent der Studien fälschlicherweise die Nullhypothese ablehnen.)

Da schließlich keine Studie alle Unzulänglichkeiten bezüglich der Validität ausschließen kann, wird eine einzelne Studie niemals eine hieb- und stichfeste Widerlegung einer Theorie bieten können. Die Psychotherapieforschung stellt oft Vergleiche zweier verschiedener Behandlungen an. An solchen Beispielen zeigt sich sehr schön die Leichtigkeit, mit der Ergebnisse beanstandet werden können. Tarrier et al. haben in einer Studie von 1999 eine Expositionstherapie mit einer kognitiven Therapie verglichen und sind zu folgendem Schluss gekommen: „Bei den Patienten, bei denen die Expositionstherapie angewendet wurde, war der Anteil derer, bei denen sich der Zustand während der Behandlungszeit verschlechtert hat, deutlich größer" (S. 17). Allerdings behaupteten Devilly und Foa (2001), dass Tarrier et al. die Expositionstherapie falsch angewandt hätten:

> Obwohl beispielsweise Tarrier et al. schreiben, dass die Therapeuten die Teilnehmer dazu angehalten haben, in der Gegenwartsform zu sprechen – wurde das *tatsächlich* effektiv in die Sitzung integriert? [Hervorhebung durch den Übersetzer] Hat der Therapeut effektiv „Hotspots" entdeckt und die Teilnehmer sich an diese gewöhnen lassen? (S. 115)

Dies ist eine Kritik an der Adhärenz (siehe Kapitel 8), in dem Sinne, dass die Therapeuten das Behandlungsprotokoll nicht exakt einhalten würden – das heißt, dass die notwendigen spezifischen Komponenten nicht angemessen Berücksichtigung gefunden haben. Bei einem Vergleich von Verhaltenstherapie in Familien und klärungsorientierter Familientherapie kam es bei den Teilnehmern der klärungsorientierten Familientherapie nach der Therapie zu signifikant weniger Scheidungen (Snyder & Wills, 1991). Obwohl die Einhaltung der beiden Behandlungsprotokolle als genügend bewertet wurde, behauptete ein Befürworter der Verhaltenstherapie in Familien trotzdem, dass die Therapeuten in dieser Situation nicht ausreichend Empathie aufgebracht hätten und dass die emotionale Zuwendung nicht ausreichend Hoffnung geweckt habe – Maßnahmen, die nicht spezifisch für die Behandlung waren (Jacobson, 1991). Die Verhaltenstherapie war seiner Meinung nach somit nicht schlechter in Bezug auf die spezifischen Faktoren, sondern weil die gemeinsamen Faktoren nicht ausbalanciert gewesen seien. Bei einer weiteren Studie, die herausfand, dass die kognitive Therapie für Panikstörung der Entspannungstherapie überlegen war (Clark et al., 1994), wurde bemängelt, dass das Entspannungsprotokoll in kritischer Weise verändert wurde, um sich nicht mit der kognitiven Therapie zu überlappen (ein Adhärenzproblem) und dass die Therapeuten eine besondere Bindung zu der überlegeneren Behandlung hatten (Allegiance-Effekt) (Wampold, Imel & Miller, 2009; siehe Kapitel 5 für eine Übersicht über den Allegiance-Effekt).

Der springende Punkt ist hier, dass keine einzelne experimentelle Studie einen endgültigen Beweis über eine Theorie liefern wird, da das Zustandekommen von Therapieveränderung gemäß den oben dargestellten Argumentationen multifaktoriell beeinflusst wird. Die Art und Weise, in der Studien kritisiert werden, zeigt die vielen Probleme bei der Attribuierung von Wirksamkeit auf. Wissenschaftsphilosophen postulieren, dass Hilfstheorien notwendig sind, um anomale Daten zu erklären oder sogar, um überhaupt Forschung durchführen zu können. In den oben diskutierten Beispielen sind Adhärenz und Allegiance Hilfskonstrukte, die entwickelt werden, um die Ergebnisse der Psychotherapiestudien besser zu verstehen. Die Rekonstruktion der Wissenschaft nach Lakatos macht diese Angelegenheit zum Kernpunkt für den Fortschritt der Wissenschaft. Was bei der Rekonstruktion entscheidend ist, ist somit nicht die Falsifikation, sondern die Weiterentwicklung der theoretischen Annahmen.

Nach Lakatos ist das Verharren auf einem theoretischen Gebäude, das fest und unveränderlich entweder die Versuche, es zu falsifizieren überlebt oder dabei unter einer Widerlegung zerbröselt, eine falsche Darstellung dessen, wie Wissenschaft funktioniert. Vielmehr sollten Theorien an neue Entdeckungen oder unerwartete Ergebnisse angepasst werden:

> Wissenschaftlichkeit und Pseudowissenschaftlichkeit werden durch eine *Reihe* von Theorien und nicht durch eine bestimmte Theorie konstituiert. Aber die Mitglieder eines solchen Theoriegebäudes sind in der Regel durch eine außerordentliche Kontinuität verbunden, die sie in einem oftmals lebenslangen Forschungsprogramm zusammenschweißt. (nach Lakatos, 1970, S. 132)

Ein Programm hat einen *harten Kern*, der die wesentlichen Grundsätze der Theorie enthält, sowie *Hilfshypothesen*, die für die Durchführung wissenschaftlicher Forschung über den harten Kern und für die Interpretation der Ergebnisse nötig sind. Popper erkannte ebenfalls die Existenz von Hilfstheorien, die die Theorieprüfung schwierig machen. Er stellte sich die Frage: Kam eine Falsifikation durch Mängel des harten Kerns zustande, oder weil eine der Hilfshypothesen nicht korrekt war, oder weil etwas gelernt wurde und ein neues Hilfskonstrukt benötigt wird? Lakatos diskutiert in akribischer Ausführlichkeit Hilfshypothesen. Seine Hauptaussage ist, dass in einem ersten Schritt die Hilfshypothesen modifiziert werden können, um die empirischen Beobachtungen zu erklären, solange der harte Kern unberührt bleibt. Dadurch entsteht ein *Schutzband* um die Kerntheorie herum. Solange die Änderungen an den Hilfshypothesen bessere Vorhersagen oder Erklärungskraft zur Folge haben, wird das Programm als *progressiv* bezeichnet. Wenn andererseits Ad-hoc-Annahmen erforderlich werden, um Anomalien zu erklären, die keine neuen Prognosen oder erhöhte Aussagekraft zur Folge haben, wird das Programm als *degenerativ* bezeichnet. Bei degenerativen Programmen kann es geschehen, dass Hilfskonstrukte in verschiedenen Fällen inkonsequent verwendet werden, so viele Hilfshypothesen angehäuft werden, dass die Theorie außerordentlich komplex wird, oder Hilfshypothesen verwendet werden, die sich selbst als widersprüchlich erweisen.

Nach Lakatos sollte ein Forschungsprogramm nicht aufgegeben werden, es sei denn, es existiert eine progressive Alternative. Eine Theorie sollte gemäß der Rekonstruktion nach Lakatos dann aufgegeben werden, wenn „ein rivalisierendes Programm existiert, das stark genug ist, um alle Fakten des früheren Programms zu tragen und, was wichtig ist, über ausreichende generative Kraft verfügt, um neue Tatsachen zu antizipieren, die die Theorie stützen“ (Serlin & Lapsley, 1993, S. 205). Larvor (1998) stellt fest, dass es den Popper'schen Theorien an aktiven Neukonstruktionen mangelt, wohingegen „es den Lakatos'schen Theorien und Programmen am Aufgeben mangelt ... Unser Vertrauen in jede dominante Theorie als Vehikel für einen empirischen Beweis würde durch Entdeckungen untergraben werden, die entweder Zweifel an der Kerntheorie aufwerfen oder nicht mehr mit der Kerntheorie erklärt werden können“ (S. 34–35).

In diesem Buch ist das Medizinische Metamodell der Psychotherapie die bereits gegebene Theorie (siehe Kapitel 1). Lakatos' Rekonstruktion gemäß wird ein rivalisierendes Programm benötigt. Das Kontextuelle Metamodell stellt einen solchen Rivalen dar. Beide Programme werden modifiziert, während Forschungsergebnisse gesammelt und präsentiert werden. Beide Programme verwenden Hilfskonstrukte, um Forschung zu betreiben und Evidenz zu erklären. Beide Programme werden durch einzelne Studien unterstützt, die die Theorie zu untermauern scheinen, und beide Programme werden von einzelnen Studien geschwächt, die im Gegensatz zur Kernaussage zu stehen scheinen.

Als Selbstdeklaration sei hier erwähnt, dass wir aufgrund der uns bekannten aktuellen empirischen Literatur in diesem Buch das Kontextuelle Metamodell als ein progressives Forschungsprogramm verstehen und dass das Medizinische Metamodell Anzeichen einer Degeneration zu zeigen scheint. Bevor wir auf die beiden Forschungsprogramme näher eingehen, führen wir eine Diskussion darüber, wie empirische Evidenz verstanden werden kann.

Zulässigkeit von Evidenz: Was gilt als empirischer Beweis?

Es scheint einen allgemeinen Widerstand bezüglich der Wissenschaftlichkeit des Kontextuellen Metamodells zu geben, wie z. B. in der Diskussion über klinische Psychologie von Baker et al. (2008) treffend angemerkt:

> Zwar bietet die Untersuchung unspezifischer Effekte [d. h. von Faktoren des Kontextuellen Metamodells] wenig Unterstützung für die derzeitige Praxis der Psychologie. Legitime und wichtige Themen umgeben unspezifische Effekte, aber die Auflösung der Debatte über die unspezifischen Effekte besitzt nur wenig Potenzial, eine wissenschaftlich fundierte Praxis der klinischen Psychologie zu validieren ... Es ist wichtig, den marginalen wissenschaftlichen Status dieser Konstrukte zu beachten. (S. 82)

Eine weitere Kritik an der wissenschaftlichen Grundlage des Kontextuellen Metamodells ist, dass nicht gezeigt werden kann, dass die erwarteten therapeutischen Faktoren ursächlich mit den Ergebnissen der Psychotherapie zusammenhängen (Baker et al., 2008; DeRubeis et al., 2005; Siev, Huppert & Chambless, 2009), weil es schwierig oder unethisch ist, die Variablen experimentell zu manipulieren. Dieser Ansicht entsprechend werden randomisierte klinische bzw. kontrollierte Studien (RCTs) bevorzugt, was unmittelbar in einem Schwerpunkt auf der Behandlungsmethode in der Forschung resultiert:

> Von allen Aspekten der Psychotherapie, die Ergebnisse beeinflussen, ist die Behandlungsmethode der einzige Aspekt, in dem Psychotherapeuten ausgebildet werden können. Sie ist der einzige Aspekt, der in einem klinischen Versuch manipuliert werden kann [d. h. in einer RCT], um seinen Wert zu prüfen, und wenn sie sich bewährt hat, ist sie der einzige Aspekt, der an andere Psychotherapeuten weitergegeben werden kann. (Chambless & Crits-Christoph, 2006, S. 199–200)

Rekonstruktionen des wissenschaftlichen Fortschritts verhalten sich in der Regel gegenüber den empirischen Beobachtungen offen; das heißt, die Hypothesen können sich empirisch entweder bewähren oder müssen angepasst, also neu konstruiert werden, wobei alle Beobachtungen aufgrund der Versuchsanordnungen mit einem Zusatzgepäck an Grundannahmen einhergehen (Lakatos, 1970; Latour, 1999; Larvor, 1998; Miller, 1994; Serlin & Lapsley, 1985, 1993). Viele Theorien wurden mit naturalistischen Beobachtungen untersucht, darunter auch viele in der Astronomie (z. B. Planetenbewegung, Urknalltheorie), Wirtschaft (z. B. Monetarismus, Theorie gemeinsamer Ressourcen, neue Handelstheorie), Biologie (z. B. Evolution), Naturgeschichte (z. B. Aussterben der Dinosaurier) und Medizin (z. B. H. pylori bei Magengeschwüren, Rauchen und Gesundheit). Tatsächlich würde eine Durchsicht von Nobelpreisträgern zeigen, dass viele von ihnen Beobachtungsmethoden statt experimenteller Methoden verwendet haben und, wenn überhaupt, nur wenige Nobelpreise in Physiologie und Medizin auf Beweisen aus randomisierten klinischen Studien fußen. Von einem kausalen Standpunkt aus betrachtet, sollte jedoch jede theoretisch der Manipulation zugängliche Variable als kausaler Faktor berücksichtigt werden, unabhängig davon, ob es machbar oder ethisch vertretbar ist, sie zu manipulieren (Holland, 1986, 1993; Rubin, 1986). Wie bereits erwähnt (und wie auch in den folgenden Kapiteln diskutiert werden wird), sind RCTs hinsichtlich Schlussfolgerungen nicht frei von Kontroversen und bergen ihre eigenen Risiken für die Validität in sich. Folglich geben wir hinsichtlich der Präsentation der Evidenz grundsätzlich keinem Forschungsdesign den Vorzug gegenüber einem anderen, obwohl es wichtig ist, die Einschränkungen aller Studiendesigns zu beachten, einschließlich, aber nicht ausschließlich die der RCTs.

Zunächst wollen wir jedoch noch einige zentrale Fragen ansprechen. Es gibt Tausende und Abertausende von Studien über Psychotherapie, mit einer unglaublichen intellektuellen Reichhaltigkeit an Konzepten, Modellen und Hypothesen, besonders in klinischen Studien (siehe Kapitel 4 und 5) und Studien zu Prozessvariablen wie der Allianz (siehe Kapitel 7). Wie oben angerissen, hat jede dieser Studien Grenzen und Einschränkungen, und wir sehen es als eine grundsätzliche kulturelle Errungenschaft an, dass diese Grenzen diskutierbar sind. Erschwerend kommt jedoch hinzu, dass es eine reiche Geschichte der Selektion von Studien gibt, die eine theoretische Position unterstützen und eine andere entweder ignorieren oder in Zweifel zu ziehen versuchen. Die Definition von Studienqualität ist oftmals abhängig von der theoretischen Position. Empirische Evidenz wird oftmals dann besonders sichtbar, wenn die vorhandenen Studien zu *einer* Forschungsfrage aggregiert und in einer wissenschaftlichen Weise zusammengefasst werden. Die Wissenschaft hat dazu die Methode der Metaanalyse entwickelt, *die* quantitative Methode, um Studienresultate zusammenzufassen (Hunt, 1997).

Effektstärken in Metaanalysen

Die Metaanalyse ist in der Psychologie mittlerweile eine weit verbreitete Methode und wird regelmäßig in Methodenkursen gelehrt. Deshalb werden hier nur die Rudimente des Verfahrens vorgestellt, mit Schwerpunkt auf der Interpretation der Effektstärken. Die Effektstärke ist ein standardisierter Index, der die Größe eines Zusammenhangs misst. In Gruppendesigns ist die Effektstärke die standardisierte Differenz zwischen den Mittelwerten der Verteilungen der Gruppen. Nehmen wir zum Beispiel einen Gruppenvergleich zweier Behandlungen, in denen die Patienten den beiden Bedingungen randomisiert zugewiesen werden (Behandlung TX und Wartelistenkontrolle WLC). Die gängigste Effektstärke der Stichprobe wird über $(M_{TX}-M_{WLC})/SD_{pooled}$ berechnet, wobei M_{TX} der Mittelwert der Ergebnisse nach der Behandlung in der Therapiegruppe ist und M_{WLC} den Mittelwert der Ergebnisse für die Patienten, die keine Behandlung erhalten haben, darstellt. Die Mittelwerte werden zumeist am Ende einer Therapie oder an den Follow-up-Zeitpunkten miteinander verglichen. SD_{pooled} ist die gemeinsame Standardabweichung der beiden Stichproben. Größere Effekte bedeuten größere Wirksamkeit der Behandlung. Um die Frage: „Wie groß ist groß?“ zu beantworten, sind in der Tabelle 3.1 Richtwerte angegeben. Der entscheidende Schritt bei einer Metaanalyse ist, die Effekte von Studien mit der gleichen Hypothese zu aggregieren. Wenn es zehn Studien gibt, die die Wirksamkeit der Behandlungen für eine bestimmte Störung untersuchen, so können die Effekte aus jeder Studie gemittelt und so zu einem Gesamteffekt zusammengerechnet werden, um eine Schätzung des Behandlungseffekts abzugeben, die präziser ist (d.h. einen kleineren Standardfehler der Schätzung hat) als die von einer einzelnen Studie gelieferte Schätzungen. Es gibt viele statistische Methoden und Theorien zur Berechnung des Gesamteffekts, beispielsweise Korrekturen für kleine Stichproben, Gewichtung der Studien danach, wie präzise sie die Parameter messen (genauere Schätzungen, die in der Regel von größeren Stichproben abgeleitet werden, werden stärker gewichtet als Studien mit größeren Varianzen), Schätzung des Fehlers bei der Schätzung der Effekte für jede Studie und für den aggregierten Effekt sowie Berechnung von Vertrauensintervallen für die Effekte (Cooper & Hedges, 1994; Cooper, Hedges & Valentine, 2009; Hedges, 1981; Hedges & Olkin, 1985). Es ist üblich geworden, *Random-Effects*-Metaanalysen durchzuführen, in denen die Effekte aus einer Population von Stichproben geschätzt werden (Raudenbush, 2009).

Studien zum Psychotherapieprozess untersuchen oft die Korrelation zwischen einigen Prozessvariablen und dem Therapieergebnis, zum Beispiel die Korrelation der Allianz zwischen dem Therapeuten und dem Patienten in Bezug auf das Therapieergebnis (siehe Kapitel 7) oder die Korrelation zwischen der Therapeutenadhärenz oder -kompetenz und dem Therapieergebnis (siehe Kapitel 8). Diese Korrelationen können über mehrere Studien hinweg in derselben Weise aggregiert werden, wie dies für Gruppenvergleiche durchgeführt werden kann. Die korrelativen Metaanalysen ergeben eine Gesamtschätzung der Populationskorrelationskoeffizienten sowie deren Standardfehler (Shadish & Haddock, 2009).

Hypothesen über die aggregierte Effektstärke, entweder Cohens d oder Hedges g für Gruppenvergleiche oder r für Korrelationskoeffizienten, werden in der Regel in Metaanalysen getestet. Typischerweise wird die Nullhypothese getestet, dass die aggregierte Effektstärke null ist (das folgende Beispiel ist fiktiv), gegenüber der Alternative, dass der Effekt von Null verschieden ist. Ebenso kann die Heterogenität der Effekte untersucht werden. Wenn Effekte heterogen sind, dann gibt es mehr Variabilität in der Wirkung als erwartet. Moderatorenanalysen helfen zu verstehen, welche Faktoren die Variabilität beeinflussen.

Ein Vorteil der Effektstärken ist, dass sie andere Informationen als Signifikanztests bereitstellen. Wie bereits angeführt, kann für eine Untersuchung an einer großen Stichprobe der Effekt sehr klein, aber statistisch signifikant sein. Auf der anderen Seite kann ein großer Effekt bei einer kleinen Stichprobe statistisch nicht signifikant sein. Effektstärken einzuordnen, ist keine einfache Angelegenheit. Tabelle 3.1 ist hierfür sehr hilfreich.

Die erste Spalte d zeigt die Effektstärke an. Nachdem Jacob Cohen die Ergebnisse einer Reihe von Studien in den Sozialwissenschaften geprüft hatte, beschrieb er ein d von 0.80 als groß, von 0.50 als mittel und von 0.20 als klein (Cohen, 1988; siehe Spalte 2). Allerdings wurde diese Einteilung von vielen als willkürlich kritisiert. Wie im Kapitel 4 gezeigt wird, erzeugt Psychotherapie im Vergleich zu keiner Behandlung (beispielsweise Wartelistenkontrollbedingung) eine Wirkung von etwa .80, was nach Cohen eine große Wirkung bedeutet. Die dritte Spalte bietet eine Interpretation von Effekten, beruhend auf überlappenden Normalverteilungen von zwei Gruppen (Interpretation von Glass, 1976). Nehmen wir an, dass gemäß einer Studie eine Behandlung gegenüber keiner Behandlung mit einer Effektstärke von 0.60 überlegen war. Wie Abbildung 3.1 zeigt, kann dies so ausgelegt werden, dass eine durchschnittliche Person nach der Behandlung ein besseres Ergebnis haben wird als 73 Prozent der Kontrollgruppe. Diese Interpretation ist besonders attraktiv, weil sie „dem gesunden Menschenverstand" am ehesten nahekommt. Zum Beispiel ist es für einen Patienten verständlich, wenn man sagt: „Im Durchschnitt werden Sie es nach dem Abschluss der Behandlung besser als 73 Prozent der Patienten haben, die keine Behandlung in Anspruch genommen haben." Natürlich sollte berücksichtigt werden, dass eine Behandlung ohne Wirkung (d.h. $d = 0.00$) einer durchschnittlichen Person eine Verbesserungschance von 50 Prozent gegenüber unbehandelten Personen zuspricht. Die vierte Spalte rechnet die Effektstärke d in einen Korrelationskoeffizienten um (Rosenthal, 1994), was einen Vergleich der

Tabelle 3.1: Effektstärken

d	Cohens Beschreibung	Anteil der Patienten in der Kontrollgruppe unter dem Mittel der Behandlungsgruppe	*r*	R^2	*NNT*
1.0		0.84	0.45	0.20	2
0.9		0.82	0.41	0.17	3
0.8	groß	0.79	0.37	0.14	3
0.7		0.76	0.33	0.11	3
0.6		0.73	0.29	0.08	4
0.5	mittel	0.69	0.24	0.06	4
0.4		0.66	0.20	0.04	5
0.3		0.62	0.15	0.02	6
0.2	klein	0.58	0.10	0.01	9
0.1		0.54	0.05	< 0.01	18
0.0		0.50	0.00	0.00	∞

Legende von links nach rechts. d: Effektstärke zwischen den Gruppen, Cohens (1988) Bezeichnung; Anteil der Therapieerfolge ist der Anteil der Patienten in der Behandlung, denen es nach der Behandlung messbar besser geht als denjenigen der Kontrollgruppe; *r:* Korrelationskoeffizient; R^2*:* Varianzanteil, der von dem Faktor beschrieben wird; *NNT: number needed to treat* – Anzahl der Patienten, die eine Behandlung empfangen müssen, damit ein Behandlungserfolg zu verzeichnen ist.

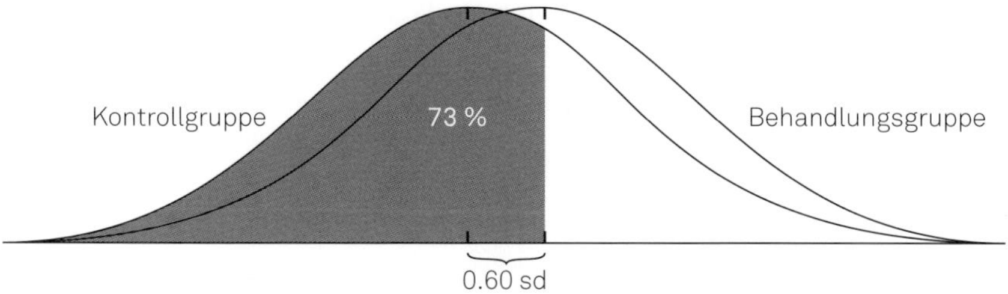

Abbildung 3.1: Interpretation von Effektstärken anhand der sich überlappenden Verteilungen

Wirkungen von klinischen Studien *(d)* und Effekten der Korrelation von Prozessvariablen und Ergebnissen *(r)* ermöglicht.[10]

Die nächste Spalte gibt den Wert von R^2 an, den durch den Faktor erklärten Anteil der Varianz im Ergebnis.[11] Geht man wiederum von dem Beispiel eines großen Effekts von $d = 0.80$ aus, bedeutet das, dass 14 Prozent der Variabilität der Ergebnisse mit dem Faktor assoziiert sind. Betrachten wir einen Effekt von 0.80 aus einer RCT, die eine Behandlung mit keiner Behandlung vergleicht (beispielsweise eine Wartelistenkontrollbedingung); dieser Effekt bedeutet, dass 14 Prozent der Variabilität der Ergebnisse, zum Beispiel von Depressionswerten, für die Patienten in der Studie damit verbunden war, ob der Patient die Behandlung durchlaufen hat oder nicht. Es gibt hier einige Punkte, die einer Diskussion bedürfen. Zunächst ist Vorsicht dabei geboten, den Faktor als kausal hinzustellen. Kausalität ist ein heikles Konzept, und es ist leichter, einem Faktor Kausalität in einem experimentellen Design zuzuschreiben, bei dem eine Variable manipuliert und die Auswirkungen dieser Manipulation beobachtet werden, als dies bei randomisierten klinischen Studien der Fall ist. Zudem ist es wichtig, im Auge zu behalten, dass RCTs Validitätsrisiken haben, die die Diskussion der Kausalität erschweren. Auch ist das Niveau, auf dem die Kausalität zugeschrieben wird, entscheidend für die richtigen Schlussfolgerungen. Betrachten wir ein Experiment, bei dem das Drücken eines Lichtschalters verschiedenen Zeitpunkten zugeordnet ist. Wenn der Schalter eingeschaltet wird, geht das Licht an. Ist das Einschalten eines Schalters die Ursache für die Emission von Photonen? Eindeutig ja, aber ebenso eindeutig ist dies kein theoretisch sehr nützliches Experiment. Kausalität ist von zentraler Bedeutung für Theorien, aber sehr schwer direkt aus Studien abzuleiten. Das wird in diesem Buch durch die Darstellung der empirischen Evidenz deutlich werden. Der zweite Punkt ist, dass auch ein großer Effekt für einen relativ kleinen Prozentsatz der Variabilität der Ergebnisse stehen kann. Wenn die Teilnahme an einer Psychotherapie im Verhältnis zur Nichtteilnahme 14 Prozent der Variabilität der Ergebnisse ausmacht, dann sind 86 Prozent der Variabilität der Ergebnisse der Patienten auf andere Faktoren zurückzuführen. Dies hinterlässt den Eindruck, dass Psychotherapie nicht besonders effektiv ist. Es ist wichtig, im Auge zu behalten, dass viele andere Faktoren zur Variabilität der Ergebnisse der Patienten beitragen. Patienten, die vor der Behandlung ein hohes Stresslevel haben, erfahren auch nach der Therapie oftmals Stresssituationen, unabhängig von der Wirksamkeit der Behandlung. Das anfängliche Stressniveau macht etwa 50 Prozent der Variabilität der Ergebnisse aus. Und schlussendlich gibt es noch die Patientenfaktoren – einige Patienten sind motivierter, sind bereit für den Wandel, haben wirtschaftliche Res-

10 Technisch sind es *d* und die punktbiseriale Korrelation, die gleichgesetzt werden, dennoch ist der Vergleich von *d* und Pearsons *r* für unsere Zwecke ausreichend. Die Formel für die Umwandlung von *r* zu *d* oder *d* zu *r* ist folgende: $r^2 = d^2/(d^2 + 4)$.

11 Wie in diesem Zusammenhang üblich, verwenden hier die Notation R^2 aus der Regressionsschreibweise. Im Kontext einer Varianzanalyse würde dieser Anteil jedoch mit η^2 markiert werden. Es sollte beachtet werden, dass dies ein Stichprobenwert ist und eine verzerrte Schätzung des Populationswerts für den Anteil der Varianz, der kleiner sein wird als der Stichprobenwert. Wenn die Unterscheidung wichtig für die Darstellung ist, werden wir den Leser darauf aufmerksam machen.

sourcen, soziale Unterstützung und so weiter (Bohart & Tallman, 1999; Prochaska & Norcross, 2002). Natürlich gibt es auch Fehlervarianz in den Messungen, in den Fragen der Operationalisierung, beispielsweise der Erfolgsmessung, und in anderen mit der Versuchsanordnung zusammenhängenden Faktoren. Verglichen mit vielen medizinischen Maßnahmen sind die 14 Prozent sehr beeindruckend. Aspirin als Prophylaxe für Herzinfarkte, angewandt in einer randomisierten kontrollierten Studie, die gestoppt wurde, weil es für unethisch gehalten wurde, der Placebogruppe Aspirin zu verweigern, macht etwa 1 Prozent der Variabilität der Ergebnisse aus. Dieser Effekt ist deutlich kleiner als Effekte durch Psychotherapie. Die Überlegenheit von Antidepressiva gegenüber Placebos macht etwa 3 Prozent der Variabilität im Therapieerfolg aus. Werden diese Effekte mit Effekten der Psychotherapie verglichen, so scheint Psychotherapie für die Behandlung vieler psychischer Probleme hoch wirksam zu sein; was Psychotherapie jedoch genau wirksam macht, werden wir in den nächsten Kapiteln genauer betrachten.

Die letzte Spalte in der Tabelle 3.1 zeigt die Anzahl der zu behandelnden Patienten (number needed to treat, NNT) (Kraemer & Kupfer, 2006), die angibt, wie viele Personen eine Behandlung erhalten müssen, damit gegenüber der Kontrollgruppe *ein* zusätzlicher Behandlungserfolg resultiert. Kommen wir auf das Beispiel eines Effekts von 0.80 zugunsten der psychotherapeutischen Behandlung im Vergleich zu keiner Behandlung zurück; hier entspricht der Effekt einer NNT von 3. Das bedeutet, dass drei Patienten Psychotherapie durchlaufen müssen, um *ein* erfolgreiches Ergebnis im Vergleich zu keiner Behandlung zu erhalten. Eine weitere Möglichkeit der Interpretation ist, dass zwei der drei Patienten durch eine psychotherapeutische Behandlung kein besseres Ergebnis als ohne eine Behandlung erzielen werden. Auch dies könnte als Argument gegen die Wirksamkeit der Psychotherapie verstanden werden, bis man diese Zahl mit den NNTs vieler medikamentöser Behandlungen in Bezug setzt. Kleinere NNTs bedeuten höhere Wirksamkeit, folglich ist Psychotherapie äußerst wirksam im Vergleich mit vielen anerkannten medizinischen Anwendungen, von denen einige sehr teuer sind und schwerwiegende Nebenwirkungen haben, beispielweise die meisten Interventionen in der Kardiologie (z. B. Beta-Blocker gegenüber Placebo, NNT=40), in der Gastroenterologie (z. B. Protonenpumpenhemmer gegen Blutungen bei Magengeschwüren gegenüber Placebo, NNT=6), in der Orthopädie (z. B. aktive Behandlung von Schleudertrauma im Vergleich zu früheren etablierten Methoden, NNT=5), bei Atemwegserkrankungen (z. B. Nikotininhalatoren gegenüber Placebo bei der Raucherentwöhnung, NNT=10), bei der Grundversorgung (z. B. Influenzaimpfstoff gegenüber Placebo zur Verhinderung einer Grippeerkrankung, NNT=12) und viele andere (ein Vergleich lohnt sich, z. B. unter http://ktclearinghouse.ca/cebm/glossary/nnt).

Erweiterungen und Kernpunkte von Metaanalysen

Es gibt eine Reihe von Vorteilen der Metaanalyse, die das Verständnis der Psychotherapie sowie einiger hier diskutierter Probleme fördern. Ein wichtiger Punkt bezieht sich dabei auf die Heterogenität der Studienergebnisse. Wie bereits erwähnt, ist es üblich, metaanalytische Modelle zu verwenden, die zufällige Effekte mitmodellieren *(random effects models)*. Bei diesen Modellen werden die Studien in der Metaanalyse so behandelt, als ob sie zufällig aus einer Population von Studien gezogen werden, die einen bestimmten Effekt untersuchen. Das Modell erlaubt somit einen statistischen Fehler in Bezug auf die Studien sowie auf die Studienteilnehmer *innerhalb* der Studien (Raudenbush, 2009). Nehmen wir an, dass es einen wahren Populationseffekt und viele Studien gibt, die diesen Populationswert schätzen. Die Schätzungen dieser verschiedenen Studien werden aufgrund der Randomisierung der Teilnehmer zu den Bedingungen innerhalb der Studien sowie aufgrund vieler weiterer Unterschiede bei den Untersuchungen *variieren*. Wenn die Variabilität der Effekte vieler Studien der erwarteten Variabilität entspricht, dann werden die Effekte als *homogen* bezeichnet. Wenn die Schwankungen jedoch größer sind als erwartet (d.h. ein Test führt zur Verwerfung der Homogenitätsannahme), dann werden die Effekte als *heterogen* bezeichnet. Wenn Effekte homogen sind, dann steigt die statistische Sicherheit der metaanalytischen Schätzung der tatsächlichen Wirkung. Wenn Effekte heterogen sind, dann gibt es zwischen den Studien Variabilität, die durch Moderatoren erklärt werden könnte; meistens sind dies bestimmte Eigenschaften der Untersuchungen. Oft wird ein Index der Heterogenität angegeben; zum Beispiel könnte es sein, dass 30 Prozent der Variabilität der beobachteten Effekte in einer Reihe von Studien auf Variabilität zwischen den Untersuchungen zurückzuführen sind. Oft können wir mit Moderatoren eine Erklärung für die Variabilität zwischen den Studien finden, manchmal bleibt sie ungeklärt. Zum Beispiel werden wir sehen, dass Studien mit elaborierten Forschungsdesigns größere Psychotherapieeffekte hervorbringen als Studien mit weniger elaborierten Forschungsdesigns. Tests der Homogenität können auch dazu benutzt werden, die relative Wirksamkeit von Behandlungen zu untersuchen (siehe Wampold & Serlin, 2014).

Ein Kritikpunkt an Metaanalysen ist, dass sie sehr unterschiedliche Studien zusammenfassen – der sprichwörtliche Vergleich von Äpfel und Birnen, wenn man so will. Dieses Problem wird im Zusammenhang mit der absoluten Wirksamkeit in Kapitel 4 angegangen. Hier bleibt der Hinweis, dass die Unterschiede zwischen den Studien in Bezug auf einige Studienvariablen, wie die Qualität des Designs, geprüft werden können, indem man bestimmt, wie sie die Heterogenität der Effekte erklären.

Ein weiteres Problem, das aus Psychotherapieergebnisstudien resultiert, ist, dass klinische Studien in der Regel *mehrere* Erfolgsmaße beinhalten. Die Effektstärke kann für jede dieser Zielgrößen berechnet werden, aber diese Zielgrößen sind *nicht* unabhängig. Dies ist eine Herausforderung, die bereits bei der ersten Anwendung von Metaanalysen bei Psychotherapieergebnisstudien verstanden wurde, bisher jedoch weitgehend ignoriert blieb. Wenn eine Studie beispielsweise acht abhängige Messungen umfasst, dann ist es äußerst problematisch, alle diese Effekte in die Metaanalyse einzubringen, insbesondere, wenn eine andere Studie nur zwei oder drei Effekte umfasst. Im Laufe der Jahre wurden verschiedene Strategien eingesetzt. Die erste Möglichkeit besteht darin, diesen Umstand zu ignorieren und alle Effekte in die Metaanalyse einzubeziehen – doch wegen der Probleme mit dieser Strategie wird sie nur noch selten verwendet. Die zweite Möglichkeit besteht darin, die Effekte innerhalb von Studien gemittelt einzubringen. Allerdings wird diese Aggregation in der Regel nicht korrekt durchgeführt. Die berechneten Mittelwerte entsprechen für gewöhnlich einfach dem arithmetischen Mittel der Effekte, wobei nicht berücksichtigt wird, dass die Ergebnisvariablen korreliert sind (siehe Gleser & Olkin, 2009). Dies kann den Standardfehler der Schätzungen deutlich beeinflussen. Wampold et al. (1997b) berücksichtigten die Korrelationen zwischen den abhängigen Variablen unter Verwendung der von Gleser und Olkin vorgestellten Methoden, die für multiple Messungen eine geeignete Schätzung der Wirkung erzeugen (Del Re & Hoyt, 2015). Eine dritte Möglichkeit ist, nur eine Variable aus jeder Studie zu wählen – eine Strategie, die häufig verwendet wird. Dies ist aus mehreren Gründen problematisch, unter anderem, weil a) die Informationen der anderen Variablen ignoriert werden und eine weniger genaue Schätzung zustande kommt, als wenn alle Variablen verwendet würden, und b) nur ein bestimmter Aspekt des Ergebnisses unter Ausschluss aller anderen verwendet wird. Im Hinblick auf den Endpunkt (meistens die Messung des Therapieerfolgs zu Therapieende) wird in der Regel die Variable ausgewählt, die sich auf die anvisierten Symptome bezieht (gelegentlich wird dieses Vorgehen auch als Messung der spezifischen Symptome, die Variable auch als primärer Erfolgsparameter oder anvisierter Endpunkt bezeichnet). Andere wichtige Variablen, wie weitere Symptome, globale Messung der Ergebnisse, Lebensqualität etc., die wichtige Ergebnisse liefern und Auswirkungen auf die Interpretation der Wirksamkeit der Behandlung haben, werden oft ignoriert (Bell, Marcus & Goodlad 2013; Laska, Gurman & Wampold 2014; Minami, Wampold, Serlin, Kircher & Brown, 2007).

Hypothesenbildung im Medizinischen Metamodell und Kontextuellen Metamodell

Eines der Kennzeichen des wissenschaftlich-empirischen Arbeitens liegt in der zentralen Annahme, dass eine Theorie *T* Hypothesen erzeugt, die empirisch untersucht werden können. Empirische Hypothesen sind im Wesentlichen Prognosen darüber, was unter bestimmten Bedingungen zu beobachten sein wird. In der experimentellen Forschung werden verschiedene Bedingungen einander gegenübergestellt und untersucht, inwieweit die beobachteten Gruppenunterschiede mit den Vorhersagen konsistent sind. Die vorher diskutierten Rekonstruktionsansätze machen unterschiedliche Aussagen über die Art und Weise, wie Hypothesen zu wissenschaftlichem Fortschritt führen, aber im Kern bleibt die Auffassung der theoretischen Hypothesenbildung, dass unter bestimmten Bedingungen bestimmte Effekte zu beobachten sein werden, bestehen. Im Rest dieses Kapitels werden die Hypothesen des Medizinischen und des Kontextuellen Metamodells vorgestellt. An diese Diskussion gehen wir aus der Perspektive von Lakatos'schen Forschungsprogrammen mit dem theoretischen harten Kern und verschiedenen Hilfshypothesen heran. Viele der Hilfsmittel werden jedoch erst in den späteren Kapiteln klar, wenn die verschiedenen Forschungsergebnisse beleuchtet werden.

Medizinisches Metamodell

Der harte Kern des Medizinischen Metamodells sagt aus, dass die für die Heilung spezifischen Komponenten das sind, was Psychotherapie wirksam macht. David Barlow (2004) fasst dies prägnant zusammen, indem er schreibt, dass, obwohl alle psychologischen Behandlungen Komponenten enthalten, die allen Psychotherapien gemein sind, wie „die therapeutische Allianz, die Induktion einer positiven Erwartung der Veränderung und Remoralisierung", sie auch wichtige „spezifische psychologische Verfahren, die gezielt gegen Psychopathologien eingesetzt werden" (S. 873), enthalten. Von diesen theoretischen Vorschlägen lassen sich gewisse Vermutungen ableiten, wie in der Tabelle 3.2. zusammengefasst.

Die erste Hypothese ist, dass Psychotherapie wirksam ist, weil die spezifischen Komponenten tatsächlich wirksam sind. Das heißt, Psychotherapien sollten effektiver als gar keine Behandlung sein, was als absolute Wirksamkeit bezeichnet wird (siehe Kapitel 4). Die meisten Befürworter des Medizinischen Metamodells erkennen an, dass die gemeinsamen Faktoren für die Psychotherapie notwendig sind und an und für sich geringfügig von Vorteil sein können. Daher werden Behandlungen mit spezifischen Bestandteilen effektiver sein als solche ohne, obwohl Behandlungen ohne spezifische Komponenten effektiver sind als gar keine Behandlung. In Begriffen des Kontextuellen Metamodells aus dem zweiten Kapitel betont das Medizinische Metamodell den dritten Weg: die spezifischen Interventionen.

Die stärksten Hypothesen, die von dem Medizinischen Metamodell ausgehen, liegen im Bereich der relativen Wirksamkeit. Es sind Hypothesen darüber, ob eine psychotherapeutische Behandlung wirksamer ist als eine andere. Nach dem Medizinischen Metamodell ist die Entwicklung von spezifischen Interventionskomponenten bedeutsam, die aufgrund einer psychologischen Störungstheorie präzise auf ein psychologisches Defizit abzielen. Kontextuelle „Rahmenbedingungen", die sich nicht explizit auf die psychologische Störungstheorie und die daraus abgeleiteten Interventionen beziehen, sind für die empirisch-wissenschaftliche Hypothesenbildung und die Hypothesentestung weniger zentral. Die Unterscheidung zwischen „wissenschaftlichen" Interventionen und anderen Komponenten geht auf die frühen Etablierungskämpfe der Verhaltenstherapie zurück, als Eysenck (1961) die Verhaltenstherapie auf der Basis der wissenschaftlich fundierten Lerntheorie von anderen Psychotherapien hervorhob:

> Neurotische Patienten, die mit auf Lerntheorie aufgebauten psychotherapeutischen Verfahren behandelt wurden, verbesserten sich wesentlich schneller als Patienten, die mit psychoanalytischen oder eklektischen Psychotherapieverfahren behandelt wurden oder gar keine Psychotherapie durchlaufen haben ... Es scheint daher ratsam, das psychoanalytische Modell zu verwerfen, das bei der Vermittlung von überprüfbaren Vorhersagen sowohl auf theoretischer wie auf praktischer Ebene nicht nützlich zu sein scheint, dabei aber zumindest vorläufig das Lerntheoriemodell zu übernehmen, das bislang theoretisch und auch im Hinblick auf die Anwendung vielversprechender zu sein scheint. (S. 720–721)

Tabelle 3.2: Hypothesen des Medizinischen Metamodells und des Kontextuellen Metamodells

Medizinisches Metamodell	Kontextuelles Metamodell
Absolute Wirksamkeit (Kapitel 4)	
1. Psychotherapie ist wirksamer als gar keine Behandlung.	1. Psychotherapie ist wirksamer als gar keine Behandlung.
2. Psychotherapie ohne spezifische Bestandteile wird weniger effektiv sein als eine mit spezifischen Bestandteilen.	2. Psychotherapie ohne spezifische Bestandteile wird weniger effektiv sein als eine mit spezifischen Bestandteilen.
3. Psychotherapie ohne spezifische Bestandteile ist effektiver als gar keine Behandlung.	3. Psychotherapie ohne spezifische Bestandteile ist effektiver als gar keine Behandlung.
Relative Wirksamkeit (Kapitel 5)	
1. Variabilität in der Effektivität der Behandlungen (D.h. einige Behandlungen sind wirksamer als andere.)	1. Homogenität der Behandlungseffekte: Alle Behandlungen mit einer therapeutischen Absicht werden gleichwertig wirksam sein.
2. Tx A ist bei einer bestimmten Störung wirksamer als Tx B.	
Therapeuteneffekte (Kapitel 6)	
1. Die Therapeuteneffekte sind klein, besonders dann, wenn eine evidenzbasierte Behandlung unter Einhaltung des Protokolls durchgeführt wird.	1. Die Therapeuteneffekte werden relativ groß sein, insbesondere im Vergleich zur Wirksamkeit spezifischer Bestandteile.
	2. Aufgrund der Beziehungsfaktoren werden Therapeutenunterschiede auftreten.
Allgemeine Effekte (Kapitel 7)	
1. Beziehungsfaktoren werden für den Ausgang der Therapie keine kritische Rolle spielen.	1. Die Therapeutische Allianz steht in Beziehung mit dem Ergebnis der Behandlung.
	2. Andere Beziehungsfaktoren (z.B. Empathie, Zielkonsens und Zusammenarbeit, echte Beziehung) werden Einfluss auf den Ausgang der Therapie haben.
	3. Erwartungen sind wichtig für das Therapieergebnis.

Tabelle 3.2: Fortsetzung

Medizinisches Metamodell	Kontextuelles Metamodell
	4. Die Allegiance der Forscher und besonders auch der Therapeuten wird in Zusammenhang mit dem psychotherapeutischen Ergebnis stehen.
	5. Kulturadaptation erhöht den Wirkungsgrad der Behandlung.
Spezifische Effekte (Kapitel 8)	
1. Eliminierung der spezifischen Bestandteile aus einem evidenzbasierten Verfahren wird die Wirksamkeit der Behandlung dämpfen. Die Hinzunahme einer Komponente erhöht die Wirksamkeit.	1. Eliminierung der spezifischen Bestandteile aus einem evidenzbasierten Verfahren wird die Wirksamkeit der Behandlung nicht dämpfen. Die Hinzunahme einer Komponente erhöht die Wirksamkeit nicht.
2. Eine Behandlung T1 könnte für die Behandlung der Symptome S1 wirksamer sein als die Behandlung T2, aber nicht für die Symptome S2.	2. Adhärenz und spezifische Behandlungskompetenz werden mit den Behandlungsergebnissen nicht in Verbindung stehen.
3. Adhärenz und spezifische Behandlungskompetenz stehen in Verbindung mit dem Behandlungsergebnis.	

Eysenck beanstandete, dass psychoanalytische und eklektische Therapie theoretisch wenig prüfbar und daher in gewissem Sinne unwissenschaftlich seien. Der wichtige Teil der Logik hier ist – für das Medizinische Metamodell von grundlegender Bedeutung –, dass der wissenschaftliche Status der Bestandteile mit der Wirksamkeit der Behandlung in direkter Verbindung steht. In jüngerer Zeit haben Baker et al. (2008) versucht, die gleiche Unterscheidung zwischen wissenschaftlichen und anderen Arten von Behandlungen zu machen:

> Wissenschaftliche Plausibilität bezieht sich auf das Ausmaß, in dem eine Intervention aufgrund von stichhaltigen Grundlagen sinnvoll scheint und ob es formale Beweise in Bezug auf ihre Mechanismen gibt ... Allerdings lässt das Fehlen eines nachgewiesen oder glaubhaften spezifischen Wirkmechanismus, insbesondere bei einer psychosozialen Intervention, die Möglichkeit offen, dass die Intervention nur auf nicht spezifischen glaubhaften Ritualen oder Placeboeffekten fußt. (S. 72)

Als Beispiel für eine Behandlung mit plausiblen spezifischen Mechanismen sei hier *Prolonged Exposure* (PE) bei Posttraumatischer Belastungsstörung (PTSD) erwähnt (Foa, Hembree & Rothbaum, 2007), die auf der Theorie der emotionalen Verarbeitung basiert (Foa & Kozak, 1986); die Bestandteile von PE (also die Exposition) aktivieren ein Angstnetzwerk und schaffen den Rahmen für Habituation, was zur Extinktion der Angstreaktion führt. Wissenschaftliche Erklärungen für eine Störung und durch die Wissenschaft gestützte Komponenten, wie sie nach Foa und Kollegen (2007) für PE vorliegen, werden zu einer effektiveren Behandlung führen; potentere Bestandteile sollten somit mit wirksameren Behandlungen einhergehen.

Folglich macht das Medizinische Metamodell auf zwei Ebenen Vorhersagen hinsichtlich der relativen Wirksamkeit. Auf der allgemeinsten Ebene prognostiziert das Medizinische Metamodell, dass es Variabilität in der Wirksamkeit zwischen spezifischen Behandlungen geben wird. Diejenigen mit wissenschaftlich anerkannten Grundlagen sollten den weniger wissenschaftlich fundierten Theorien überlegen sein. Auf der spezifischeren Ebene wird eine bestimmte Hypothese über zwei bestimmte Behandlungen für eine bestimmte Erkrankung aufgestellt, etwa Tx A und Tx B. Zum Beispiel könnte man die Hypothese aufstellen, dass PE wirksamer als *Eye Movement Desensitization and Reprocessing* (EMDR) bei PTSD ist, weil PE wissenschaftliche Komponenten enthält, während an der wissenschaftlichen Basis von EMDR häufig gezweifelt wird (Herbert et al., 2000; McNally, 1999). Anhänger des Medizinischen Metamodells gehen einen Schritt weiter und schlagen eine Spezifität vor, im Sinne bestimmter Bestandteile, die auf bestimmte Symptome abzielen: „Eine Behandlung T1 kann zur Behandlung der Symptome S1 wirksamer als T2 sein, aber nicht für die Behandlung der Symptome S2“ (Hofmann & Lohr, 2010, S. 14). Zusammenfassend die Frage: Was wirkt bei welcher Störung?

Eine verwandte Hypothese über spezifische Bestandteile wird von Komponentenstudien abgeleitet (Borkovec, 1990). In Komponentenstudien wird eine kritische spezifische Komponente aus einer Behandlung, die sich als wirksam erwiesen hat, entfernt. Gemäß dem Medizinischen Metamodell sollte die Eliminierung des vorgeblich theoretisch entscheidenden Bestandteils die Wirksamkeit der Behandlung abschwächen. Ebenso sollte das Hinzufügen eines wissenschaftlich fundierten Bestandteils zu einer bestehenden Behandlung die Wirksamkeit der Behandlung erhöhen.

Die Hypothesen des Medizinischen Metamodells beziehen Beweise aus klinischen Versuchen ein, die eine zufällige Zuordnung von Patienten zu verschiedenen Bedingungen beinhalten, unter denen Behandlungen stattfinden (oder eben nicht, was zum Beispiel der Fall für die Wartelistenkontrolle ist). Weil viele methodische Fragen bei der Gestaltung von RCTs im Zusammenhang mit Hypothesen stehen, werden hier einige erörtert. Um eine RCT korrekt durchzuführen, muss die Behandlung einwandfrei erbracht werden, so dass die Komponenten, die angeblich notwendig sind, um Nutzen zu generieren, adäquat zum Tragen kommen, worauf bereits früher im Text hingewiesen wurde. Für die Aussagekraft der Studie ist es essentiell, dass sich der Therapeut gewissenhaft an das Behandlungsprotokoll hält. Dies wird als Adhärenz – oder auch als Behandlungsintegrität – bezeichnet, welche definiert wird als „das Ausmaß, in dem ein Therapeut Interventionen und Ansätze verwendet hat, die gemäß dem Behandlungshandbuch vorgeschrieben sind, und die Verwendung von Interventionen und Verfahren vermieden hat, die gemäß dem Handbuch untersagt sind“ (Waltz, Addis, Koerner & Jacobson, 1993, S. 620). In Lakatos’schen Begriffen ist diese Integrität eine Hilfshypothese, um innerhalb der Forschungsdesigns angemessene Interpretationen abzuleiten (siehe Bhar & Beck, 2009; Perepletchikova, 2009). Perepletchikova merkt dazu an:

> Die Behandlungsintegrität ist zentral für die Interpretation der Behandlungsergebnisse, insbesondere bei der Durchführung von randomisierten kontrollierten Studien (RCTs), bei der Präzision und Klarheit zwingend notwendig sind (Comer & Kendall, 2013). Um stringente Rückschlüsse bezüglich des Zusammenhangs zwischen einer Intervention und den erzielten Ergebnissen zu ziehen, ist es notwendig, nachzuweisen und zu dokumentieren, dass die Behandlung in der vorgesehenen Art und Weise durchgeführt wurde. (S. 380)

Sicher ist die Adhärenz aus der Sicht des Medizinischen Metamodells eine sinnvolle Hilfshypothese. Aber die Adhärenz kann auch dazu verwendet werden, die Ergebnisse von Studien anzufechten, die der eigenen Sicht nicht entsprechen. Daher müssen die Hilfshypothesen über Adhärenz und ihre Anwendung sorgfältig untersucht werden (siehe Kapitel 8). Damit Adhärenz als erklärende Hilfshypothese dienen kann, sollte zuallererst das Ausmaß, in dem sie präsent ist (das heißt, in der Behandlung wurden die spezifischen Komponenten angewandt und unerwünschte vermieden), mit den Ergebnissen klinischer Studien assoziiert sein. Zweitens sollte Adhärenz in klinischen Studien gemessen und versucht werden, die Studien über die Hilfshypothese der Adhärenz konsequent anzufechten, und nicht nur dann, wenn das Ergebnis den eigenen Mutmaßungen widerspricht. Ein dritter Aspekt der Adhärenz betrifft die Therapeuteneffekte, die als Hilfshypothese des Kontextuellen Metamodells diskutiert werden werden. Im Wesentlichen beziehen sich Therapeuteneffekte auf die Variabilität unter Therapeuten hinsichtlich der Ergebnisse – wenn Therapeuteneffekte vorhanden sind, werden einige Therapeuten etwas bessere Ergebnisse als andere Therapeuten erzielen, unabhängig von den Eigenschaften der Patienten. Das Medizinische Metamodell mutmaßt, dass Unterschiede bei Therapeuten, falls vorhanden, insbesondere auf die mangelnde Behandlungsintegrität zurückzuführen sind – wenn Therapeuten evidenzbasierte Behandlungen unter Einhaltung des Protokolls durchführen, sollten Therapeuteneffekte klein oder gar nicht vorhanden sein (Crits-Christoph et al., 1991; Shafran. et al., 2009).

Ein Konzept, welches mit Adhärenz im Zusammenhang steht, ist die spezifische Behandlungskompetenz des Therapeuten. Die Adhärenz sagt aus, ob bestimmte Komponenten aktiv angewandt wurden oder nicht; die spezifische Behandlungskompetenz bezieht sich auf die Qualität der Anwendung der Komponenten durch den Therapeuten. Während Adhärenz die Frage beantwortet, ob die vorgegebene Behandlung durchgeführt worden ist oder nicht (z. B. Exposition angewandt oder nicht?), beantwortet die Kompetenz, inwieweit die Intervention auch lege artis durchgeführt wurde (z. B. Exposition korrekt durchgeführt oder nicht?). Kompetenz wurde definiert als das Maß an Fertigkeit bei der Durchführung der Behandlung, wobei die Fertigkeit das Ausmaß darstellt, in dem der Therapeut die für die Intervention relevanten Aspekte des therapeutischen Kontexts berücksichtigt und adäquat auf diese reagiert hat (Waltz et al., 1993, S. 620)! Nach dem Medizinischen Metamodell sollten Ratings der Kompetenz mit den Ergebnissen assoziiert sein.

Kontextuelles Metamodell

Die Hypothesen des Kontextuellen Metamodells gehen von den drei Wirkmechanismen der Veränderung aus, die in Kapitel 2 besprochen wurden. Die allgemeine Hypothese im Kontextuellen Metamodell lautet: Wenn eine bestimmte psychotherapeutische Behandlung die drei Wirkmechanismen enthält, so ist die Behandlung wirksam. Von besonderer Bedeutung im Hinblick auf die Unterscheidung des Kontextuellen Metamodells vom Medizinischen Metamodell ist der dritte Wirkmechanismus: spezifische Bestandteile. Dem Kontextuellen Metamodell entsprechend muss eine wirksame Behandlung spezifische Maßnahmen umfassen; diese Idee geht mindestens bis auf Jerome Frank (Frank, 1961) zurück. Allerdings liegt die besondere Leistung der spezifischen Bestandteile darin, dass der Patient an den Heilungsaktivitäten beteiligt ist. Das ist erforderlich, um Erwartungen zu schaffen und letztlich die erwünschten Veränderungen herbeizuführen (siehe Kapitel 2). Im Gegensatz zum Medizinischen Metamodell gibt es keine Annahme, dass die Bestandteile ein bestimmtes psychologisches Defizit heilen oder dass diese Bestandteile eine wissenschaftlich „plausible“ Erklärung bieten würden. Tatsächlich werden in diesem Buch mehrere Behandlungen vorgestellt, die als Kontrollgruppen konzipiert worden sind und sich dennoch als wirksam erwiesen. Im Lakatos'schen Sinne hat der harte Kern des Kontextuellen Metamodells – die Wirksamkeit der Psychotherapie – nichts zu tun mit den wissenschaftlich begründeten spezifischen Komponenten des jeweiligen Behandlungsansatzes, sondern wirkt durch die drei Wege, die in Kapitel 2 beschrieben sind. Obwohl im Kontextuellen Metamodell die wissenschaftlichen Grundlagen der einzelnen störungsspezifischen Interventionskomponenten für die Wirksamkeit der Behandlung weniger zentral erscheinen, sei hier ausdrücklich hervorgehoben, dass es sich dabei trotzdem um ein wissenschaftliches Modell handelt, da es insbesondere auf sozialwissenschaftlichen Theorien basiert. Aber noch wichtiger erscheint uns, dass das Kontextuelle Metamodell Hypothesen liefert, die durch Beobachtung untersucht werden können; ein Markenzeichen jeder empirischen Theorie.

In Bezug auf die absolute Wirksamkeit sind die Hypothesen des Kontextuellen Metamodells mit denen des Medizinischen Metamodells identisch, wenn auch andere Gründe und Annahmen dahinterstehen. Nach dem Kontextuellen Metamodell sind Behandlungen dann erfolgsversprechend, wenn die Patienten die theoretische Grundlage als überzeugend und nachvollziehbar beurteilen, wenn die Therapeuten an ihre Behandlung glauben und wenn der Patient zur Überzeugung gelangt, verstanden zu werden und nützliche Hilfestellungen zu erhalten, um die gesundheitsfördernden Veränderungen in Angriff zu nehmen. Außerdem werden Behandlungen ohne problemspezifische Bestandteile, die in klinischen Studien oft als Kontrollgruppen fungieren und teilweise von einigen Therapeuten in der Praxis durchgeführt werden, weniger wirksam sein als Behandlungen mit problemspezifischen Bestandteilen, da solchen Behandlungen der dritte Wirkmechanismus des Kontextuellen Metamodells fehlt. Jedoch können solche Behandlungen auch Aspekte der ersten beiden Wirkmechanismen enthalten (die echte Beziehung und Erwartungen) und daher effektiver sein als keine Behandlung.

Ein kritischer Unterschied zwischen den Hypothesen des Medizinischen Metamodells und jenen des Kontextuellen Metamodells besteht in Bezug auf die relative Wirksamkeit. Während das Medizinische Metamodell voraussagt, dass einige Behandlungen wirksamer als andere sind, behauptet das Kontextuelle Metamodell, dass psychotherapeutische Behandlungen – metaanalytisch gedacht – *homogen* wirksam sein werden. Das heißt, dass alle Behandlungen gleichermaßen wirksam sind, vorausgesetzt, dass sie alle Elemente der drei Wirkmechanismen enthalten. Beim Sichten der Evidenz wird zu erkennen sein, dass die „Behandlungen" der Kontrollgruppen in klinischen Studien häufig nicht vollumfänglich therapeutisch sein sollen und beispielsweise schwer nachvollziehbare Verbote enthalten (also keine bona-fide-Therapien darstellen) und deshalb den dritten Wirkmechanismus „auf null" setzen. Wie hier betont werden soll, sind solche Behandlungen nicht so effektiv wie Behandlungen, die alle drei notwendigen und möglicherweise für viele Psychotherapeuten wenig kontroversen Wirkmechanismen enthalten.

Das Kontextuelle Metamodell sagt voraus, dass die Evidenz für die Wichtigkeit eines bestimmten spezifischen Bestandteils vergleichsweise klein sein wird. Daher wird die Eliminierung eines einzelnen kritischen Bestandteils aus einer etablierten Behandlung die Wirksamkeit der Behandlung nicht abschwächen, solange die Behandlung kohärent bleibt und es genügend spezifische, möglicherweise redundante oder überlappende, Bestandteile gibt, die dem Patienten die Möglichkeit bieten, die erwünschten Veränderungen vorzunehmen. In ähnlicher Weise wird die Hinzunahme einer Behandlungskomponente zu einer bestehenden Behandlung die Wirksamkeit der Behandlung nicht erhöhen.

Ein zentraler Bestandteil des Kontextuellen Metamodells ist die Beziehung zwischen dem Therapeuten und dem Patienten. Einige Therapeuten sind besser in der Lage, Beziehungen mit den Patienten aufzubauen und geschickter darin, die Therapie und die damit verbundenen Interventionen aufzugleisen und durchzuführen. Daher werden einige Therapeuten effektiver sein als andere. Darüber hinaus werden Therapeuteneffekte nicht auf Adhärenz gemäß einem Behandlungsprotokoll oder die spezifische Behandlungskompetenz, sondern stärker auf allgemeine Beziehungsfaktoren zurückzuführen sein.

Das Kontextuelle Metamodell sagt voraus, dass allgemeine Beziehungsfaktoren – oder etwas statistisch ausgedrückt Interdependenzmodelle – während der Therapie einen Großteil der Variabilität des Therapieerfolgs nach Therapieende voraussagen können. Im Zusammenhang mit dem ersten Wirkmechanismus, der echten Beziehung, werden Indikatoren der echten Beziehung und der Empathie mit den Behandlungsergebnissen in Verbindung stehen. Im Hinblick auf den zweiten Wirkmechanismus (Erwartungen) werden das Arbeitsbündnis, der Zielkonsens und die Zusammenarbeit mit den Ergebnissen in Verbindung stehen. In Kapitel 8 wird auf das Arbeitsbündnis näher eingegangen, welches entscheidend ist für ein Konglomerat von Aspekten, die die Psychotherapie wirksam zu machen scheinen. Ebenso werden die durch die Behandlung geschaffenen Erwartungen und die bezüglich der Therapie enstandenen Attributionen für die Ergebnisse einer Psychotherapie wichtig sein.

Im Medizinischen Metamodell war die Hilfsaussage über Adhärenz notwendig für die Durchführung von validen Untersuchungen und die Interpretation der Beobachtungen. Im Kontextuellen Metamodell fungiert die Allegiance als Hilfskonstrukt, welches in ähnlicher Weise wie die Adhärenz funktioniert. Die prototypische randomisierte klinische Studie in der Medizin ist doppelblind: Weder die Person, die die Pille verabreicht, noch die Patienten, die die Pille erhalten, sind sich im Klaren darüber, ob sie den vorgeblichen Wirkstoff enthält (d.h. ein Placebo ist). Eine solche Verblindung ist in Psychotherapiestudien nicht möglich, weil der Therapeut natürlich Kenntnis davon hat, was die Behandlung beinhaltet. Oft – wenn nicht im Regelfall – haben Forscher eine Allegiance zu einer der von ihnen untersuchten Behandlungen. Die Allegiance von Forschern erweist sich häufig als ein Faktor für die Wirksamkeit der Behandlung (Luborsky et al., 1999; Munder, Brütsch, Leonhart, Gerger, & Barth, 2013; Wampold, 2001b) und kann viele Gründe haben; eine besondere Bedeutung für das Kontextuelle Metamodell nimmt aber die Allegiance des Therapeuten ein. Das Kontextuelle Metamodell legt den Schwerpunkt auf die Person des Therapeuten und sagt voraus, dass die Therapie effektiver sein wird, wenn sie von Therapeuten durchgeführt wird, die an die Wirksamkeit der Behandlung glauben.

Wie in Kapitel 2 beschrieben, entstehen die Erwartungen nur dann, wenn der Patient die Erklärung akzeptiert (Wampold & Budge 2012; Wampold, Imel, Bhati & Johnson Jennings, 2006). Im Kontextuellen Metamodell wird vermutet, dass die Erklärungen, um einen Begriff von Wygotski (1992/2005) zu verwenden, in der *Zone der nächsten Entwicklung* für einen Patienten liegen müssen – das heißt, die Erklärung und die Behandlung müssen mit den kulturellen Überzeugungen des Patienten kompatibel sein. Nach dieser Auffassung wird eine evidenzbasierte Behandlung effektiver sein, wenn sie den kulturellen Überzeugungen des Patienten angepasst ist. Dies steht im Gegensatz zum Medizinischen Metamodell, das davon ausgeht, dass es ausreicht, das einer Störung, die als kulturell invariant gilt, zugrundeliegende psychologische Defizit anzugehen, damit die Behandlung wirksam sein wird.

Die Vorhersagen der beiden Modelle sind in Tabelle 3.2 zusammengestellt. Diese Prognosen werden in den folgenden Kapiteln eingehender theoretisch und empirisch diskutiert.

Zusammenfassung

In diesem Kapitel wurde das von Lakatos vertretene Verständnis der Rekonstruktion der Wissenschaft zum Anlass genommen, um die Evidenz für das Medizinische und das Kontextuelle Metamodell zu diskutieren. Jeder Rekonstruktionsprozess der Wissenschaft sieht vor, dass eine Theorie vorhersagen muss, was unter bestimmten Umständen zu beobachten sein wird. Nach Lakatos ist ein Forschungsprogramm dann progressiv, wenn die Kernvorhersagen mit den empirischen Beobachtungen konsistent sind und die Hilfsaussagen – die benötigt werden, um Forschung zu betreiben – dabei helfen, die Ergebnisse zu interpretieren und Anomalien zu erklären, was zu einer Integration der neuen empirischen Evidenz führen kann. Auf der anderen Seite ist ein Programm degenerativ, wenn viele Ad-hoc-Hilfskonstrukte benötig werden, um Beobachtungen zu erklären und die Erklärungen der Hilfsmittel nicht einheitlich verwendet werden. Ein Programm wird aufgegeben, wenn es eine brauchbare Alternative gibt, die die empirischen Beobachtungen zu erklären und neue Tatsachen zu antizipieren vermag.

In diesem Buch stützen wir uns auf Metaanalysen, um die Resultate vieler Studien zu aggregieren. Metaanalysen sind in der Lage, viele Hypothesen des Medizinischen und des Kontextuellen Metamodells zu testen. Die Hypothesen des Medizinischen und des Kontextuellen Metamodells, die in diesem Kapitel behandelt wurden, machen teilweise unterschiedliche Vorhersagen über die Wirksamkeit von Psychotherapien.

Kapitel 4 Absolute Wirksamkeit

Der durch Metaanalysen bestätigte Nutzen der Psychotherapie

Es ist heute allgemein anerkannt, dass Psychotherapie zur Behandlung psychischer Beschwerden wirksam ist. Der „tendenziöse und kontroverse" (Smith, et al., 1980, S. 7) Streit über den allgemeinen Nutzen der Psychotherapie, der einen Schatten über die Psychotherapiegemeinschaft in den frühen 1950er-Jahren bis in die Mitte der 1980er-Jahre warf, verschwindet langsam aus dem Gedächtnis. Auf der einen Seite waren diejenigen, die argumentierten, dass Psychotherapie möglicherweise schädlich sei – was bedeutet, dass die Erfolgsquote der Psychotherapie kleiner als die Spontanremissionsrate ist. Die wichtigsten Vertreter dieser Position waren Hans J. Eysenck (1952, 1961, 1966) und Stanley Rachman (1971, 1977). Sie waren Verfechter der Verhaltenstherapie, die diese neue und innovative Therapieform als wissenschaftliches Vorbild im Unterschied zu traditionelleren Formen der Psychotherapie[12] verstanden. Auf der anderen Seite waren die Vertreter der damals in unterschiedlichen therapeutischen Kontexten angewandten und adaptierten Psychotherapie, wie Saul Rosenzweig (1954), Allen Bergin (1971; Bergin & Lambert, 1978) und Lester Luborsky (1954; Luborsky, Singer, & Luborsky, 1975), die behaupteten, dass Eysencks und Rachmans Aussagen über die Wirkungslosigkeit der im Feld angewandten Psychotherapie fehlerhaft waren und dass wissenschaftliche Hinweise den Nutzen der

12 Es ist bemerkenswert, dass die anfängliche Infragestellung der Wirkung der Psychotherapie von Befürwortern einer anderen Form der „Gesprächstherapie" kam. Im Wesentlichen wurden frühe Behauptungen über die Wirkungslosigkeit der „Psychotherapie" von der Verhaltenskritik der psychodynamischen Theorie angetrieben. Die Frage über die absolute Wirksamkeit in der Psychotherapie war somit eng mit der Frage der relativen Wirksamkeit verschiedener Behandlungsansätze (Behandlungsansatz A vs. B) verflochten.

Die Spannungen zwischen dynamischen, verhaltenstherapeutischen und weiteren Formen der Psychotherapie prägen die gesamte Geschichte der Psychotherapieforschung und dauern bis heute an. Phänomenologisch ist „Psychotherapie" heute ein omnipräsenter Begriff, der im Großen und Ganzen auf eine Klasse von Behandlungen angewendet wird, die auf psychologisch fundierten Gesprächen zwischen Patient und Therapeut basieren (d. h., Verhaltenstherapie ist nun *eine* Art von *vielen*). Tatsächlich schlägt PubMed zum Thema „Psychotherapie" verschiedene Psychotherapieformen vor, wie etwa „kognitiver Therapeut", „Verhaltenstherapeut" usw. In diesem Kapitel ignorieren wir zunächst Fragen der relativen Wirksamkeit der verschiedenen Behandlungsansätze und konzentrieren uns auf die Auswirkungen der Eysenck'schen Erkenntnisse, die – trotz ihrer ursprünglichen Absicht – zu mannigfaltiger Literatur über die Wirkung der Psychotherapie im Allgemeinen führten.

Psychotherapie belegten. Im Jahr 1977 wurde die erste Metaanalyse zu Ergebnissen der Psychotherapie unter der Leitung von Mary Lee Smith und Gene V. Glass (Smith & Glass, 1977) veröffentlicht. Sie veränderte die Art der Debatte dramatisch. Smith und Glass stellten fest, dass Psychotherapie außerordentlich nutzbringend war und dass die Behauptungen der Kritiker empirisch kaum haltbar waren. Trotz der Kritik an dieser bestimmten Arbeit hat sich die Methode der Metaanalyse (z. B. Smith et al., 1980) im Großen und Ganzen durchgesetzt (z. B. Eysenck, 1978; Eysenck, 1984; Wilson & Rachman, 1983) und damit verbunden die allgemeine Wirksamkeit von Psychotherapie etabliert. Sie ist kaum mehr umstritten. Interessanterweise hat sich die Schätzung der Effektstärke in den frühen Metaanalysen als bemerkenswert robust erwiesen, wie wir später sehen werden.

Im Folgenden rekonstruieren wir die Geschichte der Argumente für und gegen die Wirksamkeit der Psychotherapie in zwei Teilen. Im ersten Abschnitt dieses Kapitels werden die Forschungsdesigns dargestellt, die genutzt werden, um die „absolute“ Wirksamkeit zu ergründen (also die Frage zu klären versuchen, inwieweit eine Behandlung besser ist als gar keine Behandlung), und wird insbesondere die Zeit vor dem Aufkommen der Metaanalysen zusammengefasst, in der die Debatte über die Vor- und Nachteile der Psychotherapie besonders intensiv war. Neben historischen Hintergründen werden wir Probleme veranschaulichen, die mit heuristischen Literaturübersichten im Zusammenhang stehen. Der zweite Abschnitt des Kapitels wird die ersten Metaanalysen vorstellen, die zur Etablierung der absoluten Wirksamkeit führten. Ebenso vorgestellt werden a) eine Übersicht neuerer Metaanalysen, die die absolute Wirksamkeit verschiedener Psychotherapien für bestimmte DSM-Störungen zeigen, b) Studien, die die Wirksamkeit der Psychotherapie in der Praxis etablieren, und c) eine Übersicht der Belege für die möglichen iatrogenen Auswirkungen spezifischer Psychotherapien.

Als Gedankenspiel kann es hilfreich sein, wenn Sie die für die Psychotherapie beanspruchten Argumentationslinien mit andere Interventionskontexten vergleichen; ersetzen Sie beispielsweise den psychotherapeutischen Lernfortschritt mit schulischem Lernfortschritt oder Psychotherapieerfolg mit erfolgreicher Berufsberatung.

Heuristische Übersichtsarbeiten klinischer Studien: unkontrolliertes Chaos?

Die absolute Wirksamkeit bezieht sich auf die Auswirkungen der Behandlung gegenüber keiner Behandlung und wird am besten durch ein Forschungsdesign erschlossen, in dem behandelte Patienten mit unbehandelten Patienten verglichen werden. In einem prototypischen Design zum Testen von Wirksamkeit werden Patienten, welche den Untersuchungskriterien entsprechen (beispielsweise den Diagnosekriterien für Depressionen), zufällig aus einer Population ausgewählt und dann randomisiert einer von zwei Gruppen zugewiesen: einer Behandlungsgruppe und einer nicht behandelten Kontrollgruppe. Diese Kontrollgruppe entspricht oft einer sogenannten Wartelistenkontrollgruppe, bei der den Patienten die Behandlung zum Ende der Studie offensteht (unter der Annahme, dass sich die Behandlung als wirksam erweist). Das Wartelistenkontrolldesign untersucht die Wirksamkeit der Behandlung als Ganzes (d.h. das gesamte Behandlungspaket). Dementsprechend können solche Versuchsanordnungen auch als Interventionspaketdesigns bezeichnet werden (Kazdin, 1994). Die Logik hinter Interventionspaketdesigns ist, dass der einzige Unterschied zwischen den beiden Gruppen (und – mittels Inferenz – zwischen den beiden Populationen) die Behandlung an sich ist. Folglich ist jede auftretende Differenz ein Beleg dafür, dass die Behandlung Wirksamkeit zeigt. Wenn die Nachbehandlungserhebungen der behandelten Gruppe die der Wartelistenkontrolle deutlich übersteigen, wird die Behandlung als wirksam erachtet. Die Schlussfolgerungen werden typischerweise aus Tests der statistischen Signifikanz (beispielsweise ANOVA, ANCOVA oder komplexere Modelle wie die longitudinale Mehrebenenmodellierung) abgeleitet.

Allerdings kommen in der frühen Geschichte der Psychotherapieforschung diese „kontrollierten" Designs noch kaum zum Tragen. Kontrolliert bedeutet in diesem Zusammenhang, dass durch die Randomisierung die Unterschiede der Eingangsvariablen, wie Jahreszeit oder Schwere der Symptome, bei beiden Bedingungen vergleichbar waren und somit mögliche spontane Remissionen in den Kontrollgruppen dokumentiert wurden. Damals jedoch wurden Behauptungen aufgrund von Fallstudien und unkontrollierten Experimenten „wissenschaftlich" gerechtfertigt. Wissenschaftler waren frei, ihre Hypothesen mit aus heutiger Sicht dürftigen empirischen Belegen zu begründen. Das führte zu einigen interessanten Auseinandersetzungen, wie bereits in Kapitel 1 erwähnt:

> Die Rivalität unter den theoretischen Ausrichtungen hat eine lange und selbstverständlich gewordene Tradition in der Psychotherapie, die bis auf Freud zurückgeht. In den Anfängen des Forschungsfeldes haben Therapiesysteme wie streitende Geschwister um die Aufmerksamkeit und Zuneigung in einer dogmatischen Umgebung gekämpft ... Gegenseitige Abneigung und der Austausch von kindischen Beleidigungen zwischen Anhängern rivalisierender Orientierungen waren an der Tagesordnung. (Norcross & Newman, 1992, S. 3)

Offensichtlich wurde Forschung notwendig, um die Wirksamkeit der Psychotherapie zu prüfen, sodass Behauptungen aufgestellt werden konnten, die auf empirischer Evidenz basierten anstatt auf der subjektiven Überzeugungskraft eines Heilungsrhetorikers. Im Jahr 1952 versuchte Eysenck, diese Evidenz zu liefern.

Eysenck (1952): der erste Anlauf, die Literatur zur Wirksamkeit zusammenzufassen

Im Jahr 1952 legte Eysenck eine erste Prüfung der empirischen Befunde der Wirksamkeit der Psychotherapie vor, für die er 24 Studien zur psychodynamischen und eklektischen Psychotherapie zusammengefasst hatte. Die Studien waren allesamt unkontrolliert, da zu dieser Zeit keine veröffentlichten randomisierten klinischen Studien vorlagen. Der Erkenntnis folgend, dass die spontane Remissionsrate kontrolliert werden sollte, griff er auf zwei weitere Studien zurück. Die eine Studie untersuchte schwere Neurotiker in staatlichen psychiatrischen Kliniken, die hauptpflegerische Versorgung und sehr wenig oder gar keine Psychotherapie erhielten (S. 319); die zweite Studie untersuchte Patienten mit „Psychoneurosen" im Zusammenhang mit einer Berentung, welche von Allgemeinärzten betreut wurden. Das heißt, die Remissionsrate aus 24 Studien wurde mit den Erholungsraten zweier separater Studien verglichen. Eysenck zog aus seiner Arbeit folgenden Fazit:

> Patienten in der Psychoanalyse verbessern sich um 44 Prozent; Patienten in eklektischen Therapien um 64 Prozent; Patienten in Pflege und von Allgemeinmedizinern um 72 Prozent. Es scheint also eine umgekehrte Korrelation zwischen Erholung von der Störung und Psychotherapie zu geben; je mehr Psychotherapie, desto kleiner die Heilungsrate ... [Die Daten] geben den Hinweis nicht her, dass Psychotherapie, nach Freud oder irgendeine andere, die Heilung der neurotischen Patienten erleichtert. (Eysenck, 1952, S. 322)

Eysencks Befunde waren vernichtend. Diese damals umfassendste und objektivste Überprüfung der Literatur hatte gezeigt, dass die Psychotherapie nicht wirksam war und vielleicht sogar schädlich sein könnte! Die Schlussfolgerungen wurden weithin zitiert, und es wurde in der Presse darüber berichtet; so erschien beispielsweise in der *New York Times* ein ausführlicher Artikel mit dem Titel „Analyse der Psychoanalyse" (Hunt & Corman, November 11, 1962). Allerdings wurden Eysencks Schlussfolgerungen von den Befürwortern der Psychotherapie infrage gestellt (z. B. Bergin, 1971; Bergin & Lambert, 1978; Luborsky, 1954; Rosenzweig, 1954). Der auffälligste Aspekt war, dass die untersuchten Kontrollgruppen sehr von den behandelten Patienten abzuweichen schienen. Insbesondere wurden die Patienten nicht zufällig den Behandlungs- und Kontrollgruppen zugeordnet, was zu zahlreichen, möglicherweise unbekannten Unterschieden zwischen der Behandlungsstichprobe und den Kontrollgruppen führte. Luborsky (1954) kommentierte dieses Risko der möglichen Verzerrung wie folgt:

> Ich glaube weder daran, dass Eysenck eine adäquate Kontrollgruppe hat, noch daran, dass Gruppenvergleiche innerhalb der experimentellen Gruppe gemacht werden können ... Eysencks Schluss kann nur unter der Annahme zustande kommen, dass Patienten etwas tun, das sie normalerweise nicht tun: sich zufällig

> selbst Psychiatern, Allgemeinmedizinern und staatlichen Krankenhäusern zuweisen. (S. 129)

Offensichtlich schafft der Vergleich von Patienten aus einer Studie mit Patienten aus einer anderen Studie unbekannte konfundierte Variablen. Wie wir sehen werden, neigt die Bestimmung der relativen Wirksamkeit (siehe Kapitel 5) bei studienübergreifenden Vergleichen genau zu denselben Versuchungen. Unabhängig davon wurde Eysenck von seinem „Erfolg", das Scheitern der Psychotherapie zu bewiesen zu haben, ermutigt und veröffentlichte in der Folge, wie wir sehen werden, mehrere Literaturübersichten, um seine ursprüngliche Schlussfolgerung zu untermauern.

Eysenck legt nach

Eysenck veröffentlichte zwei weitere Literaturzusammenzüge, die seine Erkenntnisse replizierten, dass psychodynamische Psychotherapie und eklektische Therapie unzureichend empirisch wirksam waren, und im Gegenzug die Wirksamkeit der Verhaltenstherapie unterstützten (Eysenck, 1961, 1966). Rachman (1971) tat es ihm gleich und betonte einen vergleichbaren empirischen Schluss. Wie bereits erwähnt, wurde damals noch zwischen psychotherapeutischen Interventionen und Verhaltensinterventionen unterschieden. Dementsprechend geht der anhaltende Streit über die *relative* Wirksamkeit auf die frühen Hypothesen über die *absolute* Wirksamkeit von Psychotherapie zurück. Nach modernem Verständnis wird die Unterscheidung zwischen Psychotherapie und Verhaltensinterventionen kaum mehr gemacht. Psychotherapie hat sich als ein weit gefasster Begriff durchgesetzt, der alle Arten von psychologischen Interventionen umfasst, die zwischen einem Therapeuten und einem hilfesuchenden Patienten in direktem Kontakt stattfinden (siehe die Definition der Psychotherapie in Kapitel 2). Verhaltenstherapie, kognitive Therapie, psychodynamische Therapie, achtsamkeitsbasierte Stressreduktion usw. sind alles verschiedene Formen der Psychotherapie. Eysenck und Kollegen teilten die Behandlungen in zwei Klassen, solche Behandlungen, die auf der Basis von damals wissenschaftlichen Verhaltensprinzipien beruhten und die folgerichtig vermutlich wirksam waren (das heißt: Verhaltenstherapie), und diejenigen, die auf anderen, wissenschaftlich nicht untersuchten Erfahrungswerten beruhten, mit dem Ziel, die Überlegenheit der ersteren zu dokumentieren und die Mängel der letzteren aufzudecken.

Die Befürworter der Psychotherapie ließen sich nicht abschrecken und veröffentlichten ihre eigenen empirischen Zusammenzüge (Bergin, 1971; Luborsky et al., 1975; Meltzoff & Kornreich, 1970). Unnötig zu sagen, dass die beiden Seiten zu sehr unterschiedlichen Interpretationen der wissenschaftlichen Faktenlage kamen. Eysenck und Rachman schlussfolgerten, dass psychodynamische und eklektische Psychotherapie kaum wirksam waren, während Bergin, Meltzoff, Kornreich und Luborsky empirische Unterstützung für den gegenteiligen Schluss fanden.

Wie kommt es, dass diese beiden Gruppen, obwohl ihnen im Wesentlichen der gleiche Satz von Studien zur Verfügung stand, zu so unterschiedlichen Schlussfolgerungen kamen? Die Antworten auf diese Frage werden die Unzulänglichkeiten der heuristisch-qualitativen Literaturzusammenzüge zeigen, die sich auf subjektive Selektionskriterien und nicht metaanalytische Methoden zur Datenaggregation stützen. In einer salomonischen Replik wurden die Probleme dieser Debatte auf beiden Seiten von Smith et al. (1980) detailliert diskutiert. Eine Zusammenfassung findet sich in der Abbildung 4.1. Sie beinhaltet die Anzahl der Studien in der jeweiligen Übersicht, die Anzahl der ausgeschlossenen Arbeiten (aufgrund des ungenügenden Studiendesigns), die Anzahl der Studien mit gemischten Ergebnissen (einige Resultate stützen die Wirksamkeit, andere nicht), die Anzahl der Arbeiten mit einem Null-Resultat (keine der Ergebnisse stützt Psychotherapie) und die Anzahl der positiven Befunde.

Es müssen einige Punkte zu den Untersuchungen in der Abbildung 4.1 angesprochen werden. Zunächst fasst die Abbildung nur die kontrollierten Studien aus der Übersicht zusammen (sprich Psychotherapie versus Kontrolle). Vergleiche mit nicht äquivalenten Kontrollgruppen hatten weiter Bestand. Eysenck (1961) blieb bei einer spontanen Remissionsrate von etwa zwei Drittel, während Bergin (1971) die Rate auf etwa ein Drittel schätzte, eine Zahl, die die Vorteile der Psychotherapie deutlicher hervorhob. Jedoch waren in beiden Fällen die Vergleiche fehlerhaft, da sich die Behandlungsgruppen, und damit verbunden die untersuchten Patienten, stark voneinander unterschieden.

Auch die Bestimmung des Effekts der Psychotherapie durch einfache Aufzählung von statistisch signifikanten Studien ist problematisch, wie in Kapitel 2 diskutiert wurde. Bergin (1971) zum Beispiel berichtete, dass 37 Prozent der kontrollierten Studien ein positives Ergebnis zeigten und kam zu dem Schluss, dass „die Psychotherapie, wie sie in den letzten 40 Jahren praktiziert wurde, offensichtlich eine leicht positive durchschnittliche Wirkung zu haben scheint“ (S. 263). Was ist eine *durchschnittliche* Wirkung? Und stützt die Tatsache, dass 37 Prozent der Studien in eine günstige Richtung zeigen, diese Wirkung? Heuristische Literaturübersichten haben einen großen Interpretationsspielraum, der vornehmlich davon abhängt, wie die Autoren die Ergebnisse zusammenfassen und gewichten.

Der dritte und wichtigste Punkt ist, dass die Gutachter die verschiedenen Studien relativ frei ausgewählt haben, um ihre Schlussfolgerungen zu ziehen. Zum größten Teil gaben die Gutachter nicht an, wie sie Studien aus der Literatur ausgewählt haben. Darüber hinaus wendeten die Autoren oft Regeln in inkonsistenter Weise an, um Studien wegen Mängeln im Design aus ihrer Datenbank zu entfernen. Im Jahr 1970 fassten Meltzoff und Kornreich 101 Untersuchungen in zwei Klassen zusammen: solche mit einem adäquaten und solche mit einem fraglichen Design (beide Designs sind in der Abbildung 4.1 eingeschlossen). Es wurden möglichst keine Studien ausgeschlossen. Auf der anderen Seite veröffentlichte Rachman (1971) etwa zur gleichen Zeit eine Übersicht von 23 Studien, von denen 17 methodisch kritisiert wurden. Interessanterweise unterstützen 15 dieser 17 Studien die Wirksamkeit der Psychotherapie! Rachmans Bewertungen sind aus heutiger Perspektive wenig nachvollziehbar und scheinen verzerrt oder zumindest willkürlich zu sein.[13] So wurden beispielsweise Studien

13 Darüber hinaus unterscheiden sich die von Rachman verwendeten Einschluss- und Ausschlusskriterien für Psychotherapie und Verhaltenstherapie, was möglicherweise eine weitere Verzerrung schuf (siehe Rachman & Wilson, 1980, Kapitel 5).

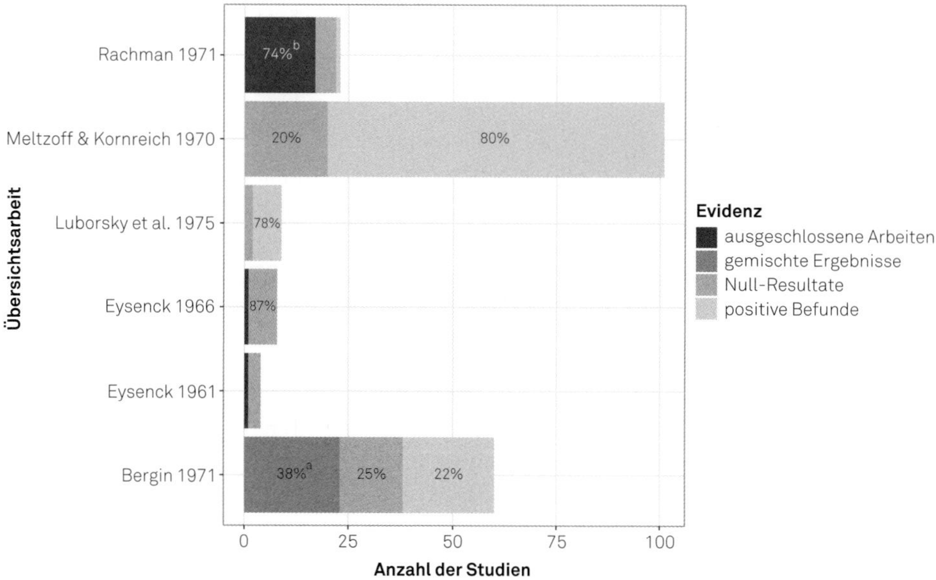

Abbildung 4.1: Übersicht der nicht metaanalytischen Literaturzusammenzüge über klinische Studien

[a] Fünfzehn Studien wurden „angezweifelt", und acht sind aus unbekannten Gründen nicht in der Tabelle enthalten.

[b] Siebzehn Studien wurden in der Glaubhaftigkeit angezweifelt (fünfzehn positive und zwei Null-Ergebnisse).

Zusätzliche Hinweise: Die Gruppe der „gemischten" Studien umfasst Studien, in denen sich die behandelten Gruppen nicht signifikant von den Kontrollen unterschieden. In den beiden Übersichten von Eysenck (1961, 1966) wurde eine Studie aufgrund der Methodik ausgeschlossen (mit positiven Ergebnisse). In der Übersicht von Rachman (1971) wurden Behandlungen für Kinder und psychotische Patienten sowie Verhaltenstherapie ausgeschlossen. In Luborsky et al. (1975) wurde die Zahl der Ausschlüsse nicht berichtet, da weder Ausschluss- noch Einschlusskriterien berichtet werden. Verhaltenstherapie und Behandlungen für psychotische Patienten wurden jedenfalls ebenso ausgeschlossen.

Übernommen aus *The benefits of psychotherapy* von M. L. Smith, G. V. Glass & T. I. Miller, 1980, Baltimore: The Johns Hopkins University Press.

verworfen, weil die abhängigen Messungen inkonsistente Effekte zeigten (z.B. drei Messungen zeigten positive Ergebnisse, eine Messung nicht; Fehlen von positiven Ergebnissen bei Beendigung der Nachuntersuchungen).

Die Übersichtsarbeiten der Kontrollstudien in der Abbildung 4.1 zeigen das große Dilemma für das wissenschaftliche Verständnis der Psychotherapie auf. Auf der Grundlage derselben Sammlung von Forschungsarbeiten kamen bedeutende Forscher zu ganz unterschiedlichen Schlüssen. Darüber hinaus befanden sich die Schlussfolgerungen interessanterweise im Einklang mit den vorgefassten Positionen der Gutachter – und waren möglicherweise „politische" Belege im Dienste bestimmter Sichtweisen und Interessen mit wenig Raum für wissenschaftliche (Selbst-)Kritik (siehe Wampold, 2013). Den hier besprochenen Übersichten mangelt aus heutiger Sicht an Folgendem: a) einer systematischen, nachvollziehbaren Auswahl von Studien aus der Literatur, b) objektiven und wissenschaftlich fundierten Kriterien für den Einschluss- und Ausschluss der Primärstudien, c) einer Schätzung der Wirksamkeitseffekte von Studien unter Verwendung von objektiven und reliablen Regeln der Datenextraktion sowie d) statistisch geeigneten Mitteln, um die Ergebnisse der Studien zusammenzufassen und damit verbunden die Bedeutsamkeit der möglichen Wirksamkeitsunterschiede interferenzstatistisch zu prüfen. Zusammenfassend sind die dargestellten Literaturzusammenzüge aus heutiger Sicht zwar als redliche, aber kaum überprüfbare akademische Positionen zu bewerten. Die prämetaanalytischen Übersichtsarbeiten zur Wirksamkeit von Psychotherapie zeigen die Widersprüche auf, die für solche heuristischen Übersichten charakteristisch sind.

Aufgrund dieser heterogenen und verwirrenden Faktenlage war die erste, 1977 vorgelegte, Metaanalyse sozusagen die akademische Rettung der nach Objektivität lechzenden psychotherapeutischen Interventionsforschung.

Interventionspakete in Metaanalysen: Ordnung entspringt dem Chaos

> Die meisten Wissenschaftler lesen [oder lasen] nicht viel mehr als Eysencks (1952, 1966) tendenziöse Hetzreden, in denen er behauptete, zu beweisen, dass 75 % der Neurotiker Heilung erfahren haben, unabhängig davon, ob sie in einer Therapie waren – eine Schlussfolgerung auf der Grundlage der Interpretation von sechs kontrollierten Studien. Die Wahrnehmung, dass die Forschung die Wirkungslosigkeit der Psychotherapie zeigt, ist selbst innerhalb des Berufsstandes eine gängige Meinung geworden. (Smith & Glass, 1977, S. 752)

Smith und Glass (1977) und Smith et al. (1980)

Das Ziel der Metaanalyse von Smith und Glass (1977) war es, die Ergebnisse aller Studien zu aggregieren, die Psychotherapie und Beratung mit einer Kontrollgruppe oder mit einer anderen Therapie verglichen, um die generelle Wirksamkeit der Psychotherapie quantitativ zu schätzen. Sie verwendeten verschiedene, gut dokumentierte Suchstrategien, um 375 veröffentlichte und nicht veröffentlichte (z. B. Dissertationen, Präsentationen u. Ä.) Studien zu finden. Es wurden keine Studien wegen Designfehlern ausgeschlossen, jedoch wurden Designmerkmale, wie auch viele andere Eigenschaften der Studien, kodiert, um so die Beziehung zwischen diesen Merkmalen und den Effektstärken untersuchen zu können.

Für jedes Erfolgsmaß jeder Studie wurde eine Effektstärke berechnet (die standardisierte mittlere Differenz oder die Differenz zwischen dem Mittelwert der Kontrollgruppe und dem Mittelwert der Behandlungsgruppe, geteilt durch die Standardabweichung der Kontrollgruppe, ab jetzt gekennzeichnet als d; siehe Kapitel 3).

Da die statistische Theorie zur Schätzung der Effektstärken noch in den Kinderschuhen steckte, aggregierten Smith und Glass alle berichteten Effektstärken, indem sie einfach das arithmetische Mittel der einzelnen *d*s nahmen, um eine Gesamteffektstärke zu erhalten.

Die Ergebnisse waren eindeutig: Die 375 Studien ergaben 833 Effektstärkemessungen (mehr als zwei pro Studie) und führten zu einem durchschnittlichen *d* von 0.68. Die Deutung dieses Effektes kann in der Tabelle 3.1 nachgeschaut werden. Dieser Effekt a) gilt in den Sozialwissenschaften als mittlerer bis großer Effekt, b) zeigt, dass eine durchschnittlich erfolgreiche Therapie in 75 Prozent der Fälle besser abschneidet als die Kontrollgruppe, c) entspricht rund 10 Prozent der Variabilität zu Therapieende und d) bedeutet, dass drei Psychotherapiepatienten benötigt werden, damit *ein* Patient im Vergleich zur Kontrollgruppe besser abschneidet (NTT [number needed to treat] = 3). Smith und Glass zogen eine einfache, aber wichtige Schlussfolgerung: „Die Ergebnisse der Untersuchung zeigen die positiven Auswirkungen von Beratung und Psychotherapie" (S. 760).

1980 veröffentlichten Smith et al. eine Fortsetzung zu Smith und Glass (1977) mit einem erweiterten Satz an Studien und einer anspruchsvolleren Analyse. Auch hier wurde eine umfangreiche Suche durchgeführt, um alle veröffentlichten und nicht veröffentlichten kontrollierten Studien der Psychotherapie zu finden, die vor und nach 1977 erschienenen waren. Insgesamt wurden 475 Studien gefunden, die 1766 Effektstärken nach der gleichen Berechnungsmethode lieferten. Die Gesamteffektstärke war 0.85, größer als die vorher errechnete. Eine Effektstärke von 0.85 ist ein großer Effekt in den Sozialwissenschaften und bedeutet, dass es dem durchschnittlichen Patienten besser als 80 % der unbehandelten Patienten geht (siehe Tabelle 3.1).

Die programmatischen Metaanalysen von Smith und Glass (1977) und Smith et al. (1980) hatten in der Folge einen entscheidenden Einfluss auf viele metaanalytische Untersuchungen. Interessanterweise wurden viele angesprochene Einschränkungen und Schlussfolgerungen neuerer Metaanalysen schon damals andiskutiert.

Kritikpunkte an den frühen Metaanalysen

Auch wenn die Metaanalyse als entscheidender wissenschaftsmethodischer Verkaufsschlager der klinischen Psychologie und Psychotherapie allgemein für die Wissenschaften angeschaut werden kann, so war es gleichzeitig nicht überraschend, dass diejenigen, die versucht hatten, den Nutzen der Psychotherapie zu kritisieren (zum Beispiel Eysenck und Rachman) und ebenso die Ergebnisse dieser (wie auch der nachfolgenden) Metaanalysen anzweifelten, Metaanalysen im Allgemeinen in Frage stellten (Eysenck, 1978; Eysenck, 1984; Rachman & Wilson, 1980; Wilson, 1982; Wilson & Rachman, 1983). Ihre zentralen Kritikpunkte seien hier kurz aufgelistet und kommentiert:

Ein Kritikpunkt ist, dass Metaanalysen Studien aggregieren, die in ihrer Qualität variieren, sodass unausgereiften und irreführenden Ergebnissen Gewicht verliehen wird. Die Alternative ist, wie in den heuristischen Übersichten deutlich wurde, die Gutachter, die in ihrem Urteil fehlerhaft sein können, Studien ausschließen zu lassen. Dies kann zu einem systematischen Ausschluss von Studien führen, die vorgefasste

Positionen nicht unterstützen. Die Strategie von Smith und Glass (1977; Smith et al., 1980) war es, alle kontrollierten Studien unabhängig von ihren methodischen Charakteristiken einzubeziehen. Die Studien wurden in der Folge objektiv kategorisiert (d.h. mit festgelegten Kriterien und von mehreren Ratern), um festzustellen, ob bestimmte Studiencharakteristiken mit dem Ergebnis assoziiert waren. Nicht alle Kriterien der Validität einer Studie sollen hier diskutiert werden, nehmen wir exemplarisch den Aspekt der internen Validität: Die Effektstärken für Studien mit niedriger, mittlerer und hoher interner Validität betrugen der Reihe nach 0.78, 0.78, und 0.88. Obwohl der Unterschied zwischen den am besten konzipierten Studien (sprich hohe interne Validität) und den relativ schlechter konzipierten Studien (sprich niedrige und mittlere interne Validität) klein war (0.10), war die Schlussfolgerung, dass die besser konzipierten Studien größere Effekte produzierten und damit der Ausschluss schlechterer Studien die aggregierte Effektgröße möglicherweise eher steigern würde. Dieses empirisch gestützte Argument stand genau im Gegensatz zu dem, was von den Kritikern umstritten wurde! Im Wesentlichen behandeln Metaanalytiker Studiencharakteristiken des Forschungsdesigns als empirische Fragen, die mit Analysen untersucht und beantwortet werden können. Wenn alle Studien mangelhaft konzipiert sind, so sind die Ergebnisse einer Metaanalyse natürlich mit Vorsicht zu interpretieren. Dies ist hier jedoch nicht der Fall. Die hier erläuterte Kritik und die Reaktion darauf sind ein schönes Beispiel dafür, was nach Lakatos als progressives Forschungsprogramm bezeichnet wird. Es wird eine Vermutung aufgestellt (Psychotherapie ist wirksam), Beobachtungen werden überprüft (die Gesamtwirkung der Psychotherapie ist etwa 0.80), und es stellt sich heraus, dass die Vermutung stimmt. Es wird Kritik an den Schlussfolgerungen geäußert (die Effekte kommen wegen schlecht konzipierter Studien zustande), und auf der Grundlage der Theorie können Vorhersagen über weitere Analysen bezüglich der Kritik antizipiert werden (besser konzipierte Studien ergeben größere Effekte).

Eine weitere Kritik an der Metaanalyse ist, dass sie atheoretisch sein kann, indem empirische Resultate ohne Theoriebezug akkumuliert werden. Jedoch kann und wird eine Metaanalyse häufig verwendet werden, um theoretisch abgeleitete Hypothesen zu testen. Sicherlich können Metaanalysen, wie auch Primärstudien, ebenso atheoretisch angewandt werden – zum Beispiel, um zu bestimmen, ob Behandlung A wirksam ist. Auf der anderen Seite können Metaanalysen dazu gebraucht werden, die Validität zweier konkurrierender Theorien empirisch zu testen, wie wir dies in dem vorliegenden Buch zum Ziel haben.

Ein dritter Kritikpunkt ist, dass Metaanalysen verschiedenste Aspekte miteinander vermischen und so aus „Äpfeln und Birnen" ein Fruchtsaft-Verschnitt entsteht. Zum Beispiel werfen die hier diskutierten Metaanalysen eine große Vielfalt von Ansätzen in der Psychotherapie zusammen, was zu einer eher groben Schlussfolgerung führt, jedoch möglicherweise die Generalisierbarkeit erhöht. Die metaphorische Frage, inwieweit es sich um Cuvée oder Assemblage handelt, ist immer auch etwas eine Frage der Perspektive; beide Bezeichnungen beziehen sich auf eine Mischung verschiedener Weine, die erstere positiv und die letztere eher negativ konnotiert. Leider war es so, dass, als diese frühen Metaanalysen durchgeführt wurden, die Tests der Homogenität von Effektstärken noch nicht entwickelt worden waren und daher noch nicht zum Einsatz kamen. Allerdings haben Smith und Glass (1977; Smith et al., 1980) Studien nach Behandlungstyp unterschieden, um zu bestimmen, ob die Effektstärken je nach Behandlung variierten. Die Ergebnisse dieser Analyse werden im Zusammenhang mit der relativen Wirksamkeit (siehe Kapitel 5) diskutiert. Während verschiedene „Äpfel und Birnen"-Argumente durch den Homogenitätstest untersucht werden können, könnte die Äpfel-Birnen-Frage empirisch durch die Durchführung eines Tests zwischen den Gruppen der „Äpfel" und der „Birnen" direkt geprüft werden. Sprich: Sind die Effekte der „Äpfel" anders als diejenigen der „Birnen"? Möglicherweise könnte zusätzlich argumentiert werden, dass die Bewertung eines Fruchtsafts weniger vom allgemeinen Apfel- oder Birnen-Anteil abhängt, sondern eher vom Säure-Zucker-Gehalt, also von einem dimensionalen Kriterium, das durch den Apfel-Birnen-Mix aktiv gestaltet werden kann. Am gleichen Problem leiden narrative Begutachtungen, da sie versuchen, Bedeutung in einer Vielzahl von Studien zu finden, es jedoch an einer objektiven Prüfung fehlt, ob das vermutete Phänomen in einem bestimmten Bereich zum Vorschein kommt.

Ein letzter Kritikpunkt an Metaanalysen betrifft die Begründung bestimmter Ein- und Ausschlusskriterien für die Aufnahme oder den Ausschluss bestimmter Studien, die den Kontext der Studien mitbestimmen. Eysenck (1984) sowie Rachman und Wilson (1980) behaupteten, dass die Schlussfolgerungen der Metaanalyse von Smith et al. (1980) fehlerhaft seien, weil wichtige Verhaltensstudien weggelassen wurden. Die metaanalytische Antwort darauf wäre, dass die Kritiker eingeladen sind, die Ein- bzw. Ausschlusskriterien anders zu definieren und zu überprüfen, ob die Schlussfolgerungen sich ändern. Die Metaanalyse ist somit eine allen zu Verfügung stehende Methode, die keine großen Infrastrukturen verlangt. Dieses Thema wird im nächsten Abschnitt diskutiert.

Die meisten Kritikpunkte an einer bestimmten Metaanalyse könnten und dürften somit empirisch angegangen werden. Zum größten Teil waren die Kritiker nur ungern dazu bereit, ihre alternativen Hypothesen empirisch zu testen. Dies lässt die leise Enttäuschung darüber nicht ganz verbergen, dass viele Kritikpunkte an den Metaanalysen möglicherweise doch eher von den unangenehmen Ergebnissen herrührten. Allerdings wurden die Daten von Smith und Glass (1977) und Smith et al. (1980) in zwei Metaanalysen erneut analysiert, um einige der Schlussfolgerungen zu prüfen (Andrews & Harvey, 1981; Landman & Dawes, 1982). Diese frühen Anfechtungen werden als nächstes betrachtet, da sie die daraus entstandenen Diskurse exemplarisch darstellen.

Die Ergebnisse von Smith et al. auf dem Prüfstand

Eine häufige Kritik an den Metaanalysen von Smith und Glass (1977; Smith et al., 1980) war, dass viele der Studien Patienten untersuchten, die keine klinisch relevanten Krankheitszeichen aufwiesen und deshalb keine Behandlung einer psychischen Störung, eines psychischen Problems oder aus Leidensdruck anstrebten. Tatsächlich waren nur 46 Prozent der Teilnehmer in den von Smith et al. analysierten Studien „Patienten mit Neurosen, diagnostizierten Phobien, Depressionen und somatischen Störungen – die Art von Patienten, die in der Regel Psychotherapie aufsuchen", und nur 22 Prozent der „betroffenen Patienten haben sich selbst oder aufgrund einer ärztlichen Überweisung in Behandlung begeben" (Andrews & Harvey, 1981, S. 1204). Dies ist ein „Äpfel und Birnen"-Argument: Es macht geltend, dass sich die Effekte von Studien mit klinisch repräsentativen Stichproben von Effekten nicht klinischer Studien unterscheiden würden.

Andrews und Harvey (1981) begegneten dieser Kritik, indem sie die 81 Studien aus der Metaanalyse von Smith et al. (1980) analysierten, die klinisch relevante Probanden einschlossen, die für eine Behandlung ihrer Erkrankung, ihres Problems oder ihrer Beschwerde Hilfe gesucht hatten. Der Durchschnitt der 292 Effekte der 81 Studien war 0.72. Diese Effektstärke ist denjenigen ähnlich, die die beiden ursprünglichen Metaanalysen hervorgebracht haben, und zeigte, dass Psychotherapie für klinisch Not leidende Patienten, die sich in Behandlung begeben haben, von Vorteil war.

Landman und Dawes (1982) behandelten weitere Probleme der Metaanalyse von Smith und Glass (1977). Zunächst könnte, wie bereits erwähnt, die Qualität der überprüften Studien Auswirkungen auf die Ergebnisse der Metaanalysen haben. Das zweite Problem steht im Zusammenhang mit der Unabhängigkeit der Beobachtungen (ein in Kapitel 3 erwähntes Problem). Smith und Glass schufen auf verschiedene Arten abhängige Beobachtungen, aber in erster Linie durch multiple Ziehung von Effektstärken aus mehreren abhängigen Messungen der Studien. Im Allgemeinen verletzen abhängige Beobachtungen die Vorannahmen statistischer Tests und können zu ungültigen Schlussfolgerungen führen. Zum Beispiel könnte ein unprofessioneller Therapeut dafür verantwortlich sein, dass 25 von 100 Patienten die Therapie abbrechen, oder die 25 Abbrüche könnten über verschiedene Therapeuten verteilt sein. Diese beiden Varianten einer 25-prozentigen Abbruchrate würden wohl ziemlich unterschiedlich interpretiert, wobei die Unterschiede nur unter Berücksichtigung der hierarchischen Datenstruktur zu Tage treten; die Abbruchrate von 25 Prozent ist in beiden Beispielen identisch. Während viele Verletzungen der statistischen Grundannahmen teilweise nur geringe Auswirkungen auf die Schlussfolgerungen haben, kann sich die Abhängigkeit in geschachtelten Versuchsanordnungen drastisch auf die Resultate auswirken. Mehr dazu in Kapitel 6, wenn Therapeuteneffekte besprochen werden.

Landman und Dawes (1982) untersuchten 65 zufällig aus den Studien von Smith und Glass (1977) ausgewählte Untersuchungen und dazu 93 weitere, beschränkten jedoch die primäre Analyse auf 42 „Studien mit methodisch gleichmäßig hoher Qualität" (S. 507). Zusätzlich wurde die Studie als Einheit für die Analyse verwendet, anstatt der individuellen Ergebnismessung, wodurch abhängige Beobachtungen eliminiert wurden. Auf der Basis dieser 42 Studien wurde eine durchschnittliche Effektstärke von 0.90 gefunden. Dieser Wert ist wesentlich größer als Smith und Glass' erste Schätzung von 0.68, was in den Untertitel des Artikels von Landman und Dawes einging: *Smith und Glass' Schlussfolgerungen stehen auf dem Prüfstand.*

Die Auswirkungen der Metaanalysen von Smith und Glass sollten nicht unterschätzt werden. Bis 1977 herrschte Streit, wenn es um die Frage des Nutzens der Psychotherapie ging. Viele Fachleute und Laien waren zu der Annahme verleitet, dass Psychotherapie wertlos war. Obwohl die erste Schlussfolgerung von Smith und Glass (1977) zu viel Kritik führte, wurde in der Boulevardpresse verkündet: „Konsens erreicht: Psychotherapie funktioniert“ (Adams, 1979). Nachdem die Psychotherapie den Prüfungen von Andrews und Harvey (1981) und Landman und Dawes (1982) sowie anderen Metaanalysen widerstanden hatte, wurden ihre Vorteile akzeptiert. Darüber hinaus wurde die Pionierarbeit von Glass (1976) an der Methode der Metaanalyse, die in den ersten Psychotherapiemetaanalysen verwendet wurde, in Tausenden von Studien in den Bereichen Bildung, Psychologie und Medizin verwendet (Hunt, 1997). Im deutschen Sprachraum wurde eine in ihren Grundargumenten vergleichbare Diskussion etwa 10 Jahre später, insbesondere aufgrund der von Grawe, Donati und Bernauer (1990) vorgelegten Metaanalyse, geführt. Es wurden über 800 sowohl englisch- als auch deutschsprachige Primärstudien integriert, die bis 1983 veröffentlicht wurden. Die Suche, Kodierung und Auswertung der Primärstudien war damals mit viel Handarbeit verbunden und dauerte knapp eine Dekade. Auch wenn diese Metaanalyse aus heutiger Sicht, vergleichbar mit Smith et al. (1980), deutliche methodische Schwierigkeiten aufwies, wie beispielsweise fehlende Testung der Heterogeneität, fehlende Kontrolle der Patienteneingangsvariablen und -populationen, fehlende Testung der relativen Wirksamkeit verschiedener Interventionsverfahren, mangelnde Untersuchung der Erfolgsrelevanz von Studienqualitätsmerkmalen und mangelnde Differenzierung der Erfolgsmaße, so wurde sie vergleichbar kontrovers aufgenommen und entsprechend emotional diskutiert. Interessanterweise versuchten die deutschsprachigen Autoren nicht, die absolute Wirksamkeit von Psychotherapie insgesamt zu testen, sondern die absolute und relative Wirksamkeit der verschiedenen Psychotherapietraditionen wurde bis in die feinsten „Apfelsorten“ aufgegliedert, dokumentiert und deskriptiv verglichen. Das letzte Kapitel erörterte, nun in der Argumentationstradition von Smith und Glass (1977), die möglichen Gemeinsamkeiten und assimilative Integration der unterschiedlichen psychotherapeutischen Traditionen, die zur Postulierung einer „Allgemeinen Psychotherapie“ und damit verbunden zur Verbreitung allgemeiner Wirkfaktoren führte (z. B. Frank; 1961; Rosenzweig, 1936; Miller, 1959). Es wurde darin versucht, die Gemeinsamkeiten und möglichen Vorteile der unterschiedlichen psychotherapeutischen Herangehensweisen zu integrieren und zu nutzen (Grawe, 1998). Interessanterweise wurde die in Buchform veröffentlichte Metaanalyse international kaum rezensiert, und im Gegenzug wurden damals aktuelle englischsprachigen Arbeiten zur metaanalytischen Methodik, wie beispielsweise die programmatische Zusammenstellung von Hunt (1997), nicht integriert. Möglicherweise ist dies ein weiterer Hinweis darauf, wie stark akademische Diskurse teilweise länder- und sprachspezifisch geführt und wahrgenommen werden können.

Im nächsten Abschnitt werden weitere Metaanalysen in Bezug auf die Wirksamkeit der Psychotherapie zusammengefasst.

Derzeitiger Stand der absoluten Wirksamkeit: die Zunahme von klinischen Studien und Metaanalysen

In den Jahren seit dem grundlegenden Beitrag von Smith und Glass (1977) ist die Zahl der klinischen Studien und Metaanalysen in der Psychotherapie nahezu explodiert. Die PubMed-Datenbanksuche des Begriffs „psychotherapy" (was in PubMed ein Oberbegriff ist, der verschiedene Unterkategorien wie z.B. „psychodynamic", „cognitive therapy", „behavioral" usw. einschließt) und der Publikationsart „clinical trial" (klinische Studie) zeigt ein eindrückliches Ergebnis von 12 511 Treffern, mit allein 619 Treffern im Jahr 2013 (siehe Abbildung 4.2).

Es überrascht nicht, dass die Metaanalyse zu einem zunehmend benutzten Werkzeug zur Zusammenfassung dieser expandierenden Reihe von klinischen Studien geworden ist. Eine PubMed-Suche nach „psychotherapy" und der Publikationsart „meta-analysis" ergibt eine Trefferanzahl von 710 Studien – davon allein 51 im Jahr 2011 (siehe Abbildung 4.3). Es gibt derzeit mehr Metaanalysen über Psychotherapie als es klinische Studien zu der Zeit von Smith und Glass' zukunftsweisender Übersichtsarbeit gab. Infolgedessen ist es nicht mehr möglich, die gesamte metaanalytische Literatur in der Psychotherapie im Detail zu überprüfen. Dementsprechend wer-

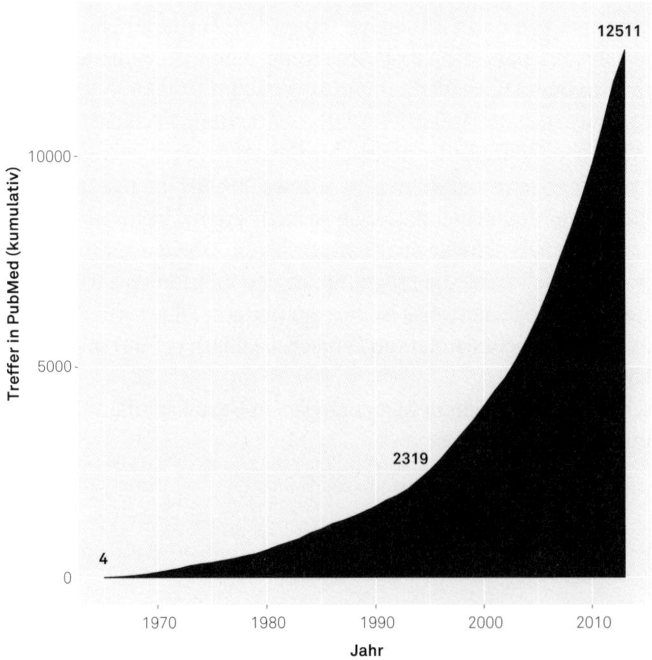

Abbildung 4.2: Die Anzahl der klinischen Studien in der Psychotherapie über die Zeit

den wir die Ergebnisse der Metaanalysen zusammenfassend darstellen und anhand einiger aktueller Metaanalysen hervorheben.

Laut Lipsey und Wilson (1993) gab es bis 1993 mehr als 40 Metaanalysen zu Psychotherapie im Allgemeinen oder zu bestimmten Psychotherapien für bestimmte Probleme. Im Großen und Ganzen zeigten diese Metaanalysen, dass die untersuchten Behandlungen wirksam waren und dass Evidenz für die Wirksamkeit der Psychotherapie im Allgemeinen sowie für eine Vielzahl von kognitiven und Verhaltensinterventionen gegeben ist. Obwohl Lipsey und Wilson keine aggregierte Effektstärke für Psychotherapie berichteten, können die Effektstärken für Metaanalysen, in denen behandelte mit nicht behandelten Erwachsenen verglichen wurden, den tabellarischen Resultaten entnommen werden (siehe Lipsey & Wilson, 1993, Tab. 1, Abschn. 1.1, S. 1183). Die mittlere Effektstärke für diese 13 Metaanalysen war 0.81, ein Wert, der bemerkenswert vergleichbar mit dem von Smith und Glass ermittelten Effekt war.

Wie Lambert und Ogles (2004) aufzeigten, sind die jüngsten Metaanalysen der Psychotherapie fragmentierter geworden – was vielleicht den Fokus auf die Entwicklung spezifischer evidenzbasierter Behandlungen für bestimmte Erkrankungen widerspiegelt. Diese Metaanalysen konzentrieren sich oft auf begrenztere Fragen in Bezug auf die Wirkung bestimmter Arten von Psychotherapie bei bestimmten Arten von Problemen – in der Regel DSM-Achse-I-Diagnosen (z. B. kognitive Verhaltenstherapie [KVT] bei Panikstörung). Schon 2004 haben Lambert und Ogles in einer Zu-

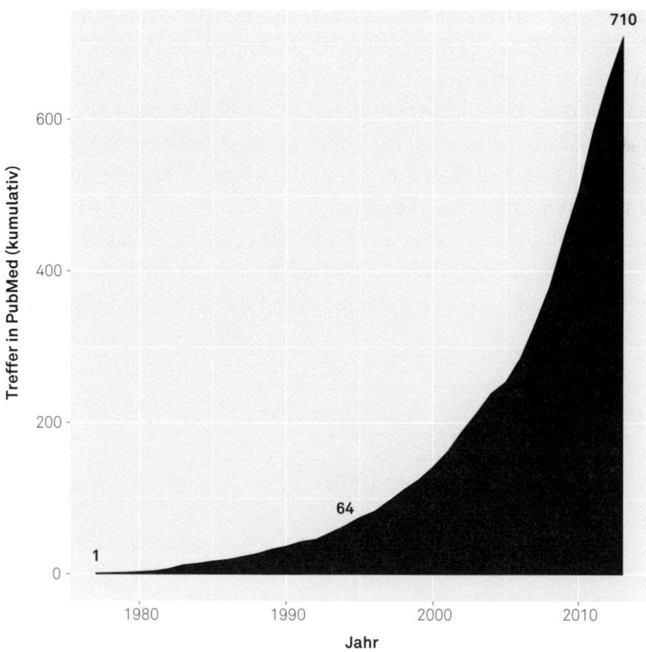

Abbildung 4.3: Die Anzahl der Metaanalysen in der Psychotherapieforschung über die Zeit

sammenstellung im *Handbook of Psychotherapy and Behavior Change* viele Metaanalysen zu Depression (k=19) und Angsterkrankungen (k=28) sowie einer Gruppe von verschiedenen Behandlungen und Erkrankungen (k=57) gesichtet. Insgesamt konnten die allgemeinen Schlussfolgerungen der früheren Metaanalysen bestätigt werden. Interventionen waren Warteliste- und Nichtbehandlungskontrollen durchweg überlegen und mit Medikationen bei Depression und Angst vergleichbar. In ähnlicher Weise bewerteten Butler et al. (2006) 16 Metaanalysen zur KVT für verschiedene Probleme und Störungen. Die berichteten Effektstärken waren über die verschiedenen Störungsbilder hinweg relativ konsistent. Positive Effekte der KVT waren über alle getesteten Störungen nachweisbar (siehe auch Westen & Bradley, 2005). Der Bestand an Literatur zu klinischen Studien für psychodynamische Behandlungen ist im Vergleich zur KVT relativ klein, jedoch hat sie in den letzten 20 Jahren stark zugenommen (es gibt keine Übersichtsarbeiten der Metaanalysen, aber es gibt mehrere Metaanalysen dazu). Leichsenring et al. (2004) führten eine Metaanalyse der Wirksamkeit der psychodynamischen Kurzzeittherapie für bestimmte psychiatrische Störungen durch. Die Schätzungen der Prä-Post-Effekte waren groß und entsprachen den bei KVT berichteten Effekten erstaunlich gut. Die relative Wirksamkeit der spezifischen Ansätze wird detaillierter in Kapitel 5 diskutiert.

Ausgehend von den verschiedenen Metaanalysen, die im Laufe der Jahre durchgeführt worden sind, ist die Gesamteffektstärke der absoluten Wirksamkeit bemerkenswert konsistent und scheint sich innerhalb des Bereichs von 0.75 bis 0.85 zu bewegen. Es gab nur wenig Variabilität in der Effektstärke in dieser großen Gruppe von Metaanalysen, die verschiedene Behandlungen und Patientengruppen enthalten. Eine vernünftige und vertretbare Punktschätzung für die Wirksamkeit von Psychotherapie läge somit bei 0.80. In diesem Buch verwenden wir diesen Wert als Referenzwert. Wie in Tabelle 3.1 angegeben ist, kann dieser Effekt in den Sozialwissenschaften als große Wirkung klassifiziert werden. Dies bedeutet, dass ein durchschnittlicher Patient, der Therapie in Anspruch nimmt, eine bessere Ausgangslage hat als 79 Prozent der unbehandelten Patienten, dass Psychotherapie für etwa 14 Prozent der Varianz in den Ergebnissen aufkommt und dass von drei Patienten in psychotherapeutischer Behandlung einer am Ende ein besseres Ergebnis haben wird, als wenn keine Psychotherapie stattfände. Einfach gesagt, ist die Psychotherapie bemerkenswert wirkungsvoll – so zeigen es zumindest die klinischen Wirksamkeitsuntersuchungen.

Weitere Evidenz für die Absolute Wirksamkeit

Als sich in den frühen 1980er-Jahren das Bild etablierte, dass Psychotherapie wirksam ist, hat die Psychotherapieforschung ihre Aufmerksamkeit auf andere, speziellere Fragen gerichtet. Anstatt die allgemeine Frage nach der Wirksamkeit der Psychotherapie zu untersuchen, sind Forscher dazu übergegangen, zu prüfen, ob eine bestimmte Behandlung wirksam ist. Natürlich ist dies eine kritische Frage, die damit zusammenhängt, ob die Behandlung als evidenzbasiertes Verfahren eingeordnet wird (d.h. als eine evidenzbasierte Behandlung oder als eine psychologische Behandlung mit Referenz in der Forschung). Im Großen und Ganzen ist das Ziel der Forschung in der Psychotherapie, die Qualität der Dienstleistungen zu verbessern. Darüber hinaus wäre es wichtig zu fragen, ob Psychotherapie auch außerhalb der möglicherweise selegierten Stichproben klinischer Wirksamkeitsstudien in der Praxis funktioniert. Wir werden uns nun diesen Fragen zuwenden.

Klassifizierung wirksamer Psychotherapien

Wie an anderer Stelle in diesem Buch erwähnt, hatten die Vertreter evidenzbasierter Behandlungen einen einschneidenden Einfluss darauf, wie die Wirksamkeit spezifischer Psychotherapien dokumentiert, interpretiert und verbreitet wurde. Diese Ansätze sind mit verschiedenen englischsprachigen Definitionen wie *empirically supported treatment* (EST), *evidence based psychotherapies* (EBP) oder *research-supported psychological treatments* verbunden. Die Ansätze haben die allgemeine Frage „Wie funktioniert Psychotherapie?“ nachhaltig verändert und in die spezifischere Frage umgeformt, ob die Hinweise ausreichen, um eine spezifische Behandlung als evidenzbasierte Behandlung zu klassifizieren. Um diesen Status zu erhalten, müssen die Behandlungen insbesondere folgende Kriterien erfüllen: 1) Die Behandlung muss eine starke Forschungsverankerung aufweisen, mit gut konzipierten und durchgeführten Studien, die 2) an verschiedenen, unabhängigen Instituten untersucht worden sind und 3) in den Studienresultaten die Wirksamkeit belegen (Chambless et al.,1998; SCP, 2007).

Der durch die Forschung geförderte Fokus auf die Klassifizierung der Behandlungen hat zu einer Zunahme von Studien zu bestimmten Behandlungen geführt. Auf der Grundlage der Klassifizierung der Forschungsergebnisse für die Behandlungen für bestimmte Erkrankungen nach der APA-Division 12 (Society of Clinical Psychology; http://www.div12.org/psychological-treatments) veranschaulicht Abbildung 4.4 die Anzahl der Behandlungen mit den verschiedenen Einstufungen für jede Störung. Die Größe der einzelnen Perlen zeigt die Anzahl der klassifizierten Behandlungen in jeder Gruppe, und die Schattierung gibt den Prozentsatz dieser Behandlungen an, die im weiteren Sinne im Ansatz kognitiv-verhaltensorientiert sind. Es wird deutlich, dass die Behandlungen des KVT-Spektrums die überwältigende Mehrheit der Behandlungen repräsentieren, welche den Status „starke Belege in der Forschung“ erreicht haben. Allerdings wird diese Prädominanz zunehmend durch das Hinzukommen anderer Behandlungsformen aufgeweicht. Angesichts der Zunahme

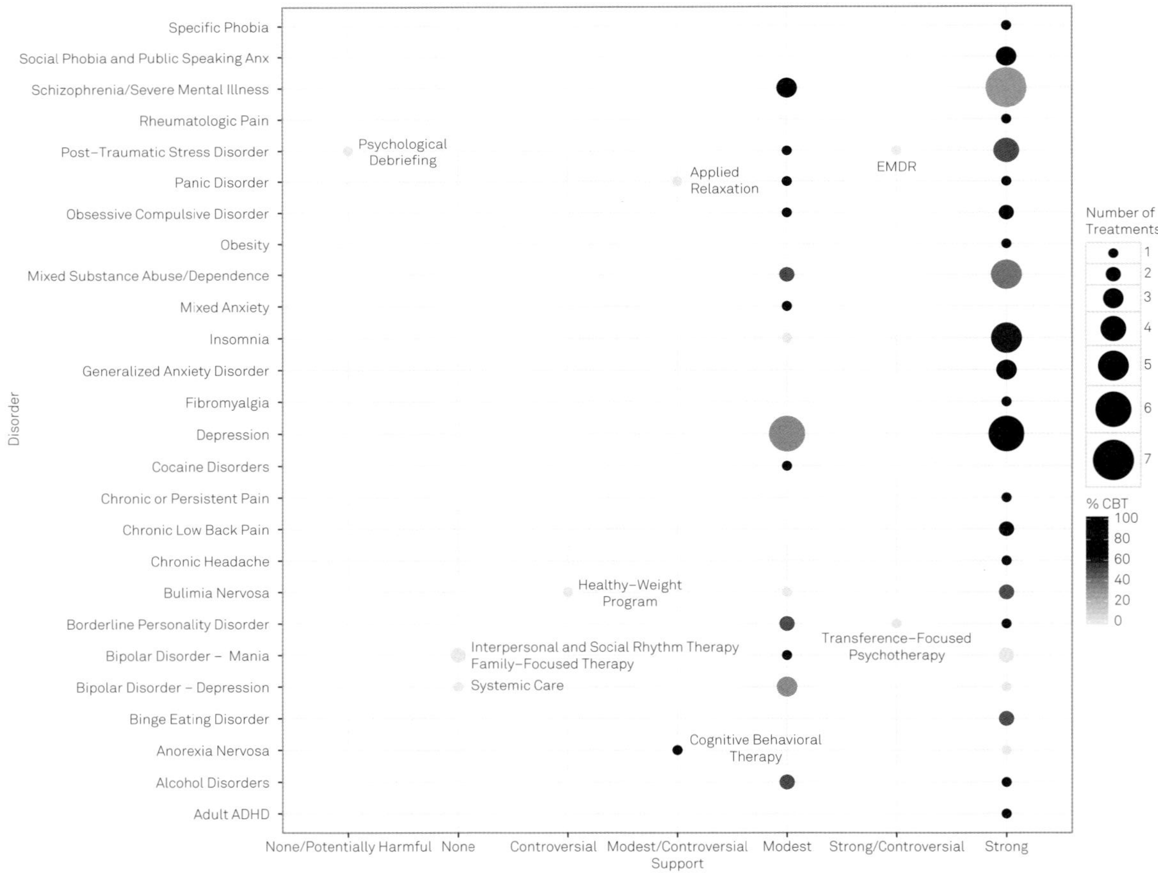

Abbildung 4.4: Proportionales Perlendiagramm, welches die Anzahl der Behandlungen und das Niveau der Referenzierung für jede von der Division 12 auf der Webseite der empirisch gestützten Behandlungen aufgeführte Behandlung darstellt

von klinischen Studien der Psychotherapie ist es wahrscheinlich, dass diese Zahl weiter zunehmen wird. Doch für viele Störungen gibt es sehr wenige Behandlungen (z. B. Panikstörung, Zwangsstörungen). Es gibt auch einige Behandlungen, für die Evidenz nachweislich zu fehlen scheint, die umstritten oder potenziell schädlich für Patienten sind – ein Thema, das wir später in diesem Kapitel behandeln werden.

Die Wirksamkeit von Psychotherapie im klinischen Umfeld

Die Forschung zu Behandlungsergebnissen kann in der Regel in Studien zur Wirksamkeit *(efficacy)* und zur Effektivität *(effectiveness)* unterschieden werden (Seligman, 1995). Wirksamkeit bezieht sich auf die Vorteile der Psychotherapie, die sich aus dem randomisierten Vergleich der Behandlung zur Kontrollgruppe mit keiner Behandlung in gut kontrollierten klinischen Studien ableitet (Westen, Novotny & Thompson-Brenner, 2004; Westen, Novotny & Thompson- Brenner, 2005). Das heißt, wenn sich ein Interventionspaket gegenüber einer Wartelistenkontrollgruppe in einer Vergleichsstudie als überlegen erweist, wird diese Behandlung als wirksam eingestuft. Effektivität auf der anderen Seite bezieht sich auf die Vorteile der Psychotherapie, die im alltäglichen klinischen Umfeld auftritt – und beantwortet die Frage: „Wie effektiv ist eine Behandlung in naturalistischen Untersuchungen?“ Es wurde moniert, dass klinische Studien möglicherweise einen künstlichen Kontext schaffen, der nicht repräsentativ dafür ist, wie Behandlungen in der „real existierenden“ Praxis gestaltet werden. Damit sei die Feststellung der Wirksamkeit der Psychotherapie ipso facto nicht der Beleg dafür, dass die Behandlungen für die Patienten in naturalistischen Settings von Vorteil sind (Westen et al., 2004; Westen et al., 2005). Es sollte anerkannt werden, dass klinische Studien und naturalistische Umgebungen nicht immer klar zu unterscheiden sind. Zum Beispiel werden viele klinische Studien in Settings durchgeführt, die naturalistischen ähneln (siehe Shadish, Matt, Navarro & Phillips, 2000). Aus diesem Grund, und weil die Begriffe Wirksamkeit und Effektivität Synonyme sind, haben wir uns dazu entschieden, keine strenge Unterscheidung zwischen den Begriffen zu machen. Dennoch ist die Frage nach der Wirksamkeit und Effektivität der Psychotherapie entscheidend für die Theorie, die Berufspolitik und die Praxis.

Forscher haben verschiedene Methoden verwendet, um die Wirksamkeit der Psychotherapie in naturalistischeren Settings zu untersuchen, unter anderem a) Untersuchung der Auswirkungen von Interventionspaketen, die in klinisch relevanten Umgebungen untersucht werden, b) Benchmarking-Studien, die Schätzungen der Effektivität der Psychotherapien in naturalistischen Umgebungen mit der in klinischen Studien festgestellten Wirksamkeit vergleichen, und c) klinische Studien, die eine etablierte Behandlung mit einer Routinebehandlung (*Treatment-as-usual* [TAU], gelegentlich auch als „gewöhnliche Pflege“, englisch *usual care* [UC], bezeichnet) vergleichen.

Repräsentativität klinischer Untersuchungen

Die Durchführung von Behandlungen in klinischen Studien und in der Praxis kann in vielerlei Hinsicht differieren (Westen et al., 2004). In der prototypischen klinischen Wirksamkeitsvergleichsstudie wird die Behandlung von ausgewählten Therapeuten durchgeführt, die ein Training und Supervision erhalten sowie ein Behandlungsmanual oder eine Behandlungsrichtlinie befolgen. Die Patientengruppe ist in der Regel möglichst homogen ausgewählt, unter Berücksichtigung von Ein- und Ausschlusskriterien. So werden mögliche Komorbiditäten (zum Beispiel bei Depression: Persönlichkeitsstörungen, psychotische Merkmale und Substanzgebrauch), Suizidalität oder parallele Medikation häufig ausgeschlossen. Die Patienten werden normalerweise an einer universitären Klinik oder einer angebundenen medizinischen Einrichtung rekrutiert, um an einer klinischen Studie teilzunehmen.

Die klinische Repräsentativitätsstrategie, die älteste Methode zur Prüfung der Wirksamkeit von Psychotherapie in der Praxisumgebung, untersucht bisher veröffentlichte Studien metaanalytisch. Dabei soll das Ausmaß bestimmt werden, in dem die Faktoren, die zwischen der „realen“ Welt und dem Labor unterscheiden (z. B. Setting, Patientenrekrutierungsverfahren, zufällige Zuordnung zur Behandlungsgruppe, Verwendung von Behandlungsmanualen), die Behandlungseffekte beeinflussen. Interessanterweise erfolgte die erste Überprüfung der klinischen Repräsentativität in den ursprünglichen Metaanalysen von Smith und Glass (1977; Smith et al., 1980)! Smith und Glass entdeckten, dass die Behandlungsumgebung die Wirkung der Psychotherapie beeinflusst, da die Wirkung der Behandlung in Universitätsumgebung stärker war (z. B. „im Psychologielabor, im Therapietrainingscenter oder in der Klinik für psychische Gesundheit von Studenten“; S. 117) ($d = 1.04$) und am kleinsten in Zentren für psychische Gesundheit der Allgemeinbevölkerung ($d = 0.47$), wenn auch Studien in Zentren für psychische Gesundheit in dieser Datenbank recht selten waren. Wenn Patienten durch spezielle Werbung für die Studie rekrutiert wurden oder wenn die Durchführer der Studie die Teilnehmer anfragten, waren die Effekte größer (jeweils $d = 1.00$ und 0.92), als wenn die Patienten von sich aus an den Studien teilnahmen ($d = 0.71$). Smith et al. kamen zu dem Schluss, dass die zuverlässigen Unterschiede der Effekte zwischen den lebensnahen Methoden und den Labormethoden zur Gewinnung von Patienten Hinweise gegen die Generalisierbarkeit der Ergebnisse von laborbasierten Therapien darstellen und für naturalistischere Evaluationen zur Absicherung der Ergebnisse aus Laborumgebungen sprechen (S. 122).

Obwohl versucht wurde, andere klinische Repräsentativitätsmetaanalysen durchzuführen (z. B. Shapiro & Shapiro, 1982), waren sie methodisch problematisch, bis Shadish und Kollegen (Shadish et al., 1997; Shadish et al., 2000) systematisch Studien unter dem Gesichtspunkt der klinischen Repräsentativität anhand verschiedener Indikatoren kodierten und diese Indikatoren gleichzeitig untersuchten (siehe Minami & Wampold, 2008). Die Dimensionen enthielten Behandlungsumgebung, Therapeutenmerkmale, Überweisungsquellen, Verwendung von Handbüchern, Überwachung der Adhärenz, zusätzliches Training, Patientenheterogenität und Flexibilität in der Dauer der Behandlung. Gestützt auf fast 1 000 Studien, kommen Shadish et al. (2000) zu dem Schluss, dass eine ideale, klinisch repräsentative Psychotherapie Schätzungen der Effektstärke ergeben würde, die relativ vergleichbar seien mit der Wirksamkeit in klinischen Studien. Das Vertrauen in diese Schlussfolgerung wird durch die Tatsache geschwächt, dass die meisten dieser Studien klinisch nicht repräsentativ waren (nur 56 Studien enthielten Behandlungen, die „mehr oder weniger" die Kriterien für eine Kliniktherapie zu erfüllen schienen, und nur eine davon erfüllte alle Kriterien für eine Kliniktherapie). Damit ist die Schlussfolgerung von Shadish und Kollegen eine Schätzung, die nur als vorläufig angesehen werden kann.

Benchmarking

Es gibt mit mittlerweile gute empirische Hinweise darauf, dass Psychotherapie in naturalistischen, klinischen Umgebungen hilfreich sein kann. Beispielsweise konnten Saxon und Barkham (2012) in einer großen Stichprobe (N>10 700 Patienten) des National Health Service in Großbritannien dokumentieren, dass sich 61 Prozent der Patienten in ihrer Symptombelastung deutlich veränderten. Doch wie lassen sich diese Effekte mit denen aus der Forschung vergleichen? Benchmarking beinhaltet die Schätzung des Ausmaßes, inwieweit die Psychotherapie in klinischen Studien wirksam ist, um dann einen Vergleich mit Effekten aus naturalistischen Umgebungen unter entsprechenden Kontextvariablen durchzuführen. Genauer gesagt werden Effektstärken aus klinischen Studien berechnet, um einen Maßstab, an dem die Effekte aus naturalistischen Umgebungen verglichen werden, herzustellen. Die naturalistische Behandlung könnte eine Standardbehandlung oder eine evidenzbasierte Behandlung sein, die in einer naturalistischen Umgebung durchgeführt wurde.

Bei einer frühen Benchmarking-Studie zur Wirksamkeit der KVT haben Wade, Treat und Stuart (1998) die klinischen Ergebnisse der KVT bei 110 Patienten, die sich wegen einer Panikstörung in einer über die Krankenkasse abgerechneten Psychotherapie befanden, mit einer Vergleichsstichprobe aus zwei klinischen Studien verglichen und befanden die Effekte für „ähnlich" (S. 237). Obwohl diese Studie zeigte, dass eine evidenzbasierte Behandlung erfolgreich in eine naturalistische Umgebung übertragen werden kann, informiert sie uns nicht über die Wirkungen der Behandlung, wie sie in naturalistischer Umgebung praktiziert wird, da es „besondere" Vorkehrungen gab, indem die Therapeuten Trainings für die Verwendung der KVT-Manuale erhielten und die Adhärenz zur Behandlungsleitlinie beurteilt wurde – Verfahrensweisen, die in klinischen Situationen selten angewendet werden. Merrill, Tolbert und Wade (2003) replizierten diese Studie in der gleichen Klinik, jedoch blieben die Schlussfolgerungen über die Wirksamkeit der tatsächlich stattfindenden Psychotherapie ähnlich wenig informativ.

Weersing und Weisz (2002) führten die erste Studie durch, die eine „Treatment-as-usual"- (TAU-)Behandlung anhand der Effektivität von klinischen Studien beurteilte. Sie steigerten den Wert der Aussagen gegenüber den früheren Studien durch ein metaanalytisches Benchmarking von veröffentlichten klinischen Studien bei depressiven Jugendlichen. Die Benchmarks enthielten einerseits Effekte für kaum behandelte Kontrollgruppen (keine Behandlung, Warteliste oder „Aufmerksamkeits-Placebo") und andererseits die Schätzung der Wirksamkeit von Behandlungsgruppen in klinischen Wirksamkeitsvergleichsstudien. Sie verglichen die Ergebnisse von 67 Kindern, die in sechs gemeindepsychiatrischen Zentren in der Gegend von Los Angeles im Rahmen einer TAU-Bedingung behandelt worden sind, mit den beiden oben erwähnten metaanalytischen Benchmarks. Drei Monate nach Beginn der TAU-Behandlung war der Fortschritt der Kinder fast identisch mit dem Fortschritt der Kontrollgruppen, jedoch deutlich schlechter als der durchschnittliche Fortschritt der Patienten in den Behandlungsgruppen in den Wirksamkeitsvergleichsstudien. Die Autoren kamen zu dem Schluss, dass TAU-Behandlungen gegen Depression bei Jugendlichen kaum wirksam sind.

Eines der Probleme beim Benchmarking betrifft die Hypothesenbildung. Typischerweise soll die Nullhypothese verworfen werden, aber das eigentliche Ziel des Benchmarkings ist es, zu zeigen, dass der Effekt in einer naturalistischen Umgebung „gleichwertig“ zum Forschungsmaßstab ist (also eine faire Testung der H0 zu finden). Der Effekt mag ganz nah an der Referenzstichprobe liegen, aber wenn die Stichprobe groß genug ist, was wünschenswert und in vielen naturalistischen Studien üblich ist (siehe z.B. Saxon & Barkham, 2012; Wampold & Brown, 2005), ist es durchaus wahrscheinlich, dass der statistische Test bei einem vernachlässigbaren Unterschied die Nullhypothese schon verwirft. Minami, Serlin, Wampold, Kircher & Brown (2008) entwickelten eine Strategie des Nullbereichs, basierend auf der Good-enough-Methode von Serlin & Lapsley (1985, 1993), bei der bestimmt wird, ob eine beobachtete Wirkung innerhalb eines Bereichs des Benchmarks liegt. Der Bereich eines klinisch unbedeutenden Unterschieds kann vom Forscher selbst festgelegt werden. Minami und Kollegen verwendeten diese Strategie, um Benchmarking von Behandlungen von Depressionen bei Erwachsenen anhand naturalistischer Daten im Managed-Care-Modell durchzuführen (Minami, Wampold, Serlin, Kircher, & Brown, 2007). Zunächst erstellten sie Benchmarks für die Effekte zwischen Vor- und Nachbehandlung auf der Basis einer Metaanalyse von klinischen Studien mit evidenzbasierten Behandlungen für Depression. Daraus ergaben sich drei geschätzte Referenzen der Wirksamkeit: die Referenzen „zur Behandlung vorgesehen“ (Intent-to-treat-Stichprobe), „erfolgreich abgeschlossen“ (Completer-Stichprobe) und „natürlicher Verlauf“ (natural history, also der Behandlungsverlauf bei nicht behandelten Kontrollgruppen). Sie konnten aufzeigen, dass störungsspezifische Maße wie das *Beck-Depressions-Inventar (BDI)* oder die *Hamilton-Rating-Skala für Depression (HRSD)* größere Effekte zeigten, als dies breitere Messungen des psychologischen Funktionsniveaus taten. Insbesondere dann, wenn im Vergleich zur Wirksamkeit des Behandlungsbenchmarks verglichen wurde, erwies sich die Schätzung der Effektstärke im Managed-Care-Modell um die 10 Prozent unter dem Benchmark – zumeist aber als klinisch gleichwertig. Beim Vergleich mit dem natürlichen Verlauf (d.h. mit der nicht behandelten Kontrollgruppe) mussten klinische Daten mindestens um $d = 0.2$ höher liegen. Diese Kriterien wurden ausgewählt, um konservative Vergleiche durchzuführen.

In einer weiteren Benchmarking-Studie (Minami et al., 2008b) wurde eine große Datenmenge von Patienten verwendet (teilweise mehr als 5700 Patienten). Die Patienten füllten während der Behandlung in regelmäßigen Abständen einen weit verbreiteten und gut validierten psychometrischen Fragebogen aus, der sowohl die Symptomschwere und das psychosoziale Funktionsniveau als auch Probleme in zwischenmenschlichen Beziehungen erfasst (*Outcome Questionnaire-30 [OQ-30]* von

Ellsworth, Lambert & Johnson, 2006). Untersucht wurden die Prä-Post-Veränderungen. Da der OQ-30 einer globalen symptombezogenen Messung entspricht, wurden die Benchmarks für globale Messmittel eingesetzt. In dieser Studie wurden drei klinische Stichproben untersucht, die sich im Grad der Gleichwertigkeit der metaanalytischen Referenzgruppe unterschieden. Die erste Stichprobe umfasste alle Patienten, unabhängig davon, ob sie komorbide Diagnosen hatten oder nicht (die so genannte klinische Stichprobe). Die zweite Stichprobe schloss Patienten mit starker Komorbidität oder Suizidrisiko aus, was den üblichen Ausschlusskriterien bei Wirksamkeitsvergleichsstudien entspricht (nicht komorbide Stichprobe). Die dritte Stichprobe hatte zudem eine Behandlungsintensität (12 bis 20 Sitzungen), die den gängigen evidenzbasierten Depressionsbehandlungen entspricht. Die ersten beiden Stichproben wurden mit der Intent-to-treat-Benchmark und die dritte mit der Completer-Benchmark verglichen. Um die mögliche Medikamentenwirkung zu kontrollieren, wurden die Patienten zusätzlich danach getrennt, inwieweit sie gleichzeitig Medikation erhielten.

Die Resultate der Vergleiche wiesen darauf hin, dass Effekte für Patienten mit natürlichem Verlauf keine Prä-Post-Veränderungen aufwiesen. Die Ergebnisse zeigten weiter, dass die in naturalistischen Umgebungen beobachteten Behandlungen im Vergleich zu den jeweiligen Benchmarks der Wirksamkeitsvergleichsstudien gleichwertig effektiv waren und manchmal sogar darüber hinausgingen (siehe Abbildung 4.5). In allen drei Vergleichen erfüllten die Stichproben die statistischen Kriterien für die klinische Äquivalenz – was bedeutet, dass die in einer Managed-Care-Umgebung erreichte Wirksamkeit ziemlich genau der Wirksamkeit entspricht, wie sie in den sorgfältig durchgeführten Wirksamkeitsvergleichsstudien dokumentiert wurde. Diese Prä-Post-Veränderungen lagen deutlich über dem Benchmark des natürlichen Verlaufs. Zentral erscheint der Hinweis, dass die durchschnittlichen Therapien im Managed-Care-Modell um die neun Sitzungen dauerten; in den Wirksamkeitsvergleichstudien waren es jedoch 16 Sitzungen! Das Managed-Care-Modell erreichte somit vergleichbare Wirksamkeit mit weniger Sitzungen, was sich positiv auf die Kosteneffektivität auswirken dürfte. Diese eindrücklichen Resultate weisen darauf hin, dass die Behandlungen in einer praxisnahen, naturalistischen Umgebung vergleichbare Wirksamkeit zeigen wie in sorgfältig durchgeführten Wirksamkeitsvergleichsstudien (siehe Minami et al., 2009 für eine Replikation dieser Ergebnisse mit Patienten an einer Hochschulberatungsstelle).

Die Benchmarking-Studie zeigt, dass Psychotherapie unter naturalistischen Bedingungen wirksam ist, obwohl die Evidenz für die Behandlung von Jugendlichen nahelegt, dass dies nicht unbedingt der Fall sei. Natürlich hat die oben beschriebene Benchmarking-Studie einige Einschränkungen. In gewisser Weise stellt die Benchmark-Strategie die inverse Strategie von Eysenck (1952, 1961, 1966) dar, der eine Referenz aus einer wenig behandelten Umgebung nahm, um die Effekte der Psychotherapie zu kontrastieren. Natürlich ist die Methodik der aktuellen Benchmarking-Studien ausgefeilter als die der Eysencks-Studie. Die Kritik an Eysencks Verfahren kann jedoch auch auf die Benchmarking-Studien übertragen werden: Die Patienten sind nicht zufällig den naturalistischen Studien sowie Behandlungs- und Nichtbehandlungsgruppen einer klinischen Studie zugeordnet. Die Eingangsbedingungen der Patienten können sich systematisch unterscheiden, was die Resultate verzerren könnte.

Direkter Vergleich der etablierten Therapien mit TAU

Die Wirksamkeit von Treatment-as-usual- (TAU)-Behandlungen in naturalistischen Umgebungen können mit evidenzbasierten Behandlungen verglichen werden. Die Ergebnisse der etablierten Behandlung werden mit dem Ergebnis der TAU-Bedingungen unter vergleichbarer Umgebung verglichen, d.h. TAU versus eine etablierte Psychotherapie. Obwohl dies ein gültiges Mittel zu sein scheint, die Standardbehandlung experimentell zu beurteilen, gibt es in der Durchführung viel Variabilität. Die allgemeine Strategie wird mit einer Studie illustriert, in der eine evidenzbasierte Behandlung für Panikstörung mit einer Standardbehandlung verglichen wird. Addis, Hatgis, Krasnow, Jacob, Bourne und Mansfield (2004) randomisierten freiwillige Therapeuten und wiesen sie an, eine kognitive Verhaltenstherapie (KVT; Craske, Meadows & Barlow, 1994) für Panikstörung oder ihre gewohnte Therapie durchzuführen. Die Patienten wurden randomisiert auf die beiden Behandlungsbedingungen verteilt. Die Therapeuten der KVT-Bedingung für Panikstörung nahmen an einem 2-tägigen Workshop für die Behandlung der Panikstörung teil. Nach der Durchführung zweier Versuchsfälle wurden ihnen 30 Minuten telefonische Beratung mit dem Experten zur Verfügung gestellt, der den Workshop leitete. Ebenso erhielten sie alle zwei Wochen eine Stunde Gruppenkonsultation mit dem leitendem Forscher und dem Forschungsteam, um die spezifischen Fälle zu diskutieren und die kognitiven Verhaltensprinzipien zu verfeinern (S. 627). Die Therapiesitzungen dieser Gruppe wurden auf Tonband aufgezeichnet. Diese Aufzeichnungen wurden bezüglich der adhärenten Einhaltung des Therapieplans (basierend auf einem Ratinghandbuch für diese spezifische Therapieform) randomisiert geprüft.

Die Studie von Addis et al. (2004) besitzt viele lobenswerte Eigenschaften, einschließlich Randomisierung von Therapeuten und Patienten zu den beiden Bedingungen, um Risiken aufgrund der Therapeutenkompetenz auszuschließen (siehe Kapitel 8 für Kritik an diesem Verfahren). Dennoch erhielten die Therapeuten der KVT-Bedingung etwas, das bei den Therapeuten mit der TAU-Bedingung nicht vorhanden war – Workshops von anerkannten Experten, Supervision und Beratung, was möglicherweise einen kontextuellen Vorteil für die KVT-Bedingung bedeutet. Jedoch ist die Studie von Addis et al. eine der fairsten Vergleiche, da andere Vergleiche zwischen einer evidenzbasierten Behandlung und einer TAU-Bedingung sich üblicherweise in deutlich mehr Kontexteigenschaften unterscheiden, beispielsweise a) Sitzungsanzahl der Behandlung (EBTs [*evidence-based treatments*; deutsch: evidenzbasierte Behandlungen] enthalten oft mehr Therapiesitzungen), b) Art der TAU (Zeit für psychotherapeutische Interventionen während der Sitzungen) , c) Allegiance-Effekte aufgrund der Tatsache, dass der Forscher ein Entwickler der EBT oder ein Verfechter der EBT war (siehe Kapitel 5 für die Erörterung der Allegiance-Effekte), d) nicht zufällige Zuordnung von Therapeuten, damit verbunden Vorteile zugunsten der EBT (z.B. ist der Therapeut der TAU weniger ausgebildet), e) (Selbst-)Selektion von Therapeuten, die sich in der EBT spezialisieren wollen. Von

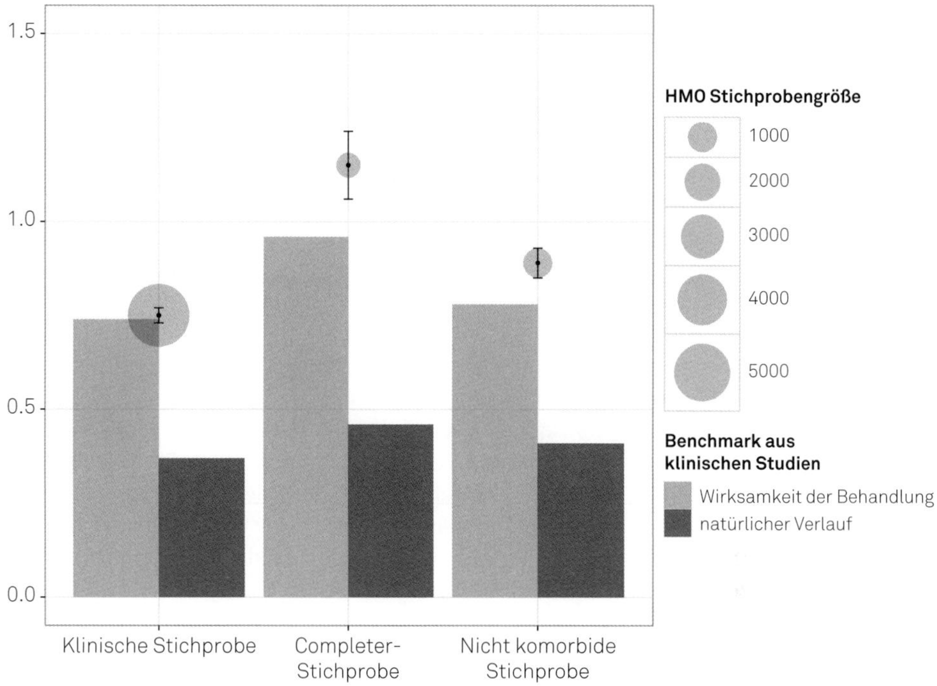

Abbildung 4.5: Benchmark-Vergleiche von naturalistischen Effektgrößen und metaanalytischen Schätzungen aus klinischen Studien. Jeder Balken stellt den Benchmark für die Wirksamkeit der Behandlung und für den natürlichen Verlauf in Effektstärken dar. Diese Kriterien müssen im Vergleich mit klinischen Studien in der HMO-Praxis (Health Maintenance Organization) erfüllt sein oder übertroffen werden. Der kleine Punkt und die Standardfehlerbalken stellen die von der HMO beobachteten Effektstärken für jede Stichprobenberechnung dar. Die Größe des grauen Punkts zeigt die Stichprobengröße.

diesen Eigenschaften ist insbesondere die Art der TAU-Behandlung hervorzuheben, denn oft ist die TAU-Bedingung eine verkappte *No-treatment-Bedingung* oder wird *nicht psychotherapeutische* Begleitung angeboten (z. B. können Patienten ihrem Hausarzt zugewiesen werden, wenn sie dies wünschen, und erhalten daraufhin eine Behandlung, die der Arzt durchführen kann, oder eine, die mit ihm im Projekt vereinbart wird).

Es gibt mehrere Metaanalysen des Vergleichs zwischen nachweislich evidenzbasierten Behandlungen und TAU-Behandlungen, von denen alle die obigen Unzulänglichkeiten der Vergleiche zeigen. Weisz, Jensen-Doss und Hawley (2006) untersuchten in einer Metaanalyse 32 randomisierte Studien, die EBTs mit TAU-Behandlungen für Jugendliche direkt verglichen und kamen zu folgendem Fazit: „Unsere Ergebnisse stützen die Ansicht, dass EBTs in direkten, randomisierten Vergleichen im Allgemeinen effektiver als TAU-Behandlungen sind" (S. 684). Allerdings erkannten Weisz et al. die Tatsache an, dass faire Vergleiche von EBTs und TAU-Behandlungen für Patienten-, Therapeuten-, Umgebungsvariablen und die Anzahl der Sitzungen kontrollieren müssten. Grundsätzlich sind solche Vergleiche unproblematisch, da sie einfach zwei Behandlungsbedingungen miteinander vergleichen. Problematisch wird es aber dann, wenn die Wirksamkeitsunterschiede auf einzelne Eigenschaften attribuiert werden (zumeist EBTs), ohne die ungleichen Kontextbedingungen zu erwähnen und mitzuberücksichtigen. Leider erfüllte keine der 32 Studien das Kriterium einer Psychotherapie-TAU mit vergleichbaren Kontextbedingungen! Ein Beispiel für eine Studie mit ungeheuerlich unzureichenden Kontrollen (Kazdin, Esveldt-Dawson, French & Unis, 1987) ist eine, die die größte Effektstärke zu Gunsten der EBT (d=1.12) etablierte. In dieser Studie war die EBT ein Problemlösetraining. Es wurden mehr als die doppelte Anzahl an Sitzungen (45 Minuten, 2–3 Sitzungen/Woche vs. 20 Minuten, 2–3 Sitzungen/Woche) durchgeführt, und die TAU-Behandlung entsprach keiner psychotherapeutischen Intervention in irgendeiner Form. Der Grund für die geringere Dosis der TAU-Bedingung war, dass eine eingehende Diskussion von emotionalen und persönlichen Erlebnisinhalten vermieden werden sollte, was gemäß den Autoren „wahrscheinlich zu langwierigen Sitzungen geführt hätte" (S. 79). Die Aufgabe der Therapeuten in diesen Sitzungen war es, das Kind in der Diskussion mit Routinetätigkeiten zu beschäftigen, und es sollten Gespräche mit den Kindern vermieden werden, die a) die Gefühle des Kindes aktivierten, b) die klinischen Probleme sondierten sowie c) darauf abzielten, Einsicht zu gewinnen, d) Selbstakzeptanz zu entwickeln oder e) ähnliche Prozesse in Gang zu setzen (S. 79). Offensichtlich war die TAU-Behandlung in der Studie von Kazdin und Kollegen deutlich eingeschränkt und würde von vielen praktizierenden Psychotherapeuten möglicherweise eher als untherapeutisch qualifiziert werden. Es ist nicht verwunderlich, dass die EBT deutlich überlegene Ergebnisse hervorbrachte.

Spielmans, Gatlin und McFall (2010) analysierten erneut die Studien in der Arbeit von Weisz und Kollegen (2006), um die konfundierten Variablen zu testen. Wenn alle Kontextvariablen gleichzeitig modelliert wurden, war der Vorsprung der EBT klein und oft nicht signifikant. Mehr noch, je mehr konfundierte Variablen modelliert wurden, desto kleiner wurde der Vorsprung (siehe auch Minami & Wampold, 2008).

Es liegen zwei Metaanalysen des Vergleichs EBT versus TAU für Erwachsene vor. In der ersten untersuchten Wampold et al. (2011) 14 Studien, die EBTs mit TAU für Depressionen und Angststörungen verglichen. Obwohl die Gesamtwirkung der EBTs in einem beträchtlichen Maß zu Therapieende wirksamer war (d=0.45), verschwand der Vorteil der EBT gegenüber der TAU, wenn diese TAU Psychotherapie beinhaltete. Die Effekte zeigten sich ebenfalls in den Follow-up-Untersuchungen, wobei die Gruppenunterschiede tendenziell abnahmen (Flückiger et al., 2014; Flückiger & Del Re, 2016). Von den 14 Studien befassten sich nur drei mit TAU-Behandlungen, die psychotherapeutische Interventionen beinhalteten. Keine dieser Studien balancierte die Bedingungen für Training und Supervision aus. Budge et al. (2013) untersuchten 30 Studien zum Vergleich EBT versus TAU bei Persönlichkeitsstörungen. Sie kamen zu ähnlichen Ergebnissen. Der Gesamteffekt begünstigte EBTs (d=0.40), aber nur sieben der 30 Studien umfassten eine Psychotherapie als TAU-Behandlung. Diese Studien waren ebenfalls nicht für die Therapiestunden, Supervision und Training ausbalanciert. EBT war deutlich wirksamer als die TAU-Bedingungen, auch wenn die TAU Psychotherapie beinhaltete. Diese Ergebnisse legen die Vermutung nahe, dass ein besonderes Training und Supervision für Persönlichkeitsstörungen möglicherweise von Vorteil sein könnten, obwohl eine direkte Überprüfung dieser Vermutung aussteht.

Fazit über die Wirksamkeit der Psychotherapie in der Praxis

Alle drei aufgezeigten Strategien der Wirksamkeitsüberprüfung der Psychotherapie in naturalistischen Settings (absolute Wirksamkeit, Benchmarking, direkter Kontrast von EBT und TAU) haben Validitätseinschränkungen. Allerdings weisen die drei empirischen Strategien darauf hin, dass Psychotherapie in einer klinischen Umgebung wirksam ist, wahrscheinlich genauso wirksam wie in klinischen Studien getestete Psychotherapie und in klinische Umgebungen überführte evidenzbasierte Behandlungen, obwohl es gut möglich ist, dass Therapeuten bei der Behandlung von Persönlichkeitsstörungen von Trainings und Supervision profitieren.

Während Studien zu Standardbehandlungen gute Hinweise dafür vorlegen, dass einige Psychotherapiebehandlungen den Therapieausgang im Vergleich zu minimaler oder gar keiner Intervention verbessern, wird aktuell die Frage diskutiert, inwieweit die Überlegenheit der evidenzbasierten Psychotherapien gegenüber den TAU-Behandlungen auch eine Überlegenheit gegenüber anderen psychotherapeutischen Behandlungen zeigt. Diese Evidenz der relativen Wirksamkeit von Psychotherapien wird im nächsten Kapitel (Kapitel 5) besprochen. Zusammenfassend sei hier jedoch nochmals erwähnt, dass die unter den TAU-Bedingungen praktizierte Psychotherapie (die eigentlich einen Anspruch auf möglichst „naturalistische“ Bedingungen hat) professionelle Psychotherapie explizit ausschließt oder teilweise künstliche Einschränkungen aufweist. Selbst wenn die TAU-Bedingungen eine Psychotherapie enthalten, so erhalten die Therapeuten nicht die vergleichbare direkte Unterstützung an Training, Supervision und Beratung wie bei den evidenzbasierten Psychotherapien. Dadurch wird es schwierig zu bestimmen, auf was die gefundenen Effekte zu attribuieren sind. Sind die Effekte durch den unterschiedlichen therapeutischen Kontext oder durch das spezifische Interventionspaket der EBT zu erklären? Die metaanalytischen Moderatorenanalysen weisen eher darauf hin, dass die Wirksamkeitsunterschiede möglicherweise in den unterschiedlichen therapeutischen Rahmenbedingungen liegen. Ein direkter ausbalancierter Vergleich EBT vs. TAU-Psychotherapie steht jedoch momentan noch aus.

Schädliche Behandlungen?

Nach dem Vorlegen der empirischen Hinweise darauf, dass Psychotherapie wirksam ist, kann es ein wenig ironisch erscheinen, dort aufzuhören, wo wir begonnen haben – mit Behauptungen, dass die Psychotherapie schädlich sein kann. Wirksame Behandlungen können jedoch immer auch Nebenwirkungen aufweisen. Im Gegensatz zu den allgemeinen Forderungen von Eysenck am Anfang des Kapitels sind aktuelle Debatten in Bezug auf Psychotherapie stärker auf spezifische Behandlungen fokussiert.

Dies bleibt eine wichtige Frage, da die erste ethische Verpflichtung eines Therapeuten ist, „nicht zu schaden".

Für unsere Zwecke der Bestimmung, inwieweit einige spezifische Psychotherapien unverantwortbare Nebenwirkungen hervorrufen, ist wiederum die Unterscheidung zwischen dem Medizinischen und dem Kontextuellen Metamodell entscheidend. Während wir keine Zweifel daran haben, dass es möglich ist, Praktiken zu konstruieren oder anzuwenden, die für die Patienten schädlich sind (beispielsweise Anschreien, öffentliches Bloßstellen, unethisches Verhalten wie sexueller Missbrauch), ist die entscheidende Frage für die Unterscheidung zwischen dem Medizinischen und dem Kontextuellen Metamodell, ob es eine Klasse von Psychotherapien gibt, die mit der in Kapitel 2 beschriebenen Definition der traditionellen *bona-fide*-Psychotherapie im Einklang stehen, jedoch als schädlich identifiziert werden können. Wenn es Psychotherapien gibt, die schädlich sind, während andere es nicht sind, dann ist dies ein klarer Hinweis darauf, dass einige spezifische Ansätze für die Psychotherapie effektiver sind als andere, und somit wäre das Kontextuelle Metamodell inkonsistent.

Die Besorgnis über die Wahrscheinlichkeit von durch den Therapeuten verursachten Nebenwirkungen (d.h. iatrogene Schäden) von psychologischen Behandlungen hat in der Psychologie eine lange Tradition, genährt durch Bewertungen der empirischen Literatur, die mehr als ein halbes Jahrhundert zurückliegen (z.B. Bergin, 1963, 1971; Lambert, Bergin & Collins, 1997). Das Interesse an der Evidenz für schädliche Auswirkungen ist im Zusammenhang mit der Bewegung für empirisch gestützte Behandlungen gewachsen. Lilienfeld (2007) stellte eine erste Liste schädlicher Behandlungen auf, die zehn Therapien als „wahrscheinlich schädlich" kategorisierte und zwei weitere Behandlungen vorläufig als „möglicherweise schädlich" einstufte (siehe hierfür auch weitere Übersichtsarbeiten, die Evidenz anführen, dass spezifische therapeutische Modalitäten schädlich sind, wie Mercer, 2002; Moos, 2005; Neimeyer, 2000; Rhule, 2005; Werch & Owen, 2002; Ladwig, Rief & Nestoriuc, 2014; Linden & Strauß, 2012).

Definition der Schädigung

Um Aussagen über die Schädlichkeit von psychologischen Behandlungen zu untersuchen, ist es notwendig, zwischen Verschlechterung und Schaden zu unterscheiden. Eine Verschlechterung bei einer Person findet im Zusammenhang mit einer Behandlung dann statt, wenn der Wert einer oder mehrerer Skalen zur Messung des psychischen Zustandes am Ende der Behandlung schlechtere Ergebnisse als zu Beginn der Behandlung reflektiert. So hat ein Patient, der auf einem Depressionsinventar am Ende der Behandlung im Vergleich zu vor der Behandlung höhere Werte aufweist, eine Verschlechterung erfahren. Um ein Ergebnis als schädlich einzustufen, ist es jedoch notwendig zu zeigen, dass diese Verschlechterung in der Tat iatrogen ist – sprich, dass die Verschlechterung durch die Behandlung verursacht wurde. Eine Zuschreibung des Schadens erfordert logischerweise den plausiblen Ausschluss rivalisierender Hypothesen für die beobachtete Verschlechterung. Das heißt, man muss sich fragen, ob die Verschlechterung durch die Behandlung verursacht wurde oder durch einen oder mehrere Faktoren, die nichts mit der Behandlung zu tun haben.

Welche anderen Faktoren sollten als Erklärung für die Verschlechterung in Betracht gezogen werden? Der wichtigste Faktor ist die natürliche Entwicklung, die auf Veränderungen der Funktionsfähigkeit verweist, die in Abwesenheit der Behandlung beobachtet worden wäre. Patienten können sich unabhängig davon verschlechtern, ob sie eine Behandlung erhalten haben oder nicht. Tatsächlich können Patienten, die Muster einer Verschlechterung zeigen, dennoch von der Behandlung profitieren, wie im Fall von Krebspatienten, deren Leben durch Chemotherapie verlängert wird, deren Zustand sich jedoch nach und nach im Laufe der Behandlung verschlechtert. Die psychologische Funktionsfähigkeit kann sich ebenso aufgrund einer Vielzahl von Ursachen außerhalb der Intervention verschlechtern, wie beispielsweise durch Ereignisse im Leben des Patienten, die mit der Behandlung nichts zu tun haben (z.B. Todesfälle, unerwartete Beziehungsschwierigkeiten, Verlust der finanziellen Mittel).

Messfehler, eine allgegenwärtige Quelle der Varianz in Testergebnissen von psychologischen Messungen, sind ein weiterer Faktor, den es zu berücksichtigen gilt, wenn beobachtete Verschlechterung interpretiert wird. Fehler in der Messung können ein trügerisches Bild der Verschlechterung für einige Teilnehmer zeichnen. Um ein extremes Beispiel zu nennen: Wenn Testergebnisse einer bestimmten Messung völlig unzuverlässig sind (d.h. $r_{XX=0}$), dann wird die Hälfte der Getesteten schlechtere Werte zum Zeitpunkt 2 als zum Zeitpunkt 1 haben, unabhängig von ihrer tatsächlichen relevanten Verbesserung. Messfehler könnten offensichtliche Anomalien in Studien mit mehreren Ergebnismessungen erklären. Wenn sich beispielsweise ein Patient auf mehreren Skalen verbessert und auf anderen verschlechtert, könnte dies eine bedeutsame Divergenz der Ergebnisse für verschiedene Symptome darstellen, Divergenz in spezifischen Domänen zeigen oder es könnte einfach Messfehler widerspiegeln.

Der Nachweis der Schädigung muss über einfache Behauptungen der Verschlechterung hinausgehen, um Hinweise auf eine *therapieinduzierte Verschlechterung* zu zeigen. Das Kriterium sollte sein: eine verminderte Funktion nach der Behandlung, die in Abwesenheit der Behandlung nicht beobachtet worden wäre. Ähnlich wie bei der Forschung nach vorteilhaften Wirkungen der Behandlung sind Rückschlüsse auf die behandlungsinduzierten Schäden dann am stärksten, wenn sie sich auf randomisierte Versuche stützen, die statistisch signifikante Unterschiede zwischen behandelten und unbehandelten Gruppen zeigen. Wie wir sehen werden, sind Ergebnisse dieser Art relativ selten und treten meist bei präventiven und/oder solchen Maßnahmen auf, die keine Psychotherapie im engeren Sinne sind.

Leider haben sich die Autoren, die sich zu diesem Thema geäußert haben, nicht immer auf die eindeutigsten Formen der Evidenz verlassen. Manchmal spiegelt dieses Vertrauen auf weniger endgültige Hinweise den Mangel an einschlägiger empirischer Forschung wider, aber allzu oft basieren Schlussfolgerungen auf einer selektiven Interpretation von Studien, die eine gewisse Unterstützung für die Hypothese der iatrogenen Effekte bieten, während Ergebnisse anderer Untersuchungen, die andere Schlussfolgerungen unterstützen, ignoriert werden. Dieses Problem geht bis auf die Tage von Eysenck zurückgeht. Wir prüfen nun die Evidenz für die angeblich schädlichen Behandlungen, um zu zeigen, wie die selektive Berücksichtigung von Hinweisen zu überhöhten oder sogar verzerrten Schlussfolgerungen aus Forschungsergebnissen führen kann. Im nächsten Abschnitt betrachten wir Belege für Behauptungen über die Schädlichkeit von spezifischen Behandlungen.

Evidenz für schädliche Auswirkungen

Im folgenden Kapitel sollen Beispiele dargestellt werden, die bezüglich negativer Nebenwirkungen besonders stark rezensiert und diskutiert worden sind. Während im deutschen Sprachraum „Psychotherapie" und „Psychotherapeut" mittlerweile eine titelgeschützte Berufsbezeichnung darstellt, die via Psychologie- oder Medizinstudium und einer entsprechenden Spezialisierung erworben werden kann, wurde in der Vergangenheit die noch nicht titelgeschützte Berufsbezeichnung teilweise auch von einzelnen Personen verwendet, die über keine Psychotherapieausbildung verfügten. Es konnte sich also jeder „Psychotherapeut" betiteln oder seine Intervention „Psychotherapie" nennen. Dies führte dazu, dass sich einige Personen als Psychotherapeuten vermarkten konnten, von denen sich die Mehrzahl der ausgebildeten und in Psychotherapieberufsverbänden organisierten Psychotherapeuten nicht als Berufskollegen wissen wollte und entsprechend heftig reagierte. Viele der aufgeführten Behandlungen mit „starken Hinweisen auf möglichen Schaden" sind keine Psychotherapie nach der im ersten Kapitel eingeführten Definition. Im Folgenden sollen hier einige prominente Beispiele exemplarisch angesprochen werden, die sich insbesondere im etwas weniger reglementierten US-Markt entwickelten und mit entsprechender Medienpräsenz einhergingen.

Deviantes Verhalten: Bestrafungsmaßnahmen wie Studentenkarzer oder „Scared Straight"-Interventions-Programme beinhalten kurze Phasen von Einkerkerung mit strenger militärischer Disziplin. Diese edukativ-psychologischen Programme führten zu signifikant erhöhten Kriminalitätsraten im Vergleich zu Kontrollgruppen in sieben randomisierten Studien (Petrosino, Turpin-Petrosino & Buehler, 2003). Basierend auf dieser Erkenntnis wäre es vernünftig zu schließen, dass diese Art von Intervention unbeabsichtigte negative Auswirkungen auf die angedachten Ergebnisse hat. Ähnlich wie bei Schockeinkerkerungen betonen Bootcamps militärische Disziplin und Gehorsam gegenüber Autorität. Lilienfeld (2007) stellte fest, dass jugendliche und erwachsene Straftäter in Bootcamp-Interventionen eine vergleichbare Rückfallquote wie unbehandelte Täter haben (MacKenzie, Wilson & Kider, 2001). Darüber hinaus nähren sporadische Medienberichte über Todesfälle bei Bootcamp-Interventionen Bedenken hinsichtlich massiver Risiken für die Teilnehmer bei dieser Interventionsart, insbesondere da kein dokumentierter Nutzen existiert. Zwar gibt es keine klinischen Studien dazu, aber verschiedene Therapieformen (wie Rückführungstherapien, Festhaltetherapie) werden als potenziell schädlich eingestuft, basierend auf einem oder mehreren gemeldeten Todesfällen (z. B. erstickte ein Kind in Decken während einer Rückführungstherapie; Lilienfeld, 2007). Viele Behandlungen, die als potenziell schädliche Therapien angeführt wurden, sind präventive Programme und keine Psychotherapien. Sie werden unabhängig von den Symptomen der Menschen angeboten, die potenziell gefährdet sind. Oder es sind Programme im Auftrag einer Institution, in der Regel aufgrund eines Externalisierungsverhalten, das für Familien problematisch ist. Wichtig ist, dass die meisten dieser Behandlungen die Definition der Psychotherapie in Kapitel 2 nicht erfüllen, da die Teilnehmer nicht auf der Suche nach einer Behandlung für ein Problem oder eine Beschwerde sind.

Akute traumatische Ereignisse: Psychologisches Debriefing (PD) ist eine kurze (3–4 Stunden dauernde) strukturierte Intervention, die negative Auswirkungen von potenziell traumatisierenden Ereignissen auf die Opfer verringern soll. Eine Metaanalyse von randomisierten klinischen Studien fand keine Hinweise darauf, dass PD-Empfänger bei Follow-ups weniger Symptome von PTBS aufwiesen (Rose, Bisson & Wessely, 2001). Eine spätere Metaanalyse von van Emmerik, Kamphuis, Hulsbosch und Emmelkamp (2002) deutete an, dass behandelte Teilnehmer häufiger als unbehandelte Kontrollen dafür prädisponiert waren, über eine (in der Regel) 6- bis 12-monatige Follow-up-Periode PTBS-Symptome zu entwickeln. Jedoch berichteten Teilnehmer zum Zeitpunkt der Intervention, dass die Intervention hilfreich war (McNally, Bryant & Ehlers, 2003). Unabhängig von Zweifeln an der langfristigen Wirksamkeit von PD (und der Möglichkeit von langfristigem Schaden) werfen die Resultate Fragen über die Indikation und Empfehlung der PD als Intervention auf. Offensichtlich ist PD keine Psychotherapie, da es sich dabei um eine Intervention für Menschen handelt, die einem traumatischen Ereignis ausgesetzt waren, aber keine Symptome entwickelt haben und, was noch wichtiger ist, keine Behandlung dieser Probleme angestrebt haben, sodass PD als ein Präventionsprogramm eingestuft wird.

Alkohol- und Drogenprävention: Werch und Owen (2002) führten eine Überprüfung von Studien zu Alkohol- und Drogenpräventionsprogramm- (ADP-)Interventionen für Jugendliche und Studenten (z. B. D.A.R.E. [Drug Abuse Resistance Education]) durch, ein weiteres Präventionsprogramm. Sie zeigten auf, dass von den 152 Präventionsstudien (und 18 Übersichtsartikeln) dieser Untersuchung nur 17 Studien negative Befunde enthielten, definiert als signifikanter Unterschied zwischen der behandelten Gruppe und den Kontrollen für mindestens ein alkohol- oder drogenbedingtes Ergebnis. Wie von den Autoren angemerkt, ist dies eine relativ kleine Anzahl von negativen Effekten, die auch aufgrund eines Typ-I-Fehlers (zufällig falsch negatives Resultat) zustande kommen könnten. Werch und Owen (2002) berichten, dass die 17 Studien 43 signifikante negative Ergebnisse ergaben, aber sie führen weder die Gesamtzahl der statistischen Signifikanztests an, die in diesen 17 Studien dokumentiert wurden, noch die zusätzlichen Signifikanztests, die in den Untersuchungen der ADP-Interventionen beschrieben werden und die keine Hinweise auf negative Ergebnisse ergaben. Viele der überprüften Studien hatten enorme Stichprobengrößen, sodass die statistische Aussagekraft relativ hoch war, um auch kleine negative Effekte zu erkennen. Zum Beispiel begleiteten Ellickson et al. (1993) etwa 4 000 Studenten, die an einem ähnlichen Präventionsprogramm über 6 Jahre teilgenommen haben, mit Blick auf eine Vielzahl von Verhaltensweisen und Einstellungen, die für Substanzgebrauch relevant sind. In 324 Signifikanztests, durchgeführt an drei Messungspunkten, fanden sie drei statistisch signifikante Vergleiche, die die Kontrollgruppe begünstigen. Man könnte vernünftigerweise fragen, ob dieser Trend in den Daten ein tatsächliches Risiko der Behandlung oder einen Typ-I-Fehler darstellt. Bei der Interpretation dieser Ergebnisse ist sicherlich Vorsicht geboten, wie es der Fall bei jeder selektiven Literaturübersicht ist.[14]

Trauerbegleitung: Nach dem Tod oder Verlust eines geliebten Menschen suchen einige Menschen Hilfe bei einer von verschiedenen Formen der Trauerbegleitung. Die negativen Auswirkungen der Trauerbegleitung sind Gegenstand einer bedeutungsvollen Debatte und wurden in mehreren Reportagen und Büchern in der Öffentlichkeit sowie in wissenschaftlichen Zeitschriften und Strategiepapieren diskutiert (Hoyt & Larson, 2008; Larson & Hoyt, 2007). Die Frage, inwieweit Trauerberatung schädlich ist, geht auf Neimeyers (2000) Zusammenfassung eines Dissertationsprojekts von Fortner (1999) zurück, das eine Metaanalyse von 23 RCTs zu behandlungsinduzierten Verschlechterungseffekten (*treatment-induced deterioration effects* [TIDE]) nach Trauertherapie enthielt. Die Ergebnisse deuteten darauf hin, dass es 38 Prozent der Patienten nach der Behandlung schlechter ging, als wenn sie keine Behandlung erhalten hätten. Nachbehandlungsanalysen der Trauerbehandlungen für „normal trauernde" Patienten (im Vergleich zu Trauernden nach Trauma) zeigten noch steilere TIDE-Raten. Annähernd 50 Prozent der Patienten zeigten negative Effekte. Fortners Dissertation bietet keine Begründung für die neuartige statistische Methode, die die TIDE-Ergebnisse lieferte, führt die Methode jedoch auf eine nicht veröffentlichte Masterarbeit von Anderson (1988) und eine Konferenzpräsentation zurück, die vermutlich ebenfalls auf dieser Abschlussarbeit basiert. Ein Post-hoc-Peer-Review durch methodische Experten (beschrieben in Larson & Hoyt, 2007)

14 Die Interpretation der ausgewählten negativen Auswirkungen wird durch Rhule (2005) und Lilienfeld (2007) dargestellt, die sich auf Werchs und Owens Artikel (2002) stützten, um präzisere als die von Werch und Owen vorgelegten Schlussfolgerungen über schädliche Interventionen zu ziehen. Rhule und Lilienfeld behaupten unter Berufung auf Werchs und Owens Überprüfung (2002), dass das Projekt D.A.R.E. eine potenziell schädliche Behandlung ist. Sie zitieren die beiden Autoren als Hinweis darauf, dass D.A.R.E. tatsächlich zu höherem Konsum von Alkohol und vielleicht auch anderen Drogen führen kann. Ein Problem der dargebotenen Begründung ist, dass Werch und Owen nur eine einzige Studie zu D.A.R.E. (Rosenbaum & Hanson, 1998) fanden, die Hinweise auf negative Ergebnisse zeigte. Wie es oft der Fall bei Studien ist, die durch Werch und Owen überprüft wurden, wurde der negative Effekt in nur einer Subpopulation mit einer Reihe an Zielgrößen beobachtet. Dieser Effekt verschwand für alle Ergebnisse, mit der einen Ausnahme, wenn für Exposition gegenüber anderen Drogen-Bildungsprogrammen kontrolliert wurde. Im Gegensatz dazu führten West und O'Neal (2004) eine umfassende Metaanalyse speziell mit Fokus auf D.A.R.E. durch. Die Untersuchung umfasste alle Studien, die in Peer-Review-Zeitschriften erschienen, D.A.R.E. mit einer Kontrollgruppe verglichen und Variablen auswerteten, die mit Alkohol, illegalen Drogen oder Tabak sowohl vor als auch nach der Intervention im Zusammenhang standen. Elf Studien erfüllten diese Kriterien (alle im Jahr 2002 oder davor veröffentlicht, zum Beispiel Rosenbaum und Hanson, 1998). Westen und O'Neal stellten fest, dass die Gesamtwirkung von D.A.R.E.- Programmen nahe null war ($d=0.023$, zu Gunsten von D.A.R.E.), was darauf hindeutet, dass es zwar kein wirksames präventives Programm ist, es jedoch nicht schädlich ist (sprich, es erhöht nicht generell die Verwendung von Substanzen gegenüber Vergleichen über mehrere Studien hinweg). Nur eine der 11 Untersuchungen in der Metaanalyse zeigte eine negative Wirkung ($d=-0.117$, eine sehr geringe Wirkung). Diese Metaanalyse stärkt die Aussage, dass die Bestimmung der schädlichen Auswirkungen einer Behandlung über ein Bündel von Untersuchungen durchgeführt werden sollte, die die Wirksamkeit dieser Behandlung bewerten und nicht auf der Grundlage einer einzigen ausgewählten Studie (insbesondere, wenn die Studie speziell ausgewählt wurde, weil sie negative Auswirkungen berichtete).

kam zu dem Schluss, dass dieser analytische Ansatz kaum einen validen Index einer Schädigung darstellt und dass es keine empirische oder statistische Grundlage für die Behauptung gibt, dass 50 Prozent (oder irgendein anderer prozentualer Anteil) der Patienten geschädigt werden würden. In einer neueren Metaanalyse zeigte Trauerberatung einen bescheidenen positiven Effekt bei der Nachbehandlungserhebung, der bei einer späteren Nachuntersuchung nicht mehr bestand. Jedoch war dieser Effekt wesentlich größer, wenn die Behandlung zeitlich näher bei der Verlusterfahrung lag, und ebenso bei Personen mit deutlichen Schwierigkeiten bei der Anpassung an ihren Verlust (Currier, Neimeyer & Berman, 2008).

Neben den oben erwähnten Behandlungsansätzen, die kaum in breit abgestützten Psychotherapieausbildungen gelernt werden, konzentrieren wir uns jetzt auf potenziell schädliche Auswirkungen von Psychotherapien für Patienten mit psychischen Störungen im engeren Sinn. Die empirischen Hinweise auf *systematische* Schädigung sind erstaunlich klein.

Traumaerinnerung: Eine Reihe von suggestiven Techniken ist angeblich verwendet worden, um verdrängte Erinnerungen „zurückzuholen". Die schädlichen Auswirkungen solcher Eingriffe scheinen sich um auf die Schaffung von ungenauen Erinnerungen zu beziehen, nicht auf einen Anstieg der Nachbehandlungssymptome im Vergleich zu den Kontrollen. Loftus und Davis (2006) prüften Fallberichte und grundlegende wissenschaftliche Forschung, die annahmen, dass Gedächtnistherapien manchmal zu verzerrten oder künstlichen Erinnerungen führen (z.B. Goldstein & Farmer, 1994). Die Bedeutung dieser Befunde sollte nicht unterschätzt werden, da künstliche Erinnerungen an Missbrauch oder Trauma schwerwiegende Folgen für die Patienten und deren Familien haben können, innerhalb und außerhalb einer potenziellen Täterschaft. In der Folge wurden auf Traumabehandlung spezialisierte Psychotherapeuten hinsichtlich der Gefahr subtiler suggestiver Fragetechniken eingehend geschult.

Entspannung: Übungen mit Patienten zum Entspannen mittels Atmung, Visualisierung und Biofeedback sind verbreitete Behandlungsmethoden bei Angstzuständen. Zum Beispiel ist angewandte Entspannung eine evidenzbasierte Behandlung bei Panikstörung (Öst, 1987) und ist gleichzeitig eine Komponente vieler kognitiver Verhaltensbehandlungen. Lilienfeld (2007) führt Entspannung als eine Behandlung auf, die für einige Personen wahrscheinlich schädlich sei. Er bemerkt dazu, dass sie zu einer Induktion von Panikattacken bei „panikanfälligen" Patienten führen kann. Diese Behauptung basiert auf einer Reihe von Fallberichten aus den 1980er- und 1990er-Jahren. Zum Beispiel berichteten Cohen, Barlow und Blanchard (1985) über zwei Fälle, in denen Patienten Panikattacken während der Entspannungsübungen erlebten. Die erste Patientin erlebte den Anfall, als sie dazu angehalten wurde, „ihren ganzen Körper, dann ihr Gesicht und ihre Stirn zu entspannen", und der zweite Patient während der dritten Biofeedbacksitzung (S. 97). In einer anderen Studie berichteten Heide und Borkovec (1984) über eine Zunahme der Anspannungen von 14 Patienten während einer Entspannungssitzung. Allerdings berichteten die Patienten nach der Behandlung allgemeine Verbesserungen bei Angstsymptomen. Die Patienten wurden nicht auf Panikstörung oder Panikattacken untersucht. Trotz dieser frühen Berichte scheint es keine klinischen Studien zu geben, die die Anzahl, Häufigkeit oder

Intensität der Zunahme von Panikattacken bei Patienten, bei denen Entspannungsverfahren durchgeführt wurden, systematisch untersuchen. Es ist ein allgemein akzeptierter Standard, dass bei unerwünschter Anspannung die Entspannungsübung abzubrechen und allenfalls zu adaptieren ist (z. B. Zinbarg, Craske & Barlow, 2006). Es ist kein therapeutisches Ziel, eine Entspannungsübung auf Gedeih und Verderben durchzusetzen.

Angstinduktion: Expositionsübungen mit Patienten unter Hinzunahme der gefürchteten Stimuli ist ein Kernbestandteil vieler kognitiver Verhaltensbehandlungen (z. B. *prolongued exposure*; Foa, Hembree & Rothbaum, 2007) und ist als ein gemeinsamer Faktor in vielen Formen der Psychotherapie aufgelistet (Garfield, 1995). Expositionsbasierte Interventionen werden als evidenzbasierte Behandlungen bei einer Vielzahl von Angststörungen aufgeführt (beispielsweise bei posttraumatischen Belastungsstörungen, Zwangsstörungen oder Panikstörungen). In Anbetracht dieses breit akzeptierten Status ist es nicht ganz überraschend, dass die Exposition nicht als potenziell schädliche Behandlung in der Liste von Lilienfeld (2007) aufgeführt ist. Dennoch deutet die Evidenz darauf hin, dass eine Zunahme der Ängste oder Symptome bei Patienten als negative Folge der Exposition in der empirischen Literatur präsenter ist als beispielsweise die Möglichkeit von Panikattacken bei Entspannungsübungen. Zum Beispiel stellten Tarrier et al. (1999) fest, dass signifikant mehr Teilnehmer einer *imaginal exposition*-Übung (IE) eine Symptomverschlechterung verzeichneten (gemessen durch eine numerische Zunahme der PTBS-Symptome von Prä- zu Post-Behandlungszeitpunkten), im Vergleich zu Patienten, die kognitive Therapie erhielten. Als Reaktion wiesen Devilly und Foa (2001) darauf hin, dass Symptomverschlechterung nicht streng definiert wurde und die IE-Bedingung weniger wirksam als in früheren Studien war, was zu Fragen über die Integrität der IE in der Studie von Tarrier et al. führte.

Expressive Techniken: Mohr (1995) behauptete, dass eine Kategorie von Behandlungen, die er als „expressiv-erlebensorientiert" (EE) beschrieb, schädlich sein kann, wobei er sich auf die Ergebnisse zweier Wirksamkeitsstudien stützte (Beutler, Frank, Schieber, Calvert & Gaines, 1984; Mohr et al., 1990). Beutler et al. (1984) wiesen stationäre psychiatrische Patienten randomisiert drei verschiedenen kurzfristigen stationären Gruppen oder einer Nichtbehandlungskontrollgruppe zu. Eine erste Analyse auf der Basis des Therapieerfolgs zu Therapieende zeigte keine Unterschiede zwischen den Interventionen: „Alle Gruppen haben sich am Ende der Behandlung verbessert" (S. 75). Als die Residualsymptome angeschaut wurden, so waren die Ergebnisse jedoch negativ für die EE-Gruppe, null für die TAU-Gruppe und positiv für die *bona-fide*-Psychotherapie. Obwohl in dieser Analyse keine Signifikanztests für Gruppenunterschiede berichtet wurden, stellten die Autoren fest, dass die Residualsymptome für die EE-Therapie im Vergleich zur Kontrollgruppe „fast eine Verschlimmerung bedeuteten" (S. 74), was darauf hinweist, dass die Unterschiede nicht signifikant waren. Allerdings interpretierten Beutler et al. (1984) die negativen mittleren Residualsymptome für die EE-Gruppe als Anzeichen für eine Verschlechterung für die Patienten in dieser Gruppe. Die Tatsache, dass die Residualsymptome für diese Gruppe niedriger waren als die für die Kontrollgruppe, verdient sicherlich Aufmerksamkeit, aber da sich die beiden Gruppen nicht signifikant voneinander unterschieden, ist die

Grundlage für die Schlussfolgerung, dass Patienten bei EE eine „systematische Verschlechterung“ zeigen (Mohr, 1995, S. 17), wenig stichhaltig. Bei der zweiten Studie (Mohr et al., 1990) wurden drei Behandlungen für Patienten mit Depressionen durchgeführt: a) EE im Sinne einer „supportiv-expressiven“ Psychotherapie (eine auf Gestalttherapie aufbauende, auf Wut fokussierte Therapie von Mohr, 1995), b) kognitive Therapie und c) eine unterstützende/selbstgesteuerte Intervention. Es gab keine Unterschiede zwischen den Behandlungen im Anteil negativer Effekte (S. 624). Um die Behauptung, dass EE-Behandlungen potenziell schädlich sind, zu unterstützen, stellte Mohr (1995) fest, dass die Verschlechterungsraten für die drei Gruppen deskriptiv unterschiedlich erschienen, allerdings basierte diese Interpretation auf statistisch nicht signifikanten Unterschieden. Darüber hinaus gab es keine signifikanten Wirksamkeitsunterschiede zwischen den Mittelwerten der Behandlungen, wenn für den psychischen Allgemeinzustand zu Behandlungsbeginn kontrolliert wurde. Schließlich gab es keine Kontrollgruppe, die den natürlichen Verlauf der Depression abbildete, und daher ist es nicht möglich, dies als Hinweis auf eine Schädigung zu interpretieren. Somit beruht die Angelegenheit der Schädlichkeit von EE-Anwendungen (Mohr, 1995; siehe auch Lilienfeld, 2007) auf einer Interpretation ausgewählter nicht signifikanter Ergebnisse aus zwei Studien. Darüber hinaus wurden diese ausgewählten Studien isoliert von anderen strengen klinischen Studien betrachtet, die gezeigt haben, dass Behandlungen, die auch als EE-Therapien eingestuft werden könnten, wie Greenbergs Emotionsfokussierte Therapie (EFT, früher als *process-experiential therapy* bezeichnet; Ellison & Greenberg, 2007), wirksam sind (beispielsweise Watson, Gordon, Stermac, Kalogerakos & Steckley, 2003).

Positive Devianz: Dishion et al. (1999) diskutierten die Hinweise auf iatrogene Effekte bei Jugendlichen mit Verhaltensproblemen in Gruppensettings, basierend auf der Hypothese, dass das „Positive-Devianz-Training“ (S. 755) zwischen den Gruppenmitgliedern Verhaltensauffälligkeiten, wie Drogengebrauch, aggressives Verhalten und Kriminalität, betonen könnte, anstatt diese zu verringern. Dishion et al. (1999) fassten die Ergebnisse zweier Interventionsstudien zusammen, die darauf hinwiesen, dass für diese Patienten bei Gruppenbehandlung schädliche Wirkungen auftraten (d.h. schlechtere Ergebnisse im Verhältnis zu denjenigen Patienten, die keine Behandlung erhielten). Weiss et al. (2005) legten eine sorgfältige Überprüfung der von Dishion et al. (1999) vorgebrachten Hinweise vor und fanden mehrere problematische Methoden unter denen, die angeblich empirische Belege für die iatrogenenen Wirkungen dieser Behandlungen erbringen sollten, beispielsweise a) selektive Rezension von Erkenntnissen aus Studien, die die von den Autoren bevorzugte Theorie stützten, b) selektive Rezension selegierter Ergebnisse und Messzeitpunkte innerhalb der Studien, c) das Vertrauen auf marginal signifikante Effekte in Tests von Post-hoc-Hypothesen, d) wenig nachvollziehbare Zuordnung von scheinbar negativen Auswirkungen auf eine Komponente einer komplexen Behandlung, e) unzureichende Aufmerksamkeit für andere plausible Erklärungen für Befunde, die so interpretiert wurden, dass sie die bevorzugte Theorie der Autoren unterstützten (Weiss et al., 2005). Weiss et al. (2005) präsentierten ebenso neue metaanalytische Evidenz anhand von 66 Studien und 115 separaten Gruppenbehandlungen mit Interventionen für Verhaltensprobleme im Zusammenhang mit Externalisierung bei

Kindern und Jugendlichen. Ihre Analyse konstatierte, dass Interventionen, die eine Peergroup-Komponente enthalten, keine schlechteren (in der Tendenz sogar eher bessere) Ergebnisse liefern als diejenigen ohne diese Komponente, und dass die Peergroup-Interventionen (im Vergleich zu Nichtbehandlungskontrollen) deutlich weniger wahrscheinlich negative Effektgrößen liefern, als es Interventionen tun, die keine Peer-Gruppen einbezogen haben. Ihre Schlussfolgerung auf der Grundlage dieser umfassenden Überprüfung der veröffentlichten Studien war, dass es in der Literatur wenig Unterstützung für iatrogene Effekte von partizipativen Peergroup-Interventionen für Verhaltensstörungen bei Jugendlichen (wie beispielsweise das Positive-Devianz-Training o.Ä.) gibt. Obwohl Weiss et al. das Gegenteil festgestellt hatten, stellte Rhule (2005) das Positive- Devianz-Training als hauptsächliches Beispiel für Hinweise auf Schäden heraus, und Lilienfeld (2007) nahm Peergroup-Interventionen für Verhaltensstörungen mit in seine Liste von potenziell schädlichen Behandlungen auf (wenn auch unter Level II, „Behandlungen, die möglicherweise Schaden erzeugen", und nicht unter Level I, „Behandlungen, die wahrscheinlich schaden"). In Anbetracht dessen, dass sich die Schlussfolgerungen von Weiss et al. (2005) von denen von Dishion et al. (1999) unterschieden, forderte Lilienfeld, dass „die Gründe für diese markanten Diskrepanzen in den Studienergebnissen zu klären seien" (S. 62). Auf der anderen Seite folgten Weiss und Kollegen der empfohlenen Praxis, ein breites Netz auf der Suche nach relevanten Studien auszuwerfen und ihre Schlussfolgerungen auf die Mehrzahl der verfügbaren Hinweise zu stützen. Dishion und Kollegen verwendeten dagegen eine selektive Strategie der Fokussierung auf Studien und Erkenntnisse, die ihre theoretische Position unterstützten. Es ist nicht verwunderlich, dass diese beiden Ansätze zu unterschiedlichen Ergebnissen führten, wobei der Vorzug dem systematischeren Ansatz gegeben werden sollte.

Zusammenfassung der Untersuchungsergebnisse für schädliche Behandlungen

In der Summe scheinen die bisherigen Behauptungen über iatrogene Effekte der Psychotherapie nicht auf starken Hinweisen zu beruhen. Bei näherer Betrachtung zeigen einige Studien, die als Hinweis auf dieses Phänomen angeführt werden, keine eindeutige Evidenz für negative Ergebnisse, und diejenigen, die es doch tun, bieten oft kaum eine konsistente Grundlage dafür, eine Verschlechterung den schädlichen Auswirkungen der Intervention zuzuschreiben. Zwar scheint es Hinweise darauf zu geben, dass einige Interventionen schädlich sein können (z.B. Rückführungstherapie, oder Debriefings); diese Behandlungen entsprechen jedoch keiner Psychotherapie in dem Sinne, wie Psychotherapie gemeinhin und entsprechend der allgemeinen Definition in diesem Buch verstanden wird. Tatsächlich wirft die Frage der Schädigung wichtige Fragen in Bezug auf die Grenzen zu dem, was als „Psychotherapie" angesehen werden sollte, auf, wie wir am Abschluss dieses Buches diskutieren werden. Nicht jede Intervention, bei der behaviorale Mittel angewendet werden, sollte automatisch als eine Psychotherapie angesehen werden. Viele der von Lilienfeld aufgeführten Behandlungen erfüllen dieses Kriterium nicht. Nachbesprechung kritischer Vorfälle (Debriefing), Trauerberatung für Menschen mit normalen Trauerreaktionen und Drogenmissbrauchstraining (Drug Abuse Resistance Education [D.A.R.E.]) sind beispielsweise alles präventive Programme, die unabhängig von Symptomen der Einzelpersonen angeboten werden und somit nicht als traditionelle Formen der Psychotherapie gelten. Bootcamps, die potenziell gefährliche körperliche Eingriffe umfassen (zum Beispiel Sitzen auf dem Patienten, um die Geburt nachzuahmen), erinnern eher an Formen von Mutproben, die mit Sicherheit gefährlich sein können. Bemerkenswerterweise ist die Liste der Behandlungen von Lilienfeld keineswegs erschöpfend (siehe letztes Kapitel für die Grenzen der akzeptablen Behandlungen durch Gesundheitspersonal; Singer & Lalich, 1996). In Bezug auf die potenzielle Schädigung durch traditionelle Formen der Psychotherapie (wie z.B. psychodynamische Therapien, kognitive Verhaltenstherapie oder Gesprächspsychotherapie) werden oft Rückschlüsse aus hochselektiven Bewertungen der Literatur gezogen, wobei (nicht immer statistisch signifikante) negative Befunde bevorzugt und der überwiegende Teil der Forschung ignoriert werden.

Wie wir in Kapitel 6 sehen werden, ist die eindeutige Attribution auf eine bestimmte Behandlungsform schwierig, da sich nicht nur die Interventionsformen, sondern auch die Therapeuten in der Art und Weise der Durchführung unterscheiden und die Ziele und Präferenzen der Patienten bei der Therapieplanung und -durchführung unterschiedlich professionell mitberücksichtigen.

Fazit

Vor etwa 40 Jahren gab es Streit darüber, ob die Psychotherapie Ergebnisse lieferte, die besser waren als die Rate der Spontanremission. Erstaunlicherweise ist es schwierig, ein Beispiel für eine empirisch getestete Psychotherapie, die mit einem behandlungssuchenden Patienten (d.h. einem Patienten, der ein Problem hat oder in Not ist und Hilfe sucht) durchgeführt wird, zu finden, die nicht wirksam ist. Während mehrere Behandlungen als potenziell schädlich identifiziert wurden, sind diese Behandlungen oft überhaupt keine Psychotherapien und werden nicht in der Allgemeinheit angeboten, sondern Menschen, die weder in Not sind noch eine Behandlung suchen. Teilweise basieren sie auf sehr begrenzter Evidenz. Vor dem Einsatz von Metaanalysen waren Gegner und Befürworter der Psychotherapie in der Lage, Unterstützung für ihre jeweiligen Positionen zu finden. Obwohl die ersten Metaanalysen umstritten waren, sind die Ergebnisse der ursprünglichen und nachfolgenden Metaanalysen auf einen gemeinsamen Nenner konvergiert: Psychotherapie ist bemerkenswert wirksam. In der Geschichte der Untersuchungen der Psychotherapiewirksamkeit stellt die Metaanalyse eine objektive und nützliche Form dar, um Studien mit gleichen Hypothesen zu aggregieren.

Nachdem die Wirksamkeit von Psychotherapie etabliert worden ist, konzentrieren wir uns nun darauf, ob verschiedene Psychotherapien *gleichwertig* wirksam sind.

Trotz der expansiven Liste von Behandlungen, die eine gewisse Wirksamkeit unter Beweis gestellt haben, der Aufnahme von KVT-Behandlungen in Listen der evidenzbasierten Psychotherapien und der jüngsten Argumente, dass einige Psychotherapien schädlich sein können, sind empirisch Hinweise für die absolute Wirksamkeit der Psychotherapie weder auf der Seite des Kontextuellen Metamodells noch des Medizinischen Metamodells zu finden. Wenn sich eine bestimmte Behandlung gegenüber TAU im Interventionspaket-Design als wirksam erweist, ist es schwierig, die Effekte genau zu verorten und festzustellen, inwieweit die Effekte aufgrund der spezifischen Bestandteile oder der gemeinsamen Behandlungsfaktoren zustande kamen. Das bedeutet, dass diese Designs nicht ausreichen, um spezifische von gemeinsamen Effekten zu trennen. Sicherlich werden Befürworter der Behandlung behaupten, dass der Nutzen durch die spezifischen Bestandteile bedingt ist. Die Evidenz kann jedoch zwischen dem Medizinischen Metamodell und dem Kontextuellen Metamodell der Psychotherapie nicht diskriminieren. Neben großer praktischer Bedeutung bietet die relative Wirksamkeit einen spezifischeren Nachweis bezüglich des Vergleichs zwischen dem Kontextuellen Metamodell und dem Medizinischen Metamodell.

Kapitel 5 Relative Wirksamkeit

Schulenstreit und aktueller Stand des Dodo-Bird-Verdikts

Im Jahr 1936 schlug Rosenzweig vor, dass gemeinsame Faktoren für die offensichtliche Wirksamkeit bestehender, gut etablierter Psychotherapien verantwortlich sind; ein salomonisches Urteil in einem heftig entfachten Schulenstreit. Er schlug vor, dass eher die Gemeinsamkeiten der verschiedenen Therapierichtungen (damals vorzugsweise psychodynamischer Natur) und nicht deren Unterschiede für diese allgemeine, psychotherapeutische Wirksamkeit verantwortlich sind und sich ihre Effektivität im Mittel wenig unterscheidet. Die einheitliche Wirksamkeit von Psychotherapien wurde im Untertitel des Artikels von Rosenzweig unter Bezugnahme auf die Feststellung des Dodos am Ende eines Rennens in *Alice im Wunderland* betont: „Am Ende sagte der Dodo: ‚*Jeder* hat gewonnen und *alle* bekommen Preise.'" Das daraus entstandene Dodo-Bird-Verdikt besagt, dass vorzugsweises gemeinsame Faktoren für die Wirksamkeit von Psychotherapie verantwortlich sind. Auf der anderen Seite glaubten Vertreter bestimmter Therapieschulen, dass sich ihre Behandlungsansätze durch ganz spezifische Wirksamkeitsbestandteile beschreiben lassen, die eine gewisse Ausschließlichkeit aufweisen, und dass genau diese ausschließlichen Besonderheiten für die Wirksamkeit ihrer Therapien verantwortlich sind.

In diesem Kapitel wird die aktuelle Evidenz der relativen Wirksamkeit verschiedener Psychotherapieansätze untersucht. Als Erstes werden die Annahmen des Kontextuellen Metamodells und des Medizinischen Metamodells diskutiert. Daraufhin werden Überlegungen zum Forschungsdesign für die Bestimmung der relativen Wirksamkeit vorgestellt. Schließlich wird die aktuelle empirische Evidenz betrachtet, die sich in systematischen Metaanalysen ergibt.[15]

15 In der ersten Ausgabe wurde eine Reihe von frühen Übersichtsarbeiten und Primärstudien vorgestellt. Aufgrund der Erweiterung der Literatur im Bereich klinischer Studien in den letzten 15 Jahren haben wir viele dieser frühen Zitate entfernt. Einige klassische Referenzen blieben (z. B. Elkin et al., 1989; Smith & Glass, 1977). Die hier vorgestellte Übersicht konzentriert sich auf neuere Primärstudien und Metaanalysen. Die Leser, welche sich für die frühen Studien interessieren, sollten dafür die erste Ausgabe dieses Buches konsultieren.

Medizinische und Kontextuelle Modellvorhersagen

Die Prognosen des Medizinischen Metamodells und des Kontextuellen Metamodells in Bezug auf die Einheitlichkeit der Psychotherapiewirksamkeit sind unkompliziert. Es gibt zwei mögliche Ergebnisse. Das erste ist, dass die spezifischen Behandlungen in ihrer allgemeinen Wirksamkeit variieren. Das heißt, einige spezifische Interventionsbausteine werden im Mittel äußerst wirksam sein, einige mäßig wirksam und andere überhaupt nicht wirksam sein. Diese Wirksamkeitsunterschiede lassen sich auf die spezifischen und ausschließlichen Komponenten der einzelnen Behandlungen zurückführen, die wirksamer sind als die spezifischen Bestandteile anderer Behandlungen. Mit der Medikamentenmetapher ausgedrückt, zeichnet sich eine Psychotherapie somit durch bestimmte Therapiebausteine aus, die das Gesamtpaket der Wirkstoffkombination ausmachen. Die Variabilität der allgemeinen Wirksamkeitsunterschiede verschiedener, distinktiver psychotherapeutischer Therapiebausteine würde als Beweismaterial für das Medizinische Metamodell der Psychotherapie dienen.

Ein zweites Muster der Ergebnisse wäre, dass alle psychotherapeutischen Behandlungen ungefähr das gleiche Ergebnis lieferten. Der allgemeine Wirksamkeitsvergleich der bestimmten Bausteine wäre im Mittel also vergleichbar wirksam. Es dürfte zwar Variabilität in der Wirksamkeit von Psychotherapien bestehen; diese wäre jedoch nicht durch die spezifischen Interventionsbausteine zu erklären. Anstatt bestimmter Bausteine wären alternativ gemeinsame Faktoren für die Wirksamkeit der Psychotherapie verantwortlich, die bei allen Therapien als Qualität mehr oder weniger präsent wären. Natürlich könnte argumentiert werden, dass die bestimmten Bausteine die kausal wichtigen Bestandteile sind, dass alle spezifischen Bestandteile jedoch gleichermaßen wirksam wären. Zentral erscheint hier das dahinterliegende psychologische Denkmodell. Parallel zum Faktorenmodell in der Allgemeinen Psychologie wären dahinterliegende übergeordnete Faktoren zuständig, die die allgemeine Wirksamkeit der Psychotherapien erklären würden. Anstatt eines kategorialens Denken in Interventionsbausteinen würde die empirische Realität somit eher in dimensionalen psychologischen Faktoren abgebildet werden.

Es lohnt sich, die Differenzhypothese hier genau zu hinterfragen. Ein wichtiger Nachweis in Bezug auf das Problem des Medizinischen/Kontextuellen Metamodells wird durch Daten über die relative Wirksamkeit von Behandlungen erbracht. Wenn die spezifischen Therapiebausteine für die Variabilität der Wirksamkeit verantwortlich sind, wären deutliche klinische Unterschiede in der relativen Wirksamkeit von Behandlungen zu erwarten. Wenn dagegen die einzelnen Behandlungsbausteine nur wenig zur Varianzaufklärung beitragen würden und die Wirksamkeitsvergleiche über verschiedene Therapiebausteine hinweg sogar homogen wären, so könnten allenfalls gemeinsame Faktoren für die beobachtete Variabilität der psychotherapeutischen Wirksamkeit verantwortlich sein. Es geht also darum, welches Metamodell die empirische Realität besser abzubilden vermag.

Forschungsmethoden zur Feststellung der relativen Wirksamkeit

Relative Wirksamkeit wird typischerweise durch einen Vergleich der Ergebnisse zweier Behandlungen untersucht. Wie wir jedoch sehen werden, gibt es Grenzen der Vergleichbarkeit bei solchen Designs. Viele der Einschränkungen können durch metaanalytische Zusammenzüge der primären Studien angegangen werden. In diesem Abschnitt wollen wir nun Forschungsstrategien primärer und metaanalytischer Untersuchungen der relativen Wirksamkeit darstellen.

Forschungsstrategien zur Feststellung der relativen Wirksamkeit in Primärstudien

Das grundlegende Design für die Untersuchung der relativen Wirksamkeit ist der direkte Vergleich der Therapieergebnisse zweier oder mehrerer Psychotherapieformen (Kazdin, 1994). In Wirksamkeitsvergleichsstudien werden die Patienten randomisiert zur Behandlung A, B oder allenfalls C zugewiesen, die Behandlungen werden durchgeführt und der Therapieerfolg am Therapieende erfasst. Wirksamkeitsvergleichsstudien sind in ihrer Logik mit Kontrollgruppendesigns identisch, unterscheiden sich von diesen jedoch darin, dass zwei gleichwertige Behandlungen verglichen werden sollen (und nicht eine Behandlung und eine Kontrollgruppe). Wirksamkeitsvergleichsstudien können ebenfalls eine Art Kontrollgruppe enthalten, z. B. eine Wartelistenkontrollgruppe, sodass bestimmt werden kann, ob die spezifische Behandlung einer Nichtbehandlung überlegen ist. Allerdings ist die Kontrollgruppe nicht erforderlich, um die Frage zu beantworten, ob Behandlung A der Behandlung B über- oder unterlegen ist.

Bei Wirksamkeitsvergleichsstudien sind grundsätzlich zwei Ergebnisse vorgesehen (siehe Wampold, 1997): Es ergeben sich entweder keine Wirksamkeitsunterschiede (H0), oder bedeutsame Wirksamkeitsunterschiede werden über mehrere Studien hinweg repliziert (H1). Im Fall des ersten möglichen Ergebnisses haben sich die Patienten in der Therapie zwar stark verbessert, der gemittelte Therapieerfolg für die beiden Behandlungen unterscheidet sich jedoch nicht bedeutsam. Ein solches Ergebnis würde für die absolute Wirksamkeit sprechen (siehe Kapitel 4). Dieses Ergebnis kann jedoch nicht eindeutig interpretiert werden. Wenn beide Behandlungen therapeutisch angelegt sind und den Bedingungen des Kontextuellen Metamodells entsprechen, könnte dieses Ergebnis als Hinweis auf die Stichhaltigkeit des Kontextuellen Metamodells interpretiert werden. Allerdings ist es schwierig, die Möglichkeit auszuschließen, dass die Wirksamkeit auf die spezifischen Komponenten der beiden Behandlungen zurückzuführen ist, wobei die spezifischen Bestandteile in etwa gleich potent wären. (Weiter spielt die Stichprobengröße und damit verbunden die statistische Power eine Rolle dabei, inwieweit Wirksamkeitsunterschiede statistisch bedeutsam werden [Kazdin & Bass, 1989].)

Das zweite mögliche Ergebnis beinhaltet, dass sich die Patienten in der Therapie ungleich stark verbessert haben und sich die beiden Behandlungen in ihrer Wirksamkeit voneinander unterscheiden. Zu vermuten wäre, dass die Behandlung A der Behandlung B überlegen ist, weil die spezifischen Therapiebausteine der Behandlung A wirksamer sind als die Therapiebausteine der Behandlung B. Denkbar wäre jedoch auch, dass die Wirksamkeitsunterschiede durch dritte Einflussfaktoren systematisch verzerrt würden. Zur Verdeutlichung ein konkretes Beispiel:

Snyder und Wills (1989) verglichen die Wirksamkeit von Verhaltensfamilientherapie (*behavioral marital therapy* [BMT]) mit einsichtsorientierter Familientherapie (*insight-oriented marital therapy* [IOMT]). Bei Nachuntersuchungen und 6-Monats-Katamnese waren sowohl BMT als auch IOMT einer Nichtbehandlungskontrollgruppe überlegen und äquivalent wirksam. Die Autoren erkannten die Tatsache an, dass die Ergebnisse die Debatte um gemeinsame Faktoren und spezifische Interventionsbausteine nicht entwirren konnten, und bemerkten sinngemäß: Obwohl die spezifischen Komponenten der beiden Behandlungen adhärent und kompetent durchgeführt worden sind, wurden in beiden Behandlung ebenfalls vergleichbare Wirkprinzipien verwendet (S. 45). Vier Jahre nach Beendigung der Behandlung wurde in den Follow-ups ein wichtiger Unterschied zwischen den Behandlungen gefunden: 38 Prozent der BMT-Paare waren geschieden, während bei den IOMT-Paaren nur 3 Prozent geschieden wurden (Snyder, Wills & Grady-Fletcher, 1991). Dieses Ergebnis scheint somit empirische Vorzüge für die spezifischen Komponenten von IOMT zu liefern. Jedoch argumentiert Jacobson (1991), ein Befürworter von BMT, in folgendermaßen Weise: „Es scheint offensichtlich zu sein, dass die IOMT-Therapeuten die im IOMT-Handbuch beschriebenen allgemeinen Wirkfaktoren gut umgesetzt haben, welche im BMT-Handbuch zwar nicht erwähnt sind, bei der Umsetzung der BMT jedoch ebenso gelten ... Für mich ... sehen die Daten so aus, als ob die BMT *in dieser Studie* mit zu wenig Aufmerksamkeit für die allgemeinen Faktoren durchgeführt wurde“ (S. 143). Jacobson stellt damit fest, dass die ungleiche Durchführungsqualität der Manuale den Wirksamkeitsunterschied zwischen BMT und IOMT ausmachte.

Es gibt ein weiteres Problem bei Interpretationen statistisch signifikanter Unterschiede zwischen den Ergebnissen zweier Behandlungen. Wie in Kapitel 3 besprochen, lässt statistische Theorie den Fall zu, dass einige Vergleiche von Behandlungen durch Zufall statistisch signifikante Unterschiede ergeben, auch wenn es keine echten Unterschiede gibt (sprich Typ-I-Fehler). Wie bereits in Kapitel 4 (siehe Abbildung 4.2) erwähnt, wird jedes Jahr eine große Anzahl an klinischen Studien der Psychotherapie veröffentlicht. Angesichts der großen Anzahl von Versuchen würde man erwarten, dass einige vergleichende Studien zufällig Unterschiede zwischen den Behandlungen zeigen (z.B. Butler, Fennell, Robson & Gelder, 1991; Leichsenring et al., 2013; Snyder et al., 1991; Vos et al., 2012). Dieses Problem wird durch die Tatsache verschärft, dass mögliche Wirksamkeitsunterschiede oft nur in einzelnen Erfolgsmaßen auftreten (z.B. die Variable „Scheidungsrate“ in der Studie von Snyder et al.). Im Nachhinein ist es inhaltlich oft schwer nachzuvollziehen, warum nun gerade das eine Erfolgsmaß Effekte zeigte; was zwar in der Diskussion der Resultate mit zusätzlichen Stützhypothesen untermauert werden kann, jedoch selten im Vorneherein (propter hoc) so vorausgesagt wurde.

Wirksamkeitsvergleichsstudien referieren auf ein experimentelles Design, um die relative Wirksamkeit zu explorieren, die wie alle Experimente repliziert werden sollte. Dies führt uns zum nächsten Schritt: die Anwendung metaanalytischer Literaturzusammenzüge. Die Metaanalyse kann als Methode durch die systematische Zusammenfassung der Primärstudien viele der Probleme angehen und dazu verwendet werden, eine robuste Effektgröße für die relative Wirksamkeit zu schätzen. Wir wenden uns nun den verschiedenen metaanalytischen Strategien zu, um die relative Wirksamkeit zu bestimmen.

Metaanalytische Methoden zur Überprüfung der relativen Wirksamkeit

Metaanalysen können dazu verwendet werden, die relative Wirksamkeit von Behandlungen über viele Studien hinweg zu untersuchen. Die Metaanalyse liefert einen systematischen quantitativen Test der Hypothesen. Sie versucht, auf transparente Weise verschiedene Studienresultate zu integrieren und wird dadurch als eine der zentralsten Grundvoraussetzungen wissenschaftlichen Arbeitens auch überprüfbar und kritisierbar (Walach, 2003). Sie stellt damit die Frage nach der Replizierbarkeit von möglicherweise populären, aber nicht unbedingt generalisierbaren Einzelstudien. Wie zuvor in diesem und dem vorherigen Kapitel besprochen, kann jede Einzelstudie für sich nur einen Teil der Wirklichkeit abbilden und durch partikuläre Rahmenbedingungen beeinflusst werden (z. B. Effekte durch Allegiance oder mangelnde Adhärenz, Typ-I-Fehler). Darüber hinaus erhalten Studien, die keine Unterschiede zeigen, möglicherweise nicht ausreichend Aufmerksamkeit (z. B. Ehlers et al., 2010; Persons & Silberschatz, 1998). Des Weiteren bietet eine Metaanalyse einen quantitativen Schätzer der Größe des Behandlungseffekts bzw. Wirksamkeitsunterschieds. Schließlich können Metaanalysen andere Hypothesen über die relative Wirksamkeit untersuchen, die nicht leicht durch primäre Studien beantwortet werden können (zum Beispiel, ob Vergleichsstudien die von den Entwicklern eines Ansatzes durchgeführt werden, höhere Wirkungsgrade aufzeigen, als Vergleichsstudien, die außerhalb durchgeführt werden).

Es gibt zwei primäre metaanalytische Herangehensweisen, um die relative Wirksamkeit zu untersuchen: die indirekten und die direkten Wirksamkeitsvergleiche. Die indirekte Methode vergleicht Behandlungspakete mit Kontrollgruppen ohne Behandlung. Gemäß diesem Verfahren a) werden die in Studien untersuchten Behandlungspakete in Kategorien klassifiziert (z. B. kognitive Verhaltenstherapie [KVT], dynamische Therapien etc.), b) wird die Effektgröße jeder Behandlungskategorie gegenüber der nicht behandelten Kontrollgruppe berechnet, c) werden die Effektgrößen innerhalb einer Kategorie gemittelt (z. B. wird die mittlere Effektgröße für KVT über die Studien hinweg berechnet, die KVT und eine nicht behandelte Kontrollgruppe enthalten) und d) werden die mittleren Effektgrößen der Kategorien verglichen (z. B. KVT im Vergleich zu EMDR *[eye movement desensitization and reprocessing]*; siehe zum Beispiel Bisson et al., 2007).

Rückschlüsse auf der Basis indirekter Metaanalysen sind insofern problematisch, da davon ausgegangen wird, dass die Kontrollgruppen grundsätzlich vergleichbar wirksam sind. Zum Beispiel können sich die Kontrollgruppen, die in

KVT-Vergleichsstudien eingesetzt werden, von den Kontrollgruppen anderer Untersuchungen in Hinblick auf Einschluss- und Ausschlusskriterien, bestimmte Erfolgsmaße, wie die Schwere der behandelten Erkrankung, Komorbidität der Patienten, Behandlungsstandardisierung, Behandlungsdauer und Allegiance der Forscher systematisch unterscheiden. Zentral ist hier, dass sich diese Ungleichheiten in den Ausgangsbedingungen in der Heterogenität der Resultate wiederfinden können, d.h. die Konfidenzintervalle der einzelnen Schätzungen werden groß.

Eine Möglichkeit, mit Heterogenität umzugehen, ist, diese Heterogenität mittels Moderatoren- und Mediatorenanalysen zu untersuchen. Shadish und Sweeney (1991) zeigten beispielsweise, dass Setting, Messreaktivität, Messspezifität, Manipulierbarkeit der Messung und die Anzahl der Patienten einen moderierenden Effekt auf die geschätzten Effektgrößen haben können und dass Behandlungsstandardisierung, Behandlungsimplementierung und verhaltensabhängige Variablen die verschiedenen Effektgrößen mediieren. Allerdings kann die Modellierung der metaanalytischen, konfundierten Variablen im Nachhinein ziemlich schwierig werden; grundsätzlich können viele Einflussfaktoren auf die nicht randomisierten Rahmenbedingungen einwirken.

Die Probleme der indirekten Schätzungen können umgangen werden, wenn nur solche Primärstudien in eine Metaanalyse integriert werden, die zwei oder mehrere Behandlungsformen direkt vergleichen (direkter Wirksamkeitsvergleich). Wenn zum Beispiel die relative Wirksamkeit von KVT und dynamischen Therapien untersucht werden soll, so werden nur jene Vergleichsstudien in die Metaanalysen integriert, die diese beiden Kategorien auch direkt vergleichen. Shadish et al. (1993) berichteten, dass direkte Vergleiche „in den vergangenen Metaanalysen selten berichtet worden sind und deren Wert zur Kontrolle für konfundierte Variablen unterschätzt worden ist“ (S. 998). Es sollte beachtet werden, dass einige konfundierte Variablen wie Selektion der Therapeuten und Forscher- oder Therapeuten-Allegiance in den direkten Wirksamkeitsvergleichen bestehen bleiben, da diese Faktoren in randomisiert kontrollierten Vergleichsstudien zumeist nicht verzufallt werden können. Während die Zahl der Metaanalysen der direkten Vergleiche im Bereich der Psychotherapieergebnisse in den letzten Jahren zugenommen hat, gibt es, wie wir sehen werden, für viele Störungen noch nicht ausreichend Studien mit direkten Vergleichen. Weiter kann die Allegiance der Forscher die Wirksamkeit der Vergleichsstudien mit beeinflussen.

Direkte Metaanalysen lösen jedoch nicht alle methodischen und konzeptuellen Herausforderungen. Um die Hypothese des Kontextuellen Metamodells richtig zu testen, ist es wichtig, dass die verglichenen Psychotherapien vergleichbare Qualitäten aufweisen. Das heißt, a) beide Behandlungen müssen den Patienten wirksam erscheinen, und die Logik dahinter muss überzeugend und akzeptabel sein, b) die Therapeuten müssen Vertrauen in die Behandlung haben und zu einem gewissen Grad glauben, dass die Behandlung legitim ist (d.h. keine Scheinbehandlung), c) die Behandlung muss in einer Art und Weise durchgeführt werden, die im Einklang mit der Behandlungserklärung steht, und sollte Interventionen enthalten, die den Patienten dazu veranlassen, sich an den therapeutischen Maßnahmen zu beteiligen, um an seinen Therapiezielen arbeiten zu können, und d) die Behandlung muss in einem gesundheitsfördernden Kontext durchgeführt werden.

Wirksamkeitsstudien beinhalten oft Behandlungsgruppen, die nicht voll und ganz therapeutisch angelegt sind oder offensichtlich in irgendeiner Art und Weise beschnitten werden, sodass sie ausgebildeten Psychotherapeuten nicht vollkommen legitim erscheinen. Solche Behandlungen werden oft als „alternative" Behandlungen, Placebokontrollen oder, wie wir noch sehen werden, als „supportive Therapie" bezeichnet (Mohr et al., 2009; Wampold et al., 1997b; Westen, Novotny & Thompson-Brenner, 2004). Westen et al. (2004) bewerteten solche Behandlungen als „Intent-to-fail"-Behandlungen (zum Scheitern verurteilt), weil sie entworfen wurden, um weniger wirksam zu sein als die Behandlungen, mit denen sie verglichen werden. Des Weiteren nennen wir solche Behandlungen Pseudo-Placebos (siehe Kapitel 8 für eine vollständige Diskussion dieser Fragen).

Was unter einem Pseudo-Placebo verstanden werden kann, lässt sich an folgendem Beispiel aufzeigen: Foa, Rothbaum, Riggs und Murdock (1991) verwendeten eine Kontrolltherapie, um die empirische Evidenz ihrer Prolonged-Exposure-Intervention (einer Verhaltenstherapie bei PTBS) zu untersuchen. Diese Kontrolltherapie wurde *supportive counseling* (SC) genannt. Die Patientenstichprobe bestand aus Frauen mit diagnostizierter PTBS, die kürzlich (im Vorjahr) vergewaltigt wurden. In der SC-Behandlung waren die Therapeuten angeleitet, a) den Patientinnen allgemeine Problemlösungstechniken beizubringen (ohne einen individuellen Therapieauftrag zu erarbeiten), b) unterstützend auf die Äußerungen der Patientinnen zu reagieren und c) die Patientinnen sofort mit aktuellen Tagesproblemen abzulenken, falls die Vergewaltigungen direkt angesprochen wurden (S. 718).

Eine Mehrzahl der Psychotherapeuten würde eine solche Beratung kaum als vollwertige Psychotherapie beurteilen. Sie enthält weder eine Ausarbeitung des Behandlungsauftrags noch einen theoretisch begründeten Veränderungsmechanismus der PTBS; zudem ist die Behandlung mit ethisch fragwürdigen Verboten ausgestattet. Außerhalb des Forschungskontextes gibt es in der Routineversorgung wohl kaum einen praktizierenden Psychotherapeuten, der eine systematische Vermeidung der traumatischen Erlebnisse als therapeutisch bezeichnen würde (Wampold, Mondin, Moody & Ahn, 1997a, S. 227). Offensichtlich wurde die SC-Behandlung nicht als vollwertige Therapie angelegt, und kaum ein Therapeut würde eine derartige Behandlung mit voller Überzeugung durchführen. Obwohl die Vermeidung des Traumas in der SC-Behandlung dazu bestimmt war, alle Elemente der Exposition zu eliminieren, wurden parallel dazu auch gerade zentrale allgemeine therapeutische Prinzipien entfernt (Mohr et al., 2009). Die daraus resultierende Kontrollbehandlung verliert somit viele der Elemente, durch die das Kontextuelle Metamodell eine wirksame Behandlung konstituiert, einschließlich der Therapeuten, die eine nach ihrem besten Wissen und Gewissen vollumfänglich therapeutische Behandlung durchführen sollten.

Beispiele solcher Pseudo-Psychotherapien sind in der Literatur stark verbreitet. Perfider als deren Existenz ist jedoch, dass sie in wissenschaftlichen Publikationen schwierig zu erkennen sind, da die Verbote und Restriktionen nicht vorne auf den Titeln zu finden sind, sondern eher in den Nebensätzen der Verfahrensabschnitte kurz deklariert werden. Betrachten wir zum Beispiel die Wirksamkeitsvergleichstudie von Gilboa-Schechtman et al. (2010) zu Jugendlichen mit PTBS: Die oben erwähnte Prolonged-Exposure-Behandlung (PE) wurde mit einer „psychodynamischen Therapie“ (PD) verglichen. In dieser Studie war PE der psychodynamischen Therapie leicht überlegen. Der logische Schluss scheint daher zu sein, dass sich PE bei Jugendlichen mit PTBS in dieser Studie als wirksamer erwies als die psychodynamische Behandlung. Allerdings zeigt eine genauere Betrachtung der Studie, dass sich die als psychodynamische Therapie deklarierte Therapie als Pseudo-Psychotherapie entpuppte:

> [Die Behandlung] bestand aus 15 bis 18 Sitzungen à 50 Minuten. Die ersten Sitzungen wurden primär für den Aufbau des Therapie- und Arbeitsbündnisses genutzt und konzentrierten sich auf die Definition zentraler pathogener Schemata (zwei bis drei Sitzungen). Die übrigen Sitzungen waren dem „Durcharbeiten“ der pathogenen Schemata gewidmet. Die Patienten wurden dazu aufgefordert, ihre inneren Gedanken, tägliche Schwierigkeiten und freie Assoziationen mitzuteilen. Die Therapeuten waren aufgefordert, mittels selektivem Zuhören und Deutungen die pathogenen Schemata herauszuarbeiten. Die Therapeuten sollten nicht auf das traumatische Ereignis eingehen. Wenn der Patient von sich aus traumatische Erlebnisse ansprach, so sollten die Therapeuten die Aufmerksamkeit auf die pathogenen Schemata lenken, ohne weiter auf die konkreten Situationen einzugehen. (S. 1037)

Die PE-Therapeuten nahmen an einem 5-tägigen Workshop des Entwicklers des PE teil, der durch den Erstautor supervidiert war. Die PD-Therapeuten erhielten parallel dazu ein 2-Tages-Training eines lokalen psychodynamischen Supervisors. Im Training wurden die in der psychodynamischen Bedingung eingeteilten Therapeuten daraufhin instruiert, das Trauma nicht direkt zu diskutieren – eine Restriktion, die viele praktizierende Psychotherapeuten wohl in ihrer therapeutischen Arbeit einschränken würde. Um einen fairen direkten Vergleich zwischen verschiedenen Behandlungen zu gewährleisten, ist es somit zentral, dass alle Behandlungen vollumfänglich nach bestem Wissen und Gewissen therapeutisch konzipiert sind und keine Bedingung mehr oder weniger offensichtlich in ihren Rahmenbedingungen benachteiligt wird.

In den folgenden Abschnitten werden wir versuchen, den aktuellen Stand der empirischen Evidenz der relativen Wirksamkeit verschiedener Psychotherapien zusammenzufassen. Dabei erweist sich die Verpflichtung gegenüber der eigenen Psychotherapie (die Allegiance) als ein zentrales Konzept für das Verständnis von Wirksamkeitsunterschieden.

Allegiance oder Allegiance-Effekt

Allegiance bezieht sich auf das Ausmaß, inwieweit der Therapeut oder der Forscher glaubt, dass die Therapie wirksam ist. Ein Patient kann davon ausgehen, dass sein Therapeut an die Wirksamkeit der durchgeführten Behandlung glaubt und eine nach bestem Wissen und Gewissen durchgeführte Therapie anbietet. Der Patient erwartet in einem psychotherapeutischen Kontext, dass der Therapeut eine Erklärung für die Störung des Patienten hat und die Behandlungsstrategie, die zu einer Verbesserung führen wird, im Einklang mit dieser Erklärung steht. Dies ist ein zentraler Mechanismus der Erwartungsinduktion für die therapeutische Besserung, des zweiten Pfades des Kontextuellen Metamodells. Wenn der Therapeut die Behandlung für nicht wirksam hält – das heißt, er oder sie nimmt an, dass es eine Scheinbehandlung sei – dann fehlt ein grundlegendes Element der Psychotherapie, nämlich Vertrauen, was ein entscheidendes Prinzip der psychotherapeutischen Praxis gefährdet. Meistens bieten praktizierende Therapeuten *maßgeschneiderte* Psychotherapien an, die eine Vielzahl an Faktoren wie psychisches Leiden, Gesundheitskonzepte, Veränderungsintentionen sowie psychosoziale Patientenprobleme mit einschließen. Demnach können die Patienten sicher sein, dass ihre Therapeuten an das Behandlungsangebot glauben und sich der Therapie verpflichtet fühlen. Therapeuten-Allegiance beinhaltet somit mehr als ein rein methodisch-wissenschaftliches Designproblem bzw. eine Störvariable, deren Einfluss minimiert oder konstant gehalten werden soll. Grundsätzlich ist die Therapeuten-Allegiance somit ein psychologisches Phänomen, das verstanden werden soll und möglicherweise sogar therapeutisch genutzt werden kann.

Im Kontextuellen Metamodell ist das Vertrauen darauf, dass der Therapeut an seine Sache glaubt, Teil des Wegs zur Besserung und somit eine bedeutende Komponente, die notwendig für die wirkungsvolle Durchführung einer psychotherapeutischen Behandlung ist. Obwohl die Allegiance in der Praxis universal sein mag, gibt es Grund zur Annahme, dass sie in klinischen Studien der Psychotherapie schwanken kann. Betrachten wir zum Beispiel eine klinische Studie der Behandlungen bei Depression mit überkreuztem Design, in der kognitive Verhaltenstherapie einem interpersonellen Ansatz gegenübergestellt wird. Bei einer solchen Ausgestaltung würde jeder Therapeut beide Behandlungen durchführen, wobei er möglicherweise lediglich *eine* der Behandlungen bevorzugen würde. Verpflichtungen und Abhängigkeiten können somit dazu führen, dass eine Therapieform im Vergleich zur Vergleichstherapie, die als Kontrast genutzt wird, besonders gut durchgeführt wird. Nehmen wir beispielsweise an, eine der *beiden* Therapieformen würde durch spezialisierte Experten oder Doktoranden *einer* Therapieform durchgeführt, die zudem durch den Entwickler dieses spezifischen Ansatzes supervidiert würden. Dementsprechend können die Therapeuten eine größere Verbundenheit zur hauseigenen Behandlung haben, was die Objektivität und Fairness der Wirksamkeitsvergleiche beeinflussen kann. Zudem erhalten die Therapeuten der Kontrastbehandlungen oft eine weniger hoch angesehene Schulung, Betreuung und Supervision, zumeist von einem „lokalen" Praktiker (wie es der Fall bei der psychodynamischen Behandlung von Jugendlichen war, wie sie weiter oben im Text dargestellt ist).[16] Die Auswirkungen der Allegiance können stärker ausgeprägt sein, wenn die Therapeuten einer Behandlung anhängen und sich bewusst sind, dass sie eine andere Behandlung durchführen, von der sich die Forscher wünschen, dass sie sich als weniger wirksam als die bevorzugte Behandlung erweist. Noch ausgeprägter ist der Fall, wenn die Therapeuten an der Forschung beteiligt sind (z. B. als Koautoren). In randomisierten, doppelblinden Pla-

16 Als exemplarisches Beispiel sei hier Ellis (1957) erwähnt, der die rationale Therapie entwickelte und propagierte. Er fungierte als *einziger* Therapeut für alle Behandlungen und war zugleich der Evaluator der therapeutischen Veränderung. Die identische Strategie zeigte aktueller beispielsweise Fava et al. (2005).

cebo-Medikamentenstudien in der Medizin sind Allegiance-Effekte kontrolliert, weil die durchführenden Mediziner nicht wissen, welche Behandlung sie applizieren. Die Verblindung von Therapeuten ist in Psychotherapiestudien nicht möglich, weil der Therapeut sich der Behandlungsprinzipien immer bewusst sein muss. Daher können in Psychotherapiestudien Allegiance-Effekte mit den Behandlungseffekten konfundiert sein. Allegiance-Effekte variieren über verschiedene Therapeuten und Studien hinweg, sodass sie empirisch untersuchbar werden.

Da der Glaube des Therapeuten an die Behandlung eine kritische Komponente des Kontextuellen Metamodells ist, wird prognostiziert, dass die Allegiance mit den Ergebnissen im Zusammenhang steht – je größer die Allegiance des Therapeuten, desto besser ist das Behandlungsergebnis. Einzelne Befürworter des Medizinischen Metamodells könnten Allegiance als eine logische Folge der Behandlung anerkennen, würden sie jedoch für die Behandlung selbst als nicht bedeutsam betrachten. Die relative Bedeutungslosigkeit der Allegiance im Medizinischen Metamodell wird durch die Tatsache belegt, dass Allegiance-Effekte – historisch betrachtet – kaum bei der Entwicklung von Kontrollgruppendesigns (Placebos oder alternative Behandlungen) in Erwägung gezogen worden sind. Das heißt konkret, dass sich klinische Wissenschaftler oftmals nicht der Tatsache bewusst zu sein schienen, dass Therapeuten eine ungleiche Allegiance zu den einzelnen Behandlungsbedingungen haben können.

Mögliche Allegiance-Effekte sind ein erklärender Faktor im Kontextuellen Metamodell. In den nächsten Abschnitten werden wir deshalb Forschungsergebnisse zur Allegiance darstellen. Obwohl die einzelnen Primärstudien meistens keinen Versuch unternehmen, Therapeuten-Allegiance explizit zu erfassen, kann die Allegiance der Therapeuten in Outcome-Studien oft folgerichtig hergeleitet werden. Wenn der Fall auftritt, dass der klinische Forscher ein Befürworter einer der durchgeführten Behandlungen in der Studie ist und er die Therapeuten trainiert, dann kann dem entnommen werden, dass die Therapeuten eine Allegiance zu dieser Behandlung entfalten. Ähnlich wie bei Placeboeffekten können die Ergebnisse der Allegiance subtil und nicht von den Forschenden intendiert sein. Allegiance kann ebenso Unterschiede in den Rekrutierungsstrategien, der Art und Weise der Behandlungsbeschreibung etc. umfassen. Bevor wir einige Studien und Metaanalysen zu Allegiance darstellen, muss ein wichtiger Unterschied zwischen Forscher-Allegiance und Therapeuten-Allegiance gemacht werden: Ein Forscher kann eine Allegiance zur Behandlung X haben und eine Studie entwerfen, die sorgfältig die Allegiance kontrolliert, etwa dadurch, dass Behandlungen nur von Therapeuten mit Allegiance zu dieser Behandlung durchgeführt werden und sie zudem eine gleichwertige Ausbildung und Betreuung durch eine zur Verfügung gestellte qualifizierte Person erhalten. Allerdings kann sich Forscher-Allegiance auch auf eine andere Weise als durch den Therapeuten manifestieren. Wie zuvor angesprochen, ist es nicht ungewöhnlich, die Kontrolltherapien in kleineren oder größeren Umfängen abzuändern, sodass wichtige Komponenten der Therapie eliminiert werden, die sich mit der bevorzugten Behandlung überlappen könnten (z. B. indem verboten wird, in der Therapiesitzung über das Trauma zu sprechen, um Traumaexposition auszuschließen). Solche Veränderungen lassen oft künstliche Behandlungen entstehen, die von der ursprünglichen Idee deutlich entfernt sind.

Betrachten wir zum Beispiel eine Studie zu KVT und Angewandter Entspannung (*applied relaxation* [AR]) (sowie eine psychopharmakologische Bedingung) für die Behandlung der Panikstörung unter der Leitung von Clark, Salkovskis, Hackmann, Middleton, Anastasiades und Gelder (1994). Der Erstautor der Studie (David M. Clark) ist ein führender Verfechter der kognitiven Therapie und, zusammen mit dem Zweitautor (Paul M. Salkovskis), Entwickler der spezifischen KVT für Panikstörung. Die Einleitung ihres Forschungsberichts erörtert vorwiegend kognitive Therapie und identifiziert AR als eine etablierte Alternative, die ausgewählt wurde, um kognitive Therapie zu validieren. Im Verfahrensabschnitt werden zwei Artikel als Grundlage für die kognitive Therapie zitiert, wobei beide von Clark verfasst sind, während die alternative Therapie von einer anderen Gruppe von Forschern entwickelt und befürwortet wurde. Zusätzlich waren die beiden Therapeuten, die in der Studie sowohl die KVT als auch die AR applizierten, Koautoren der Studie (nämlich Paul M. Salkovskis & Ann Hackmann). Ersterer war ein Mitentwickler der Behandlung, und beide waren gut in kognitiver Verhaltenstherapie ausgebildet und befürworteten die KVT. Schließlich war der Erstautor und Verfechter der kognitiven Therapie (Clark) als klinischer Supervisor für beide Behandlungen angestellt. Die Allegiance der Autoren dieser Studie zur KVT ist offensichtlich. Darüber hinaus ist die Präferenz der Therapeuten und Forscher für die kognitive Therapie sowie ihre geringere Loyalität gegenüber der AR klar erkennbar. Dieses Beispiel zeigt, wie Forschermeinung zugunsten einer Behandlung in Therapeuten-Allegiance übersetzt wird. In dieser Studie gab es zudem eine weitere Forschungsoperation, die KVT begünstigte. Dabei wurden Änderungen des Standard-AR-Verfahrens vorgenommen, wie von Wampold, Imel und Miller (2009) festgestellt wurde:

> Die zweite Modifikation [der AR] war schwerwiegend. Bei Östs Entwicklung [der AR] ist die Konfrontation mit den angstauslösenden Stimuli erst eingeführt worden, nachdem das Entspannungstraining abgeschlossen war (8 bis 10 Sitzungen), während bei Clark et al. die Exposition nach vier Sitzungen begonnen wurde – das bedeutet, dass die Patienten von Clark et al. den angstauslösenden Reizen ausgesetzt wurden, bevor sie sich zu entspannen gelernt hatten. (S. 148)

Obwohl Forscher-Allegiance zu mehreren direkten Verzerrungen führen kann (z. B. bei der Rekrutierung, durch Selektion durch auf die spezifische Therapie zugeschnittene Erfolgsmaße, durch Änderungen der bestehenden Behandlungen, durch nicht zufällige Dateneingabefehler etc.), ist eine Vielzahl von Einflussfaktoren möglich, die die *Therapeuten-Allegiance* betreffen. Diese können beispielsweise entstehen, wenn die Therapeuten von den Forschern/Repräsentanten einer Therapieform trainiert und supervidiert werden oder wenn die Therapeuten in einem Loyalitätsverhältnis stehen (z. B. Therapien im Rahmen eines Doktorats). Ein Problem besteht darin, die Quellen der Forscher-Allegiance-Effekte zu bestimmen, soweit sie denn existieren.

Um Allegience-Effekten beizukommen, können Studien entworfen und durchgeführt werden, die die Auswirkungen der Allegiance zu minimieren versuchen. Ein gutes Beispiel für eine Studie, die Allegiance-Wirkungen minimiert, ist das vom National Institute of Mental Health (NIMH) durchgeführte *Treatment of Depression Collaborative Research Program* (NIMH TDCRP; Elkin, 1994). Die Autoren der Studie waren keine Verteidiger der beiden psychologischen Behandlungen (hier: KVT und interpersonelle Psychotherapie [IPT]). Das Design der Studie wurde durch verschiedene Expertengremien entworfen. Die Orte, an denen die KVT und die IPT durchgeführt wurden, sind aus Bewerbungen von Gruppen ausgewählt worden, die KVT und IPT anwenden. Die Behandlungen wurden von Therapeuten durchgeführt, die eine hohe Allegiance zu der angebotenen Behandlung hatten. Sie wurden von den Befürwortern der jeweiligen Behandlung geschult und betreut (mehr zu dieser Studie später in diesem Kapitel).

Während wir vielleicht hoffen, dass Forscher, die direkte Vergleiche von Psychotherapien untersuchen, grundsätzlich unabhängig sind, hat sich das Forschungsfeld der Realität weitgehend gebeugt und erkannt, dass die Psychotherapiewissenschaft nicht auf diese Weise funktioniert. Behandlungen werden am häufigsten von klinischen Wissenschaftlern getestet, die sie selbst entwickelt haben und bei der Festlegung ihrer Wirksamkeit sowie ihrer Verbreitung die Hauptrolle spielen. Dieses Vorgehen unterscheidet sich nicht allzu sehr von den Bemühungen, die Pharmaunternehmen in die Zulassung von Medikamenten investieren (siehe Spielmans & Kirsch, 2014).

Evidenz für den Allegiance-Effekt

Die Auswirkungen der Allegiance können durch den Wirksamkeitsvergleich zwischen den Studien untersucht werden. Konkret bedeutet dies einen relativen Vergleich der Effekte von Studien mit ungleich verteilter Allegiance. Mittlerweile liegen mehrere Metaanalysen aus verschiedenen Feldern der Psychotherapieforschung vor, die Allegiance-Effekte untersucht haben.

Der früheste Versuch, Allegiance-Effekte zu identifizieren, erschien in der Metaanalyse von Smith et al. (1980). Wie in Kapitel 4 erläutert, führten Smith et al. eine umfassende Suche aller publizierten und nicht publizierten kontrollierten Studien zu psychologischer Beratung und Psychotherapie bis 1977 durch. Insgesamt wurden 475 Studien identifiziert, die eine durchschnittliche Effektgröße (Behandlung versus Kontrolle) von 0.85 hatten, was einer erstaunlich großen Wirkung entspricht. Für jede Studie in dieser Metaanalyse galten folgende Abgrenzungskriterien für Allegiance: „die Richtung der genannten Forschungshypothesen [hier: für die selbst entwickelte Behandlung], kritiklose Akzeptanz der positiven Ergebnisse der bisherigen Forschung, Rationalisierungen nach einem Misserfolg beim Erbringen signifikanter Ergebnisse für die bevorzugte Behandlung und vorbehaltlose Anerkennung und Förderung einer bestimmten theoretischen Sichtweise“ (S. 119). Oft wurde den alternativen Behandlungen, die mit der bevorzugten Behandlung verglichen wurden, „offensichtliche Geringschätzung“ (S. 119) entgegengebracht. Es bestanden somit starke Hinweise für ungleich verteilte Allegiance-Effekte. Es bestanden deutliche Wirksamkeitsunterschiede, wenn der Experimentator zur Behandlung eine bzw. keine Allegiance hatte (Effektgrößen von 0.95 vs. 0.66). Dieser Unterschied zwischen den beiden Effektgrößen (hier: eine Effektgröße von 0.29) ist eine grobe Schätzung der Allegiance-Effekte. Luborsky, Singer und Luborsky (1975) stellten fest: „Es ist eine berechtigte Frage, inwieweit ... die therapeutische Allegiance des Experimentators ... die Ergebnisse beeinflussen kann“ (S. 1003).

Einige Jahre später wurde eine interessante Studie zur Allegiance-Wirkung von Dush, Hirt und Schroeder (1983) veröffentlicht, die die *self-statement modification* (SSM), eine Form des Stressimpfungstrainings nach Meichenbaum, untersuchten. Zu dieser Zeit erleben drei kognitive Therapien eine Welle der Popularität: Ellis' rational-emotive Therapie, Becks kognitive Therapie und Meichenbaums SSM. Dush et al. untersuchten 69 Studien, die SSM mit einer Kontrollgruppe ohne Behandlung oder einer Kontrollgruppe mit Pseudo-Placebo verglichen. Der Durchschnitt der Effektgrößen für SSM gegenüber Nichtbehandlungskontrollen und Pseudo-Placebokontrollen waren 0.74 und 0.53. Diese Werte entsprechen der allgemeinen Wirkung von Psychotherapie, die ebenfalls in aktuelleren Metaanalysen gefunden wurde (siehe Kapitel 4 und 8). Wenn die Studien jedoch danach getrennt wurden, ob sie von Meichenbaum als Autor oder Koautor durchgeführt wurden, so wurden dramatische Unterschiede bei den Effektgrößen offensichtlich. Die Effektstärken der Studien mit Meichenbaum als Autor oder Koautor waren beinahe doppelt so groß wie diejenigen der Kontrollstudien und mehr als doppelt so groß wie diejenigen der Pseudo-Placebokontrollgruppen, bei denen Meichenbaum jeweils nicht mitgewirkt hat (siehe Abbildung 5.1). In der Differenz zwischen „Meichenbaum-Effektgrößen“ und den Effektgrößen der anderen Studien zeigen sich somit Allegiance-Effekte im Bereich von 0.60 bis 0.70. Diese SSM-Studien zeigen somit einen spezifischen Allegiance-Effekt für Meichenbaum, dem Entwickler und primären Befürworter der SSM.

Eine weitere Metaanalyse, die starke Allegiance-Effekte aufzeigte, ist Robinson, Berman und Neimeyers (1990) Überprüfung der Behandlungen für Depression. In dieser Metaanalyse wurde ungleichverteilte Allegiance unter Verwendung der bereits angesprochenen Kriterien auf einer fünf-stufigen Skala bewertet (z. B. Richtung von Hypothesen, Detailgrad der zur Verfügung gestellten Informationen über die Behandlungen). /Die beiden Rater in dieser Metaanalyse wiesen eine bemerkenswerte Konsistenz in ihren Ratings der Allegiance auf (Intra-Klassen-Korrelation von 0.95). Die Ergebnisse zeigten eine Korrelation zwischen den Allegiance-Ratings und den Effekten der Studien von $r = 0.58$, was bemerkenswert hoch ist. Das heißt, dass etwa ein Drittel $[(0.58)^2 = 0.34]$ der Variabilität in den Effektgrößen auf Allegiance-Effekte der Forscher zurückzuführen war. Da die Studienergebnisse das Verfassen der Einleitungen der in der Metaanalyse enthaltenen Artikel beeinflusst haben könnten, haben Robinson et al. eine Untergruppe von Studien identifiziert, bei denen die Allegiance der Forscher anhand früherer Veröffentlichungen der Autoren festgestellt werden konnte. Für diese Publikationen blieb die Beziehung zwischen der im Voraus gemessenen Allegiance und dem Ergebnis weiterhin hoch ($r = 0.51$). Alles in allem konnten Robinson et al. somit große Allegiance-Effekte nachweisen. Luborsky et al. (1999) stellten mithilfe von drei verschiedenen Allegiance-Indikatoren ebenfalls eine äußerst starke Beziehung zwischen der Forscher-Allegiance und dem Endergebnis fest und schlossen daraus, dass „für die vorliegende Studie jeder der drei Allegiance-Indikatoren signifikant mit den Effektgrößen der verglichenen Behandlungen korrespondiert und die Kombination der drei Allegiance-Indikatoren eine hohe Korrelation mit den Behandlungsergebnissen zeigt“ ($r = 0.85$!) (S. 103).

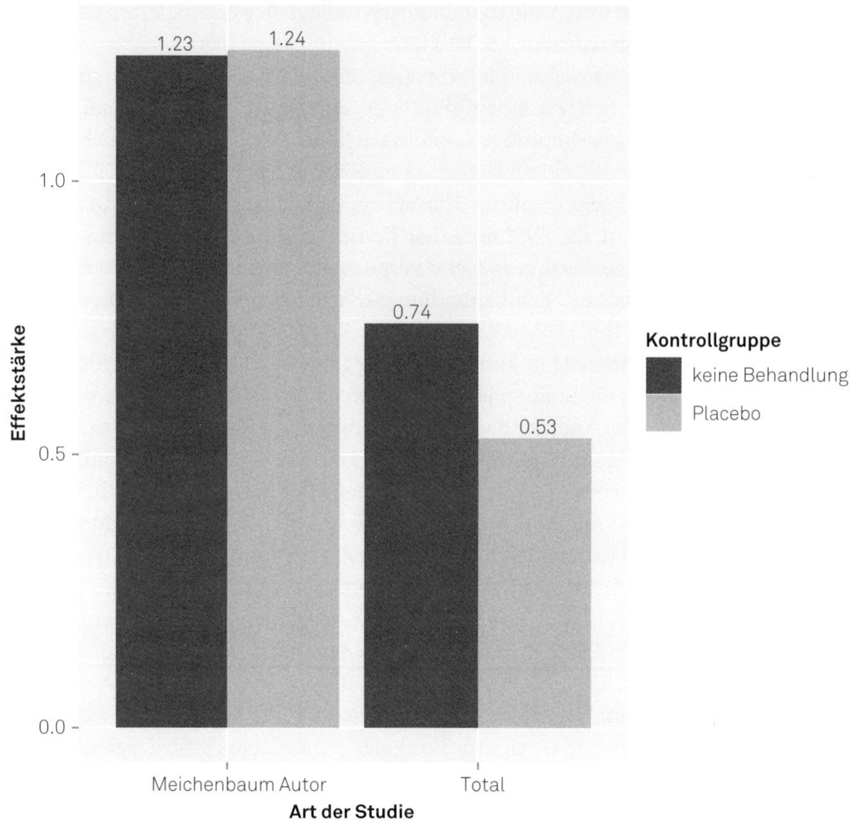

Abbildung 5.1: Effektstärken in Abhängigkeit von der (Ko-)Autorenschaft von Meichenbaum

Übernommen aus „Self-statement modification with adults: A meta-analysis" von D. M. Dush, M. L. Hirt & H. E. Schroeder, 1983, *Psychological Bulletin, 94*, p. 414. Copyright by the American Psychological Association. Wiedergabe mit Genehmigung.

Obwohl frühere Metaanalysen erstaunlich starke Allegiance-Effekte aufzeigten, fanden Gaffan, Tsaousis und Kemp-Wheeler (1995) Hinweise dafür, dass Allegiance-Effekte im Verlauf der Zeit möglicherweise abnehmen. Sie untersuchten zwei Zeiträume mittels zweier Sets von Studien, die kognitive Therapie mit anderen Therapien verglichen. Der erste Satz enthielt 28 KVT-Studien, die von Dobson (1989) analysiert und zwischen 1976 und 1987 veröffentlicht wurden. Der zweite Satz enthielt 37 Studien, die zwischen 1987 und 1994 veröffentlicht wurden. Im ersten Satz gab es einen deutlichen Vorteil für die kognitive Therapie (KT) gegenüber den Kontrollgruppen und den alternativen Behandlungen. Darüber hinaus korrelierte die Allegiance mit den Effektgrößen. In der zweiten Gruppe (1987–1994) waren die Vergleichseffektgrößen in der Regel kleiner; die Allegiance für die KT war insgesamt kleiner, und, besonders wichtig, die Allegiance-Ratings waren nicht mit den Effektgrößen assoziiert. Die Autoren zogen folgendes Fazit:

> Die Beziehung ist in Dobsons Reihe von Studien teils vorhanden, weil Vergleiche mit großen [Effektstärken], die KT begünstigten, mit starker Allegiance gegenüber KT assoziiert waren, vor allem vor 1985, und teils, weil [Effektstärke] und Allegiance von den späten 1970er-Jahren bis zu den 1980er-Jahren zusammen gesunken sind. In den 1990er-Jahren waren diese beiden Assoziationen verschwunden. (S. 978)

Um die verschiedenen Metaanalysen zur Allegiance miteinander zu vergleichen, haben Munder, Brütsch, Leonhart, Gerger und Barth (2013) eine Metaanalyse von 30 Metaanalysen durchgeführt (eine Meta-Metaanalyse, wenn man so will), unter Berücksichtigung der Tatsache, dass einige Studien in mehreren Metaanalysen eingeschlossen wurden. Über die 30 metaanalytischen Untersuchungen hinweg war die gesamte Korrelation der Allegiance zum Therapieendergebnis $r = 0.26$ (entspricht einem $d = 0.54$, siehe Tabelle 3.1, eine mittlere Effektstärke). Interessanterweise erbrachte die Allegiance der Metaanalyseforscher zum Allegiance-Konzept (also Allegiance zur Allegiance, wenn man so will) einen marginalen Unterschied. Wenn die Forscher keine Befürworter des Allegiance-Konzepts waren, blieb die Allegiance signifikant mit dem Ergebnis korreliert ($r = 0.17$, was einem Cohens $d = 0.35$ entspricht). Allegiance-Effekte waren zudem gegenüber allen anderen Moderatoren in dieser Analyse robust.

Ein Kritikpunkt an dem Allegiance-Konzept ist, dass es korrelativer Natur ist. So kann die Kausalität tatsächlich umgekehrt sein, indem die Forscher einfach Allegiance zu wirksameren Behandlungen haben (Leykin & DeRubeis, 2009). Ebenso ist es möglich, dass die Ergebnisse der Studie den schriftlichen Bericht beeinflussen können, indem beispielsweise die überlegene Behandlung empfohlen wird und so der Eindruck einer unbalancierten Allegiance entstehen kann (z. B. könnte ein Redakteur eine Kürzung der Beschreibung einer Behandlung für die unwirksame Behandlung verlangen). Um diese Kritik zu testen, führten Munder, Flückiger, Gerger, Wampold und Barth (2012) eine Metaanalyse durch, die auf Behandlungen beschränkt war, bei denen die Wirksamkeitsunterschiede zwischen den Behandlungen minimal und unbestritten waren, nämlich traumafokussierte Psychotherapien für PTBS. In ihrer Metaanalyse gab es keine Unterschiede zwischen den direkten Vergleichen der traumafokussierten Behandlungen. Dennoch erklärten die Allegiance-Ratings 12 Prozent der Ergebnisvariabilität, was darauf hindeutet, dass die Allegiance-Effekte in dieser Studiengruppe nicht das Ergebnis der wahren Unterschiede zwischen den Behandlungen repräsentieren können.

Munder, Gerger, Trelle und Barth (2011) haben Allegiance-Effekte mit methodischen Faktoren untersucht. Die Ergebnisse dieser Metaanalyse weisen darauf hin, dass Allegiance-Effekte mit der Qualität der Studiendesigns in Verbindung stehen können. Wurde die Qualität des Forschungsdesigns als limitiert bewertet, so ergaben sich größere Allegiance-Effekte. Wurde die Designqualität als hoch eingeschätzt, so waren die Allegiance-Effekte gering. Munder et al. fanden keine Evidenz dafür, dass einzelne Indikatoren der Therapeuten-Allegiance (wie unbalancierte Ausbildung oder Supervision) mit dem Therapieergebnis in Verbindung standen.

Im Rahmen eines Versuchs, Therapeuten-Allegiance (anstatt Forscher-Allegiance) direkt zu untersuchen, verglichen Falkenström, Markowitz, Jonker, Philips und Holmqvist (2013) Studien, in denen Therapeuten beide Behandlungen anboten (d.h. im gekreuzten Design). Bemerkenswerterweise wurden die meisten Studien nicht auf die Therapeuten-Allegiance hin kontrolliert. Es ergab sich ein interessanter Zusammenhang zwischen Therapeuten-Allegiance und Forscher-Allegiance: In den Studien, die die Therapeuten-Allegiance vernachlässigten, stand die Forscher-Allegiance mit dem Therapieergebnis in Zusammenahng, während bei Studien mit kontrollierter Therapeuten-Allegiance die Forscher-Allegiance keinen Einfluss mehr auf das Ergebnis hatte. Dieses Ergebnis legt nahe, dass Therapeuten-Allegiance ein wichtiger Faktor in der Psychotherapie ist und erklärt, zumindest in diesen kontrollierten Studien, Forscher-Allegiance-Effekte. Ebenso stellten Falkenström et al. dar, dass KVT-Forscher für Therapeuten-Allegiance weniger kontrollierten als Forscher anderer theoretischer Orientierungen.

Zusammenfassend konnten viele Metaanalysen auf verschiedene Weisen Allegiance-Effekte aufzeigen, Ausnahmen wie zum Beispiel bei Gaffan et al. (1995) sind selten.

Der Nachweis der relativen Wirksamkeit

Die prämetaanalytische Periode: ein Blick auf das Chaos

Wie bereits erwähnt worden ist, hat Rosenzweig im Jahr 1936 die Gleichwertigkeit der verschiedenen psychotherapeutischen Ansätze postuliert. Doch war zu diesem Zeitpunkt die Psychotherapie überwiegend psychodynamisch geprägt. Bei der Einführung der Verhaltenstherapie gab es gezielte Anstrengungen, die Überlegenheit der Verhaltenstherapie gegenüber (psychodynamischer) „Psychotherapie" zu zeigen. Im Jahr 1961, als Eysenck die Wirksamkeit der Psychotherapie analysierte, wandte er sich ebenfalls der relativen Wirksamkeit zu. In den vorangegangenen Kapiteln wurde erwähnt, dass er zu dem Schluss gekommen ist, dass es keine Beweise gäbe, um die Wirksamkeit von Psychotherapie zu stützen. Allerdings basierte sein Gedanke auf unkontrollierten Studien von Wolpe (1952a, 1952b, 1954, 1958), Phillips (1957) und Ellis (1957). Eysenck vermutete, dass „sich neurotische Patienten, die auf Lerntheorie basierende verhaltenstherapeutische Verfahren erhalten, wesentlich schneller verbessern als Patienten, die mit psychoanalytischen oder eklektischen Psychotherapieverfahren behandelt werden" (S. 720). Auf der Grundlage dieser Evidenz schloss Eysenck, dass die spezifischen lerntheoretischen Komponenten der Behandlungen für die überlegenen Ergebnisse verantwortlich waren:

> Es scheint daher ratsam, das psychoanalytische Modell zu verwerfen, das sowohl auf theoretischer wie auf praktischer Ebene bei der Vermittlung von überprüfbaren Vorhersagen nicht nützlich zu sein scheint, und, zumindest vorläufig, das Lerntheoriemodell zu übernehmen, das bislang theoretisch und auch im Hinblick auf die Anwendung vielversprechender zu sein erscheint. (S. 721)

Interessanterweise wurden alle drei von Eysenck zitierten Studienbeispiele von Befürwortern der Verhaltenstherapie durchgeführt, was die Frage der Allegiance aufwirft. Darüber hinaus enthielt jede dieser Behandlungen erstaunlicherweise zweifelhafte Anwendungen der Lerntheorie.[17] Eysencks Ambitionen sind interessant, weil sie einen frühen Versuch darstellen, zu zeigen, dass ein spezifischer Ansatz (d.h. Verhaltenstherapie) wissenschaftlich vertretbarer als andere Therapien ist und dass die Vorteile solcher Therapien aufgrund spezifischer Bestandteile in der Theorie beschrieben werden können.

Etwa zur gleichen Zeit veröffentlichte Eysenck (1961) seine Abhandlung zur Überlegenheit der Behandlungen auf der Basis der Lerntheorie. Meltzoff und Kornreich (1970) verfassten ferner eine Literaturübersicht über die Erforschung der relativen Wirksamkeit der verschiedenen Psychotherapietraditionen. Im Grunde stand ihnen die gleiche Literatur zur Verfügung wie Eysenck, doch kamen sie zu einem ganz anderen Schluss:

> Um den heutigen Stand unseres Wissens zusammenzufassen: Es gibt kaum Hinweise darauf, dass eine Psychotherapieschule bessere Ergebnisse als eine andere liefert. Tatsächlich ist diese Frage kaum auf eine faire Probe gestellt worden. Das Thema verbleibt auf der Ebene der Polemik, professioneller öffentlicher Meinung und ... [oftmals] einzelner Fälle. Die Menschen mögen aus verschiedenen Behandlungsansätzen mit unterschiedlichen Lebensphilosophien oder Lösungsansätzen für die Probleme des Lebens kommen, aber es gibt keine aktuellen Hinweise darauf, dass eine traditionelle Methode erfolgreicher ist als eine andere, um eine Psychopathologie zu verändern, Symptome zu lindern oder allgemeines psychosoziales Funktionieren zu verbessern. (S. 200)

Die frühe Geschichte der Forschungsübersichten über die relative Wirksamkeit spiegelt die der absoluten Wirksamkeit wider, indem sie aufdeckt, dass Schlussfolgerungen der Gutachter eigenwillig waren und vorgefassten Meinungen entsprachen.

Im Jahr 1975 versuchten Luborsky, Singer und Luborsky eine umfassende Überprüfung der Studien auf die Beine zu stellen, um verschiedene Psychotherapien direkt miteinander zu vergleichen und so die Frage der relativen Wirksamkeit anzugehen. Nachdem die Schwierigkeiten bei der Suche und Auswertung von Studien in den vergangenen Gutachten klargeworden waren, kommentierten sie, dass es „nicht überraschend [sei], dass einige frühere Kritiker bezüglich der Forschungsliteratur voreingenommene Rückschlüsse auf den relativen Wert bestimmter Psychotherapietraditionen vorgestellt haben“ (S. 1000). Aus diesem Grund begannen sie, direkte Wirksamkeitsstudien systematisch zu suchen und auszuwerten. Dadurch, dass nur direkte Vergleiche in die Überprüfung einflossen, konnten sie einige konfundierte Variablen, wie sie

17 Der Mechanismus der reziproken Hemmung von Wolpe wurde für fehlerhaft befunden (siehe Kirsch, 1985). Phillips behauptete, dass jedes Verhalten, pathologisch und normal, das Ergebnis von „Annahmen“ über sich selbst und die Beziehungen zu anderen ist, ein Postulat, das von den vorhandenen Lerntheorien der Zeit weit entfernt zu sein scheint. Obwohl Ellis keine Lerntheoriegrundlage für seine rationale Behandlung vorschlug, kommentierte Eysenck, dass es „nicht unmöglich sein würde“, eine Lerntheorieerklärung dafür zu entwickeln (Eysenck, 1961, S. 719).

weiter oben in diesem Kapitel erwähnt wurden, ausschließen. Allerdings waren metaanalytische Verfahren Luborsky et al. nicht zugänglich, und sie mussten auf Box Scores (Zählen der Anzahl der signifikanten Ergebnisse) zurückgreifen. Von 11 seriös durchgeführten Psychotherapievergleichsstudien, die verschiedene traditionelle Therapien verglichen, enthielten nur vier signifikante Unterschiede. Nur die damals neuere klientenzentrierte Therapie konnte eine ausreichende Anzahl von Studien ausweisen, um ihre relative Wirksamkeit mit anderen traditionellen Therapien zu untersuchen. Klientenzentrierte Therapie war in vier von fünf Fällen nicht signifikant verschieden von anderen traditionellen Psychotherapien, und eine weitere Studie zeigte Vorteile zu Gunsten der traditionellen Therapie. Es gab 19 Studien, die Verhaltenstherapie gegenüber Psychotherapie verglichen, von denen 13 keine Unterschiede fanden. Die restlichen sechs Studien favorisierten die Verhaltenstherapie, jedoch erhielten fünf von sechs sehr niedrige Bewertungen zur Durchführungsqualität. Luborsky et al. fassten zusammen: „Die meisten vergleichenden Studien der verschiedenen Formen der Psychotherapie fanden nur unbedeutende Unterschiede in dem Anteil der Patienten, die bis zum Ende der Psychotherapie Verbesserung erfuhren“ (S. 1003), obwohl „Verhaltenstherapie vor allem für die Behandlung von umschriebenen Phobien geeignet sein könnte“ (S. 1004). Hier zeigt sich eine Behauptung, die in der Psychotherapieliteratur bis heute Bestand hat (auch von Seiten entschiedener Befürworter der Theorie der gemeinsamen Faktoren, zum Beispiel Frank & Frank, 1991) – nämlich, dass Psychotherapien im Allgemeinen gleichwertig sind, dass jedoch Verhaltensbehandlungen (und nun die kognitiven Verhaltensbehandlungen) bei mehreren Angststörungen, einschließlich Phobien, Zwangsstörungen und Panikattacken, vorzuziehen sind. Wir werden die Evidenz in Bezug auf die relative Wirksamkeit von Psychotherapien für diese Störungen weiter unten in diesem Kapitel beleuchten.

Grundsätzlich haben wir gesehen, dass die frühen Bewertungen der Ergebnisse der Forschung im Hinblick auf ihre Schlussfolgerungen auseinandergingen, wobei Befürworter der Verhaltenstherapie Hinweise darauf fanden, dass traditionellere Formen der Psychotherapie im Gegensatz zur Verhaltenstherapie nicht wirksam waren. Hingegen kamen andere Forscher aufgrund der gleichen Studien zu den Schlussfolgerungen, dass traditionellere Psychotherapieformen ebenso wirksam waren. Gegen Ende der vormetaanalytischen Zeit tendierten die strengeren und möglicherweise unabhängigeren Übersichten der kontrollierten Studien zu der Schlussfolgerung, insgesamt Gleichwertigkeit der Ergebnisse für die verschiedenen Psychotherapien zu interpretieren. Ebenso fand die am besten kontrollierte und am strengsten vergleichende Ergebnisstudie wenige Unterschiede zwischen traditioneller Psychotherapie und Verhaltenstherapie (siehe Sloane, Staples, Cristol, Yorkston & Whipple, 1975 für ein frühes Beispiel eines gut kontrollierten Vergleichs von psychodynamischen und Verhaltenstherapieansätzen). Dennoch war der Status der relativen Wirksamkeit bis zum Erscheinen der systematischen Metaanalysen aus empirischer Perspektive grundsätzlich schwer überprüfbar.

Systematische Metaanalysen: Die Suche nach Objektivierbarkeit

Es gibt zahlreiche Metaanalysen, die der Frage der relativen Wirksamkeit nachgehen, wobei jeder neue Versuch einige Probleme der früheren korrigiert und aktuellere Studien einbringt. Wir verweisen den Leser auf die erste Ausgabe dieses Buches für eine detaillierte Darstellung früher Metaanalysen und konzentrieren uns hier hauptsächlich auf Arbeiten, die in den letzten 20 Jahren veröffentlicht wurden.[18] Da die Diskussion über die Evidenz in der Psychotherapieforschung kontinuierlich fortgeführt wird (siehe z. B. Crits-Christoph, 1997; Ehlers et al., 2010; Hofmann & Lohr, 2010; Howard, Krause, Saunders, & Kopta, 1997; Siev & Chambless, 2007; Wilson, 1982), werden die Ergebnisse dieser Metaanalysen im Detail dargelegt. Der Fokus liegt hier auf den Metaanalysen in bestimmten diagnostischen Bereichen, auf der Kritik und auf hervorstechenden Studien, soweit es der Sache dienlich erscheint.

Wampold et al. (1997b) versuchten, primäre methodische Probleme in frühen Metaanalysen zu lösen, indem sie ihre Metaanalyse auf Studien beschränkten, die Behandlungen direkt verglichen und in einem ersten Schritt die Klassifizierung von Behandlungen in Therapietypen vermieden, um vorerst die Hypothese zu testen, dass der Wirsamkeitsunterschied zwischen allen Vergleichen der Behandlungen gleich null ist (diese Strategie entspricht dem allgemeinen varianzanalytischen Vorgehen). Neben dem Testen des allgemeineren Dodo-Bird-Verdikts vermeidet diese Strategie mehrere Probleme der früheren Metaanalysen, die paarweise Vergleiche von Behandlungskategorien vornahmen. Erstens gab es in früheren Metaanalysen viele paarweise Vergleiche von Behandlungskategorien, die keine oder nur wenige Studien enthielten (siehe Bisson et al., 2007 für ein aktuelles Beispiel – tatsächlich sind einige paarweise Vergleiche einfach nur Schätzungen einzelner Primärstudien). Zweitens ist die Klassifizierung der Behandlungen alles andere als trivial (siehe Baardseth et al., 2013). Drittens werden durch den Vergleich der verschiedenen Behandlungsarten gegeneinander alle Vergleiche innerhalb einer einzelnen Behandlungsart aus der Betrachtung entfernt; es gibt viele dieser Vergleiche, und sie sind dazu gedacht, die Wirksamkeit spezifischer Komponenten zu testen. Schließlich, und am allerwichtigsten, wird mit dem paarweisen Vergleich von Behandlungs*arten* ein umfassender Test des Dodo-Bird-Verdikts umgangen (gibt es überhaupt *irgendwelche* Unterschiede zwischen allen verglichenen Behandlungen?).

---

18 Die früh durchgeführten Metaanalysen lieferten generell konsistente Ergebnisse. Die frühen Metaanalysen (siehe Smith & Glass, 1977; Smith et al., 1980), die sich nicht auf direkt vergleichende Primärstudien gestützt haben könnten, haben einige Unterschiede in der Wirksamkeit zwischen den verschiedenen Klassen von Behandlungen gefunden. Wenn konfundierte Variablen jedoch statistisch modelliert wurden, waren diese Unterschiede zu vernachlässigen. Frühe Metaanalysen der direkten Vergleiche zwischen den Klassen von Behandlungen (siehe Shapiro & Shapiro, 1982) zeigten einige Unterschiede, jedoch nicht mehr, als durch Zufall zu erwarten waren. Darüber hinaus hat sich das eine Ergebnis, das spezifische Komponenten hätte unterstützen können (nämlich die Überlegenheit der kognitiven Behandlungen gegenüber systematischer Desensibilisierung), später als nicht existent erwiesen, was höchstwahrscheinlich auf Allegiance-Effekte zurückzuführen ist (siehe Berman et al., 1985).

Wampold et al. (1997b) nahmen in ihre Untersuchung alle Studien auf, die von 1970 bis 1995 in sechs im Feld unbestrittenen Zeitschriften erschienen waren, in der üblicherweise Psychotherapieergebnisforschung veröffentlicht wurde, bei der zwei oder mehr therapeutische Behandlungen direkt miteinander verglichen wurden. Es wurden nur Behandlungen aufgenommen, die therapeutisch intendiert waren (weiterhin als *bona-fide*-Behandlungen bezeichnet), sodass Behandlungen, die als Kontrollgruppen (Pseudo-Placebos) vorgesehen waren oder den Therapeuten als nicht glaubhaft erschienen, ausgeschlossen waren. Diese Einschränkung ist wichtig, da das Kontextuelle Metamodell der Psychotherapie postuliert, dass die Wirksamkeit einer Behandlung davon abhängig ist, dass der Therapeut und der Patient davon ausgehen, dass die Behandlungsform nach bestem Wissen und Gewissen als vollumfänglich therapeutisch angelegt ist und beispielsweise keine untherapeutischen Verbote enthält. Das Kriterium für *bona-fide*-Behandlungen wurde bewusst nicht sehr streng gehalten. Eine Behandlung wurde als *bona fide* kategorisiert, wenn a) sie einer professionellen Psychotherapie entsprach, bei der der Therapeut mindestens einen akademischen Master-Abschluss hatte, eine therapeutische Beziehung mit dem Patienten entwickelte und die Behandlung auf den Patienten zugeschnitten wurde (Hilfeleistungen oder Präventionsprogramme waren also ausgeschlossen), b) die Patientengruppe mittels psychopathologischer Kriterien beschrieben wurde, wobei die Symptomschwere nicht berücksichtigt wurde, und wenn c) sie zwei der folgenden vier Bedingungen erfüllte: c1) Anführung einer etablierten Therapie (beispielsweise klientenzentrierte Therapie unter Bezugnahme auf Rogers, 1951a); c2) eine Beschreibung der Behandlung wurde vorgelegt und verwies plausibel auf psychologische Mechanismen (z.B. die operante Konditionierung); c3) bei der Durchführung der Behandlung wurde ein Manual verwendet; c4) die spezifischen Komponenten der Behandlung wurden spezifiziert und angegeben. Die verwendete Suchstrategie führte zu 277 therapeutisch intendierten Psychotherapievergleichsstudien.

Der primäre Fokus dieser Metaanalyse lag auf der Testung der Nullhypothese, die besagt, dass sich die gemittelten Unterschiede zwischen den therapeutisch intendierten Behandlungen nicht substantiell von null unterscheiden. Zwei weitere Hypothesen im Zusammenhang mit dem Dodo-Bird-Verdikt wurden getestet. Stiles et al. (1986) spekulierten, dass eine systematischere Beschreibung der Durchführung und verbesserte Forschungsmethoden, wie empfindlichere Endergebnismessungen und manualisierte Behandlungen, statistische Unterschiede zwischen den Behandlungen erkennen lassen würden, die in der Vergangenheit verschleiert geblieben sind. Um diese Hypothese zu testen, bestimmten Wampold et al. (1997b), inwieweit neuere Studien, die mutmaßlich differenziertere Untersuchungsmethoden einsetzten, größere Unterschiede aufzeigten als ihre älteren Pendants. Die zweite Hypothese stand im Zusammenhang mit der Klassifizierung von Studien: Wenn spezifische Komponenten kausal für die Wirksamkeit der Behandlung waren, würden Behandlungen *innerhalb* von Kategorien, wie zum Beispiel kognitive Verhaltenstherapien, die ähnliche Komponenten enthalten, relativ kleine Unterschiede zeigen, während Behandlungen aus *verschiedenen* Kategorien (z.B. kognitive Verhaltenstherapien gegenüber psychodynamischen Behandlungen), die sehr verschiedene Komponenten enthalten, relativ große Unterschiede zeigen würden. Wampold et al. testeten diese Hypothese durch

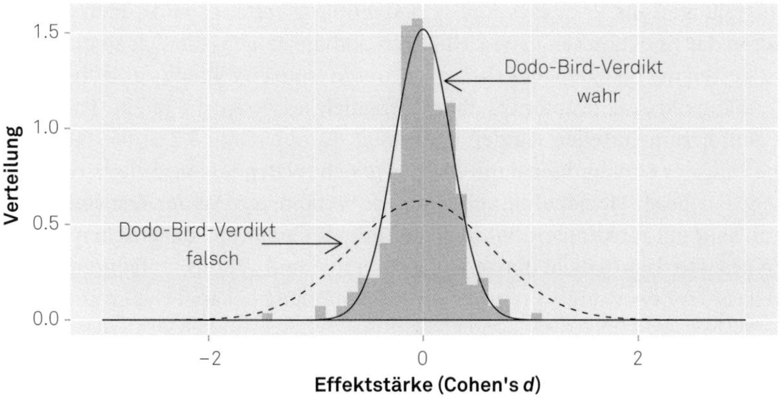

Abbildung 5.2: Die Verteilung der Effektstärken (mit zufälliger Zuweisung der Vorzeichen) für die Fälle, dass das Dodo-Bird-Verdikt wahr oder falsch ist. Histogramm der Effektgrößen der Metaanalyse von Wampold et al.

Adaptiert aus „A meta-analysis of outcome studies comparing bonafide psychotherapies: Empirically, ‚all must have prizes'" von B. E. Wampold, G. W. Mondin, M. Moody, F. Stich, K. Benson & H. Ahn, 1997b, *Psychological Bulletin, 122*, p. 206. Copyright 1997 by the American Psychological Association. Wiedergabe mit Genehmigung.

die Verknüpfung der Behandlungsähnlichkeit mit der Größe des Behandlungsunterschiedes. Wenn das Dodo-Bird-Verdikt grundsätzlich falsch ist (d.h. Behandlungen sich in ihrer Wirksamkeit unterscheiden), würde der Vergleich von relativ ungleichen Behandlungen größere Unterschiede entstehen lassen als der Vergleich von relativ ähnlichen Behandlungen (Vergleich innerhalb der Kategorien und zwischen den Kategorien). Auf der anderen Seite würde, wenn das Dodo-Bird-Verdikt wahr ist, die Behandlungsähnlichkeit irrelevant sein.

Wenn es wahre Unterschiede zwischen den Behandlungsmethoden gibt (d.h. dass das Dodo-Bird-Verdikt falsch ist), so sollten die Vergleiche breiter als zufällig gestreut (heterogen) sein, im Gegensatz zu einer zufälligen Verteilung, wie in Abbildung 5.2 verdeutlicht.[19] Wenn es andererseits wirklich *keine* Unterschiede zwischen

19 Die Vermeidung der Klassifikation von Behandlungen in Kategorien schuf eine methodische Herausforderung. In früheren Metaanalysen von vergleichenden Ergebnisstudien wurden Behandlungen in Kategorien eingeteilt. Dann wurde eine Kategorie (willkürlich) als primär festgelegt, sodass der algebraische Wert und das Vorzeichen der Effektgröße ermittelt werden konnten. Beispielsweise wird in den meisten Metaanalysen eine bestimmte Behandlung als primär klassifiziert, sodass eine positive Effektgröße angibt, dass eine bestimmte Behandlung (z.B. kognitive Therapie) der Alternative überlegen ist. Wampold et al. (1997b) mussten jedoch jedem Vergleich der Behandlungen ein Vorzeichen zuordnen (hier: für jede Primärstudie). Es gibt zwei Möglichkeiten, von denen beide verwendet wurden. Erstens könnte ein positives Vorzeichen zugeordnet werden, sodass jeder Vergleich eine positive Effektgröße ergab. Allerdings würde diese Strategie die aggregierte Effektgröße überschätzen. Dennoch stellt die Summe der Effekte mit positivem Vorzeichen eine obere Schranke der Schätzung für den Unterschied in den Ergebnissen von *bona-fide*-Behandlungen dar. Die zweite Option, die zufällige Zuweisung von Vorzeichen der Effektgröße für die individuellen Vergleiche, schafft eine Situation, in der die aggregierte Effektgröße gleich null sein würde, da sich die mit „Plus" und „Minus" bestimmten Effekte gegenseitig aufheben würden.

den Behandlungen gibt (d.h. dass die Dodo-Hypothese bestätigt wird), dann werden die meisten der Effektgrößen nahe null liegen und diejenigen, die sich an den Rändern der Verteilung befinden, eher selten auftreten (spitze Wölbung der Normalverteilung). Wampold et al. testeten mit ihrer Metaanalyse, ob sich die Effekte homogen um die Null herum verteilen würden oder nicht. In Abbildung 5.2 ist die tatsächliche Verteilung der Effektgrößen dargestellt. Wie sich zeigt, offenbarte die statistische Analyse des in dieser Metaanalyse verwendeten Verfahrens, dass der Test von Wampold et al. sehr gut funktioniert hat (das heißt die intendierten statistischen Eigenschaften besitzt); dass es nicht notwendig war, „Plus" und „Minus" zufällig zuzuweisen und dass der Erwartungswert unter der Nullhypothese bekannt war (Wampold & Serlin, 2014).

Die empirischen Resultate der Metaanalyse von Wampold et al. (1997b) sind erstaunlich konsistent mit der Dodo-Hypothese. Erstens sind die Effektstärken homogen um die Null herum verteilt (spitz gewölbte Verteilung der Effekte). Das bedeutet, dass das Übergewicht der Effekte bei beinahe null lag und die Häufigkeit von großen Effekten selten war (siehe Abbildung 5.2). Zweitens: Sogar, wenn den Vergleichen positive Vorzeichen vorangestellt wurden, betrug die aggregierte Effektstärke grob 0.20,[20] was einem klinisch kleinen Effekt entspricht (siehe Tabelle 3.1 und weiter unten). Nichtsdestotrotz wird dieser Effekt in Kapitel 9 bei der Zusammenfassung der Variationen von Psychotherapieergebnissen verwendet. Dabei ist zu beachten, dass eine Effektgröße von 0.20 in den Sozialwissenschaften einen kleinen Effekt darstellt (siehe Tabelle 3.1), insbesondere, wenn diese Effektstärke mit dem absoluten Effekt der Psychotherapie verglichen wird (zur Erinnerung: $d = 0.80$). Eine Effektgröße von 0.20 zeigt an, dass 1 Prozent der Variabilität in den Ergebnissen auf die Behandlungen zurückzuführen ist und dass 42 Prozent der Menschen in der unterlegenen Behandlung besser abschneiden als eine durchschnittliche Person in der überlegenen Behandlung. Schließlich entspricht dieser Effekt einer NNT (number needed to treat) von 9; man benötigt somit neun Patienten in der überlegenen Behandlung, um eine erfolgreiche Therapie mehr aufzuweisen, als wenn sie die unterlegene Behandlung erhalten hätten. Der zentrale Punkt ist hier, dass selbst eine äußerst großzügige Schätzung zugunsten von Behandlungsunterschieden erstaunlich klein ist (wobei bei dieser Schätzung davon ausgegangen wird, dass die Effekte auf die Behandlungen selbst zu attribuieren sind und nicht beispielsweise auf die unterschiedlich selegierten Therapeuten).

Wampold et al. (1997b) haben keine Beweise dafür gefunden, dass die Unterschiede in den Ergebnissen zwischen den Behandlungen zum jeweiligem Jahr, in dem die Studie veröffentlicht wurde, oder zur Ähnlichkeit der Behandlungen in Bezug standen. Das Fehlen der Assoziation zwischen Jahr und Effektgröße ist ein Indikator

20 Grissom (1996) erstellte eine Metaanalyse von 32 Metaanalysen, die verschiedene Psychotherapien verglichen. Er wies den Differenzen positive Vorzeichen zu und berechnete eine Differenz der Effektgröße von 0.23, was die Obergrenze von Wampold et al. (1997b) repliziert.

Die Schätzung von 0.20 wurde nicht nach Zufallsresultaten korrigiert. Bei einem Alpha von 0.05 werden fünf signifikante Ergebnisse pro 100 Studien erwartet, wenn keine Unterschiede zwischen den Behandlungen angenommen werden. Effekte von $d = 0.20$ sind somit etwas überschätzt (Wampold & Serlin, 2014).

dafür, dass die Verbesserung der Forschungsmethoden die Detektion der Unterschiede zwischen den Behandlungen nicht unbedingt steigert. Die Hypothese, dass Vergleiche von ganz unterschiedlichen Behandlungen größere Effekte ergeben als Vergleiche von Behandlungen, die einander ähnlich sind, ließ sich nicht bestätigen – ein Ergebnis, das mit dem Dodo-Bird-Verdikt konsistent ist. Die umfassendste Metaanalyse zur Jahrhundertwende (siehe Wampold et al., 1997b) lieferte Evidenz, die völlig im Einklang mit der Vermutung der einheitlichen Wirksamkeit im Sinne des Dodo-Bird-Verdikts war.

Metaanalysen in spezifischen Bereichen

Die Möglichkeit, dass eine Teilmenge von Wirksamkeitsstudien existiert, die Unterschiede zwischen den Behandlungen zeigen, wurde weiter oben im Text angesprochen. Insbesondere könnte es beispielsweise sein, dass ein Vergleich der relativen Wirksamkeit von spezifischen Behandlungen störungsspezifisch ausfällt. Wie wir zuvor angesprochen haben, könnte sich ein Vergleich der Wirksamkeit zwischen Paracetamol und dem Antibiotikum Azithromycin sowohl auf eine kürzere Erkältung als auch auf eine schwere bakterielle Infektion beziehen. Trotz der Tatsache, dass die von Wampold et al. (1997b) analysierten Studien Behandlungen für eine bestimmte Störung enthielten, sind störungsspezifische Argumente im medizinischen Kontext zentral. Nachfolgend werden Metaanalysen und Primärstudien dargestellt, die störungsspezifische Tests für folgende Störungsbilder enthalten: a) Depression, b) PTBS und andere Angststörungen und c) Substanzmissbrauch. Natürlich gibt es viele andere psychische Störungen, die untersucht werden könnten, aber die Debatte über die Bedeutung von spezifischen Bestandteilen wurde bis heute in den genannten Bereichen am heißesten geführt und am besten erforscht. Außerdem wirft eine Darstellung dieser Metaanalysen weitere Fragen auf im Zusammenhang mit a) Allegiance, b) fehlenden direkten Vergleichen und c) der Klassifizierung einzelner Psychotherapien.

Wie wir sehen werden, wird die Hypothese, dass bestimmte Therapien, oftmals bestimmte Formen störungsspezifischer kognitiver Verhaltenstherapien, anderen Therapien überlegen seien, momentan häufig diskutiert.

Depression

Die Erforschung der Psychotherapie gegen Depression ist vielleicht der am weitesten entwickelte störungsspezifische Forschungszweig. Barth et al. (2013) zeigten kürzlich in einer Metaanalyse, die weiter unten in diesem Kapitel genauer betrachtet wird, eine hilfreiche Visualisierung der derzeit veröffentlichten direkten Vergleiche verschiedener Behandlungsklassen der Psychotherapie für Depression (siehe Abbildung 5.3). Die Größe des jeweiligen „Knotens“ steht für die Anzahl der integrierten Patienten aller direkten Vergleichsstudien. Die Linienbreiten zwischen den Knoten stellen die Häufigkeit der direkten Vergleiche dar. Wie zu sehen ist, ist die kognitive Verhaltenstherapie bei weitem die am besten untersuchte Behandlungsart, sie ist seit 1979 im internationalen Kontext möglicherweise die etablierte Therapie für Depression.

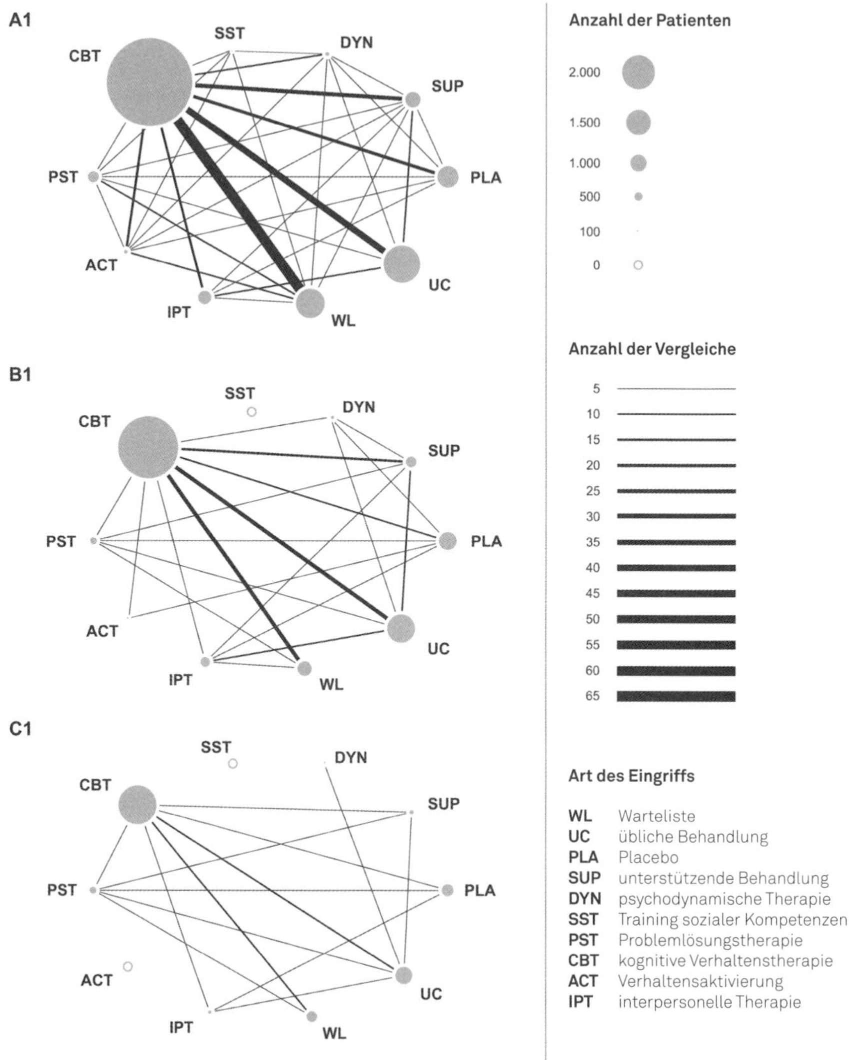

Abbildung 5.3: Effektstärkenunterschiede zwischen Depressionsbehandlungen

Aus „Comparative efficacy of seven psychotherapeutic interventions for patients with depression: A network meta-analysis" von J. Barth, T. Munder, H. Gerger, E. Nuesch, E & S. Trelle, 2013, *PLOS Medicine, 10* (5), p. 12. Copyright by Barth et al. (2013).

Es wird aus dieser Grafik ebenso deutlich, dass die Mehrheit der Vergleiche Wartekontrollgruppen kontrastieren. Einige der am häufigsten verwendeten Vergleiche, die eine Intervention beinhalten, enthalten eine „übliche Behandlung" (*usual care* [UC] bzw. *treatment as usual* [TAU]) und eine „unterstützende Therapie" *(supportive therapy)*. Diese beiden Behandlungsbedingungen entsprechen zumeist keiner *bona-fide*-Psychotherapie. Diese Vergleiche entsprechen somit eher einem allgemeineren Test der absoluten Wirksamkeit. Ein *fairerer* Test zur Schätzung des relativen Wirksamkeitsvergleichs müsste somit eher einen Vergleich zwischen kognitiver Therapie und einer anderen bona-fide-Therapie gegen Depressionen ziehen. Eine optimale Voraussetzung wäre zudem, wenn die Allegiance auf beide Behandlungen gleich verteilt wäre und beispielsweise beide Behandlungen von den jeweiligen Befürwortern durchgeführt würden.

Bevor wir uns Metaanalysen zuwenden, kehren wir zum wegweisenden *NIMH Treatment of Depression Collaborative Research Program* (NIMH TDCRP; Elkin, 1994) zurück. Es stellt den ersten Versuch in der Psychotherapieforschung dar, eine kollaborative klinische medizinische Vergleichsstudie zu schaffen und verdient daher volle Berücksichtigung, da diese Studie die Weiterentwicklung der Psychotherapievergleichsstudien maßgeblich inspiriert und beeinflusst hat. Die NIMH-TDCRP-Studie verglich vier Behandlungen für Depression: a) kognitive Verhaltenstherapie (KVT), b) interpersonelle Psychotherapie (IPT), c) medikamentöse Therapie mit Antidepressivum (Imipramin) einschließlich klinischem Management und d) eine Placebopille einschließlich klinischem Management. Der Kontrast zwischen KVT und IPT bot einen guten Test für die relative Wirksamkeit von KVT, der State-of-the-Art-Therapie bei Depression der damaligen Zeit, gegenüber einer anderen Behandlung. KVT wurde so durchgeführt, wie sie damals im Allgemeinen in Workshops und Vorlesungen gelehrt wurde (Beck, Rush, Shaw & Emery, 1979), und stellt *die* prototypische kognitiv-verhaltentstherapeutische Therapie für Depressionen dar. IPT, die auf die Unterstützung des Patienten beim Gewinnen des Verständnisses seiner zwischenmenschlichen Probleme setzt und Anpassungsstrategien in Bezug auf die Umgebung zu entwickeln versucht, wurde nach dem von Klerman, Weissman, Rounsaville und Chevron (1984) entwickelten Handbuch durchgeführt. IPT, ursprünglich als Kontrollbedingung bei Arzneimittelstudien entwickelt, ist u.a. ein Derivat der dynamischen Psychotherapie und wird in verschiedenen Metaanalysen unter „verbale Therapie“, „dynamische Therapie“ oder „andere Psychotherapie“ subsummiert, je nach der Art des Klassifikationsschemas, obwohl IPT manchmal auch als eine eigene Kategorie betrachtet wird. Die spezifischen Bestandteile der beiden Therapien waren unverwechselbar und leicht diskriminierbar (Hill, O'Grady & Elkin, 1992).

Die Behandlungen wurden an drei Standorten durchgeführt (daher die Einstufung als gemeinsame/kollaborative Studie), wodurch die Wahrscheinlichkeit abnimmt, dass die Ergebnisse aufgrund der Eigenheiten eines bestimmten Ortes entstanden sind.

Die Therapeuten, acht in der KVT- und zehn in der IPT-Bedingung, waren in ihren jeweiligen Behandlungen erfahren, was zu einem Design führt, bei dem Therapeuten innerhalb von Behandlungen verschachtelt sind (siehe Kapitel 6). Darüber hinaus wurden sie trainiert und von Experten in den jeweiligen Behandlungen supervidiert. Schließlich zeigten Therapeuten für die jeweiligen Behandlungen Adhärenz. Vor dem Hintergrund dieser therapeutischen Designaspekte erscheinen die Allegiance-Effekte als gut kontrolliert. Nachfolgend werden die Ergebnisse für drei sich überlappende Stichproben von Patienten berücksichtigt. Von den 239 Patien-

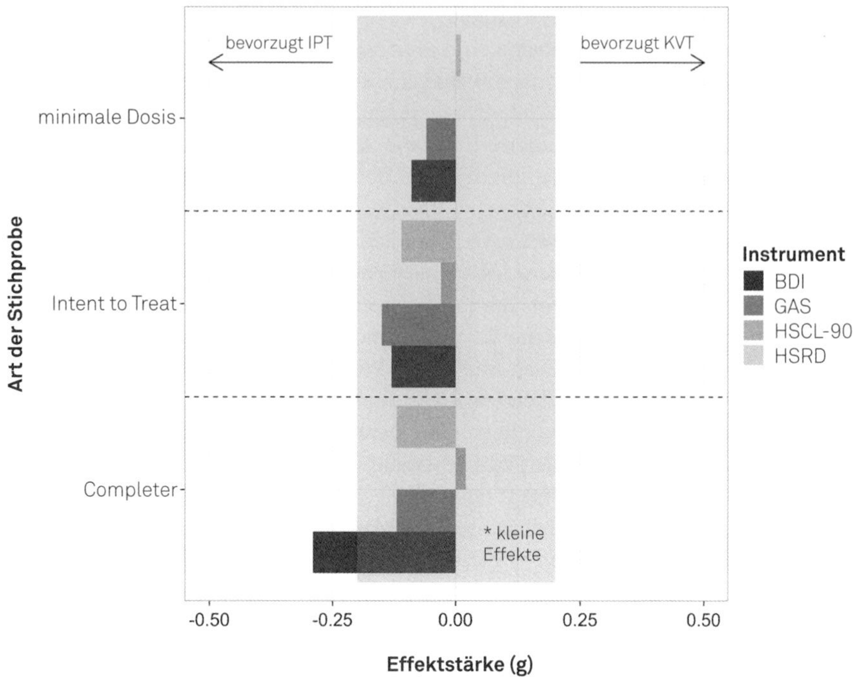

Abbildung 5.4: Vergleich von kognitiven Verhaltensbehandlungen und interpersoneller Psychotherapie für Depression – NIMH Treatment of Depression Collaborative Research Program

Legende. BDI: Beck Depression Inventory; GAS: Global Assessment Scale; HRSD: Hamilton Rating Scale for Depression; HSCL-90: Hopkins Symptom Checklist Gesamtergebnis; IPT: interpersonal therapy; CBT: cognitive behavioral therapy.

Adaptiert aus „National institute of mental health treatment of depression collaborative research program: General effectiveness of treatments" von I. Elkin, T. Shea, J. T. Watkins, S. D. Imber, S. M. Sotsky, J. F. Collins et al., 1989, *Archives of General Psychiatry, 46*, p. 975.

ten, die die Behandlung begonnen haben, erhielten 204 eine „angemessene Dosis" der Behandlung (definiert als „mindestens 3.5 Wochen in Behandlung"), und 84 Patienten beendeten die 16 Sitzungen dauernde Therapie regulär (hier als „Completers" bezeichnet). Die relativ große Anzahl an Patienten und die damit verbundene statistische Power ermöglichten es, kleine Wirksamkeitsunterschiede zwischen KVT und IPT zu entdecken. Alle Patienten erfüllten die diagnostischen Kriterien einer aktuellen majoren depressiven Episode. Die Ergebnisse in Bezug auf die Depression wurden mit vier Instrumenten erhoben: der *Hamilton-Rating-Skala für Depression (HRSD)*, der *Global Assessment Scale (GAS)*, dem *Beck-Depressions-Inventar (BDI)* und, hinsichtlich des klinischen Gesamtbildes, mit der *Hopkins Symptom Checklist (SCL-90)*.

Die Ergebnisse dieser prototypischen Studie waren erstaunlich deutlich. Trotz der großen Stichproben und der ausreichenden Power ergaben sich keine Unterschiede zwischen den Behandlungen, keiner der Vergleiche erreichte die Signifikanzgrenze. Die Untersuchung der Effektgrößen dieser Studie war eine seriöse Schätzung der relativen Wirksamkeit. Die aggregierte Effektgröße für die abgeschlossenen Therapien (Completer-Sample) fiel zugunsten der IPT aus ($d = 0.13$). In den einzelnen Erfolgsmaßen bewegten sich die Effektgrößen in einer Breite zwischen $d = 0.02$ und 0.29 (siehe Abbildung 5.4). Übersetzt bedeuten diese Effektgrößen kleine und nicht signifikante Unterschiede in den Remissionsraten (zu Gunsten der IPT), eine Divergenz, die verschwindet, falls Therapeuteneffekte statistisch mitberücksichtigt werden (Kim, Wampold & Bolt, 2006). Wir werden in Kapitel 6 genauer darauf eingehen.

Zwar gab es Kritik an der NIMH-TDCRP-Studie (z.B. Elkin et al., 1989; Elkin, Gibbons, Shea & Shaw, 1996; Jacobson & Hollon, 1996a, b; Klein, 1996), jedoch ist und bleibt sie eine der umfassendsten klinischen Studien, die jemals durchgeführt wurden, und ein Beispiel für eine faire und angemessene Prüfung der relativen Wirksamkeit einer kognitiven Therapie gegenüber einer verbalen, möglicherweise als psychodynamisch kategorisierbaren, Therapie gegen Depressionen.

Natürlich ist der Einwand berechtigt, dass jede einzelne Studie fehlerhaft sein kann bzw. repliziert werden sollte. Deshalb richten wir unseren Fokus nun auf die Metaanalysen bei Depressionen. Wenn für die Allegiance kontrolliert wird, stehen diese Metaanalysen im Allgemeinen im Einklang mit dem TDCR-Programm. Kurz: Es gibt keine merklichen Unterschiede zwischen den Behandlungen. Dobson (1989) fand Evidenz für die Überlegenheit der kognitiven Therapie gegenüber anderen Behandlungen. Allerdings stützte sich diese Studie auf das *Beck-Depressions-Inventar (BDI*; Beck, Ward, Mendelson & Erbaugh, 1961), ein Messinstrument, das konsequent auf einen kognitiven Ansatz[21] zugeschnitten ist und nicht für Forscher-Allegiance kontrolliert. Hier zeigt sich ein exemplarisches Beispiel dafür, dass der gewählte „primäre Endpunkt" von Vergleichsstudien (Definition des Therapieerfolgs) auf das bevorzugte theoretische Verständnis zugeschnitten sein kann, möglicherweise als Folge der Forscher-Allegiance. Möglicherweise hängt es jedoch auch davon ab, in welchem Zeitraum die entsprechende psychische Störung definiert wird. Robinson, Berman und Neimeyer (1990) analysierten 58 kontrollierte Studien, die Behandlungen verglichen, und klassifizierten sie als a) kognitive Therapien, b) Verhaltenstherapien, c) kognitive Verhaltenstherapien oder d) allgemeine verbale Therapien. Letztere Kategorie war eine Sammlung von psychodynamischen, klientenzentrierten und interpersonellen

21 Der Bias des *Beck-Depressions-Inventars (BDI)* wird durch eine Prüfung der enthaltenen Elemente ersichtlich, von denen viele auf Kognitionen verweisen. Dies wird in der Studie von Shapiro et al. (1994) zur kognitiven Verhaltens- und psychodynamisch-interpersonellen Therapie zur Sprache gebracht. Von den acht Endergebnismessungen waren die F-Werte von sechs der Unterschiede kleiner als 1.00, was darauf hinweist, dass es absolut keine Unterschiede zwischen den Behandlungen gab. Das BDI erzeugte jedoch einen großen Effekt zugunsten der kognitiven Verhaltenstherapie. Einen weiteren Hinweis auf die kognitive Betonung des BDI ergab eine Metaanalyse, in der sich herausstellte, dass die durch Psychotherapie geförderten Veränderungen der kognitiven Stile im Zusammenhang mit der Abnahme der Depression stehen, wie sie durch den BDI, jedoch nicht durch andere Depressionsmaße gemessen wird (Oei & Free, 1995). Vergleichbare Effekte ergaben sich bei einer Untersuchung von Antidepressiva, bei der die eingesetzten Erfolgsmaße die Pharmakotherapien zu begünstigen schienen (Grawe, 2004).

Therapien. Wenn Allegiance kontrolliert wurde, verschwanden alle Unterschiede zwischen den Behandlungen.

In einem Update der Dobson-Metaanalyse analysierten Gaffan, Tsaousis und Kemp-Wheeler (1995) erneut die von Dobson (1989) überprüften Studien und fügten 35 weitere vor 1995 veröffentlichte Studien hinzu. Alle Untersuchungen verglichen kognitive Therapie für Depression mit einer anderen Behandlung. Im Allgemeinen replizierten diese Vergleiche die kleinen, nicht signifikanten Effekte (Effektstärken im Bereich von $d = 0.03$ bis 0.34). Der einzige statistisch signifikante Vergleich bestand zwischen kognitiver Therapie und einer „anderen Psychotherapie" und soll hier exemplarisch genauer unter die Lupe genommen werden.

Die Überlegenheit der spezifischen Behandlungen gegenüber denjenigen, die als „andere" eingestuft werden, spiegelt sich in Metaanalysen von Behandlungen von Depressionen und anderen psychischen Leiden wieder. Als Eingangsbeispiel betrachten wir einige der 12 Vergleichstherapien, die als „andere Psychotherapien" klassifiziert wurden. Eine dieser Psychotherapien war Seelsorge, die wie folgt beschrieben wurde:

> In jeder Sitzung bestanden ca. 75 % der Zeit aus nicht direktivem Zuhören und 25 % der Zeit aus Diskussionen über Bibelverse oder religiöse Themen, die die Anliegen des Patienten betreffen könnten. Parallel zu den KVT-Behandlungen wurden Hausaufgaben aufgetragen. In der Seelsorge jedoch bestand diese [Hausaufgabe] lediglich aus dem Aufschreiben einer Liste von Themen, die in der anschließenden Sitzung diskutiert werden sollten. (Propst, Ostrom, Watkins, Dean & Mashburn, 1992, S. 96)

Eines der wesentlichen Merkmale Kontextueller Metamodelle ist, dass Behandlungen therapeutisch sein sollen und dass sie auf psychologischen Grundsätzen beruhen, wie sie in der Definition der Psychotherapie in Kapitel 2 zu finden sind. Die obige Behandlung basiert grundsätzlich nicht auf psychologischen Grundsätzen und kommt kaum in Betracht, wenn es sich um eine in der Bevölkerung breit akzeptierte therapeutische Behandlung handeln soll. Eine weitere Behandlung in dieser Klasse war unterstützende, selbstgesteuerte Therapie, die per Telefon von Laien durchgeführt wurde. Sie enthielt Bibliotherapie, wobei die Therapeutenkommentare auf „Reflexionen von Gefühlen, Klärungen und Informationssuche" eingeschränkt wurden (Beutler & Clarkin, 1990, S. 335). Diese Therapie stimmt nicht mit der Definition der Psychotherapie in diesem Buch überein, weil die Therapeuten nicht geschult wurden, die Behandlung nicht auf psychologischen Prinzipien beruhte und Telefontherapie mit Face-To-Face-Therapie verglichen wurde, sich also in der Behandlungsmodalität unterschied.[22] Eine dritte Therapie in der Gruppe der „anderen Psychotherapien" war eine Trainingsgruppe.

Der Punkt hier ist einfach: Es ist etwas einseitig zu behaupten, dass kognitive Therapie eine überlegenere Form der Psychotherapie darstellt, indem aufgezeigt wird, dass sie insbesondere besser als Seelsorge, unterstützende Telefonberatung und Trainingsgruppen abschneidet. Es ist jedoch immer Vorsicht dabei geboten (betrachten

22 Interessanterweise war für einige Patiententypen die unterstützende, selbstgesteuerte Therapie *die* wirksamste Behandlung.

Sie nach wie vor jeden Schritt dieses Buches äußerst kritisch), Studien aus einer Metaanalyse auszuschließen, weil sie nicht einer bestimmten Position entsprechen. Zentral bleibt, dass unfaire Vergleiche nicht unkritisch in eine Metaanalyse integriert werden und möglicherweise sogar als Vorzeigestudien herhalten sollten, da sie große Effekte darstellen. Dadurch werden nicht nur Forschungsresultate beeinflusst, sondern auch die falschen Anreize für mögliche zukünftige akademische Karrieren gesetzt.

Eine Metaanalyse der kognitiven Therapie für Depression von Gloaguen, Cottraux, Cucherat und Blackburn (1998) ist bemerkenswert, da sie das State-of-the-Art-Metaanalyseverfahren von Hedges und Olkin verwendet (1985; siehe auch Kapitel 3). Gloaguen et al. überprüften alle von 1977 bis 1996 veröffentlichten kontrollierten klinischen Studien, die Vergleiche von kognitiver Therapie für die Behandlung von Depressionen mit anderen Arten von Behandlungen für Depression einschlossen. Alle 48 Studien erfüllten die Einschlusskriterien und verwendeten das BDI, um die Vergleiche zu standardisieren und um abhängige Effektgrößen zu vermeiden. Die Evaluation der Ergebnisse war auf diese Messung der Depression beschränkt. Darüber hinaus wurden Effektgrößen aus direkten Vergleichen berechnet, um den Großteil der konfundierten Variablen zu eliminieren. Effektgrößen wurden für mögliche Verzerrungen angepasst, Aggregation wurde durch Gewichtung mit dem Kehrwert der geschätzten Varianz erreicht und die Homogenität der Effektgrößen wurde bestimmt (siehe Hedges und Olkin, 1985; siehe Kapitel 3). Im Vergleich zu Verhaltenstherapien betrug die Gesamteffektgröße 0.05, die zudem statistisch nicht signifikant war. Die 13 Effektgrößen aus diesen Vergleichen waren allesamt homogen, was das Vertrauen in die Schlussfolgerung stützt, dass kognitive und Verhaltenstherapien für Depressionen gleich wirksam sind, da es keine moderierenden Einflüsse zu geben scheint. Dennoch ist die kognitive Therapie der Klasse der „anderen Therapien“ überlegen: Die aggregierte Effektgröße dieser 22 Vergleiche war 0.24, was sich mit $p<.01$ signifikant von null unterschied, was jedoch immer noch ein kleiner Effekt ist (siehe Kapitel 3, Tabelle 3.1). Allerdings waren die Effektgrößen heterogen, was darauf hinweist, dass es einen oder mehrere moderierende Einflussfaktoren gibt, die die Ergebnisse zu beeinflussen scheinen.

Ähnlich wie bei Gaffan et al. wurden in der Metaanalyse von Gloaguen et al. (1998) für die Kategorie „andere Therapien“ Studien integriert, die sowohl therapeutisch intendierte wie auch nicht intendierte Therapien beinhalteten (z. B. unterstützende Beratung, telefonische Beratung). Wampold, Minami, Baskin und Tierney (2002) haben die Hypothese geprüft, inwieweit sich in dieser Kategorie *bona-fide-* von Nicht-*bona-fide*-Behandlungsbedingungen unterscheiden. Sie sagten voraus, dass, wenn kognitive Verhaltenstherapie mit *bona-fide*-Therapien verglichen würde, die Effektgröße gleich null wäre, im Einklang mit dem Dodo-Bird-Verdikt. Tatsächlich zeigten sich genau diese Effekte. Wenn ein Ausreißer eliminiert wurde, zeigte sich eine aggregierte Effektgröße für diesen Vergleich von $d=0.03$. Wie erwartet, waren die bona fide durchgeführten kognitiven Verhaltenstherapien den nicht bona fide durchgeführten Therapien überlegen. Das Resultat der Untersuchung von Gloagen et al. und die Reanalyse von Wampold et al. zeigen, dass Psychotherapien für Depression, die therapeutischen Ursprungs sind, einheitlich wirksam dastehen.

Das allgemeine Muster der fehlenden Unterschiede zwischen kognitiven Verhaltens- und „anderen“ Therapien konnte in den folgenden Metaanalysen repliziert werden (Cuijpers, van Straten, Andersson & van Oppen, 2008a; Cuijpers, van Straten, Warmerdam & Andersson, 2008b; Spielmans, Pasek & McFall, 2007). Anlässlich einer Aktualisierung der Diskussion über KVT vs. „andere Therapien“ führte Tolin (2010) eine Metaanalyse von 26 Studien durch, die KVT mit anderen *bona-fide*-Therapien verglich. Er berichtete, dass bei der Nachbehandlungsmessung und bei der Nachuntersuchung KVT der psychodynamischen Therapie im Allgemeinen überlegen war ($d=0.28$), jedoch nicht den interpersonellen oder den supportiven Therapien. Er stellte weiter dar, dass KVT gegenüber anderen Therapien gegen Depressionen nur bei gezielten Maßnahmen überlegen war, obwohl der Effekt auch hier klein war ($d=0.21$).

Die Ergebnisse von Tolin (2010) zu Depression bringen die wichtige Frage zur Bildung von Therapiekategorien auf den Plan. Typischerweise heben klinische Untersuchungen, insbesondere Studien mit fokussierten Behandlungen wie KVT, spezifische Erfolgsmaße hervor (im medizinischen Kontext oft primärer Endpunkt genannt). Allerdings umfassen diese Studien auch eine Reihe von weniger spezifischen, jedoch nicht minder bedeutsamen, Messungen, die beispielsweise Komorbiditäten (z. B. Depressionsmaße bei einer Angststudie, Lebensqualitätsmessungen etc.) mit einbeziehen. Wie wir bereits angedeutet haben, begünstigen Metaanalysen, die sich ausschließlich auf spezifische Symptome konzentrieren, störungsspezifische Endpunkte und möglicherweise damit verbunden störungsspezifische Behandlungen. Patienten kommen jedoch selten zur Psychotherapie, um ausschließlich die Symptome einer bestimmten Störung zu beseitigen (z. B. grosse Holtforth, 2001). Einige Forscher, darunter auch psychodynamische Therapeuten, konzeptualisieren therapeutische Veränderung, auf die Gesundheitsdefinition der WHO Bezug nehmend, breiter:

> Die Ziele der psychodynamischen Therapie schließen die Linderung der akuten Symptome ein, gehen jedoch darüber hinaus. Psychologische Gesundheit ist nicht nur die Abwesenheit von Symptomen; sie ist die positive Präsenz der inneren Kapazitäten und Ressourcen, die es Menschen ermöglichen, das Leben mit einem größeren Gefühl der Freiheit und der Handlungsoptionen zu leben. (Shedler, 2010, S. 105)

Baardseth et al. (2013) reanalysierten die Depressionsstudie von Tolin (2010), um die Wirkung für störungsübergreifende Erfolgsmaße zu schätzen und stellten fest, dass KVT gegenüber anderen Behandlungen für Depression darin nicht überlegen war ($d=0.03$).

Schließlich verwendeten zwei kürzlich durchgeführte Metaanalysen neben den Standardtechniken auch Techniken der Netzwerk-Metaanalyse, um die relative Wirksamkeit zu durchleuchten. Die Netzwerk-Metaanalyse ist ein relativ neuer statistischer Ansatz, der auf Bayes’sche Methoden setzt, um den direkten Vergleich von Behandlungen indirekt via Drittkategorien zu simulieren, was potenziell leistungsfähigere Tests der vorhandenen Literatur ermöglicht (siehe Del Re et al., 2013 für eine Diskussion der Probleme bei diesem Ansatz). Beispielsweise kann traditionelle KVT direkt gegenüber der Akzeptanz- und Commitmenttherapie (ACT) getestet und interpersonelle Psychotherapie (IPT) wiederum mit KVT verglichen werden, so dass die Behandlungseffekte der ACT und der IPT via KVT indirekt geschätzt werden können. Braun, Gregor und Tran (2013) untersuchten die Endergebnisse von 53 Studien (mit insgesamt 3 965 Patienten), die zwei oder mehr *bona-fide*-Psychotherapien für Depression direkt verglichen. Barth et al. (2013) führten eine noch größere Metaanalyse mit 198 Studien durch (mit ingesamt 15 118 Patienten), die sowohl bona fide als auch nicht bona fide durchgeführte Behandlungen, Wartelisten und die üblichen Versorgungsvergleiche enthielten. Bei beiden analytischen Ansätzen waren die Ergebnisse im Großen und Ganzen konsistent mit früheren Arbeiten zur vergleichenden Wirksamkeit von *bona-fide*-Psychotherapien für Depression. In der Regel konnten keine Unterschiede zwischen den Behandlungen nachgewiesen werden. Allerdings gab es einige spezifische Behandlungseffekte, die eine weitere Untersuchung rechtfertigen.

Unter Verwendung des Ansatzes der Netzwerk-Metaanalyse fanden Barth et al. (2013) einen kleinen, aber signifikanten Unterschied zwischen interpersoneller und supportiver Therapie (in der Standard-Metaanalyse gab es keine signifikanten Unterschiede zwischen diesen beiden Behandlungen). Darüber hinaus führten Braun, Gregor und Tran (2013) 31 separate Metaanalysen von direkten Vergleichen einer bestimmten Behandlungskategorie mit allen anderen Kategorien (unter Verwendung von Standard-Metaanalyseverfahren) durch. Sie untersuchten die Selbstevaluationen der Patienten, die von Ärzten berichteten Ergebnisse und klinisch signifikante Veränderungen. In den acht Metaanalysen, die supportive Therapie einschlossen, ergaben sich vier kleine, jedoch signifikante Effekte, die darauf hindeuteten, dass supportive Therapie etwas weniger wirksam als andere Therapien war. Wenn jedoch Metaanalysen auf mindestens fünf direkte Paarvergleichen beschränkt waren, so ergaben sich keine Wirksamkeitsunterschiede zwischen den Behandlungen mehr.

Auf den ersten Blick stehen diese Metaanalysen im Einklang mit dem momentan gut etablierten Befund, dass aktive, bona fide durchgeführte Behandlungen im Mittel vergleichbar wirksam sind, während Interventionen, die als Kontrollen entworfen worden sind – supportive Therapie ist das häufigste Beispiel dafür –, in der Regel weniger wirksam sind. Jedoch war die Analyse von Braun et al. angeblich nur auf Behandlungen beschränkt, die bona fide waren – das heißt, die supportive Therapie hat angeblich die Kriterien erfüllt, die bei Wampold et al. (1997b) zu finden sind. Darüber hinaus gab es in der Metaanalyse von Barth et al. keine Auswirkung der Forscher-Allegiance auf beobachtete Effekte. Bei näherer Betrachtung scheint es so zu sein, dass einige der Behandlungen dem *Wortlaut* der *bona-fide*-Kriterien (Derivat eines etablierten Ansatzes) gerecht werden, jedoch waren die meisten mehr oder weniger explizit als Kontrollen konzipiert. Viele der Behandlungsbeschreibungen wurden in kaum zwei Sätzen abgehandelt (z. B. Milgrom et al., 2005), und einige enthielten (fairerweise) sogar das Wort *Kontrolle* in der Behandlungsbezeichnung (z. B. „High-demand Control", McNamara & Horan, 1986). Darüber hinaus wurden die meisten Studien von Forschern entwickelt, die an der Auswertung der Behandlung im Vergleich zur „supportiven Therapie" interessiert waren, was zu wenig Variabilität in der Allegiance führte (es gab nur wenige Allegiance-neutralere Studien). In Anbetracht dieser fehlenden Variabilität ist es nicht verwunderlich, dass die Allegiance für Variabilität in den Effekten nicht verantwortlich war. Tatsächlich wurden den Patienten in den supportiven Therapien teilweise fragwürdige theoretische Begründungen vorgelegt, die kaum therapeutischen Freiraum ließen, abgesehen von empathischem Zuhören. Es handelte sich hier also um Pseudo-Placebos, da einige der Elemente des Kontextuellen Metamodells fehlten. Was aus einer theoretischen Perspektive bemerkenswert bleibt, ist, dass diese Behandlungen fast so effektiv waren wie Behandlungen, die vollumfänglich therapeutisch intendiert waren und von den Befürwortern dieser Behandlungen getestet wurden.

In Anbetracht der aktuellen Evidenz verschiedener Psychotherapien gegen Depression scheint die Schlussfolgerung nahe, dass keine Psychotherapie einer anderen bona fide durchgeführten Psychotherapie überlegen ist. Die angeführten Metaanalysen zeigen, dass im Allgemeinen kognitive Therapien und „andere Therapien" statistisch unbedeutende Unterschiede aufweisen, obwohl in einigen Fällen die Nullergebnisse erst nach Kontrolle der Allegiance erschienen. Der deutlichste Unterschied bestand zwischen der kognitiven Therapie und den verbalen oder „anderen" Therapien, wobei die Einschränkung bestehen bleibt, dass die Kontrolltherapien oft Behandlungen enthalten, die nicht der dargestellten Definition der Psychotherapie entsprechen (z. B. nicht klar therapeutisch intendiert oder überhaupt keine Psychotherapien sind). Allerdings scheint die übergeordnete Kategorie der professionellen, therapeutisch angelegten Psychotherapie (bona-fide-Psychotherapie) in randomisiert-kontrollierten Wirksamkeitsstudien ebenso wirksam zu sein wie die Subkategorie der kognitiven Verhaltenstherapie, die am frühsten formalisierte Psychotherapie gegen Depression.

PTBS und andere Angststörungen

Seit den frühen Untersuchungen, mit denen nachgewiesen wurde, dass Angstreaktionen sowohl bei Tieren als auch bei Menschen experimentell induziert werden können (siehe Kapitel 1), haben Verhaltenstherapeuten die Position verfochten, dass verschiedene im klassischen Konditionierungsparadigma eingebettete Techniken bei der Behandlung von Angststörungen wirksam sein würden. Die überzeugendste therapeutische Komponente zur Verringerung der Angst ist die Exposition gegenüber dem gefürchteten Reiz. Obwohl es viele Variationen von Expositionstechniken gibt, ist die Exposition ein zentraler Bestandteil der Verhaltenstherapie (z. B. bei Zwangsstörungen, Panikstörung, soziale Angststörung, PTBS).[23] Zudem wurden auch kognitive Behandlungen entwickelt und getestet. Diese Behandlungen basieren u. a. auf der Idee, dass die kognitive Bewertung der gefürchteten Reize kritisch ist und dass die Veränderung dieser Bewertungsprozesse einen Zugang zur Verhaltensmodifikation darstellt. Kognitive Verhaltenstherapien integrieren traditionellerweise verschie-

23 Während im Diagnostischen und Statistischen Manual Psychischer Störungen (DSM-5) die Posttraumatische Belastungsstörung (PTBS) formell nicht mehr als eine Angststörung gekennzeichnet ist, umfassen oft viele der Behandlungen sowohl für PTBS als auch für andere Angststörungen auf Exposition basierte Mechanismen. Während wir die Diskussion von PTBS und Angststörungen im Allgemeinen trennen, werden sie in diesen Diskussionen gemeinsam behandelt, da viele der theoretischen Fragen ähnlich sind.

dene Bewertungs- und Verhaltensaspekte in einem störungsspezifischen Behandlungsvorgehen, wobei sich die Grenzen insbesondere im Verlauf der dritten Wende der kognitiven Verhaltenstherapie zumindest aufzuweichen scheinen. Nichtdestotrotz überrascht es nicht, dass auch in den meisten aktuellen Wirksamkeitsstudien eine (durch das eigene Forscherteam entwickelte) „moderne" kognitive Verhaltenstherapie und eine Therapie, die oftmals Kontrollgruppencharakter hat, verglichen werden, mit dem Ziel, spezifische Vorzüge der relativen Wirksamkeit zu untersuchen. Selbst diejenigen Forscher, die die äquivalente Wirksamkeit über verschiedene Behandlungstraditionen akzeptieren und von geringfügigen Unterschieden zwischen den Behandlungen für die meisten psychischen Leiden ausgehen, halten daran fest, dass kognitive Verhaltenstherapie den alternativen Therapietraditionen bei vielen Angststörungen überlegen ist (Frank & Frank, 1991; Lilienfeld, 2007). Somit scheint die relative Wirksamkeit spezifischer Angstbehandlungen für die Beständigkeit des Medizinischen Metamodells von exemplarischer Bedeutung zu sein und soll deshalb im Detail mit Fokus auf PTBS dargestellt werden.

In der letzten Dekade hat sich in vielen länderspezifischen Leitlinien die Sichtweise durchgesetzt, dass bei der Behandlung von PTBS traumafokussierte Behandlungen die besten Ergebnisse erzielen (z. B. National Collaborating Centre for Mental Health, 2005; Surgeon General, 1999; Arbeitsgemeinschaft der Wissenschaftlichen Medizinischen Fachgesellschaften, 2016). Solche Behandlungen umfassen zwingend wiederholte Exposition gegenüber traumatischen Erinnerungen und traumatischen Umständen. Während die überwiegende Mehrheit der für PTBS entwickelten und getesteten Behandlungen einen Schwerpunkt auf traumatische Erfahrungen legt, sind die Diskussionen in Bezug auf die relative Wirksamkeit dieser Behandlungen ein Spiegelbild der Literatur im Bereich der Depression. Insbesondere gibt es in der Regel wenig Hinweise darauf, dass PTBS-spezifische *bona-fide*-Behandlungen effektiver sind als *bona-fide*-Psychotherapie im Sinne einer übergeordneten Behandlungskategorie. Die Unterschiede zwischen den Behandlungen entstehen nur dann, wenn die spezifischen PTBS-Behandlungen mit der Kategorie „sonstige/andere Behandlungen" verglichen werden. Wie wir oben bereits beschrieben haben, entspricht diese letztgenannte Kategorie bildlich gesprochen einem Gemischtwarenladen, bei dem *bona-fide*- mit Nicht-*bona-fide*-Therapiebedingungen in einen Topf geworfen werden.

Kognitive Therapien und Expositionstherapien enthalten häufig sich überlappende Elemente. Wenn zum Beispiel Patienten in der kognitiven Therapie über den gefürchteten Reiz reden, dann erleben die Patienten eine imaginäre Darstellung des Ereignisses, welches als imaginäre Exposition interpretiert werden könnte. Um dieser Einschränkung zu begegnen, entwickelten Tarrier et al. (1999) eine klinische Studie, um Behandlungen für chronische Posttraumatische Belastungsstörung zu untersuchen. Der Erkenntnis folgend, dass die kognitive Therapie und Exposition in der Regel konfundiert sind, verglichen Tarrier et al. kognitive Therapie ohne jegliche Diskussion des Traumas mit einer reinen Expositionsbehandlung. Die Probanden wurden entsprechend der Traumakategorie eingeteilt und zufällig der kognitiven Therapie ohne Exposition (KT) oder der imaginären Exposition (IE) zugeordnet. In dieser Studie sollte die KT „emotionsfokussiert sein und die Vorstellungen der Patienten von der Bedeutung des Erlebten sowie ihre nachfolgenden Attributionen, unter Berücksichtigung ihres bisherigen Glaubenssystems, aufdecken, um darin maladaptive Kognitionen und Gefühlsmuster zu identifizieren und zu verändern“ (S. 14). Diskussionen über das Trauma selbst sollten vermieden werden, um die kognitive Behandlung von der Exposition zu unterscheiden. Die IE war „auf das Trauma fokussiert und richtete sich auf die Habituation der emotionalen Reaktion, indem der Patient instruiert wurde, das Ereignis so zu beschreiben, als ob es in der Gegenwart geschieht, während er es visualisiert“ (S. 15). Diese Studie ergab, dass die Beurteilung der Glaubwürdigkeit der Behandlung durch Patienten und Ratings der Motivation der Patienten durch Therapeuten sich nicht zwischen den beiden Behandlungen unterschieden. Obwohl sich die Patienten von Behandlungsbeginn bis zum Abschluss im Allgemeinen verbesserten, zeigten sich keine relativen Wirksamkeitsunterschiede in den sieben berichteten Erfolgsmaßen. Die Resultate dieser Studie stützen nicht die Behauptung, dass die intensive Exposition die spezifisch notwendige Komponente für die Verbesserungen im Bereich der Posttraumatischen Belastungsstörung ist. Wenden wir uns jetzt einer Übersicht der Literatur zur PTBS zu.

In einer frühen Metaanalyse untersuchte Sherman (1998) alle kontrollierten Wirksamkeitsvergleichstudien zu Behandlungen von PTBS. Die vorherrschenden Behandlungen in diesen Vergleichen waren verschiedene Formen der kognitiven Verhaltenstherapie, umfassten aber auch psychodynamische Therapie, Hypnotherapie, das Koach-Programm, Wut-Management, Augenbewegungsdesensibilisierung und -reprozessierung (*eye movement desensitization and reprocessing* [EMDR], Abenteueraktivitäten, Psychodrama und die Coatesville-PTBS-Therapien. Die relativen Effektstärken der direkten Vergleiche zweier Psychotherapieformen wurden in verschiedenen Symptombereichen gesondert untersucht (Intrusion, Vermeidung, Übererregbarkeit, Angst und Depression). Nachdem ein Ausreißer mit einer unrealistischen Effektstärke von $d=8.40$ (!) beseitigt wurde, waren die übrigen aggregierten Effektstärken alle homogen. Die einzige heterogene Zielvariable war Übererregbarkeit, da gemäß den Autoren eine Vielzahl von Verfahren dazu verwendet wurde, um dieses Konstrukt zu messen.

Bradley, Greene, Russ, Dutra und Westen (2005), Bisson und Andrew (2009) und Bisson et al. (2007) fanden ähnliche Effektstärken für eine Vielzahl von Anwendungen, einschließlich KVT, Expositionstherapie, kognitiver Therapie und EMDR. Allerdings ergaben Kontrollgruppen mit supportiver Therapie kleinere Effekte, und „andere Therapien“ unterschieden sich nicht von der Wartelisten- oder der Usual-Care-Bedingung. Zu beachten ist jedoch, dass alle der oben genannten Erkenntnisse auf dem Vergleich von Prä-Post-Effekten basieren und keine direkten Vergleiche der Behandlungs*unterschiede* zusammengefasst wurden, was notwendig wäre, um validere Schlussfolgerungen zu ziehen.

Mehrere PTBS-Metaanalysen haben die Methode des direkten Vergleichs verwendet, was einige widersprüchliche Ergebnisse zu Tage förderte. Davidson und Parker (2001) haben keine Unterschiede zwischen den direkten Vergleichen von EMDR- und expositionbasierten Behandlungen gefunden, jedoch war die Anzahl der Vergleiche in ihrer Untersuchung gering (siehe auch Seidler & Wagner, 2006). Ebenso fanden Bradley et al. (2005) kaum Hinweise auf Unterschiede zwischen den Behandlungen im direkten Vergleich, merkten aber an, dass die Zahl der Behandlungen in bestimmten Kategorien nicht ausreichend war, um eindeutige Schlüsse zu ziehen. Sowohl Bisson und Andrew (2009) als auch Bisson et al. (2007) stellten generell keine Unterschiede zwischen den Vergleichen von verschiedenen Behandlungen fest, jedoch, dass eine Vielzahl von Behandlungen (z. B. traumafokussierte KVT, EMDR) wiederum der Kategorie der „anderen Therapien“ sowie Stressmanagement überlegen waren.

Wie bereits in vorigen Abschnitten dieses Kapitels erwähnt, schränkt der Fokus auf direkte randomisierte Wirksamkeitsvergleiche die Anzahl die Studien ein, wobei grundsätzlich nicht die reine Anzahl der integrierten Patienten zählt, sondern eher deren Repräsentativität. Im Jahr 2008 führten Benish, Imel und Wampold eine Metaanalyse durch, welche auf dem Modell von Wampold et al. (1997b) basierte und nur bona fide durchgeführte Interventionen enthielt, die in derselben Studie direkt verglichen wurden. Die Metaanalyse umfasste 15 vergleichende Studien von *bona-fide*-Behandlungen (17 direkte Vergleiche, 958 Patienten) und enthielt unter anderem so unterschiedliche Behandlungen wie zum Beispiel verlängerte Exposition, dynamische Therapien, EMDR, Gegenwartszentrierte Therapie (*present-centered therapy* [PCT]; siehe unten für weitere Details) und KVT (mit und ohne Exposition). Ähnlich wie Wampold et al. (1997b) vermieden die Autoren eine Behandlungskategorisierung und untersuchten die Homogenität in der Verteilung um die Null als Test der Nullhypothese, dass alle Behandlungen gleich wirksam waren. In Übereinstimmung mit Wampold et al. (1997b) waren die Effekte tatsächlich homogen um null verteilt, was darauf hindeutete, dass im direkten Vergleich keine Unterschiede zwischen den Behandlungen bestanden.

Diese Ergebnisse und Methoden wurden von einzelnen PTBS-Behandlungsforschern scharf kritisiert. Eines der Hauptargumente lag darin, dass das Kriterium *bona fide* „wirksame“ Behandlungen bevorzuge (Ehlers et al., 2010). Wie oben eingeführt, sind die *bona-fide*-Kriterien jedoch unabhängig von der Wirksamkeit einzelner Studienergebnisse konzipiert und werden dementsprechend operationalisiert. Um Beurteilerverzerrungen zu verhindern, werden die Kategorisierungen der *bona-fide*-Therapien von unabhängigen Beurteilern durchgeführt, die über die Wirksamkeitsunterschiede nicht informiert sind. Um faire Vergleiche zu ziehen, werden die *bona-fide*-Therapien also *im Voraus*, vor den statistischen Auswertungen, kodiert (mit der schon seit 1997 bekannten Prozedur) und somit nicht im Nachhinein eingestuft und analysiert. Dieser Punkt ist zentral, da viele der Therapiekategorien im PTBS-Bereich erst im Nachhinein interpretiert worden sind. Mit diesem Argument kritisierten die PTBS-Behandlungsforscher somit eher das eigene Vorgehen, das sie auf die Kategorie *bona fide* generalisierten. Darüber hinaus sind die Ergebnisse weitgehend mit neueren Metaanalysen konsistent, die keinen Unterschied zwischen den direkten Vergleichen der expositionsbasierten Behandlungen und anderen aktiven Behandlungen zeigen (z. B. Powers et al., 2010).

Es scheint kaum Hinweise darauf zu geben, dass eine Behandlung für PTBS einer anderen überlegen ist. Allerdings gibt es Argumente, die eine schwere Hürde für das Medizinische Metamodell darstellen, wie es derzeit bei PTBS angewendet wird. Wie oben bereits erwähnt, wurden für die PTBS-Interventionsforschung Kontrollbehandlungen entwickelt, die keine spezifischen, jedoch alle allgemeinen therapeutischen Bestandteile enthalten sollten. Wie oben erläutert, entwickelten Foa et al. (1991) eine supportive Beratungsbehandlung, die keine Exposition und keine kognitiven Komponenten enthielten bzw. diese für die supportive Behandlung als No-Go definierten. Was in guter Absicht als Kontrollgruppe für Prolonged Exposure (PE) gedacht war, entfernte nicht nur zentrale Aspekte der PE, sondern auch breit akzeptierte Bestandteile einer *bona-fide*-Behandlung, womit aus dieser Perspektive das Kind mit dem Bad ausgeschüttet wurde. Schnurr et al. (2007) entwickelten alternativ die Behandlung Gegenwartszentrierte Therapie (*present-centered therapy* [PCT]; siehe auch Frost, Laska, & Wampold, 2014), welche eine glaubwürdige therapeutische Alternative zu nicht spezifischen therapeutischen Faktoren bieten sollte, um die spezifische zusätzliche Wirkung der PE sichtbar zu machen (S. 823). Schnurr et al. haben in ihrer Variante im Gegensatz zu Foa et al. mehr therapeutische Bestandteile verbaut, einschließlich Psychoedukation in Bezug auf die Auswirkungen des Traumas auf das aktuelle Leben des Patienten, einem Schwerpunkt auf den aktuellen maladaptiven Beziehungsmustern/Verhaltensweisen und der Verwendung von Problemlösungsstrategien. PCT blieb jedoch eine Behandlung ohne Exposition der vergangenen Ereignisse; falls Patienten ihr Trauma erwähnten, wurden sie mit der Lösung aktueller Probleme abgelenkt. Weiter wurden alle Interventionen, die sich auf kognitive Umstrukturierung oder Änderung von Attributionen bezogen, ausgeschlossen. Das heißt, PCT enthielt gezielt nicht die Komponenten, die als wissenschaftlich angesehen wurden (Exposition, eine Verarbeitung des Traumas oder kognitive Umstrukturierung jeglicher Art), aber viele Aspekte eines überzeugenden therapeutischen Grundprinzips und darauf bezogene therapeutische Maßnahmen. Es wurden verschiedene Handbücher für PCT entwickelt, Therapeuten wurden ausgebildet, um die Behandlung durchzuführen, und so nahm PCT die Erscheinung einer legitimen Behandlung an. Einen vergleichbaren Werdegang hat parallel dazu die Verhaltensaktivierung erlebt, die als Kontrollkomponente (Bestandteil von Becks Depressionstherapie) konzipiert wurde und sich ebenso wirksam erwies wie die vollumfängliche Therapie (Jacobson et al., 1996). Bemerkenswert ist, dass sich die PCT im Vergleich mit den auf wissenschaftlichen Erkenntnissen basierenden Behandlungen in fünf klinischen Studien als ebenso wirksam zeigte wie die evidenzbasierten Behandlungen. Das galt für störungsspezifische wie für störungsübergreifende Erfolgsmaße (Frost et al., 2014). Nach Auffassung der Society of Clinical Psychology ist PCT heute eine psychologische Behandlung für PTBS, die in der Forschung breit abgestützt ist (siehe http://www.div12.org/psychological-treatments/disorders/post-traumatic-stress-disorder). Der Fall der PCT ist eine beunruhigende Erkenntnis für das Medizinische Metamodell, welches einige spezifische Komponenten bei der Behandlung von PTBS als notwendig erachtet. Beachtenswert ist weiter, wie unterschiedlich die auf internationale Studien beruhende Evidenz in den verschiedenen Ländern unterschiedlich interpretiert wird (z. B. http://www.awmf.org/uploads/tx_szleitlinien/051-010l_S3_Posttraumatische_Belastungsstoerung_2012-abgelaufen.pdf).

Und es gibt noch mehr unerwartete empirische Evidenz bei den Behandlungen für PTBS. Alle oben andiskutierten Metaanalysen, die die Wirksamkeit von EMDR untersucht haben, zeigten, dass sie vergleichbar mit den besten Behandlungen für PTBS ist (siehe Seidler & Wagner, 2006). Allerdings basiert EMDR aus wissenschaftlicher Sicht auf vagen Grundlagen. Die Grundlagen von EMDR wurden als „Pseudowissenschaft" bezeichnet (z.B. Herbert et al., 2000) und von Anhängern des Medizinischen Metamodells mit Mesmerismus in Verbindung gebracht (McNally, 1999). Das teilweise verkaufsorientierte Auftreten einzelner EMDR-Repräsentanten wurde von anderen klinischen Wissenschaftler mit Irritation aufgenommen (siehe auch Davidson & Parker, 2001; Rosen, 1999). Herbert et al. (2000) stellten fest, dass „die Förderung von EMDR ein gutes Beispiel für Pseudowissenschaft im Allgemeinen bietet und ein Exempel dafür ist, wie Pseudowissenschaft an Psychiater vermarktet wird, von denen einige mit den Forschungspublikationen zu EMDR relativ unvertraut sein könnten" (S. 955). Noch irritierender ist jedoch, dass sich diese vorgeblich pseudowissenschaftliche Behandlung in Wirksamkeitsvergleichstudien als vergleichbar wirksam wie die „wissenschaftlichen", evidenzbasierten Behandlungen für PTBS erweist.[24]

Die irritierenden Ergebnisse der klinischen Studien hinterfragen Grundannahmen des Medizinischen Metamodells, sie stehen jedoch insgesamt in erstaunlichem Einklang mit dem Kontextuellen Metamodell. Es scheint, dass Behandlungen mit einer Vielfalt an Komponenten gleich wirksam sind, einschließlich KVT ohne Exposition, PCT und EMDR.

Wir wenden uns nun anderen Angststörungen zu. Eine Reihe von Metaanalysen in den 1990er-Jahren hat die relative Wirksamkeit von kognitiven und Verhaltensbehandlungen von Angststörungen sowie einige andere Behandlungen unter die Lupe genommen (Abramowitz, 1996, 1997; Chambless & Gillis, 1993; Clum, Clum & Surls, 1993; Mattick, Andrews, Hadzi-Pavlovic & Christensen, 1990; Sherman, 1998; Taylor, 1996; van Balkom et al., 1994). Trotz der zum Glaubenssatz mutierten Hypothese, dass kognitive Verhaltenstherapien ihren Alternativen überlegen sind, treten auch hier die oben genannten allgemeinen Argumente (*bona-fide*-Psychotherapie, Allegiance, Therapeuteneffekte, ungleiche Rahmenbedingungen zwischen den Untersuchungsgruppen) hervor.

Bevor die verschiedenen Metaanalysen zu Angststörungen berichtet und disktutiert werden, sollten mehrere kritische Aspekte beachtet werden. Erstens sind viele der Wirksamkeitsvergleichsstudien unkontrolliert gewesen (d.h. ohne Kontrollgruppe), somit sind in der Regel die Effektgrößen durch die Veränderungen von Behandlungsbeginn zu Behandlungsende berechnet worden [zumeist: (Postmessung – Prämessung)/Standardabweichung]. Solche Effektgrößen können durch Regression zur Mitte aufgeblasen werden, da beispielsweise Patienten ausgewählt werden, die momentan besonders stark in einem störungsspezifischen Maß anschlagen (d.h. sie haben bei Angstmessungen eine hohe Punktzahl) und so dazu neigen, bei einer weiteren Messung, in Abwesenheit einer Behandlung, näher am allgemeinen Mittel-

24 Kritiker der EMDR begründen ihre Wirksamkeit in der Regel mit ihrem im Wesentlichen expositionsbasierten Schema. Im Wesentlichen ist EMDR Pseudowissenschaft, nicht, weil sie nicht funktioniert oder weil sie keine therapeutischen Bestandteile enthält, sondern vielmehr, weil den Patienten eine irreführende Erklärung gegeben wird, warum die Behandlung funktioniert, und von ihnen verlangt wird, an spezifischen Aktionen teilzunehmen, die für die Heilung nicht notwendig sind (siehe Kapitel 8).

wert zu liegen (siehe Campbell & Kenny, 1999 für eine ausgezeichnete Diskussion der Regressionsartefakte). Störender ist jedoch, dass nur eine Minderheit der Metaanalysen einen direkten Vergleich der verschiedenen Behandlungen untersucht (z. B. Abramowitz, 1997; Clum et al., 1993; Ougrin, 2011), was die Interpretation bzw. die Attribution der Wirksamkeitsunterschiede in den Metaanalysen unkontrollierter Studien wegen der oben erwähnten, sich in den verschiedenen Störungsbildern wiederholenden, konfundierten Variablen schwierig macht. Darüber hinaus hat keine der Metaanalysen mit indirekten Vergleichen einen Versuch unternommen, Allegiance detailliert zu modellieren. Ein weiteres methodisches Problem ist, dass die frühen Metaanalysen keine Homogenitätstests durchgeführt haben. Schließlich sei darauf hingewiesen, dass primäre Studien zu verschiedenen Behandlungen, insbesondere solche, die direkt zwei bona fide durchgeführte psychologische Behandlungen vergleichen, nur spärlich vorhanden sind. Zum Beispiel untersuchte Abramowitz (1997) in seiner Metaanalyse direkte Vergleiche der psychologischen Behandlung von Zwangsstörungen, stützte sich jedoch auf nur sechs Vergleiche aus fünf Studien.

Die jüngsten Metaanalysen für Panikstörungen und Zwangsstörung dokumentieren, dass auf Exposition basierte Behandlungen große Effekte gegenüber Wartelisten und Pseudo-Placebos aufzeigen, es wurden jedoch keine direkten Vergleiche innerhalb von *bona-fide*-Behandlungen vorgenommen (Rosa-Alcázar, Sánchez-Meca, Gómez-Conesa & Marín-Martínez, 2008; Sánchez-Meca, Rosa-Alcázar, Marín-Martínez & Gómez-Conesa, 2010). Die Autoren berichteten, dass die expositionsbasierten Behandlungen im Vergleich zu Auswirkungen von nicht expositionsbasierten Behandlungen den aktiven Kontrollgruppen und Wartelisten überlegen waren. Dennoch gab es nur 3 (von 24) Studien in der Metaanalyse für Zwangsstörung (Rosa-Alcázar et al., 2008) und 13 (von 65) Studien in der Metaanalyse für Panikstörung (Sánchez-Meca et al., 2010), die eine Kontrollgruppe mit einer nicht expositionsbasierten Behandlung verglichen. Nennenswert ist, dass eine der Panikbehandlungen, die als „nicht auf Basis einer Exposition" kategorisiert wurde, eine sehr geringe negative Wirkung im Vergleich zur Kontrollgruppe aufwies (d=–0.01). Diese Behandlung entpuppte sich jedoch als eine Exposition mit systematischer Desensibilisierung (Mavissakalian & Michelson, 1986). Wenn diese Behandlung der Exposition zugeordnet wurde, war die Art der Behandlung (Exposition gegenüber Nichtexposition) in beiden Fällen (Warteliste oder aktive Kontrollgruppe) kein Moderator von Behandlungseffekten.[25] Unabhängig davon wurde keiner dieser Tests der Behandlungsergebnisse aus dem

25 Dieses Ergebnis basiert auf den im Korrigendum zu Sánchez-Meca et al. (2010) angegebenen Effektgrößen, wie sie im Anhang angegeben sind. Nachdem die Wirkung von Mavissakalian und Michelson erneut kategorisiert wurde (1986), trennten wir Effekte in solche von aktiven Kontrollen und Wartelistenvergleichen. Die Art der Behandlung (expositionsbasiert gegenüber nicht expositionsbasiert) war in keinem der Fälle ein Moderator der Effektgröße (d_{exp}=0.32, 95% CI [–0.01, –0.64] für die aktive Kontrollgruppe und d_{exp}=0.59, 95% CI [–0.1, 1.27] für die Wartelistenkontrollen). Zu beachten ist weiter, dass der beobachtete Publikationsbias bei Panikmessungen, der in einer Fußnote auf S. 42 berichtet wird, nicht in die Analysen integriert wurde. Das lässt darauf schließen, dass weniger kleine Effekte als erwartet unter den veröffentlichten Studien mit kleinen Stichprobengrößen zu beobachten sind, was wiederrum darauf hindeutet, dass der gesamte Effekt der Behandlung möglicherweise überschätzt wird.

direkten Vergleich von Behandlungen in der gleichen Studie abgeleitet. Damit bleibt die Größe der Unterschiede zwischen den Studien unbekannt.

Ougrin (2011) verfasste eine Metaanalyse zu direkten Vergleichen verschiedener kognitiver Verhaltenstherapien zur Behandlung bestimmter Angststörungen (einschließlich fünf Studien zu Zwangsstörung, sieben Studien zu Panik, fünf Studien zu PTBS sowie drei Studien zu sozialer Phobie). Es ergaben sich keine signifikanten Unterschiede zwischen den Störungen, außer bei sozialer Phobie, bei der die kognitive Therapie der Verhaltenstherapie überlegen war. Dieser Befund basierte auf Studien, bei denen expositionsbasierte Behandlungen gegenüber kognitiver Therapie sehr schlecht abgeschnitten haben (Clark et al. 2003; Clark et al. 2006). Bei Clark et al. (2006) wurde das Expositionsprotokoll mit „Selbstexposition" bezeichnet, wobei der Patient Anweisungen von einem Therapeuten erhalten hat, der Therapeut jedoch nicht direkt beteiligt war und den Patienten bei den Expositionsübungen nicht direkt unterstützte. Dies wirft Fragen auf, inwieweit diese Intervention die Definition der Psychotherapie effektiv erfüllte. Schließlich trat in jeder Studie von Clark et al. der Fall auf, dass in der kognitiven Therapie Verhaltensexperimente enthalten waren, während kognitive Interventionen in den expositionsbasierten Interventionen nicht erlaubt waren (siehe Siev & Chambless, 2007; Siev, Huppert & Chambless, 2009; Wampold, Imel & Miller, 2009 für eine ähnliche Diskussion zur Behandlung der generalisierten Angststörung). Trotz des allgemeinen Musters der fehlenden Unterschiede zwischen Verhaltens- und kognitiven Behandlungen für Angststörungen sind Schlussfolgerungen über verhältnismäßige Wirksamkeit durch die relative Ähnlichkeit dieser Behandlungen beschränkt, da viele kognitive Behandlungen Verhaltenskomponenten und viele der Verhaltensbehandlungen kognitive Interventionen umfassen.

Einige neuere einzelne Studien zum Vergleich von KVT mit anderen Behandlungen haben Belege dafür vorgebracht, dass KVT für einige Angststörungen effektiver als andere Therapien sein könnte. Die in Deutschland durchgeführte SOPHO-NET-Studie (Leichsenring et al., 2013) verglich 495 Patienten, die randomisiert entweder einer manualisierten KVT oder psychodynamischen Behandlung zugeordnet wurden. Beide Behandlungen zeigten große Prä-Post-Effektstärken (d=1.32 für KVT und d=1.02 für die psychodynamische Behandlung). Obwohl die Effektstärken zwischen den Gruppen klein waren (auf die Behandlungsbedingungen entfielen 1 bis 3 Prozent der Varianz in den Endergebnissen), waren die Remissionsraten für KVT (36 Prozent) signifikant höher als bei der psychodynamischen Behandlung (26 Prozent). Interessanterweise waren die Unterschiede zwischen den Behandlungen kleiner als die Unterschiede zwischen den Therapeuten, auf die 5 bis 7 Prozent der Variabilität in den Ergebnissen entfielen (siehe Kapitel 6). Zwei abschließende Einschränkungen waren, dass die manualisierte psychodynamische Therapie erst vor Kurzem entwickelt und zum ersten Mal in dieser Studie getestet wurde, und dass die Analysen der Therapeutenadhärenz darauf hinwiesen, dass die Therapeuten teilweise die Interventionen beider Bedingungen anwendeten; eine methodische „Unreinheit", die möglicherweise darauf hinweist, dass Therapeuten vor allem die Interventionen anwenden wollen, die ihnen nach ihrem besten Wissen und Gewissen am sinnvollsten erscheinen. Dieser letzte Punkt lässt die Frage aufkommen, ob einige der Verfahrensvorteile von KVT aufgrund der erhöhten technischen Flexibilität zustande gekommen sind (siehe Clark, 2013; Leichsenring, Salzer & Leibing, 2013 für weitere Einzelheiten zu dieser Debatte).

IPT hat im Vergleich zu KVT in zwei kleineren Studien schlechter abgeschnitten, einer zu Panik ($n=91$; Vos, Huibers, Diels & Arntz, 2012) und einer zu sozialer Angststörung ($n=117$; Stangier et al., 2011). Jedoch besteht für weitere Angststörungen im Vergleich zur Erforschung von Depressionen, PTBS und anderen psychischen Störungen noch deutlicher Forschungsbedarf, um vergleichende Rückschlüsse ziehen zu können.

Teilweise wird in diesem Bereich im Rahmen der dritten Wende nun ebenfalls „traditionelle" KVT mit „moderner" KVT verglichen (z.B. Hanrahan et al., 2013), was uns zu einer weiteren allgemeinen Herausforderung führt, die exemplarisch an der KVT aufgezeigt werden kann. Tolin (2010) hat festgestellt, dass KVT anderen Behandlungen für Angststörungen überlegen war ($d=0.43$, ein mittelgroßer Effekt), ein Ergebnis, das oft zitiert wird, um die Überlegenheit von KVT für Angststörungen zu stützen. Eine sorgfältige Lektüre dieses Ergebnisses ist allerdings aufschlussreich. Dieser Effekt beschränkt sich auf eine Untersuchung von vier Studien, von denen zwei vor 1972 veröffentlicht wurden und sich auf störungsspezifische Symptome beziehen. Auch wenn die Anzahl integrierter Studien aufgrund der Einschlusskriterien variieren kann (z.B. *nicht bona fide* als Ausschlusskriterium), so hat Tolin nur vier direkte Vergleiche von KVT zu einer *bona-fide*-Behandlung von Angststörungen, die keine KVT war, in Betracht gezogen, während Benish et al. (2008) in ihrer Metaanalyse von PTBS mindestens zehn solcher Vergleiche dokumentierten. Bei genauerer Betrachtung scheinen die Differenzen folgendermaßen zu erklären zu sein: Tolin definierte KVT ziemlich breit, sodass er EMDR in KVT subsummierte, weshalb seine Analysen keine Vergleiche zwischen EMDR und KVT enthielten.

Dies wirft die Frage der Klassifizierung und des Klassifizierungsprozesses auf. Ehlers et al. (2010) klassifizierten EMDR gesondert von KVT, während Tolin EMDR in KVT subsummierte. Manchmal ist Stressimpfung eine KVT, manchmal nicht; manchmal ist PCT als KVT klassifiziert, manchmal nicht (siehe Baardseth et al., 2013; Wampold et al., 2010). Um Rückschlüsse auf eine Klasse von Behandlungen wie KVT zu ziehen, muss die Taxonomie klar definiert werden und sollte sie von einer Untersuchung zur anderen invariant sein (Baardseth et al., 2013). Die Vermutung liegt nahe, dass Studien mit hohen Effekten *im Nachhinein* zusammengefasst worden sind. Um dieses deutliche Problem zu beheben, klassifizierten Baardseth et al. eine Behandlung für Angststörungen als KVT, indem sie sich auf eine Befragung von Mitgliedern der Association for Behavioral and Cognitive Therapies, die auf Angststörungen spezialisiert waren, stützten. Mit dieser einvernehmlichen Definition von KVT konnten Baardseth et al. 13 Studien finden, die KVT direkt mit einer bona fide durchgeführten Behandlung von Angststörungen, die keine KVT war, verglichen. Die Wirkung war weder bei störungsspezifischen noch bei unspezifischen Variablen ($d=0.13$ bzw. $d=-0.03$) statistisch signifikant. Hier konnte also eine umfassende Metaanalyse, die die Überlegenheit von KVT bei Angststörungen untersuchte, keine Evidenz dafür vorbringen, dass KVT besonders wirksam war.

Insgesamt lässt die Übersicht der aktuellen Metaanalysen das Bild entstehen, dass keine wesentlichen Unterschiede in der Wirksamkeit innerhalb der Überkategorie der *bona-fide*-Psychotherapien für Angststörungen bestehen. Die empirischen Belege wurden aus einzelnen Untersuchungen oder Metaanalysen bezogen, die aus wenigen Studien bestanden, die oft von einer oder wenigen Studien mit sehr großen Effekten oder großer Patientenzahl beeinflusst worden sind. Deutlich mehr Studien sind gefordert, um einen genaueren Schätzer zu erwarten. Weiter werden mögliche Allegiance-Effekte noch intensiver diskutiert und in die Studiendesigns integriert werden müssen (für neuere Ansätze dazu z.B. Flückiger et al., 2016; Westra, Constantino & Antony, 2016). Dass die Exposition ein notwendiger Bestandteil sein soll, geht auf Vergleiche zwischen Studien zurück und nicht auf den direkten Vergleich von Behandlungen mit und ohne Exposition. Somit ist die relative Wirksamkeit von KVT und anderen aktiven Behandlungsinterventionen für diese spezifischen Angststörungen zum größten Teil weiterhin nicht getestet, trotz der anhaltenden Forderungen bedeutender Befürworter. Wenn Tests tatsächlich durchgeführt wurden, konnten sie die Hypothese nicht stützen. Sicher wirkt KVT. Jedoch basieren die Hypothesen bezüglich der relativen Überlegenheit von KVT gegenüber alternativen Psychotherapien auf einer sehr begrenzten Anzahl klinischer Studien.

Substanzmissbrauch

Drogenmissbrauch ist eines der folgenschwersten psychosozialen Probleme über verschiedenste Kulturen hinweg. Obwohl es genauso viele potenzielle substanzbezogene Störungen in den gängigen Diagnosesystemen wie spezifische Drogen gibt, bleibt Alkohol die am häufigsten verwendete problematische Substanz und vielleicht auch die am besten erforschte. Deshalb konzentrieren wir uns hier exemplarisch auf die Behandlungen alkoholbezogener Störungen (*alcohol-use disorders* [AUD]), um die relative Wirksamkeit spezifischer Behandlungen zu untersuchen. Die Behandlungen von AUD gehören zu den umstrittensten und am heißesten diskutierten Themen der psychischen Gesundheit (Marlatt, 1983, 1985; Pendery, Maltzman & West, 1982; Sobell & Sobell, 1976, 1984a, b; Sobell, Sobell & Christelman, 1972). Neue Behandlungen werden oftmals als wissenschaftliche Durchbrüche, Verbesserungen der fehlerhaften alten Ansätze oder als Quelle der Hoffnung angepriesen (White, 1998). Betrachten wir zum Beispiel die Prognose von Marlatt (1985) in Bezug auf die Verwendung von Rückfallprophylaxe im Vergleich zu den Methoden der Anonymen Alkoholiker (AA):

> Präzise Rückfallprophylaxe und damit verbundene kognitive Strategien zu lernen, scheint für den Patienten mehr Hilfe zu bieten, als sich auf vage Konstrukte wie Willenskraft oder auf die in verschiedenen magischen Slogans eingebetteten Ratschläge zu verlassen, wie: „Ein Glas Alkohol am Tag ist eins zu viel." (Marlatt, 1985, S. 51)

Das Argument von Marlatt entspricht der Spezifitätsannahme, wonach ein spezifisches Behandlungsprogramm im AUD-Bereich möglicherweise bessere Resultate als eine andere (hier ebenfalls spezifische) Therapieform erzielt. Allerdings konnten weder Primärstudien noch qualitative und metaanalytische Übersichtsarbeiten klare Antworten in Bezug auf die Überlegenheit einer spezifischen Behandlung gegenüber allen anderen liefern. Obwohl eine Reihe von Behandlungsalternativen zur Verfügung stehen (Miller et al., 1998), beziehen sich die Forschungsaktivitäten vorzugsweise auf psychosoziale Behandlungen (die Alkohol im Rahmen einer psychischen Störung verstehen). Darunter befinden sich wiederum verschiedene Formen der kognitiven Verhaltenstherapien, das Selbstkontrolltraining, Rückfallpräventionen, motivierende Gesprächsführung sowie das Zwölf-Schritte-Programm (Emmelkamp, 2004; Marlatt & Gordon, 1985; Nowinski, Baker & Carroll, 1992; White, 1998). Allerdings hat der Ausbau der wissenschaftlichen Forschung wenig dafür getan, die Mehrdeutigkeit der Alkoholbehandlungen der letzten zwei Jahrhunderte zu klären. Die konzeptuellen und institutionellen Grabenkämpfe zwischen den Behandlungsmodellen haben sich bis heute fortgesetzt, wobei in den 1970er- und 1980er-Jahren das kontrollierte Trinken international besonders heftig diskutiert worden ist (Marlatt, 1983, 1985; Pendery et al., 1982; Sobell et al., 1972; Sobell & Sobell, 1976, 1984a, b). Insbesondere begannen die verhaltensorientierten Forscher, die Annahme in Frage zu stellen, dass das einzig akzeptable Ziel der Alkoholbehandlung die totale Abstinenz sei (Davies, 1962; Mills, Sobell & Schaefer, 1971; Sobell et al., 1972; Sobell & Sobell, 1973). Den Befürwortern des kontrollierten Trinkens wurde wissenschaftlicher Betrug vorgeworfen. Die Kritik an ihrer Forschung wurde prominent in Wissenschaft (z. B. in *Science;* Pendery et al., 1982) und Gesellschaft (z. B. in der *New York Times*; Boffey, 1982) diskutiert und beeinflusste die politischen Debatten in vielen Ländern.

Die von Pendery et al. vorgebrachte Kritik an der kontrollierten Trinkintervention enthielt detaillierte Interviews und Fallvignetten von Patienten, die in einer Studie zum kontrollierten Trinken teilgenommen hatten (Sobell und Sobell, 1973). Penderys Resultate zeigten auf, dass das kontrollierte Trinken starke negative Ereignisse verzeichnete. So wurde in dieser Bedingung der Tod einzelner Patienten berichtet, und eine Mehrheit der Patienten erlitt einen Rückfall. Dieser Befund hat bei vielen zum trügerischen Schluss geführt, dass kontrolliertes Trinken ein ineffektives und möglicherweise unethisches Behandlungsziel sei (Marlatt, 1983). Die Studie von Pendery schloss jedoch die Analyse der Vergleichsbedingung (abstinenzorientierte Behandlung) aus und fokussierte ausschließlich auf das kontrollierte Trinken. In der abstinenzorientierten Behandlung zeigten sich jedoch vergleichbare Effekte (konkret starben in dieser Bedingung sogar noch mehr Patienten), wodurch sich wiederum die Sichtweise durchsetzte, dass kontrolliertes Trinken vergleichbare Wirksamkeit aufweist wie abstinenzorientierte Behandlungen (Marlatt, 1983; Sobell & Sobell, 1984a). Allerdings ließ die Schärfe der Debatte erahnen, dass dadurch das Krankheitskonzept des Alkoholismus und als logische Folge die totale Abstinenz als einziges realisierbares Behandlungsziel in Frage gestellt wurden.

Eine der bekanntesten, modellhaftesten und größten Wirksamkeitsvergleichstudien ist das Projekt MATCH (1997), bei dem insgesamt über 1200 Patienten einer bona fide durchgeführten Psychotherapie zugeordnet wurden. In dieser Studie wurden die Patienten einer der drei folgenden Behandlungen randomisiert zugeordnet: a) Zwölf-Schritte-Programm (12-SP), b) kognitive Verhaltenstherapie (KVT) und c) motivierende Gesprächsführung (*motivational interviewing* [MI]). Das 12-SP (Nowinski et al., 1992) wurde eigens für den Einsatz im Projekt MATCH formalisiert und bestand aus einzelnen Sitzungen mit einem Berater, der dafür geschult wurde, den Patienten im Heilungsprozess zu unterstützen. Der Inhalt der Sitzungen wurde in

Hinblick darauf entwickelt, die Philosophie und Strategien der AA widerzuspiegeln und zu fördern. Es wurde erwartet, dass Personen, die am 12-SP teilnahmen, auch regelmäßig die Zwölf-Schritte-Meetings besuchten. Trotz der Tatsache, dass diese drei Behandlungen sehr unterschiedliche theoretische Grundlagen hatten, wurden im Wesentlichen keine Unterschiede zwischen den Behandlungen festgestellt. Trotzdem wenden wir uns den Metaanalysen zu, um die relative Wirksamkeit umfänglicher zu durchleuchten.

Die metaanalytische Literatur zu AUD-Behandlungen wird durch die gleichen, oben bereits erwähnten, methodischen Probleme, wie sie bei anderen psychischen Leiden auftreten, weitgehend eingeschränkt (z. B. Kategorisierung von Behandlungen, eine begrenzte Anzahl von Vergleichen für bestimmte Kategorien, Mangel an modernen metaanalytischen Methoden [Zählungen der signifikanten *p*-Werten], Verwendung der Kategorie „andere", die sowohl bona fide als auch nicht bona fide durchgeführte Interventionen enthält; siehe Imel et al., 2008 für eine Übersicht). Dementsprechend ist es nicht verwunderlich, dass einige Forscher vermuten, dass bestimmte Behandlungen deutlicher durch wissenschaftliche Erkenntnisse gestützt sind (zum Beispiel Miller et al., 1998), während andere aufwerfen, dass es wenig Anhaltspunkte dafür gibt, eine spezifische Behandlung einer anderen vorzuziehen (Berglund et al., 2003).

Um diesen Einschränkungen zu begegnen, führten Imel, Wampold, Miller und Fleming (2008) eine Metaanalyse ähnlich der von Wampold et al. (1997b) und Benish et al. (2008) durch, indem sie alle klinischen Studien zu Störungen durch Alkoholkonsum, die einen direkten Vergleich von mindestens zwei bona fide durchgeführten Psychotherapien enthielen, einschlossen. Sie vermieden eine Klassifizierung von Behandlungen in Kategorien und testeten Behandlungsunterschiede, indem sie die Heterogenität der Verteilung der Behandlungseffekte um die Null herum untersuchten. 30 Studien (die 47 Effekte und 3 503 Patienten umfassten) erfüllten die Einschlusskriterien. Möglicherweise können Sie das Ergebnis erraten: Die direkten Wirksamkeitsvergleiche replizierten das wiederkehrende Resultat, dass sich die verschiedenen *bona-fide*-AUD-Behandlungen homogen als vergleichbar wirksam zeigten.

Kritik an der metaanalytisch einheitlichen Wirksamkeit

Die vergleichbare Wirksamkeit verschiedener bona-fide-Psychotherapien wurde in der Folge heftig diskutiert und teilweise kritisiert. Im Folgenden sollen verschiedene aktuellere Reaktionen auf das unseres Erachtens erstaunlich persistente empirische Bild der letzten 30 Jahre aufgezeigt werden. Erlauben Sie uns in diesem Kapitel, dass wir die teilweise emotional geführte Debatte mit etwas emotionalem Subtext aufpeppen.

Eine etwas ironische Kritik an den metaanalytischen Ergebnissen war, dass die „willkürliche Verteilung von Preisen ... absurd ist" (Rachman & Wilson, 1980, S. 167).

Die Ironie liegt darin, dass diese Kritik von empirisch orientierten Forschern vorgebracht wurde, die sich die rigorose empirische Evidenz auf die eigene Fahne schrieben:

> Es ist eine emotionale Front von großer Intensität auf diesem Gebiet entstanden, die vielen Menschen die Hinterfragung der [psychotherapeutischen] Wirksamkeit als einen Angriff auf die Psychotherapie selbst erscheinen lässt. Teuber und Powers (1953) deuten mit ihren Worten darauf hin: „Einigen Therapeuten erscheint die gesamte Idee einer Kontrollgruppe ... etwas blasphemisch, als ob wir versuchen würden, einen statistischen Test der Wirksamkeit eines Gebets durchzuführen ..." (Eysenck, 1961, S. 697)

Einige Kommentare kehrten auf die allgemeine Eysenck'sche Skepsis des metaanalytischen Bestrebens zurück. So kritisierte beispielsweise Barlow (2010) die Metaanalyse als Mittel zur Beurteilung der relativen Wirksamkeit in folgender Weise:

> Die genutzten Methoden sind retrospektive Reanalysen der Arbeit anderer mithilfe metaanalytischer Verfahren ... diese Verfahren unterliegen einer notorischen Verzerrung mit nur leichten Verbesserungen (siehe Dieckmann, Malle & Bodner, 2009) ... Gibt es da draußen irgendeinen Therapeuten, der wirklich glaubt, dass man genau das gleiche Verfahren für, sagen wir mal, jemanden mit chronischer Schizophrenie, spezifischer Phobie, bipolarer Störung oder Zwangsstörung verwenden kann, solange es sich um eine bona-fide-Therapieanwendung handelt, an die sowohl der Patient als auch der Therapeut glauben? Also würde klientenzentrierte Therapie für kognitive Defizite bei Schizophrenie ebenso wie kognitive Therapie wirken oder wie Expositionstherapie und Reaktionsverhinderung bei Zwangsstörung? Der Hauptgrund, warum dieses Argument nie akzeptiert worden ist, ist, dass das Argument schlicht und einfach nicht sinnvoll sein kann, egal, wie die klinischen Versuche neu interpretiert werden. (S. 15f.)

Hier zieht Barlow das Argument der einheitlichen Wirksamkeit etwas ins Lächerliche (d.h. dass, entsprechend des Dodo-Bird-Verdikts, Therapeuten die exakt gleichen Verfahren unabhängig vom Patienten oder der Störung verwenden sollten) und impliziert damit, dass die Überlegenheit bestimmter Behandlungen einfach offensichtlich sei. Die theoretische Aussage der Einheitlichkeit in der Wirksamkeit der Behandlungen wurde nie derart gedeutet, dass ein Therapeut die Störung ignorieren soll und einfach genau die gleiche Behandlung für alle durchführt. Um in Metaanalysen aufgenommen zu werden, müssen die Behandlungen nach bestem Wissen und Gewissen für die jeweilige Störung therapeutisch intendiert sein. Was dann festgestellt wird, ist, dass eine Vielzahl von Behandlungsmöglichkeiten für bestimmte Erkrankungen gleich wirksam ist. Bildlich gesprochen führen in einem Wegenetz viele Wege nach Rom, wobei damit nicht gemeint ist, dass alle Wege identisch sind.

Eine weitere geschickte Strategie ist, die klinische Expertise der Metaanalytiker in Frage zu stellen: „Allzu oft wissen die Menschen, die diese [Meta-]Analysen durchführen mehr über die quantitativen Aspekte ihrer Aufgabe als über die inhaltlichen Probleme, die gelöst werden müssen" (Chambless & Hollon, 1998, S. 14). Diese letzte Aussage könnte genauso gut von einem Psychoanalytiker im Jahr 1960 im Hinblick auf die verhaltenstherapeutischen klinischen Wissenschaftler gemacht worden sein, die Kontrollgruppendesigns verwendet haben! Sind Befürworter der spezifischen Pharmakotherapien die *einzigen* Forscher mit gültiger Kritik*berechtigung* an der Pharmakotherapieliteratur? Es ist unwissenschaftlich, Evidenz zu leugnen, weil sie nicht in Übereinstimmung mit der eigenen klinischen Überzeugung steht. Tatsächlich beruht der Geist der Wissenschaft auf der fortwährenden Dialektik der Kritik und der Antwort darauf, wie Karl Popper (1962) mit folgenden Worten formuliert:

> „Was ist die Quelle oder Grundlage deiner Behauptung?" ... „Ich weiß es nicht: Meine Behauptung war nur eine Vermutung. Achte nie auf die Quelle oder die Quellen, aus denen etwas entspringen kann – es gibt viele mögliche Quellen, und ich kann mir nicht einmal der Hälfte ihrer bewusst sein ... Aber wenn du dich für das Problem interessierst, das ich versuchte, durch meine vorläufige Behauptung zu lösen, so kannst du mir helfen, indem du sie so stark wie möglich kritisierst ..." (S. 26–27)

Eine weitere Kritik an metaanalytischen Ergebnissen lautet, dass das Dodo-Bird-Verdikt nicht wahr sein kann, da es Gegenbeispiele gibt – das heißt konkret, dass Studien existieren, die Unterschiede zwischen den Behandlungen gefunden haben (Chambless & Hollon, 1998; Crits-Christoph, 1997). Diese Kritik verkennt jedoch, dass das hier verstandene Dodo-Bird-Verdikt auf statistischen Wahrscheinlichkeiten beruht. Es geht hier immer um die geschätzten statistischen Effekte, die auf eine Grundpopulation bezogen sind. So ist zu erwarten, dass ein kleiner Teil der Untersuchungen einen signifikanten Unterschied finden wird, auch unter der Nullhypothese. Wenn die wahre Differenz zwischen Therapien gleich null ist und die Wahrscheinlichkeit eines Fehlers vom Typ I bei 5 Prozent festgelegt ist (und damit fälschlicherweise die Nullhypothese abgelehnt wird), werden einige Studien durch Zufall Differenzen finden. Wampold et al. (1997b) zeigten, dass die Ränder der Verteilung der Effektgrößen bei Vergleichen mit einer wahren Effektgröße von null konsistent waren – d. h., dass die Anzahl der Studien, die einen signifikanten Unterschied für eine der Behandlungen gezeigt haben, exakt dem entsprach, was man unter dem Stichprobenfehler versteht (siehe Abbildung 5.2). Crits-Christoph (1997) konnte 15 Studien in der Metaanalyse von Wampold et al. (1997b) identifizieren, die kognitive Verhaltenstherapie mit einer nicht kognitiven Verhaltenstherapie verglichen und in einem Erfolgsmaß die Überlegenheit der kognitiven Verhaltenstherapie zeigten. Zwar gibt es zahlreiche Probleme mit den ausgewählten Studien (zum Beispiel war die Therapie in der Vergleichsgruppe nicht als solche intendiert), das primäre Problem liegt jedoch darin, dass hypothesenkonforme Studienresultate nicht im Nachhinein selegiert werden können, ohne die Studien mitzuberücksichtigen, die den Erwartungen widersprechen. Eine Wirksamkeitsstudie, die im Nachhinein in einer Bedingung nur diejenigen Patienten herausfilterte, die besonders große Fortschritte machten, würde wohl ebenso kritisiert werden. Wie auch immer, das hier verstandene Dodo-Bird-Verdikt besagt aus einer statistischen Perspektive, dass die Varianzen innerhalb einer bestimmten Therapieform (z. B. durch einzelne Therapeuten verursacht) größer sind als die Varianzen zwischen den Behandlungsformen.

Die Implikationen der bestehenden Metaanalysen werden von einigen abgelehnt, weil sie den aktuellen Stand der Ergebnisse der Forschung darstellen, aber vielleicht nicht den wahren Zustand der relativen Wirksamkeit oder den zukünftigen Stand der Ergebnisforschung widerspiegeln (Howard et al., 1997; Stiles et al., 1986). Wampold et al. (1997a) merken dazu an:

> Wir würden den Tag zu schätzen wissen, an dem eine Behandlung entwickelt wird, die drastisch effektiver ist als die, die wir heute verwenden. Aber bis dieser Tag gekommen ist, zeigen die vorhandenen Daten, dass, was auch immer für Unterschiede in der Behandlungwirksamkeit existieren, sie erstaunlich klein zu sein scheinen. (S. 230)

Bis Daten vorliegen, die das Gegenteil zeigen, gibt es aus empirischer Perspektive nach wie vor viele Hinweise darauf, dass die Nullhypothese zu halten ist. Die Nullhypothese besagt, dass es im Durchschnitt keine systematischen Unterschiede in der Wirksamkeit zwischen den verschiedenen Behandlungsformen gibt. Selbstverständlich gibt es jedoch in den Primärstudien deutliche Varianzen im Therapieerfolg zu beobachten; diese Varianzen lassen sich jedoch nicht systematisch auf eine einzelne Therapie- oder Interventionsform attribuieren.

Es gibt eine Reihe von alternativen Hypothesen für das Ergebnis der einheitlichen Wirksamkeit. Zum Beispiel kommentierte Crits-Christoph (1997), dass auch Follow-up-Bewertungen in der Metaanalyse von Wampold et al. (1997b) Unterschiede abschwächten, weil Patienten in der weniger wirksamen Behandlung nach der Therapie andere Behandlung für ihre Erkrankung suchen würden. Eine weitere alternative Hypothese ist, dass die Unterschiede nur bei schweren Störungen offensichtlich werden: „Bei leichten Beschwerden sind die nicht spezifischen Effekte der Behandlungen ... wahrscheinlich in sich stark genug, um Einfluss auf ... die Ergebnisse zu haben, was wenig Raum für die spezifischen Faktoren lässt und sie kaum eine Rolle spielen“ (Crits-Christoph, 1997). Diese und einige andere alternative Hypothesen könnten wahr sein, müssen jedoch einen empirischen Test bestehen, um zu zeigen, dass einige bestimmte Behandlungen anderen überlegen sind (Wampold et al., 1997a). Es sollte beachtet werden, dass Wampold et al. (1997a) ihre Daten erneut analysierten und zeigten, dass, wenn die Behandlungsergebnisse nur bei Beendigung gemessen wurden und die Daten nur auf schwere Störungen beschränkt waren (hier: DSM-Kategorien), das Ergebnis der äquivalenten Wirksamkeit dennoch erhalten blieb. Weiter kann bei einer zu einem bestimmten Zeitpunkt selegierten störungsspezifischen Stichprobe der oben beschriebene statistische Effekt der Regression zur Mitte die Wirksamkeit beeinflussen. Dieser statistische Effekt tritt jedoch grundsätzlich unabhängig von der Behandlungsart auf. Wie oben beschrieben, können dadurch die Prä-Post-Effektstärken aller Bedingungen erhöht werden. Falls Patienten mit „schwerer“ Störung selegiert werden, so ist zu erwarten, dass diese Selektion sowohl konzeptuell wie empirisch mit einer erhöhten Komorbiditätsrate einhergeht. Konzeptuell ist es jedoch wenig stichhaltig, dass sich die Therapeuten gerade bei hohen Komorbiditätsraten auf ein gesondertes störungspezifisches Vorgehen einschränken sollten, ohne die Komorbiditäten mitzuberücksichtigen. Jedenfalls würde es einem konzeptuellen Paradoxon entsprechen, wenn das störungsspezifische Vorgehen bei

Patienten mit dem gesonderten Störungsbild weniger erfolgreich wäre als bei Patienten, die mehrere Störungen aufweisen.

Andere haben das Diagnosesystem für die Gleichwertigkeit der Ergebnisse verantwortlich gemacht. Das Argument lautet, dass DSM-Störungen heterogene Kategorien sind, die mehrere ätiologische Wege enthalten, und dass Behandlungen benötigt werden, die sich auf diese Wege spezialisieren (Follette & Houts, 1996). Zum Beispiel wäre die kognitive Verhaltenstherapie bei Menschen angezeigt, bei denen Depression durch irrationale Kognitionen verursacht wird, und das Training der sozialen Kompetenzen würde für Menschen passen, bei denen die Depression durch Einsamkeit verursacht wird, was zu einem Defizit sozialer Fähigkeiten führt und soziale Beziehungen einschränkt. Wie wir in Kapitel 8 diskutieren werden, bestehen für diese klinisch einleuchtende Vermutung empirisch jedoch kaum systematische Hinweise, dass ein interaktiver Effekt zwischen der Behandlung und dem ätiologischen Werdegang existiert.

Andere argumentierten, dass die primären in Metaanalysen synthetisierten Studien fehlerhaft sind, aufgrund von Problemen mit der Randomisierung, Informationsverlust, Wechselwirkungen mit unbekannten kausalen Variablen, der Wahl der Ergebnismessungen und begrenzter externer Validität (Howard, Krause & Orlinsky, 1986; Howard et al., 1997), und dass folglich auch die Metaanalysen fehlerhaft sein werden. Howard et al. (1997) haben darauf hingewiesen, dass die Metaanalyse „all die Probleme dieser Art von Vergleichsversuchen erbt“ (S. 224), was zu einem gewissen Grad stimmt, aber die Schlussfolgerung aus den folgenden Gründen nicht ungültig macht: Wenn die in der Psychotherapie durchgeführte Wirksamkeitsforschung mit derart fehlerhaften Ergebnissen „gesegnet“ ist, dass die Ergebnisse keine validen Informationen liefern können, sollte sie ganz aufgegeben werden. Folglich sollten Entscheidungen nicht auf den Ergebnissen solcher Designs basieren. Aber natürlich behauptet niemand ernsthaft, dass solche Designs völlig ungültig sind, lediglich, dass es Validitätsrisiken gibt. Metaanalysen sind nützlich, da sie verwendet werden können, um zu bestimmen, ob die Ergebnisse von Studien durchgängig die gleichen Schlussfolgerungen zeichnen (d.h. auf einer gemeinsamen Schätzung konvergieren), was das Vertrauen in jeden einzelnen Fall (in jede einzelne Studie) erhöht. Das ist bei einheitlicher Wirksamkeit genau der Fall. Es gibt Mängel bei allen Vergleichsstudien. Starke Aussagen aus einzelnen Studien abzuleiten, ob für die Praxis oder Theorie, ist riskant. Wenn jedoch 277 Vergleiche homogen um null herum verteilt sind, wie es der Fall in der Metaanalyse von Wampold et al. (1997b) ist und in nachfolgenden störungsspezifischen Metaanalysen repliziert wurde, dann wird es klarer und ersichtlicher, dass der Korpus von Vergleichen konsistent mit einer einheitlichen Wirksamkeitsvermutung ist, eine Schlussfolgerung, die mit Gewissheit gezogen werden kann.

Fazit

Rosenzweig hat im Jahr 1936 spekuliert: „Alle Methoden der Therapie sind, wenn sie kompetent angewendet werden, gleichermaßen erfolgreich" (S. 413). In den 1970er- und 1980er-Jahren war die Evidenz aus den ersten Metaanalysen mit Rosenzweigs Vermutung erstaunlich konsistent. In den darauffolgenden 30 Jahren haben exemplarische Studien und methodologisch feinere Metaanalysen das robuste und widerkehrende Muster repliziert, dass systematische Wirksamkeitsunterschiede zwischen einzelnen psychotherapeutischen Behandlungsformen im Vergleich zu deren allgemeiner Wirksamkeit erstaunlich klein sind und insgesamt die Nullhypothese stützen. Dieses Ergebnis kann insbesondere bezüglich der Subpopulationen von Behandlungen für Depression und Angst verallgemeinert werden. Die Behauptung, dass spezifische Psychotherapien wirksamer sind als andere psychotherapeutische Formen, ist jedoch ein widerkehrendes Muster in der Geschichte der Psychotherapie und zieht sich über die verschiedenen Psychotherapietraditionen hinweg (Flückiger & Del Re, 2016). Es besteht jedoch kaum empirische Evidenz dafür, dass bestimmte Vorgehensweisen wirksamer sind als die Überkategorie der nach bestem Wissen und Gewissen situationsangepassten, professionell durchgeführten Psychotherapie (bona-fide-Psychotherapie). Das Dodo-Bird-Verdikt im Sinne der allgemeinen psychotherapeutischen Wirksamkeit hat über die verschiedenen Dekaden erstaunlich viele Tests überlebt.

Das Fehlen systematischer Unterschiede zwischen einer Vielzahl von Psychotherapien lässt Zweifel an der Hypothese laut werden, dass vorzugsweise ganz bestimmte Komponenten für gesonderte Störungen für die robuste Wirksamkeit der Psychotherapie verantwortlich sind. Das Phänomen der allgemeinen Wirksamkeit der Psychotherapie in deren gängigsten Störungsbildern stellt den ersten Hinweis darauf dar, dass sich die anhaltenden empirischen Befunde der Psychotherapieforschung in der Logik des Medizinischen Metamodells nur unzureichend abbilden und erklären lassen. Die empirischen Daten der Psychotherapieforschung stellen somit eine fundamentale Herausforderung dar.

Kapitel 6 Therapeuteneffekte

Ein entscheidender und vernachlässigter Faktor

Die Eigenschaften des Therapeuten, die zu positiven Ergebnisse führen, sind für Psychotherapieforscher und Kliniker seit den Ursprüngen des Forschungsfeldes von Interesse. Es scheint intuitiv einleuchtend zu sein, dass einige Merkmale oder Handlungen von Therapeuten wünschenswerter sind als andere und dass folglich einige Therapeuten bei der Arbeit mit ihren Patienten effektiver als andere sein würden. In dieser Hinsicht sind Therapeuten mit anderen Fachleuten vergleichbar; einige Anwälte gewinnen mehr Fälle als andere, einige Künstler erschaffen bedeutendere und kreativere Skulpturen als andere und einige Lehrer ermöglichen Schülern größere Leistungen als andere.

Trotz eines Interesses an den Therapeuteneffekten gibt es eine Tendenz, Therapeuten als therapeutischen Faktor zu sehen und insbesondere in Wirksamkeitsvergleichsstudien eher etwas zu umgehen. Vor fast 50 Jahren stellte Donald Kiesler (1966) fest:

> Die Uniformitätsannahme ist in der Psychotherapieforschung häufig anzutreffen. Die Patienten werden immer noch zur „Psychotherapie" überweisen, als wenn es sich um eine einheitlich homogene Behandlung handeln würde, und zur Psychotherapie mit verschiedenen Therapeuten, als ob Therapeutenunterschiede irrelevant wären ... Wenn die Psychotherapieforschung voranschreiten möchte, muss zunächst identifiziert und gemessen werden, was diese derart relevanten Therapeutenvariablen (Persönlichkeitsmerkmale, technische Faktoren, Beziehungsvariablen, Rollenerwartungen und dergleichen) letztendlichen am Ergebnis ausmachen. (S. 112–113)

Um die vielen Möglichkeiten zu verstehen, wie Therapeuten die Prozesse und das Ergebnis einer Psychotherapie beeinflussen, stellten Beutler et al. (2004) eine Taxonomie der Therapeutenvariablen auf. Die die Therapeuten betreffenden Aspekte wurden anhand von zwei Dimensionen klassifiziert: a) objektiv versus subjektiv und b) situationsübergreifende Merkmale versus therapiespezifische Situationen. Dadurch ergaben sich vier Arten von Therapeutenvariablen. Viele der therapiespezifischen Situationen werden in anderen Kapiteln diskutiert, darunter *Interventionen von Therapeuten*, die die Adhärenz und spezifische Effekte betreffen (Kapitel 8), *therapeutische Beziehungen*, die auf das Arbeitsbündnis und andere Beziehungsaspekte (Kapitel 7) abzielen, und die therapeutische *Ausrichtung*, die sich auf die relative Wirksamkeit bezieht (Kapitel 5). Die situationsübergreifenden Merkmale betreffen die Therapeuten selbst. Diese sind bei den verschiedenen Patienten, die durch den Therapeuten behandelt werden, also als „Messwiederholung" zu betrachten. Neben situativen Variablen haben Therapeuten ebenso viele Konstanten, die sich über die verschiedenen Therapien hinweg nicht bzw. kaum verändern, darunter etwa die Demografie (z.B. Alter, Geschlecht und ethnische Zugehörigkeit des Therapeuten) sowie psychologische Traits des Therapeuten, einschließlich Persönlichkeit, Bewältigungsstil, emotionales Wohlbefinden, Werte, Überzeugungen und sozioökonomischer und kultureller Hintergrund.

Beutler et al. (2004) durchsuchten Forschungsarbeiten, um Therapeutenvariablen in den vier Klassen zu identifizieren, die auf das Psychotherapieergebnis Einfluss nehmen. Überwiegend fanden sich Zusammenhänge mit therapierelevanten Eigenschaften. Beutler et al. kamen größtenteils zu dem Schluss, dass keine der untersuchten Variablen klar im Zusammenhang mit der Wirksamkeit der Therapeuten stand, und weiter, dass die Forschung bezüglich der Therapeutenvariablen bis 2003, als sie ihre Arbeit verfassten, insgesamt abgenommen hatte. Obwohl die Prüfung von Therapeutenvariablen interessant und informativ ist, stellt es den Wagen vor das Pferd. Vor der Recherche der therapeutenbezogenen Wirksamkeitsvariablen muss geprüft werden, inwieweit unterschiedliche Therapeuten auch wirklich unterschiedlich erfolgreich therapieren. Wenn Therapeuten gleichmäßig wirksam sind, dann gibt es keine Notwendigkeit, Eigenschaften und Handlungen von effektiven Therapeuten zu beschreiben, weil es keine geben wird. Dieses Kapitel konzentriert sich auf die Frage, inwieweit Therapeuteneffekte beobachtbar sind, und wenn ja, in welchem Maße.

Eine zentrale Frage für die Differenzierung des Medizinischen Metamodells und des Kontextuellen Metamodells ist, den Anteil der Therapeutenunterschiede zu schätzen – als Frage formuliert: „Ist der *bestimmte* Therapeut relevant?" Das Medizinische Metamodell postuliert, dass die spezifischen Bestandteile für den Erfolg der Therapie entscheidend sind, und damit ist es wichtiger, *ob* die wirksame „Zutat" verabreicht wird, als *wer* sie verabreicht. Auf der anderen Seite ist im Kontextuellen Metamodell der Therapeut entscheidend, weil der Behandler als Person für den Erfolg der Therapie von wesentlicher Bedeutung sein kann. Darüber hinaus postuliert das Kontextuelle Metamodell, dass die Handlungsschritte effektiver Therapeuten unabhängig von den spezifischen Bestandteilen (z.B. die Einhaltung eines Protokolls) sind. Sie werden viel mehr damit zusammenhängen, was wir als gemeinsame Faktoren vorausgesetzt haben: Empathie, Verständnis, die Fähigkeit, mit verschiedenen Personen ein Arbeitsbündnis aufzubauen und so weiter. Befürworter des Medizinischen Metamodells betrachten Therapeuteneffekte insbesondere aus der Perspektive der „Kompetenz", d.h. einige Therapeuten sind bei der Durchführung einer bestimmten Intervention kompetenter als andere:

> Kompetenz bezieht sich auf das Niveau der Fertigkeit, die der Therapeut bei der Durchführung der Behandlung zeigt. Fertigkeit ist das Ausmaß, in dem der leitende Therapeut die für die Intervention relevanten Aspekte des therapeutischen Kontextes berücksichtigt und in angemessener Weise auf diese Kontextvariablen reagiert hat. Relevante Aspekte des Kontexts umfassen, sind aber keineswegs beschränkt auf, (a) Patientenvariablen, wie der Grad der Beeinträchtigung, (b) die be-

> sonderen Probleme des Patienten, (c) die Lebenssituation und die Belastung des Patienten sowie (d) Faktoren wie die Phase der Therapie, der Grad der bereits erreichten Verbesserung und angemessene Sensibilität gegenüber dem Zeitpunkt der Interventionen innerhalb einer Therapiesitzung. (Waltz, Addis, Koerner & Jacobson, 1993, S. 620)

Kompetenz, auf diese Weise definiert, wird in der Regel durch Rater beurteilt, die selbst erfahrene Therapeuten oder von Experten geschult sind (siehe Kapitel 8). Zentral erscheint in diesem Zusammenhang, dass Kompetenz als Wort zwar Relevanz suggeriert, die empirische Evidenz verschiedener Kompetenzen jedoch erst im Nachhinein geprüft werden kann. Hinter der Kompetenz versteckt sich somit die Frage, inwieweit die Therapeuten eine spezifische Intervention *lege artis* durchgeführt haben, und nicht, welche Variablen erfolgreiche Therapeuten ausmachen. Es können somit „Kompetenzen" der Therapeuten gemessen werden, die für das Ergebnis irrelevant sein können. Tatsächlich zeigt sich das vordergründig etwas unangenehme Resultat, dass die Korrelationen zwischen der „Kompetenz", eine spezifische Intervention lege artis durchzuführen, und dem Therapieergebnis nur sehr klein sind, wie dies beispielsweise im *NIMH Treatment of Depression Collaborative Research Programm* beobachtet und in einer Metaanalyse zu bestätigen versucht wurde (z. B. Shaw et al., 1999; siehe auch Webb et al., 2010 und Kapitel 8).

Die hauptsächliche Frage zur hier thematisierten Debatte über das Medizinische und das Kontextuelle Metamodell ist jedoch nicht, wie spezifische Kompetenz gemessen wird und inwieweit diese mit den Therapieergebnissen in Beziehung steht, sondern nach wie vor, ob es überhaupt Variabilität unter Therapeuten im Hinblick auf die Ergebnisse gibt. In klinischen Vergleichsstudien werden Therapeuten selegiert, ausgebildet und betreut, und es wird erwartet, dass sie ein angemessenes Maß an Kompetenz erreichen, bevor die Behandlung beginnt. Das Medizinische Metamodell stellt die Vermutung an, dass einige Komponenten besser sind als andere. Kombiniert mit der Minimierung der Therapeutenunterschiede in klinischen Studien sollte die Variabilität zwischen den Behandlungen größer sein als die Variabilität zwischen den Therapeuten. Im Wesentlichen sollte die Behandlung, die ein Patient empfängt (Behandlung A vs. Behandlung B), bedeutsamer sein, als der, der die Behandlung durchführt, insbesondere, wenn der Therapeut in Einklang mit dem Behandlungsprotokoll handelt. Dies ist das zentrale Thema, das den Rest dieses Kapitels bestimmen wird.

Im Folgenden werden wir Therapeuteneffekte und dahinterliegende Kompetenzen vom Ergebnis her definieren. Einfacher gesagt, Therapeuten die systematisch erfolgreicher therapieren als andere, sind kompetentere Therapeuten. Um das Phänomen möglicher Therapeuteneffekte besser zu verstehen, erscheint es sinnvoll, mögliche Merkmale zu identifizieren, die die kompetenteren Therapeuten von weniger kompetenten unterscheiden. Erstaunlicherweise wurde um die Jahrhundertwende ins 21. Jahrhundert überraschend wenig Forschung in diesem Bereich angestellt (z. B. Anderson, Ogles, Patterson, Lambert & Vermeersch, 2009; Baldwin, Wampold & Imel, 2007; Blatt, Sanislow, Zuroff & Pilkonis, 1996; Dinger, Strack, Leichsenring, Wilmers & Schauenburg, 2008; Lutz, Leon, Martinovich, Lyons & Stiles, 2007; Nissen-Lie, Monsen & Rønnestad, 2010; Schöttke, Flückiger, Goldberg, Eversmann &

Lange, 2016; Zimmermann, Rubel, Page & Lutz, 2016 für Beispiele dieser Art der Forschung), wobei das Interesse an möglichen Therapeuteneffekten und diesbezügliche Forschungsaktivitäten in den letzten Jahren wieder deutlich angestiegen sind (Castonguay & Hill, 2017).

Wenn die Kompetenz vom Ergebnis bestimmt ist, spiegelt therapeutenbedingte Variabilität in den Ergebnissen die Differenzen in der Kompetenz der Therapeuten. Das Kontextuelle Metamodell prognostiziert, dass Variabilität unter Therapeuten relativ groß sein wird, vor allem im Vergleich zur Variabilität zwischen spezifizierten Interventionen. Ein kompetenter Therapeut wird relativ unabhängig von der spezifischen Technik anerkennenswerte Therapieergebnisse erzielen. Die verschiedenen *empirischen Zugänge* der Therapeutenkompetenzen seien hier an Beispielen aus dem Sport verdeutlicht: Einige Skirennfahrer fahren einen Slalom in perfekter Technik, stehen hinterher jedoch nicht auf dem Podest (Kompetenz von der Technik her definiert); andere Fahrer, wie Marcel Hirscher oder Alberto Tomba, retten sich mit attraktiven Einlagen aus den misslichsten Lagen und sind dabei noch unglaublich schnell (Kompetenz vom Ergebnis her definiert). Nur selten harmonieren Technik und Erfolg wie bei Messi oder Roger Federer; wobei sich in diesen Fällen wiederum die Frage stellt, inwieweit diese möglicherweise „kompletten" Spieler sich nicht in jeder Technik zurechtfinden würden. Was diese Beispiele verdeutlichen: Kompetenz gleicht eher einem empirischen Phänomen, dem man auf die Schliche kommen möchte, und weniger einer klar vordefinierten Einheit.

Betreffend der Erfolgsrelevanz von Therapeuteneffekten und spezifischen Techniken weisen die beiden Metamodelle abweichende Hypothesen auf:

- Medizinisches Metamodell: Erfolgsvariabilität der spezifischen Techniken > Variabilität der Therapeuten
- Kontextuelles Metamodell: Erfolgsvariabilität der Therapeuten > Variabilität der spezifischen Techniken

Im ersten Abschnitt dieses Kapitels werden Designfragen in Bezug auf die Erfassung von Therapeuteneffekten diskutiert. Im zweiten Abschnitt werden anschließend aktuellere Studien behandelt, die versuchen, die Größe der Therapeuteneffekte zu schätzen.

Designfragen

Die Mitberücksichtigung möglicher Therapeuteneffekte ist in jeder Psychotherapiestudie eine Voraussetzung für korrekte Rückschlüsse auf die Wirksamkeit spezifischer Techniken und Interventionen. Wie wir in diesem Kapitel sehen werden, kann das Ignorieren von Therapeuteneffekten bei der Gestaltung von Psychotherapiestudien zu einseitigen Schlüssen führen. Im folgenden Abschnitt werden zwei Designalternativen vorgestellt, wie Therapeuten zu Behandlungen zugewiesen werden können: das geschachtelte und das gekreuzte Design.

Geschachteltes Design

Im geschachtelten experimentellen Design werden die Patienten zufällig auf die Behandlungsbedingungen und damit verbunden auf die Therapeuten verteilt, wie es die Abbildung 6.1 zeigt. Jeder Therapeut führt eine einzige Behandlungsbedingung durch. Obwohl die statistische Auswertung in geschachtelten Designs in den meisten empirischen Einführungen diskutiert wird (z. B. Kirk, 1995) und in den meisten Sozialwissenschaften unbestritten angewandt wird, stellen wir deren Logik hier nochmals vor, da sich diese Modelle und das dahinterliegende Denken in medizinischen Lehrgängen teilweise noch etwas weniger etabliert haben.

Es sei *m* die Anzahl der Probanden, die jedem Therapeuten randomisiert zugeordnet sind, *k* die Zahl der Therapeuten, die jeder Behandlung zugeordnet sind und *p* die Anzahl der Behandlungen. So gibt es *mk* Probanden in jeder Behandlung und *mkp* Probanden insgesamt. Wenn eine geschachtelte Konstruktion verwendet wird, wird historisch bedingt der Therapeutenfaktor ignoriert (Crits-Christoph & Mintz, 1991; Wampold & Serlin, 2000); wie jedoch unten diskutiert wird, kann die Vernachlässigung des Therapeutenfaktors zu einem erhöhten Typ-I-Fehler (Nullhypothese fälschlicherweise zurückgewiesen) und einer Überschätzung der Behandlungseffekte führen (Wampold & Serlin, 2000). Während mögliche Therapeuteneffekte in randomisiert kontrollierten Wirksamkeitsstudien häufig erwähnt und diskutiert werden, sind die jeweiligen Fallzahlen jedoch auch in aufwändig angelegten und solide veröffentlichten Psychotherapievergleichsstudien relativ klein (zum Beispiel Ball et al., 2007; Leichsenring et al., 2013). Insbesondere die Therapeutenzahl ist in vielen Vergleichsstudien zu klein, um in angemessener Weise Therapeutenunterschie-

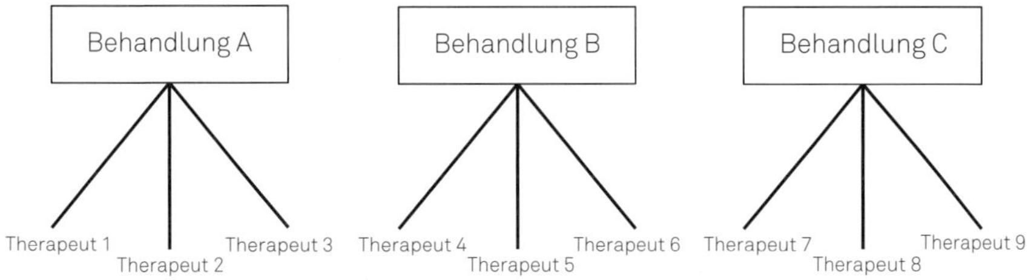

Abbildung 6.1: Therapeuten, geschachtelt nach Behandlungsbedingungen

de abzuschätzen (z. B. Taylor et al., 2003). Obwohl die Autoren versuchen, die Therapeutenunterschiede zu testen, ist es unwahrscheinlich, dass solche Effekte erkannt werden, da die nötige statistische Power fehlt (Schiefele et al., 2016). In solchen Fällen dürften die Therapeuteneffekte trotzdem in die statistischen Modelle aufgenommen werden, um die Behandlungseffekte für die beobachteten (möglicherweise nicht signifikanten) Therapeutenvarianzen als mögliche Drittvariable statistisch zu „kontrollieren".

Vor einer weiteren Prüfung des Designs sollte angemerkt werden, dass Therapeuten in statistischen Varianzmodellen als ein sogenannter „zufälliger" *(at random)* Faktor angesehen werden dürften (Crits-Christoph & Mintz, 1991; Wampold & Serlin, 2000):

> In diesem Modell sind die Forscher daran interessiert, Rückschlüsse aus den zu untersuchenden spezifischen Behandlungen zu ziehen, und folglich sollte die Behandlung als ein fixer Effekt in Betracht gezogen werden. Auf der anderen Seite ist der Forscher selten an einem bestimmten Therapeuten in der Studie interessiert. Die Frage ist, ob Therapeuten sich im Allgemeinen im Therapieerfolg unterscheiden. Daher sollten Therapeuten als Zufallsfaktor in die Analysen integriert werden, so dass Aussagen über Therapeuten im Allgemeinen gemacht werden können. Im Idealfall würden sie zufällig aus der Population von Therapeuten ausgewählt und den Behandlungen zugeordnet werden. In der Praxis führen Therapeuten häufig die eine Behandlung durch, die sie für sich gewählt haben. Dies spiegelt die reale Situation insofern wider, als Therapeuten aus einer Reihe professionell akzeptierter Behandlungen die für den Patienten und sich selbst erfolgsversprechendste Strategie wählen können. Im letzteren Fall können die Therapeuten nicht zufällig auf Behandlungen verteilt werden, somit müssen die Schlussfolgerungen auf „Therapeuten, die eine Affinität zu einer Behandlung X haben" beschränkt werden und dürfen nicht auf Therapeuten im Allgemeinen übertragen werden. (Wampold & Serlin, 2000, S. 427)

Bei den geschachtelten Versuchsanordnungen stellt sich die Frage, auf welcher Ebene sich die von den Patientenvariablen unabhängigen Wirksamkeitsunterschiede ergeben (man rufe sich in Erinnerung, dass Patienten in dem geschachtelten Design zufällig Therapeuten zugeordnet sind): auf Behandlungs-, Therapeuten- oder institutioneller Ebene. Wie wir sehen werden, trägt die Variabilität bei den Therapeuten zu offensichtlichen Behandlungsunterschieden bei, die, wenn sie nicht berücksichtigt werden, zu verkürzten Interpretationen führen können. Beispielsweise ist es für die Interpretation der Daten bedeutsam, ob alle Therapieabbrüche einer Studie bei einem einzelnen Therapeuten geschehen oder ob sie auf alle Therapeuten verteilt sind.

Statistisch gesehen werden die Unterschiede zwischen den Therapeuten als Verhältnis der Variabilität der Therapeuten zur Gesamtvariabilität zwischen den Patienten ausgedrückt, was einen Intra-Klassen-Korrelationskoeffizienten (*intraclass correlation coefficient* [ICC]) erzeugt. Das heißt, der ICC ist der Anteil der Variabilität in den Therapieergebnissen, der aufgrund der Zuweisung der Patienten zu Therapeuten entsteht. Die ICC-Indizes zeigen den Grad, inwieweit sich zwei Patienten, die durch denselben Therapeuten behandelt wurden, von zwei Patienten unterscheiden, die von zwei verschiedenen Therapeuten behandelten wurden (Kenny & Judd, 1986; Kirk, 1995; Wampold & Serlin, 2000). Je größer der ICC, desto größer ist die Variabilität zwischen Therapeuten, was darauf hinweist, dass einige Therapeuten durchweg bessere Ergebnisse bei ihren Patienten erreichen als andere. Die einzelnen Therapieerfolge der Patienten sind in solchen Versuchsdesigns nicht unabhängig von den Therapeuten, was eine wichtige Grundannahme üblicher varianzanalytischer Statistiken verletzt.

Bei der statistischen Analyse in geschachtelten Versuchsanordnungen werden die Therapeuten zumeist als ein Zufallsfaktor mitberücksichtigt (Serlin, Wampold & Levin, 2003; Wampold & Serlin, 2000). Der erwartete Wert für die mittleren Quadrate für Behandlungen enthält einen Schätzer, der die Therapeutenvarianz umfasst; das heißt, die Variabilität von Therapeuten trägt zu den beobachteten Unterschieden zwischen den Behandlungen bei. So wird das richtige *F* als das Verhältnis der mittleren Quadrate für die Behandlung zu den mittleren Quadraten für Therapeuten berechnet. Die systematischen Verzerrungen falsch durchgeführter Analysen (hier: die Vernachlässigung der Therapeuteneffekte) sind in der Tabelle 6.1 an einem hypothetischen Beispiel dargestellt. Wenn eine korrekte Analyse unter Verwendung des korrekten Nenners, durchgeführt wird, sind der *F*-Wert und die Freiheitsgrade für den Behandlungseffekt deutlich geringer als die entsprechenden Werte für die verzerrte Analyse.

Tabelle 6.1: Statistische Analysen in geschachtelten Designs

$\hat{\omega}^2 = .1, \hat{\rho}^1 = .3, m = 4, p = 2, k = 5$

Quelle	Quadrat-summe	Freiheits-grade	Mittleres Quadrat	*F*	Effekt-größe
Korrekte Analyse in geschachtelten Designs: Behandlungseffekte unter Mitberücksichtigung der Therapeuteneffekte					
Behandlung	9064	1	9064	3339	$\hat{\omega}^2 = .100$
Therapeuten	21714	8	2714	2714	$\hat{\rho}^1 = .30$
WCell	30000	30	1000		
Gesamt	60778	39			
Verkürzte Analyse: Therapeuteneffekte werden auf die Behandlung attribuiert					
Behandlung	9064	1	9064	6660	$\hat{\omega}^2 = .124$
Fehler	51714	38	1361		
Gesamt	60778	39			

Anmerkung. Nachdruck aus „The consequences of ignoring a nested factor on measures of effect size in analysis of variance designs" von B. E. Wampold & R. C. Serlin, 2000, *Psychological Methods, 5*, p. 428. Copyright 2000 by the American Psychological Association. Wiedergabe mit Genehmigung.

Wenn der geschachtelte (hierarchisch gegliederte) Faktor ignoriert wird, ist die Annahme der unabhängigen Beobachtungen verletzt, weil einige Therapeuten möglicherweise erfolgreicher therapieren als andere; zwei mögliche Effekte (Behandlung und Behandler) werden miteinander vermengt. Diese Vermengung wäre statistisch nicht weiter tragisch, wenn die Interpretation der Effekte ausgewogen auf mögliche (nicht randomisierte) Therapeuten- und Behandlungsunterschiede attribuiert würde (Konfundierung der beiden Ebenen). Problematisch sind die Analysen deshalb, weil sie traditionellerweise verkürzt interpretiert werden und teilweise etwas reißerisch dazu genutzt werden, um die vermengten Effekte ausschließlich auf die Behandlungen zu attribuieren und diese als „empirisch geprüft" darzustellen (für die statistischen Grundlagen siehe beispielsweise Barcikowski, 1981; Kenny & Judd, 1986; Kirk, 1995; Walsh, 1947; Wampold & Serlin, 2000). Die verkürzten Analysen gehen mit einer größeren Wahrscheinlichkeit des Typ-I-Fehlers einher. Dies führt dazu, dass die Nullhypothese (keine Behandlungsunterschiede) häufiger als erwartet zurückgewiesen werden wird, obwohl es aus statistischer Perspektive keine Hinweise auf Behandlungsunterschiede gibt. Auf der Basis einer Monte-Carlo-Studie leiteten Wampold und Serlin die Fehlerquoten für die Ablehnung der Nullhypothese ab, wenn sich keine Unterschiede zwischen den Behandlungen zeigen. Die Fehlerquoten für die unterschiedlichen Therapeuteneffekte und die verschiedenen Therapeut-/Patienten-Verhältnisse sind in der Abbildung 6.2 dargestellt. Betrachten wir einen Vergleich zwischen zwei Behandlungen mit vier Therapeuten pro Behandlung ($k=4$), die jeweils fünf Patienten zu sehen bekommen ($m=5$). In dem Beispiel entfallen 10 Prozent der Varianz in den Ergebnissen auf die Therapeuten. 15 Prozent solcher Vergleiche werden zur Ablehnung der Nullhypothese führen, obwohl es keine Unterschiede zwischen den *Behandlungen* gibt. Es ist etwas beunruhigend festzustellen, dass traditionellerweise die Mehrzahl der jährlich um die 30 000 veröffentlichten medizinischen randomisiert-kontrollierten Wirksamkeitsvergleichsstudien verkürzte statistische Analysen einsetzt, die die Behandlungs- und Behandlereffekte sowohl in den statistischen Analysen wie auch bei der Interpretation der Daten gänzlich ignorieren. In Anbetracht der relativ wenigen Studien, die Behandlungsunterschiede zeigen und der Tatsache, dass Behandlereffekte in der Regel ignoriert werden, stellt sich die Frage, wie viele der beobachteten Behandlungsunterschiede sich in Zukunft unter Mitberücksichtigung der genaueren statistischen Analysen replizieren lassen.

Dieses Kapitel ist der Mitberücksichtigung möglicher Therapeuteneffekte gewidmet. In geschachtelten Designs kann der Varianzanteil, der auf Therapeuten zurückzuführen ist, geschätzt werden. Der Intrakorrelationskoeffizient ρ_I, als Schätzer der Therapeuteneffekte innerhalb einer Behandlung, kann einfach berechnet werden (siehe Wampold & Serlin, 2000). Im in Tabelle 6.1 gezeigten Beispiel war $\rho_I=.30$; dieser Wert zeigt auf, dass das Verhältnis der therapeutenbedingten Varianz bei 30 Prozent liegt.

Die Unterscheidung zwischen dem Medizinischen und dem Kontextuellen Metamodell greift für die Klärung verschiedener zentraler Fragen weitgehend auf die Schätzung der Effektstärken zurück. In Kapitel 5 wurden Effektstärken für den direkten Vergleich zweier Behandlungen berechnet. Allerdings vernachlässigen diese Schätzungen mögliche Therapeuteneffekte, was wie oben beschrieben zu einer Über-

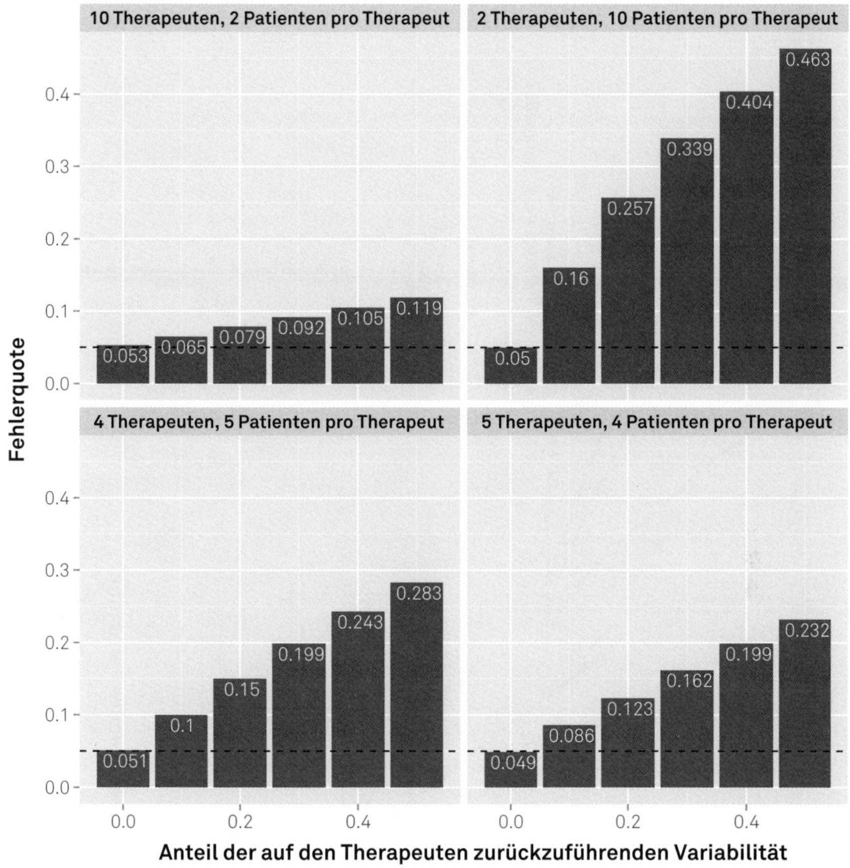

Abbildung 6.2: Fehlerquoten aufgrund des Ignorierens des Therapeutenfaktors (nominale Fehlerquote ist 0.05 bei zwei Behandlungen)

Übernommen aus „The consequences of ignoring a nested factor on measures of effect size in analysis of variance designs" von B. E. Wampold & R. C. Serlin, 2000, *Psychological Methods, 5,* p. 429. Copyright 2000 by the American Psychological Association. Wiedergabe mit Genehmigung.

schätzung der Effektstärken führen kann. Wampold und Serlin (2000) leiteten folglich den Grad ab, inwieweit die fehlende Berücksichtigung der Abhängigkeit von Beobachtungen zu einer falschen Einschätzung der Proportionen der Varianzmessungen führte. In Tabelle 6.1 entsprach die korrekte Schätzung für den Anteil der Variabilität aufgrund von Behandlungen $\hat{\omega}^2 = .100$, während dies bei einer einfachen Analyse ohne Berücksichtigung von möglichen Therapeuteneffekten zu einem Schätzer von $\hat{\omega}^2 = .124$ geführt hätte.[26]

26 Hier wird der Anteil der Variabilität aufgrund der Behandlung unter Verwendung von $\hat{\omega}^2$ berichtet, um mit Wampold & Serlin (2000) konsistent zu sein. Im Wesentlichen ist $\hat{\omega}^2$ ein unverzerrter Schätzer von R^2, wie in Kapitel 3 bereits besprochen.

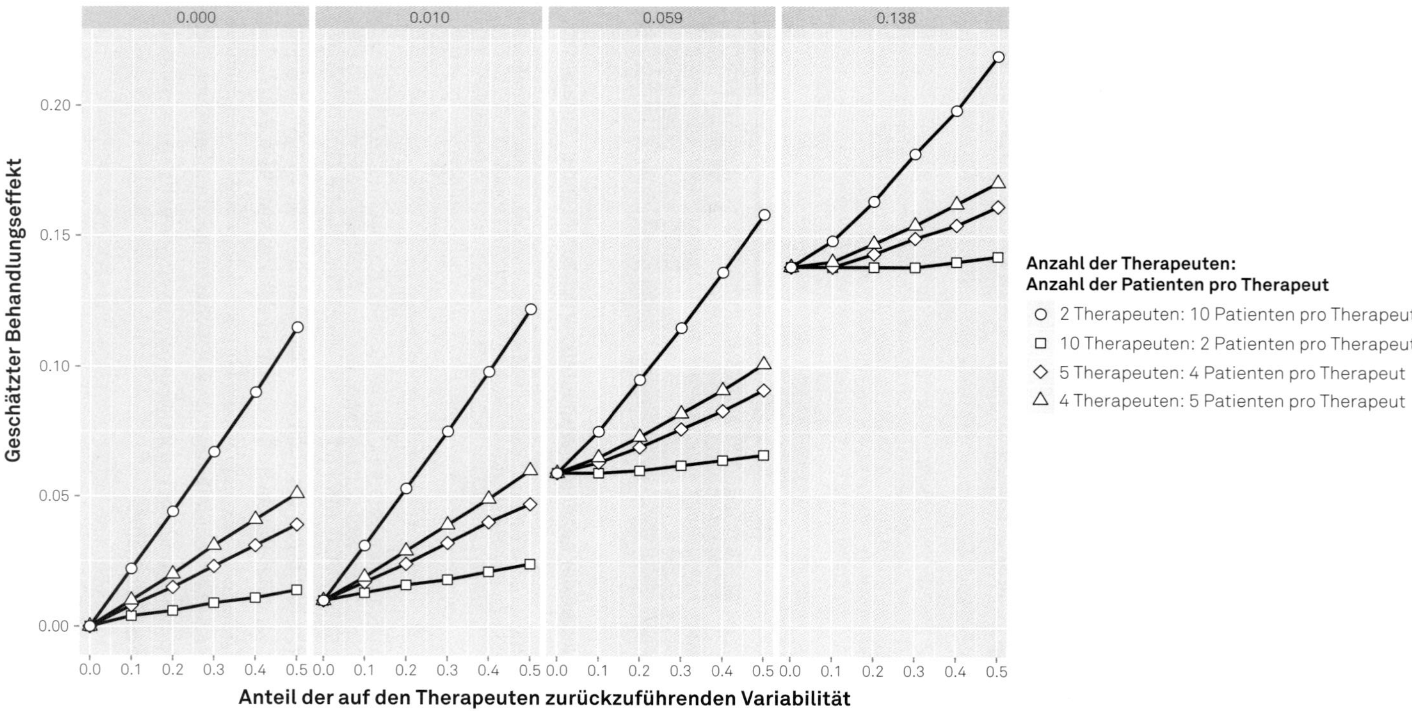

Abbildung 6.3: Falsche Schätzungen der Populationsanteile der behandlungsbedingten Varianz

Übernommen aus „The consequences of ignoring a nested factor on measures of effect size in analysis of variance designs" von B. E. Wampold & R. C. Serlin, 2000, *Psychological Methods*, 5, p. 430. Copyright 2000 by the American Psychological Association. Wiedergabe mit Genehmigung.

Abbildung 6.3 verdeutlicht den Grad der falsch attribuierten Behandlungseffekte. Nehmen wir den Fall an, bei dem es absolut keine Behandlungseffekte gibt (in der ersten Spalte in der Abbildung 6.3 steht eine 0). Wenn zwei Therapeuten (k=2) im Kontrast zweier Behandlungsgruppen je 10 Patienten (m=10) therapieren und die therapeutenbedingten Effekte für 30 Prozent der Varianz in dem Therapieergebnis stehen ($\hat{\rho}_I$=.30), wird die erwartete erklärte Varianz für die inkorrekte Schätzung der Behandlungseffekte bei 0.067 liegen. Das bedeutet in diesem Fall, dass fast 7 Prozent der erklärten Varianz auf Behandlungseffekte attribuiert würde, wenn tatsächlich zwischen den beiden Behandlungen absolut keine Wirksamkeitsunterschiede auszumachen wären.

Das geschachtelte Design wurde im Detail vorgestellt, um zu zeigen, dass sich mögliche, vernachlässigte Therapeutenfaktoren in liberalen Tests der Behandlungsunterschiede äußern und zu einer Überschätzung der behandlungsbedingten Wirksamkeitsunterschiede führen können. Das Fazit ist simpel: *Es empfiehlt sich, die entsprechende Analyse zu verwenden, wenn die Therapeuten innerhalb von Wirksamkeitsvergleichen geschachtelt sind.* So erfolgen nicht nur die besseren Schätzer der Wirksamkeitsunterschiede (im Rahmen des Medizinischen Metamodells), sondern bieten Modelle zusätzlich eine Schätzung möglicher Therapeuteneffekte.

Gekreuztes Design

Im gekreuzten Design führen die Therapeuten jede der zu untersuchenden Behandlungen durch, wie in Abbildung 6.4 dargestellt. Parallel zum geschachtelten Aufbau sind Therapeuten grundsätzlich als Zufallsfaktor modelliert, um Rückschlüsse über Therapeuten im Allgemeinen zu ziehen, anstatt die spezifischen Therapeuten zu untersuchen.

Nehmen wir an, es gibt k zufällig aus einer Population ausgewählte Therapeuten und p Behandlungen, dann werden n Probanden zu jeder der kp Kombinationen aus Therapeuten und Behandlungen zugeordnet. Dieses faktorielle Design wird aufgrund der Aufnahme von fixen und zufälligen Faktoren oft als gemischtes Modell bezeichnet. Details zu dieser Konstruktion sind in Standardlehrbüchern zu finden (siehe z. B. Hays, 1988; Kirk, 1995; Wampold & Drew, 1990).

Die Analyse des gemischten Modells ist der des geschachtelten Designs ähnlich, indem die Schätzung der mittleren Quadrate für Behandlungen neben dem allgemei-

	Tx A	Tx B	Tx C
Therapeut 1	*n* Patienten	*n* Patienten	*n* Patienten
Therapeut 2	*n* Patienten	*n* Patienten	*n* Patienten
Therapeut 3	*n* Patienten	*n* Patienten	*n* Patienten
Therapeut 4	*n* Patienten	*n* Patienten	*n* Patienten

Abbildung 6.4: Behandlungen und Therapeuten gekreuzt

nen Behandlungsschätzer und einem Fehler zusätzlich einen Interaktionsterm für die einzelnen Behandlungsgruppen enthält. Wenn einige Therapeuten mit einer bestimmten Therapie und andere Therapeuten mit einer anderen Therapie bessere Ergebnisse erreichen, werden die Wechselwirkungen groß sein. Das richtige *F*-Verhältnis wird durch die Interaktion der mittleren Quadrate als Nenner bestimmt und nicht durch die mittleren Fehlerquadrate. Wenn Therapeuten im Design ignoriert werden (und damit die Interaktion), führt dies folglich wiederum zu liberalen Tests der Behandlungseffekte und einer Überschätzung der Effektstärken der Wirksamkeitsunterschiede, ähnlich den Folgen der Vernachlässigung der Therapeuteneffekte im geschachtelten Design. Obwohl dem Leser eine ausführliche Diskussion des gekreuzten Designs erspart bleibt (siehe dazu Hays, 1988; Kirk, 1995; Wampold & Drew, 1990), ist hervorzuheben, dass letztlich die gleiche Aussage wie für das geschachtelte Design gilt: *Es empfiehlt sich, die entsprechende korrekte Analysemethode zu verwenden, wenn Therapeuten mit Behandlungen gekreuzt werden.* Diese Analysen liefern nicht nur die adäquateren Schlussfolgerungen für die Wirksamkeitsunterschiede, sondern sie bieten zusätzlich eine explizite Schätzung der potentiellen Therapeuteneffekte.

Relative Vorteile des geschachtelten und des gekreuzten Designs

Einer der klaren Vorteile der geschachtelten Konstruktion ist, dass man Behandlungen von Therapeuten vergleichen kann, die in der jeweiligen Therapie geübt sind, Allegiance zur Therapie haben und somit möglichst vergleichbare Ausgangsbedingungen aufweisen. Insbesondere, weil Allegiance-Effekte bedeutsam sein können (siehe Kapitel 5), erlaubt die geschachtelte Konstruktion einen direkten Vergleich der Behandlungen von Therapeuten mit möglichst balancierter Allegiance. Ein gutes Beispiel für eine geschachtelte Konstruktion ist das *NIMH Treatment of Depression Collaborative Research Program*, das zehn Therapeuten in der interpersonalen Therapie (IPT) und der Pharmakotherapie-Bedingung sowie acht Therapeuten in der kognitiven Verhaltenstherapie (KVT) einsetzte. Fertigkeit und Allegiance wurden in folgender Weise mitberücksichtigt:

> Alle Therapeuten mussten spezifischen Hintergrund- und Erfahrungskriterien entsprechen: mindestens zwei Jahre klinische Arbeit in Vollzeit nach Abschluss der Berufsausbildung (d.h. im Anschluss an die Ausbildung und das klinische Praktikum für klinische Psychologen bzw. im Anschluss an die Approbation als Mediziner und das psychiatrische Praktikum für Psychiater), Behandlung von mindestens zehn depressiven Patienten sowie ein besonderes Interesse und Engagement für den therapeutischen Ansatz, in dem sie ausgebildet wurden. Darüber hinaus mussten die IPT-Therapeuten eine vorhergehende Ausbildung in einem psychodynamisch orientierten Ansatz absolviert haben, die KVT-Therapeuten einen kognitiven und/oder verhaltenstherapeutischen Hintergrund aufweisen und die Pharmakotherapeuten einen deutlichen Schwerpunkt auf medikamentöse Behandlung in ihrer bisherigen Ausbildung vorweisen ... *Somit sind die verglichenen Behandlungsbedingungen in dieser Studie in Wirklichkeit „Pakete“ aus bestimmten*

therapeutischen Ansätzen und Therapeuten, die sowohl selbst gewählt haben, die Therapien durchzuführen, als auch dafür ausgewählt wurden. (Hervorhebung hinzugefügt; Elkin, Parloff, Hadley & Autry, 1985, S. 308)

Der Nachteil der geschachtelten Konstruktion, wie sie in der Psychotherapieforschung eingesetzt wird, besteht darin, dass verschiedene Therapeuten die Behandlungen durchführen (um überhaupt generalisierbare Aussagen machen zu können). Therapeut und Behandlung sind jedoch oft in vieler Hinsicht konfundiert. Es kann sein, dass die Therapeuten in einer Behandlungsbedingung unfair selegiert worden sind und beispielsweise eine Bedingung qualifiziertere Therapeuten aufweist als eine andere Bedingung. Wenn die Analysen korrekt durchgeführt werden, können damit jedoch nomothetische Aussagen gemacht werden, beispielsweise, dass Behandlung A Behandlung B überlegen ist, vorausgesetzt, dass beide Bedingungen durch Therapeuten mit entsprechender Ausbildung in und mit ausreichender Allegiance zur der jeweiligen Behandlung durchgeführt wurden (siehe Serlin et al., 2003; Wampold & Serlin, 2000).

Im gekreuzten Design sind die allgemeinen Merkmale des Therapeuten über die Behandlungen hinweg gleichwertig, aber es sollte darauf geachtet werden, dass Ausbildung, Fähigkeiten und Allegiance balanciert werden. So zum Beispiel geschehen in einem Wirksamkeitsvergleich zwischen Verhaltenstherapie (VT) und kognitiver Verhaltenstherapie (KVT) von Butler, Fennell, Robson und Gelder (1991): Butler et al. setzten #klinische Psychologen ein, die ursprünglich in VT ausgebildet worden waren, jedoch an einer zusätzlichen Weiterbildung in KVT im von Aaron Beck gegründeten Center for Cognitive Therapy in Philadelphia teilnahmen. Obwohl die Psychologen zunächst Allegiance zu VT gehabt haben könnten, würde ihre spezielle Weiterbildung mit Sicherheit ihre Fertigkeiten, wenn nicht sogar ihre Allegiance zu KVT, erhöhen. Zugegebenermaßen zeigt ein Vergleich der kognitiven Therapie (KT) mit Angewandter Entspannung (*applied relaxation* [AR]) von Clark et al. (1994) die Probleme mit einem gekreuzten Design deutlich auf. In dieser Studie, die in Kapitel 5 diskutiert wurde, führten zwei der Autoren, die eindeutig Befürworter der KT und in deren Durchführung gut geübt waren, sowohl KT als auch AR bei den Patienten durch. Darüber hinaus wurden diese beiden Therapeuten durch den Erstautor supervidiert, der selbst die KT entwickelt hatte, die in der Studie angewendet wurde. In dieser Studie war die Behandlung mit Allegiance konfundiert, und daher ist es nicht möglich, zu bestimmen, ob die beobachtete Überlegenheit der KT auf die Wirksamkeit von KT oder auf die Allegiance und die Fertigkeit der Therapeuten zurückzuführen ist. Wie zuvor erwähnt (siehe Kapitel 5), wird Allegiance in gekreuzten Designs häufig ignoriert. Diese Vernachlässigung fällt erstaunlicherweise verstärkt bei Wirksamkeitsvergleichen mit kognitiver Verhaltenstherapie auf, was insofern etwas paradox ist, da sich die kognitive Verhaltenstherapie als besonders stark wissenschaftlich orientiert definiert (Falkenström, Markowitz, Jonker, Philips & Holmqvist, 2013).

Beide Methoden der Zuordnung von Therapeuten zu Behandlungen enthalten potenzielle Konfundierungen, daher müssen sich die Forscher der Einschränkungen und Risiken bewusst sein, um möglichst valide und generalisierbare Aussagen zu machen. Offensichtlich bedingt die Vernachlässigung möglicher Therapeuteneffekte, ob in einem geschachtelten oder einem gekreuzten Design, einen liberalen *F*-Test, was zur Überschätzung von Behandlungseffekten führt. Crits-Christoph und Mintz machten schon 1991 in einer Übersichtsarbeit von 140 vergleichenden Studien darauf aufmerksam, dass keine einzige Wirksamkeitsvergleichsstudie die geschachtelten oder gekreuzten Versuchsdesigns in ihren Analysen mitberücksichtigte. Dies ist besonders problematisch, da die Größe der Therapeuteneffekte nicht ohne direkte Prüfung vorhersehbar ist. Zum Beispiel stellten Baldwin et al. (2011) in einer aktuellen Reanalyse von 20 klinischen Studien (495 Effekte) fest, dass die ICCs breit über Messungen und Studien variierten (siehe auch Schiefele et al., 2016). Das bedeutet, dass die Therapeuteneffekte je nach Stichprobe von vernachlässigbar bis maßgeblich extrem schwanken können. Somit bleibt es von entscheidender Bedeutung für die Forscher, Therapeuteneffekte in klinischen Studien systematisch in Studiendesigns und statistischen Analysen zu modellieren. Auch 25 Jahre nach Crits-Christoph und Mintz' (1991) prominent publizierter Studie bleiben mögliche Therapeuteneffekte in medizinischen und sozialwissenschaftlichen Wirksamkeitsstudien nach wie vor statistisch unberücksichtigt, was nicht nur eine Überschätzung der Behandlungseffekte zur Folge haben kann, sondern die Validität der Resultate vieler der jährlich um die 30 000 randomisiert-kontrollierten Wirksamkeitsstudien zumindest relativiert.

Die Größe des Therapeuteneffekts

Obwohl Crits-Christoph und Mintz (1991) keine Studien fanden, die korrekte statistische Modelle für Behandlungsunterschiede unter Berücksichtigung der Therapeutenvariabilität verwendeten, gab es eine Reihe von Versuchen, die Größe der Therapeuteneffekte zu schätzen, indem Daten der primären Studien erneut analysiert wurden. In diesem Abschnitt stellen wir Beispiele für einige dieser Versuche dar, wenden uns aber ebenso umfassenden Metaanalysen zu, die eine Zusammenfassung der Literatur bieten (Baldwin & Imel, 2013; Crits-Christoph & Mintz, 1991). Wir beschreiben die Bedeutung der Therapeuteneffekte, indem wir die relativen von den Therapeuten bedingten Varianzanteile in den Ergebnissen vergleichen, untersuchen aber auch praktischere Indikatoren der Unterschiede zwischen den Therapeuten an den Verteilungsenden der Ergebnisse. Der Prozentsatz der Varianzschätzungen wird dazu genutzt, um den Grad der Überschätzung der Behandlungseffekte zu verstehen.

Die Einschätzung des Therapeuteneffekts

Die Reanalyse von vier Wirksamkeitsvergleichen von Luborsky et al. (1986) war eine der ersten, die die Größe von Therapeuteneffekten zu bestimmen versuchten. Sie bezogen die Rohdaten aus vier großen Psychotherapiestudien: dem Hopkins Psychotherapy Project (Nash et al., 1965), dem VA-Penn Psychotherapy Project (Woody et al., 1983), dem Pittsburgh Psychotherapy Project (Pilkonis et al., 1984) und dem McGill Psychotherapy Project (Piper et al., 1984). Luborsky et al. berücksichtigten die

Therapeuten in der Reanalyse korrekterweise als Zufallsfaktor, was in diesem Fall einer angemessenen Analyse entspricht. Obwohl sie den therapeutenbedingten Varianzanteil nicht statistisch geschätzt hatten, zeigten die deskriptiven Ergebnisse deutlich, dass es große Therapeuteneffekte gab, die weit über die Behandlungseffekte hinausgingen.

Blatt et al. (1996) analysierten erneut die Daten aus dem *NIMH Treatment of Depression Collaborative Research Program*, um die Eigenschaften der effektiven Therapeuten zu bestimmen. Diese Analyse ist von hoher Bedeutung, da die NIMH-Studie gut kontrolliert und manualisiert war und eine geschachteltes Design verwendete, in dem die Therapeuten zu der jeweiligen Behandlung hohe Allegiance hatten und darin geübt waren (siehe Abschnitt zum Verfahren in der Studienbeschreibung). Bei den drei aktiven Behandlungen (KVT, IPT und Imipramin plus klinisches Management [IMI-CM]) und der Placebopillen-Gruppe (klinisches Management [CM]) teilten Blatt et al. die Therapeuten auf Basis der Restsymptomatik der Patienten in drei Gruppen ein: a) effektive Therapeuten, b) mäßig effektive Therapeuten und c) weniger effektive Therapeuten. Es ergaben sich in dieser gut kontrollierten Studie bedeutsame Unterschiede zwischen den Therapeuten. Blatt et al. kamen zu folgendem Schluss:

> Die vorliegenden Analysen der Daten ... zeigen, dass zwischen den Therapeuten signifikante Unterschiede in der therapeutischen Wirksamkeit existieren, sogar innerhalb der erfahrenen und gut ausgebildeten Therapeuten in der [NIMH] Studie. Die Unterschiede in der therapeutischen Wirksamkeit waren unabhängig von der Art der Behandlung oder dem Forschungsort und hingen nicht mit der allgemeinen klinischen Erfahrung oder der Erfahrung mit der Behandlung depressiver Patienten zusammen. Die Unterschiede in der therapeutischen Wirksamkeit waren jedoch mit der grundlegenden klinischen Orientierung assoziiert, insbesondere der theoretischen Ausrichtung der Behandlung. Effektivere Therapeuten hatten eine eher psychologische als eine biologische Ausrichtung auf den klinischen Prozess ... Darüber hinaus erwarten effektivere Therapeuten, im Vergleich zu weniger und mäßig effektiven Therapeuten, dass die Therapie mehr Behandlungssitzungen verlangen wird, bevor sich bei den Patienten therapeutische Veränderungen zu manifestieren beginnen ... Bei den Vergleichen der Grundhaltungen zur Ätiologie von Depressionen und zu den für erfolgreiche Behandlungen als essentiell erachteten Techniken zeigten sich relativ wenige signifikante Ergebnisse. (S. 1282–1283)

Interessanterweise waren zwei Therapeuten, die hohe therapeutische Wirksamkeit mit Medikamenten in der IMI-CM-Gruppe erreichten, auch in der Bedingung des klinischen Managements erfolgreich, was darauf hindeutet, dass die Beziehung zwischen Patient und Therapeut auch von entscheidender Bedeutung für die medikamentöse Behandlung sein kann. McKay, Imel, und Wampold (2006) stellten fest, dass es in der Tat erhebliche Variabilität in den Behandlungsergebnissen nicht nur bei Psychotherapeuten, sondern auch bei Psychiatern gibt. Die Psychiater bedingten zwischen 6.7 und 9.1 Prozent der Variabilität in den Ergebnissen des Beck-Depressions-Inventars und der Hamilton-Rating-Skala, und zwischen den Behandlun-

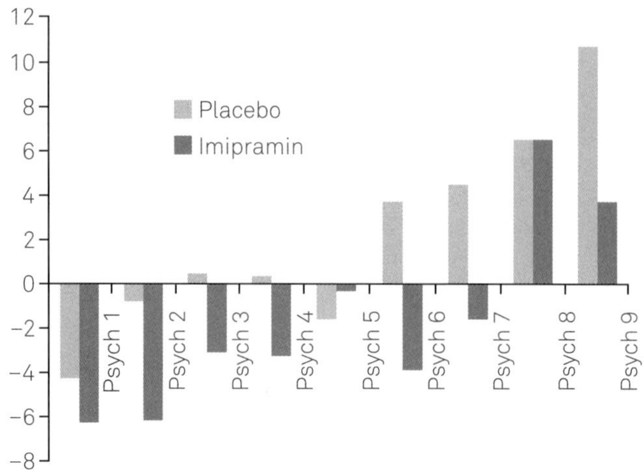

Abbildung 6.5: Balkendiagramm zur Veranschaulichung der Variablität in den Ergebnissen je nach Behandler in den Placebobedingungen der NIMH-TDCRP Studie. Die y-Achse zeigt zusammengesetzte Restverbesserungswerte für das BDI (tiefer = bessere Behandlungsergebnisse). Jedes Balkenpaar steht für einen Behandler.

gen (Medikamente- vs. Placebo-Vergleich) ergaben sich 5.9 bzw. 3.4 Prozent erklärter Ergebnisvarianz. Im Wesentlichen sind Psychiater für mindestens so viel (wenn nicht mehr) Variabilität in den Ergebnissen zuständig, wie wenn ein Patient das spezifische Antidepressivum bekommen hätte oder nicht. Tatsächlich war es so, dass die erfolgreichsten Psychiater bessere Ergebnisse erzielten, wenn sie ein Placebo verabreichten, als die weniger erfolgreichen Psychiater, wenn sie das Verum verabreichten (siehe Abbildung 6.5). Während dieser Befund einer weiteren Replikation in größeren Stichproben bedarf, hat die Feststellung, dass psychiaterbedingte Ergebnisse auch in einem manualisierten Medikamenten-Management-Protokoll variieren, wichtige inhaltliche und methodische Auswirkungen darauf, wie die Ergebnisse von Arzneimittelstudien zu interpretieren sind. Erstens scheint der Psychiater entscheidend zu sein, auch wenn die Wirkstoffe einer Behandlung mutmaßlich pharmazeutisch sind. Zweitens: Wenn Behandlereffekte in Arzneimittelstudien nicht angemessen modelliert werden, besteht in geschachtelten oder gekreuzten Versuchsdesigns, wie zuvor eingehend beschrieben, die Gefahr, dass die Größe der Behandlungseffekte überschätzt wird. Einige werden nun möglicherweise monieren, dass die Medikamente bzw. das Placebo somit von einem einzelnen Behandler verabreicht werden sollten, was dann jedoch die Generalisierbarkeit der Effekte auf diesen einzelnen Behandler beschränken würde. Interessanterweise zeigte diese Analyse, dass Eigenschaften der therapeutischen Interaktion mit einem erfahrenen Psychiater auch in der Bedingung des klinischen Managements mit der Wirksamkeit der Behandlung zusammenhingen, sogar, wenn die Behandlungserklärung pharmakologischer Natur war!

Luborsky, McLellan, Diguer, Woody und Seligman (1997) führten eine Reanalyse von sieben Stichproben mit drogenabhängigen und depressiven Patienten durch, was besonders informativ ist, da dieselben Therapeuten in mehreren Stichproben zum Einsatz kamen. Obwohl Luborsky et al. keine Schätzungen der Therapeuteneffekte vorsahen, waren ihre Ergebnisse eindeutig:

> Die Therapeuten waren in allen sieben Stichproben sehr unterschiedlich, was das mittlere Niveau der Verbesserung der Patienten ... gezeigt hat. [Die Ergebnisse] waren etwas überraschend, da (a) die Patienten innerhalb jeder Stichprobe in Bezug auf die Diagnose ähnlich waren, (b) sie randomisiert wurden, (c) die Therapeuten aufgrund ihrer Kompetenz in einer bestimmten Psychotherapie ausgewählt wurden und (d) die Therapeuten regelmäßig supervidiert und durch Behandlungsmanuale angeleitet wurden. Trotz dieser systematischen Versuche, die Fertigkeit der Therapeuten zu maximieren und die Therapeutenunterschiede zu minimieren, variierte in den sieben Stichproben der mittlere prozentuale Anteil der Verbesserung zwischen den 22 Therapeuten von leicht negativen Veränderungen bis zu einer Verbesserung von etwas mehr als 80 %. (S. 60)

Ein wichtiges Ergebnis dieser Studie ist, dass Therapeuten, die in einer Stichprobe erfolgreich waren, vergleichbare Resultate auch in den anderen Gruppen zeigten. Luborsky et al. schrieben diese Erkenntnis, auf der Grundlage dieser und früherer Forschungsergebnisse, der Tatsache zu, dass die wirksamsten Therapeuten von ihren Patienten auch schon nach wenigen Sitzungen als hilfreich und zugänglich bewertet werden (S. 62). Ein weiterer Hinweis zeigt sich bei Alkoholproblemen in der regionenübergreifenden Studie des MATCH-Projekts (siehe Kapitel 5 für eine Beschreibung dieser Studie; Project MATCH Research Group, 1997, 1998). In dieser Studie wurden die Therapeuten aufgrund ihrer Kompetenz und Allegiance zu einer spezifischen Behandlung ausgewählt, weiter wurden sie gut ausgebildet und betreut. Rufen Sie sich in Erinnerung, dass es in dieser Studie einige wenige Unterschiede zwischen den Behandlungen gab. Doch in der Reanalyse (Project MATCH Research Group, 1998) zeigte sich, dass mehr als 6 Prozent der Variabilität in den Ergebnissen therapeutenbedingt waren (Bereich: 1 bis 12 Prozent).

Die Wichtigkeit von Behandlereffekten in geschachtelten oder gekreuzten Versuchsdesigns wurde mittlerweile in vielen Bereichen der Humaninterventionen erkannt, wobei die Psychotherapieforschung auf solche möglichen Effekte schon relativ früh hingewiesen hat. In vielen rein medizinischen Wirksamkeitsstudien sind die möglichen Behandlereffekte jedoch erstaunlicherweise noch kaum Untersuchungsgegenstand und werden in den entsprechenden Standards (wie beispielsweise das CONSORT-Statement) auch nicht aufgegriffen. Dieser Umstand begünstigt möglicherweise die Tatsache, dass die Mitberücksichtigung möglicher Behandlereffekte in der Psychotherapieforschung nach wie vor nicht in jeden Studienbericht einfließt, wie dies beispielsweise für das Patientenalter und -geschlecht weitgehend der Fall ist.

Metaanalysen

Im Jahr 1991 lieferten Crits-Christoph et al. die erste metaanalytische Schätzung von Therapeuteneffekten, basierend auf den Daten von 15 zuvor veröffentlichten Studien. In den 15 Studien berechneten sie den therapeutenbedingten Varianzanteil in den Ergebnissen innerhalb von 27 verschiedenen Behandlungen. Über alle Ergebnismessungen und alle Behandlungen hinweg betrug der mittlere Anteil 0.086. Das heißt, dass insgesamt fast 9 Prozent der Variabilität in den Ergebnissen auf die Therapeuten zurückzuführen war.[27] In einer aktuellen Metaanalyse von 46 Studien mit 1 281 Therapeuten und 14 519 Patienten waren 5 Prozent der Variabilität in den Behandlungsergebnissen auf die Therapeuten zurückzuführen (Baldwin & Imel, 2013). Allerdings waren die Effekte in naturalistischen Settings größer (7 Prozent bei 17 Studien) als in klinischen Studien (3 Prozent bei 29 Studien).

Ein besonders interessanter Aspekt der Metaanalysen von Crits-Christoph und Mintz (1991) und Baldwin und Imel (2013) ist, dass die Schätzungen der therapeutenbedingten Varianzaufklärung von einer zur anderen Studie stark schwankten. Bei Baldwin und Imel (2013) variierte die Breite der Therapeuteneffekte von 0.00 bis 0.55 ($I^2=61.9$), was die Vermutung aufkommen lässt, dass mehr als die Hälfte der therapeutenbedingten Gesamtvariabilität im ICC auf die Unterschiede zwischen den Studien zurückgeht. Diese Variabilität in den ICC-Werten bedeutet, dass Therapeutenunterschiede von der jeweiligen Studie abhängen. Es scheinen sich einige allgemeine Trends bei dieser Variabilität zu ergeben, die in Zukunft noch stärker untersucht werden müssen: Die kontrollierten Studien, bei denen Behandlungsmanuale verwendet wurden und die in jüngerer Zeit veröffentlicht wurden, zeigten kleinere Therapeuteneffekte als die anderen Studien. Crits-Christoph und Mintz (1991) schlussfolgerten daraus, dass die in zeitgenössischen Wirksamkeitsstudien häufig angewendeten Methoden der Qualitätskontrolle (z. B. eine sorgfältige Auswahl, Ausbildung und Supervision von Therapeuten sowie die Verwendung von Behandlungsmanualen), die dazu dienen, die Unterschiede zwischen den Therapeuten zu kontrollieren, recht erfolgreich gewesen sein mögen (S. 24). Dieser Befund steht im Einklang mit Baldwin und Imel (2013), die festgestellt haben, dass Therapeuten in klinischen Studien weniger Variabilität in den Ergebnissen zeigten als in naturalistischen Settings, in denen Kontrollen wie etwa die Messung der Manualtreue zumeist wenig eingesetzt werden. Während der Trend zur erfolgreichen Homogenisierung von Therapeuten nicht bedeutet, dass Therapeuteneffekte real existierend in naturalistischeren (d. h. möglicherweise auch generalisierbareren) Settings nicht stärker zu beobachten

27 Crits-Christoph und Mintz (1991) untersuchten neben der Größe des Therapeuteneffekts auch die Größe der Therapeuten-Behandlungs-Interaktionen in gekreuzten Designs. Dies ist wichtig, da, wie oben beschrieben, der Interaktionseffekt die mittleren Quadrate für die Behandlung aufbläht. Die Autoren zeigten auf, dass 0 bis 10 Prozent der Varianz in den Ergebnissen, bestimmt durch die Aggregation der abhängigen Messungen der Studie, auf die Wechselwirkung zurückzuführen war. Wenn jedoch einzelne Variablen berücksichtigt wurden, entfielen auf die Interaktion bis zu 38 Prozent der Varianz. Diese Werte zeigen, dass in Ermangelung einer korrekten Analyse des gekreuzten Designs die *F*-Tests liberal ausfallen und dass dies eine Überschätzung der Behandlungseffekte zur Folge haben kann, da der Interaktionsterm in den mittleren Quadraten der Behandlung ignoriert wird.

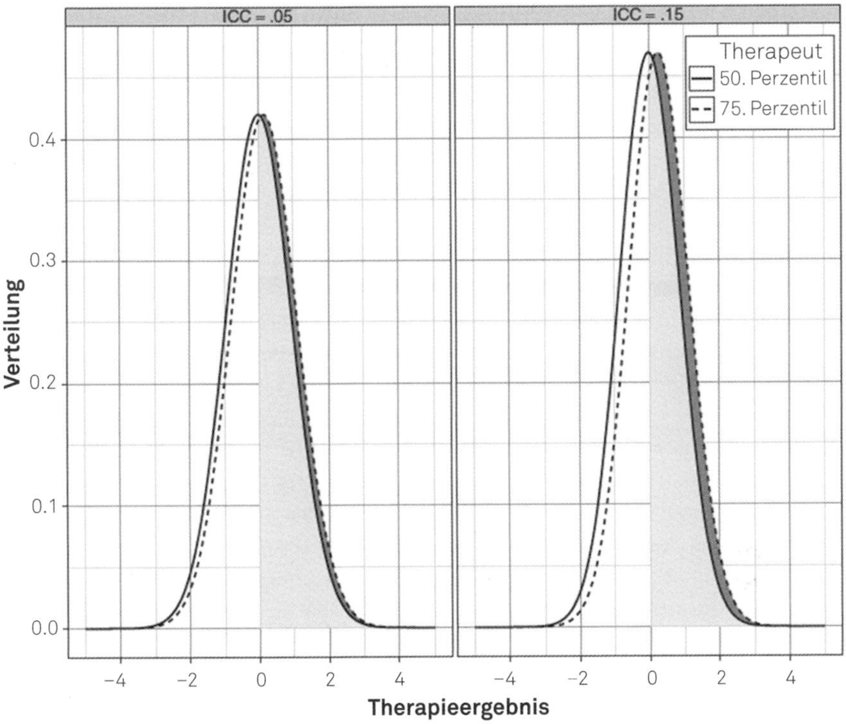

Abbildung 6.6: Verteilung der Therapieergebnisse für Therapeuten im 50. und im 75. Perzentil unter der Annahme einer Intraklassenkorrelation von 0.05 oder 0.15. In der Abbildung sind die Ergebnisse derart standardisiert, dass Beobachtungen unter null unter dem Durchschnitt liegen und über null überdurchschnittlich hoch sind. Die hellgraue Schattierung zeigt die Wahrscheinlichkeit eines überdurchschnittlichen Ergebnisses für einen Patienten, der einen Therapeuten auf dem 50. Perzentil besucht (d.h. der Patient hat eine 50-prozentige Chance auf ein überdurchschnittlich gutes Ergebnis). Der dunkelgraue Teil zeigt die Zunahme der Wahrscheinlichkeit von einem überdurchschnittlichen Ergebnis für einen Patienten, der einen Therapeuten auf dem 75. Perzentil besucht.

Nachdruck aus „Therapist effects: Findings and methods" von S.A. Baldwin & Z.E. Imel, 2013, in M. J. Lambert (Ed.), *Bergin and Garfield's handbook of psychotherapy and behavior change. 6th ed.*, p. 279. Hoboken, NJ: Wiley. Copyright 2013 by Wiley. Wiedergabe mit Genehmigung von Wiley.

wären, stellt sich bei den sorgfältig „kontrollierten" Wirksamkeitsstudien die Frage, als wie bedeutsam mögliche Therapeutenunterschiede zu interpretieren sind, da die Gesamtvariabilität (über die Bedingungen hinweg) relativ klein zu sein scheint (z.B. 5 Prozent).[28]

Wie Abbildung 6.6 zeigt, ist die Auswirkung auf die Patienten recht klein, wenn man die Therapeuten aus der Mitte der Verteilung betrachtet. Es gibt eine verhältnis-

28 Die Behandlungsteilnahme (im Vergleich zu einer Warteliste) ist für 14 Prozent der Varianz in den Ergebnissen verantwortlich. Vor diesem Hintergrund scheinen 3 bis 7 Prozent der Varianz in den Gesamtergebnissen durchaus bedeutsam zu sein (siehe auch Baldwin & Imel 2013, S. 277).

mäßig kleine Veränderung im Therapieergebnis, wenn der Patient sich von dem Therapeuten im 50. Perzentil zu demjenigen im 75. Perzentil bewegt (Baldwin & Imel, 2013). Imel, Sheng, Baldwin und Atkins (2015) merken dazu jedoch an:

> Obwohl der absolute Anteil der therapeutenbedingten Varianz in den Ergebnissen klein ist, können kleine Effekte manchmal große Auswirkungen haben. Zum Beispiel zeigten Abelson und Rubin (1985) in einer klassischen Arbeit, dass entgegen der Überzeugung der meisten Baseball-Fans ein einzelner Hitter bei einem Wurf nur etwa ein Drittel der 1 % der Varianz in einem Schlag erklären kann. Bei einer kumulativen Betrachtung jedoch (mehr als 1 000 Würfe) kann der Unterschied in der Anzahl der Treffer zwischen einem unterdurchschnittlichen und einem überdurchschnittlichen Hitter beträchtlich werden (die Treffer bei dem überdurchschnittlichen Hitter sind fast 50 % häufiger). Abelsons Paradoxon der kleinen erklärten Varianz und der großen kumulativen Wirkung besitzt Parallelen zur Evaluation der Therapeutenergebnisse. Zum Beispiel wurde in einer breit angelegten Studie zu Therapeuteneffekten auf die Ergebnisse bei Patienten in einem Managed-Care-System festgestellt, dass die Therapeuten 5 % der Varianz in den Ergebnissen verantworteten. Jedoch war die durchschnittliche Effektgröße für Patienten, die Therapeuten im obersten Quartil der Ergebnisse besucht haben, mehr als doppelt so groß wie für die Therapeuten in dem unteren Quartil (Wampold & Brown, 2005; siehe auch Okiishi, Lambert, Nielsen & Ogles, 2003).

Imel et al. (2015) führten eine Studie mittels Monte-Carlo-Simulation durch, um die erwarteten Unterschiede in den Ergebnissen zwischen Therapeuten zu erforschen, wenn verschiedene Schätzungen der therapeutenbedingten Variabilität gegeben sind. Die Autoren nahmen eine durchschnittliche Rücklaufquote von 50 Prozent bei allen Patienten an und gingen weiterhin von 30 Patienten pro Therapeut und 50 Therapeuten aus. Sie untersuchten Unterschiede in den Erfolgsraten über die Therapeuten hinweg für drei verschiedene ICC-Werte (0.05, 0.10, 0.20). Die Erfolgsraten wurden für jeden der 30 Patienten der 50 Therapeuten individuell berechnet. Dieser Prozess wurde 10 000 Mal wiederholt. Die durchschnittliche Erfolgsrate und das 95 % Konfidenzintervall für die 50 Therapeuten für die unterschiedlichen ICCs sind in Abbildung 6.7 dargestellt. Selbst wenn der ICC relativ gering ist (0.05), sind die Unterschiede der Erfolgsraten zwischen dem Therapeuten mit den besten und demjenigen mit dem schlechtesten Ergebnis enorm. Der erfolgreichste Therapeut hatte eine Erfolgsrate von 80 Prozent (24 von 30 Patienten sprachen auf die Behandlung an) im Vergleich zur Erfolgsrate von 20 Prozent (6 von 30 Patienten) des am wenigsten erfolgreichen Therapeuten.

Die Simulation von Imel et al. konnte von einer naturalistischen Studie mit einer umfangreichen Datenbasis bestätigt werden. Saxon und Barkham (2012) untersuchten die Ergebnisse von 119 Therapeuten und 10 786 Patienten, die im Rahmen der medizinischen Grundversorgung des National Health Service in Großbritannien eine psychologische Beratung oder Psychotherapie aufsuchten, und stellten fest, dass etwa 7 Prozent der Variabilität in den Ergebnissen therapeutenbedingt waren. Dies entspricht dem Ergebnis von Baldwin und Imel (2013) bei den naturalistischen Settings, wobei die Therapeuteneffekte ziemlich dramatisch anstiegen, wenn die Schwe-

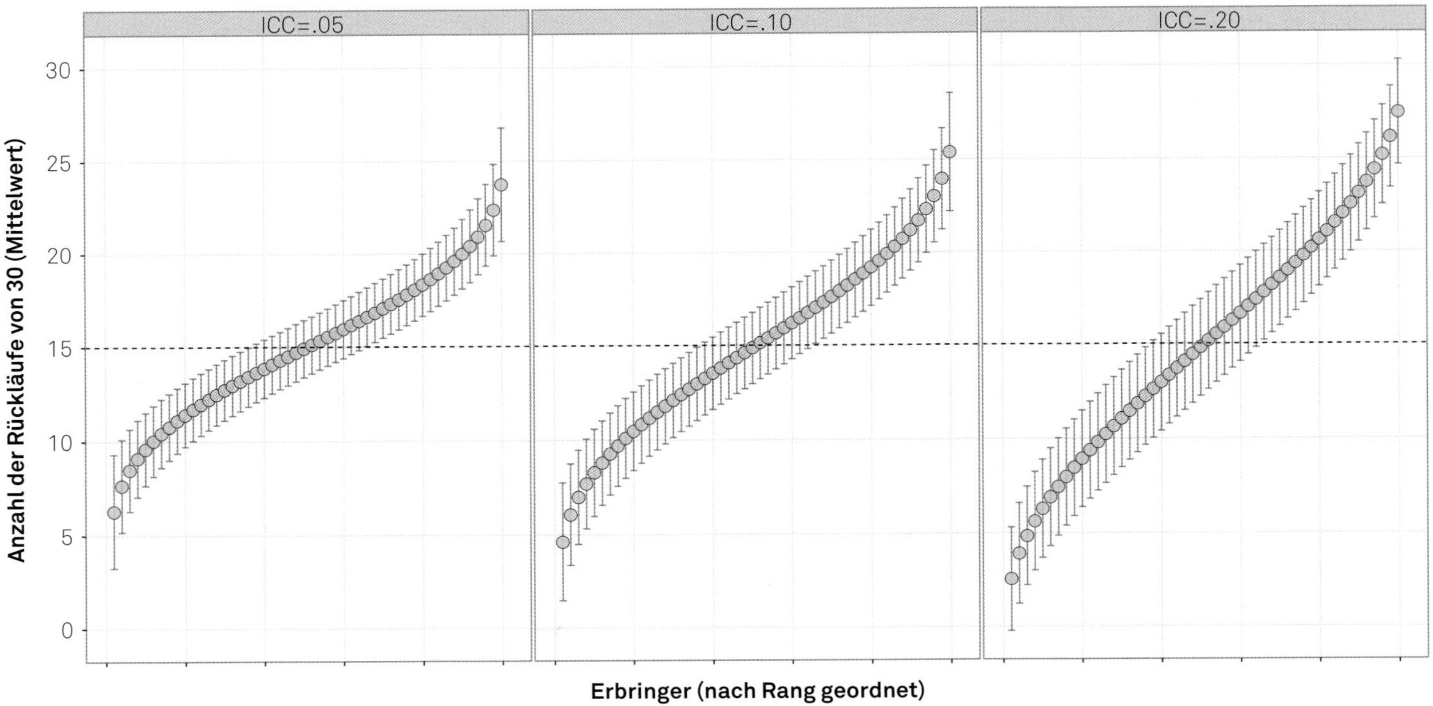

Abbildung 6.7: Dotplot mit der Variabilität in den Mittelwerten der Erfolgsrate bei Therapeuten mit dem 95 % Konfidenzintervall aus einer Monte-Carlo-Simulation

Aus „Removing very low-performing therapists: A simulation of performance-based retention in psychotherapy" von Z. E. Imel, E. Sheng, S.A. Baldwin & D. C. Atkins, 2015, *Psychotherapy, 52* (3), 329–336.

re der Symptome der Patienten sich erhöhte (d.h. die Variabilität in den Ergebnissen war größer, wenn schwerer behandelbare Patienten in Behandlung waren). Die Folgen dieser Resultate sind in der Realität äußerst beeindruckend: Von den 119 Therapeuten wurden 19 Therapeuten als „unterdurchschnittlich erfolgreich" klassifiziert. Wenn die 1947 Patienten der 19 unterdurchschnittlich erfolgreichen Therapeuten von anderen durchschnittlich erfolgreichen Therapeuten behandelt worden wären, so hätten *zusätzliche* 265 Patienten ihre Therapie erfolgreich beendet.

Ein Einwand könnte sein, dass die Variabilität der Therapeuten in naturalistischen Settings auf die Tatsache zurückzuführen ist, dass einige Therapeuten in solchen Bedingungen evidenzbasierte Behandlungen anbieten und andere weniger getestete Interventionen oder die evidenzbasierten Behandlungen weniger kompetent durchführen. Folglich könnte man weiter argumentieren, dass, wenn Therapeuten in der Praxis angemessen ausgebildet wurden, um eine evidenzbasierte Behandlung durchzuführen, und lege artis supervidiert werden, die Variabilität unter Therapeuten dann klein sein sollte (Shafran et al., 2009). Um diese Frage zu untersuchen, analysierten Laska, Smith, Wislocki, Minami und Wampold (2013) Therapeuteneffekte in einer PTBS-Klinik in einem US-amerikanischen, staatlich finanzierten Veterans-Affairs-Krankenhaus, in dem alle Therapeuten von zwei staatlichen Trainern darin ausgebildet wurden, richtliniengetreue, evidenzbasierte Psychotherapie für PTBS durchzuführen, und zusätzlich von einem geschulten Supervisor angeleitet wurden. Trotz dieser ziemlich idealen Situation, die angeblich Therapeuteneffekte minimieren sollte, waren 12 Prozent der Variabilität der Ergebnisse durch die Therapeuten bedingt; ein Wert, der erstaunlicherweise größer ist als die Schätzung der Therapeuteneffekte in naturalistischen Settings (vgl. Baldwin & Imel, 2013).

Fazit

Psychotherapien werden durch einzelne Psychotherapeuten vermittelt. (Parallel dazu wird beispielsweise Französischunterricht durch einzelne Lehrer durchgeführt.) Interessanterweise hängt keine ganz bestimmte Behandlung, die der Psychotherapeut durchführt, systematisch mit einem besseren Therapieergebnis zusammen. (Parallel dazu wäre eine ganz bestimmte didaktische Methode im Französischunterricht nicht unbedingt für den Lernfortschritt der Schüler verantwortlich.) Erstaunlicherweise zeigt sich jedoch die Allegiance des Psychotherapeuten zur Behandlung als robuster Faktor, der die Behandlungseffekte moderiert. (Parallel dazu wäre dies die Einstellung jedes einzelnen Lehrers zur spezifischen Unterrichtsmethode.)

Obwohl einige Studien keine Therapeuteneffekte belegen können, zeigt die Mehrzahl der Fälle, dass es beachtliche Therapeuteneffekte gibt (ein Bereich von 3 bis 7 Prozent der Variabilität in den Ergebnissen entfällt auf Therapeuten, mit erheblichen Schwankungen). Die Therapeuteneffekte übersteigen im Allgemeinen die Behandlungseffekte, welche in der Psychotherapie für höchstens 1 Prozent der Variabilität in den Ergebnissen verantwortlich gemacht werden können (siehe Kapitel 5). Darüber hinaus bläst die Vernachlässigung der Therapeuteneffekte die Schätzungen der Behandlungseffekte etwas auf, was nahelegt, dass die Bedeutung der Unterschiede zwischen den Behandlungen in den Modellen etwas überschätzt wird. Insgesamt ist die Mitberücksichtigung der einzelnen Therapeuten für die Schätzung der Behandlungsunterschiede somit hoch relevant. (Parallel dazu könnte nicht unbedingt die ganz spezifische Unterrichtsmethode für den Fortschritt der Schüler verantwortlich gemacht werden, ohne die einzelnen Lehrkräfte [und beispielsweise deren Einstellungen zur bestimmten Methode] mitzuberücksichtigen.)

Nun, da wir die aktuellere empirische Evidenz dargestellt haben, die die Vorstellung unterstützt, dass einige Therapeuten relativ unabhängig von der Behandlungsausrichtung bessere Ergebnisse als andere erzielen, geht es Ihnen möglicherweise gerade so wie uns, und Sie stellen sich folgende Gretchenfrage: Was aber macht denn die Psychotherapeuten nun tatsächlich effektiv? Diese Frage wird in den Kapiteln 7 und 8 aufgerollt werden. Vorneweg: Die Frage kann sowohl in der Logik des Medizinischen Metamodells als auch in der Logik des Kontextuellen Modells untersucht werden.

Kapitel 7 Allgemeine Effekte

Die Gemeinsamkeiten stimmen optimistisch

Allgemeine Effekte leiten sich von gemeinsamen Faktoren ab. Kontextuelle Metamodelle betonen die therapeutischen Gemeinsamkeiten, um therapeutische Veränderungen zu erklären. Dementsprechend sollten die Indikatoren der gemeinsamen Faktoren mit Ergebnissen der Psychotherapie assoziiert sein. Je höher das Abstraktionsniveau, desto allgemeiner werden mögliche Aussagen (z.B. „Psychotherapien beinhalten therapeutische Gespräche."). Und je höher das Abstraktionsniveau, desto weniger Variation kann möglicherweise in den einzelnen Aussagen gefunden werden („100 % der Psychotherapiepatienten kommen in die erste Sitzung."). Ziel ist es somit, nach möglichst allgemeinen Faktoren zu suchen, die im gleichen Zug jedoch über die einzelnen Therapien hinweg variieren und so beispielsweise als praktische, erfolgsrelevante Indikatoren für den Therapieprozess dienen. Jedoch ist eine globale Vorhersage dieser Art eine schwache Hypothese, aus einer Reihe von Gründen, die ersichtlich werden, wenn wir in diesem Kapitel die Belege für die allgemeinen Effekte präsentieren. Natürlich ist eine der wichtigsten Herausforderungen für eine einfache Vorhersage dieser Art, dass Korrelation nicht zwangsläufig Kausalität bedeutet. Die Verbindung kann beispielsweise auf die Tatsache zurückgeführt werden, dass sich gemeinsame Faktoren und Therapiefortschritt gegenseitig verursachen können oder dass eine dritte Variable, die sowohl den gemeinsamen Faktor als auch das Therapieergebnis bedingt, hineinspielen kann (DeRubeis, Brotman & Gibbons, 2005).

Wie in Kapitel 2 dargestellt, wurden in den letzten Dekaden einzelne erfolgsrelevante Prozessindikatoren in der Psychotherapie intensiv konzeptualisiert und empirisch untersucht. Eines der wohl konzeptuell breitesten, unabhängigsten und nach wie vor facettenreichsten Modelle, sozusagen der Urahne aller allgemeiner Faktorenmodelle, stellt das Generic Model of Psychotherapy (GMP; z.B. Orlinsky et al., 1994, 2004) dar. Im deutschen Sprachraum haben sich insbesondere die von Grawe beschriebenen Wirkkomponenten und -faktoren in der Praxis vieler Psychotherapeuten etabliert (Grawe, Donati & Bernauer, 1990; Grawe, 1998, 2004). Theoretisch distinktive Faktoren verändern sich und interagieren oftmals zeitgleich miteinander und sind deshalb empirisch oftmals schwierig je nach Stichprobe voneinander abzugrenzen (z.B. Flückiger, Meyer, Wampold, Gassmann, Messerli-Bürgy & Munsch, 2011; Flückiger, grosse Holtforth, Znoj, Caspar & Wampold, 2013). Was in der Praxis zählt, ist möglicherweise nicht die ganz genaue konzeptuelle Abgrenzung der einzelnen Faktoren, sondern deren heuristische Werte bei therapierelevanten Prozessen im Verlauf von Therapiesitzungen sowohl auf Mikro- wie auf Makroebene „auf dem Radar“ zu behalten (Orlinsky et al., 1994, 2004).

In diesem Kapitel konzentrieren wir uns exemplarisch (und durchaus auch etwas willkührlich) auf drei Bereiche, die wir für das Verständnis psychotherapeutischer Wirkung als fundamental erachten. Am stärksten fokussieren wir auf die Allianz, und zwar gleich aus mehreren Gründen: Erstens ist die Allianz ein zentrales Konstrukt in vielen Kontextuellen Metamodellen. Wenn die Allianz nicht in einer robusten Art und Weise mit Therapieerfolg verbunden ist, dann brauchen Kontextuelle Metamodelle als Idee nicht weiter zu bestehen. Zweitens wurde die Allianz im Rahmen der internationalen Society for Psychotherapy Research (SPR) in einem diskursiven Prozess als ein pantheoretisches Konstrukt entwickelt, das für den Erfolg aller Behandlungen kritisch sei (Bordin, 1979; Horvath & Greenberg, 1994). Drittens gibt es über die Allianz mehr Forschung als auf jedem anderen Gebiet (Grencavage & Norcross, 1990; Norcross, 2011, 2018). Viertens wurde die Allianz als therapeutischer Faktor aus der Perspektive des Medizinischen Metamodells, nicht zu Unrecht und aufgrund einer ganzen Reihe durchaus legitimer Gründe, oft kritisiert (DeRubeis et al., 2005; Siev, Huppert & Chambless, 2009). Diese Vorwürfe haben neue Fragestellungen aufgeworfen, die empirisch untersucht wurden. Eine Durchsicht dieser Forschung ist lehrreich, um mehr über die Progressivität der beiden konkurrierenden Modelle zu erfahren.

Eine Reihe weiterer allgemeiner Faktoren wird ebenso auf ihre Kernaussagen hin überprüft werden. Im Mittelpunkt unseres Kontextuellen Metamodells stehen die therapiebezogenen Erwartungen des Patienten, auch wenn diese leider einen schwierig zu prüfenden Faktor innerhalb der Psychotherapie darstellen. In diesem Fall erscheint uns die Forschung zu Placeboeffekten besonders aussagekräftig. Die Erkenntnisse dieser Forschung lassen sich auf die Erwartungen und Kompetenzen in der Psychotherapie möglicherweise übertragen. Konzepte im Zusammenhang mit dem ersten Pfad, der echten Beziehung, werden ebenso dargestellt, einschließlich Empathie, positiver Wertschätzung/Bestätigung sowie Kongruenz/Echtheit, und ebenso ein Versuch, die echte Beziehung direkt einzuschätzen.

Allianz oder Arbeitsbündnis

Das Konzept der Allianz zwischen dem Therapeuten und dem Patienten steht in enger Nähe zu der internationalen Society of Psychotherapy Research (SPR) und der Society for the Exploration of Psychotherapy Integration (SEPI). In diesen Gesellschaften fanden sich Psychotherapieforscher diverser Therapietraditionen wie Lester Luborsky, Eduard Bordin, Adam Horvath, William Stiles, Aaron Beck und Mark Goldfried seit den 1970er-Jahren zu regelmäßigen, diskursiven Treffen ein (Horvath & Greenberg, 1994). Das erstmals von Bordin diskutierte pantheoretische Konzept der Allianz diskutierte allgemeine Faktoren in die Richtung, welche Beziehungsaspekte außerhalb der engeren psychodynamischen Übertragungsdeutungen für alle Psychotherapien von Bedeutung sein könnten. Bordin stellt aus dieser Perspektive das Spezifische seiner Therapieschule (psychodynamische Therapie) in den Hintergrund, um mögliche Gemeinsamkeiten der verschiedenen Traditionen zu finden. Beachtenswert ist dabei die diskursive Offenheit, seine zentralen Annahmen nicht auf Gedeih und Verderben durchzudrücken (im Sinne von: „Ohne psychodynamische Übertragungsdeutung läuft nichts!“), sondern außerhalb der zentralen Annahmen der eigenen Tradition nach Übereinstimmungen und Gemeinsamkeiten zu suchen!

Bordins Konzept der Arbeitsallianz stellt die basale kollaborative Qualität der an der Therapie beteiligten Personen (i. e. zumeist der Patient und der Therapeut) in den Mittelpunkt. Diese kollaborative Qualität zeichnet sich durch ein grundsätzlich auf die Sache gerichtetes, vertrauensvolles Arbeiten an gemeinsamen Zielen und daraus abgeleiteten Wegen aus. Hinter dem Konzept der Allianz steht ein längjähriger Diskurs, sich über die verschiedenen psychotherapeutischen Ideen und Konzepte über die engeren Therapieschulen hinweg zu verständigen, sich nicht hinter den eigenen, therapieschulspezifischen Konzepten zu verstecken, ohne die möglichen Gemeinsamkeiten und Übereinstimmungen zu betonen. Aus dieser Perspektive entsteht eher die diskursive Offenheit und Bereitschaft, andere Sichtweisen verstehen zu wollen, als die ganz genaue und exakte Ausarbeitung der einzelnen Konzepte.

Die Allianz meint eine Arbeitsbeziehung im Sinne umgrenzter therapeutischer Rollen von Therapeut und Patient anstatt einer einfachen affektiven Beziehung zwischen den beiden Teilnehmern (Orlinsky et al., 2004). Hatcher und Barends (2006) beschrieben die Allianz als das Ausmaß, in dem alle an der Therapie beteiligten Personen (oftmals Therapeut und Patient) mit einer kollaborativen, gezielten Arbeit beschäftigt sind (S. 293) und lieferten damit die Begründung dafür, warum die Allianz manchmal als „Arbeitsbündnis“ bezeichnet wird.

Im Laufe der Jahre hat es viel Verwirrung über die theoretischen Grundlagen der Allianz (Hatcher & Barends, 2006; Horvath, 2006) und Kritik an der Bedeutung der Allianz für die Psychotherapieergebnisse gegeben (z. B. die Aussage von Baker et al. [2008], dass die Allianz einen „marginalen wissenschaftlichen Status“ hat). Wir präsentieren zunächst Forschungsergebnisse für die Assoziation der Allianz und der Therapieerfolge, einschließlich einer Diskussion der einzelnen theoretischen oder methodischen Probleme. Wie es hier bereits durchweg der Fall gewesen ist, geben wir den Metaanalysen den Vorrang, obwohl es in einigen Fällen notwendig ist, auf narrative Übersichtsarbeiten der wissenschaftlichen Evidenz zurückgreifen.

Zusammenhang zwischen der Allianz und dem Therapieerfolg

Der typische Aufbau, um den Zusammenhang zwischen der Allianz und dem Therapieerfolg zu evaluieren, ist recht einfach. Die Allianz wird irgendwann während der Therapie gemessen und dann mit dem Therapieerfolg am Ende der Therapie statistisch korreliert. Eine Vielzahl von Messungen wurde verwendet, um die Stärke der Allianz zu erheben. Dies könnte problematisch sein, obwohl eine Faktorenanalyse von Primärmessungen einen allgemeinen Faktor für die kooperative Beziehung zeigte (Hatcher & Barends, 1996). Fragebögen für die Allianz können durch den Patienten, den Therapeuten oder einen Beobachter ausgefüllt werden, was leicht einige Artefakte schaffen könnte, die wir später besprechen. Solche Studien messen die Allianz in der Regel an einem oder ein paar Zeitpunkten, was ebenso die Assoziation zwischen der Allianz und dem Therapieerfolg beeinflussen könnte.

Die Evidenz für den Zusammenhang zwischen Allianz und Therapieerfolg scheint robust zu sein. Die erste Metaanalyse dieser Korrelation wurde im Jahr 1991 durchgeführt und fand eine aggregierte Korrelation von .26 für die 26 überprüften Studien (Horvath & Symonds, 1991), was eine moderate Größe für einen Effekt ist. Seitdem wurden drei weitere Metaanalysen durchgeführt (Horvath & Bedi, 2002; Horvath, Del Re, Flückiger & Symonds, 2011b; Martin, Garske, & Davis 2000) – diese vier Forschungsarbeiten werden in der Tabelle 7.1 zusammengefasst dargestellt. Zum besseren Verständnis der Korrelation zwischen Allianz und Therapieerfolg richten wir unsere Aufmerksamkt schwerpunktmäßig auf die Metaanalyse von 2011 (siehe Horvath, Del Re, Flückiger & Symonds 2011a, b), wobei 2018 im Rahmen einer APA-Taskforce ein neues Update veröffentlicht wird, das zusätzlich über 100 neue Primärstudien integriert, die zwischen 2011 und 2017 veröffentlicht worden sind (Flückiger, Del Re, Wampold & Horvath, 2018; Norcross & Lambert, 2018). Dies ist ein Hinweis darauf, wie aktiv sich dieses Forschungsfeld entwickelt. Diese Metaanalysen verwenden anspruchsvolle methodologische Modelle, die die Ergebnismessungen innerhalb der Studien mittels zufälliger Effektmodelle aggregieren und berechnen (über 20 000 Fälle wurden einbezogen; siehe Del Re, Flückiger, Horvath, Symonds & Wampold,

Tabelle 7.1: Zusammenfassung der Metaanalysen der Korrelationen zwischen Allianz und Therapieerfolg

Autor (Jahr)	Anzahl der Studien *k*	Aggregierte Korrelation *r*	*d*-Äquivalent	R^2
Horvath & Symonds (1991)	26	0.26	0.54	7 %
Martin et al. (2000)	79	0.22	0.45	5 %
Horvath & Bedi (2002)	100	0.21	0.43	4 %
Horvath et al. (2011b)	190	0.28	0.58	8 %
Flückiger et al. (2018)	294	0.28	0.58	8 %

2012; Flückiger, Del Re, Horvath, Symonds & Wampold, 2012). Beachtet man die Anzahl der Studien in den aktuellen Metaanalysen von Flückiger et al. (2018), so ist die Schätzung der Korrelation von $r=0.276$ recht präzise. Das 95 % Konfidenzintervall reicht von 0.256 bis 0.300. Offensichtlich gibt es einen erstaunlich konstant positiven Zusammenhang der mittleren Größe zwischen der Allianz (während der Therapie gemessen) und dem Therapieerfolg (siehe Abbildung 7.1).

Nur gerade 5 der 294 Studien zeigen negative Korrelationen (< 2 %). Allerdings wird die Allianz-Therapieergebnis-Korrelation durch messmethodische Herausforderungen abgeschwächt (Crits-Christoph, Gibbons & Hearon, 2006). Es ist bemerkenswert, dass sich vergleichbare Korrelationen ebenfalls in der Kinder- und Jugendpsychotherapie (Shirk, Karver & Brown, 2011) sowie in der Paar- und Familientherapie ergeben (Friedlander, Escudero, Heatherington & Diamond, 2011); auch hier werden 2018 wiederum die neusten Entwicklungen im Rahmen einer APA-Taskforce zusammengefasst werden (Norcross & Lambert, 2018).

Obwohl sich die allgemeine Korrelation zwischen Allianz und Ergebnis als erstaunlich robust erweist, sind mögliche moderierende Effekte, die die allgemeine Korrelation systematisch beeinflussen, von hoher theoretischer und praktischer Relevanz.

Tabelle 7.2 stellt eine Übersicht der Validitätsrisiken für die Allianz als einen wichtigen Faktor in der Psychotherapie dar.

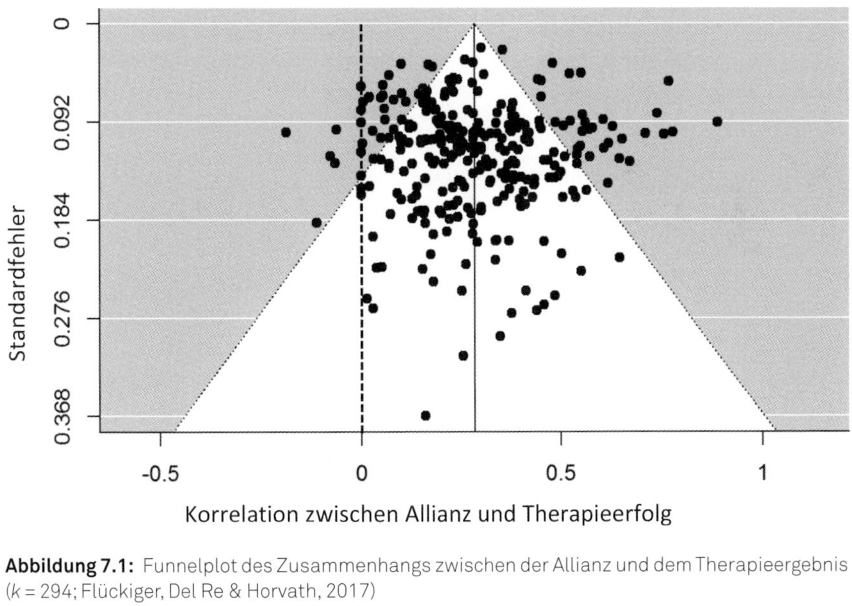

Abbildung 7.1: Funnelplot des Zusammenhangs zwischen der Allianz und dem Therapieergebnis ($k = 294$; Flückiger, Del Re & Horvath, 2017)

Tabelle 7.2: Infragestellung der Wichtigkeit der Allianz als Therapiefaktor

Bedenken oder Klärungsbedarf	Beschreibung	Empirische Hinweise	Metaanalytische Referenzen
Methodenvarianz („Halo-Effekt“)	Allianz und Therapieerfolg von derselben Person beurteilt	Korrelationsgröße unabhängig davon, ob Allianz und das Therapieergebnis von der gleichen Person bewertet werden	Horvath et al., 2011a, b
Allianzbeurteiler	Perspektive der Beurteiler (Patient, Therapeut oder Beobachter) beeinflusst die Größe der Korrelation	Korrelationsgröße basierend auf der von Patient und Beobachter bewerteten Allianz höher als von Therapeut bewertete Allianz, aber Unterschied ist nicht signifikant	Horvath et al., 2011a, b
Zeitliche Nähe der Allianz-Therapieerfolgsmessung	Zeitlich dichte Messungen (z. B. am Ende der Therapie) sind stark korreliert.	Wird die Allianz später in der Therapie gemessen, so zeigen sich größere Korrelationen. Jedoch: Selbst wenn früh gemessen wurde, ist die Allianz mäßig mit dem Therapieergebnis korreliert.	Horvath et al., 2011a, b Flückiger et al., 2012
Verwendete Messung	Messartefakt	Keine Unterschiede in der Größe der Korrelation für die verschiedenen Messungen der Allianz	Horvath et al., 2011a, b
Publikationsbias	Studien mit signifikanten Ergebnissen werden eher veröffentlicht.	Keine Anzeichen für ein Publikationsbias	Horvath et al., 2011a, b
Forscher-Allegiance zur Allianz	Forscher mit Allegiance zum Allianzkonzept werden vermutlich größere Allianz-Therapieergebnis-Korrelationen finden.	Eine Wechselwirkung der Allegiance und der Allianz wurde festgestellt; frühere Messzeitpunkte führen bei Allegiance zur Allianz zu größeren Korrelationen.	Flückiger et al., 2012

Tabelle 7.2: Fortsetzung

Bedenken oder Klärungsbedarf	Beschreibung	Empirische Hinweise	Metaanalytische Referenzen
Behandlungs- und Störungsspezifität	Allianz wichtiger für Beziehungstherapien (z. B. humanistische, psychodynamische Therapien) als für andere Therapien (z. B. KVT)	Wirkung unabhängig davon, ob KVT oder nicht, störungsspezifische Behandlung oder nicht, Symptom gezielt behandelt wurde oder nicht. Korrelation für Substanzgebrauchsstörungen kleiner als für andere Störungen. Allerdings gibt es einige Hinweise darauf, dass die Allianz in verschiedenen Therapien unterschiedlich funktionieren könnte.	Flückiger et al., 2012 Flückiger et al., 2013
Arbeitsbeziehung nicht verschieden von echter Beziehung	Allianz, in erster Linie die Bindung, reflektiert einfach die Beziehung.	Echte Beziehung prognostiziert Therapieerfolg über die Allianz hinaus.	keine
Patientenbeitrag zur Allianz	Allianz-Therapieergebnis-Korrelation aufgrund der Patientenbeiträge zur Allianz	Therapeutenbeitrag, nicht der Patientenbeitrag, prognostiziert das Therapieergebnis.	Del Re et al., 2012
Symptomschwere bei Prämessung	Allianz-Therapieergebnis-Partialkorrelationen, Prämesswerte herauspartialisiert	Die Partialkorrelationen entsprechen den einfachen Korrelationen.	Flückiger et al., 2018
Frühe Symptomverbesserung	Frühe Symptomverbesserung schafft bessere Allianzen und bessere Endergebnisse.	Die meisten Studien stellen fest, dass die Allianz Ergebnisse über frühe Veränderung hinausgehend prognostiziert, jedoch gibt es einzelne Studien, die diesen Befund nicht bestätigen konnten.	keine
Brüche in der Arbeitsallianz	Stärke der Allianz variiert über den Verlauf der Therapie; Reparatur von Rissen wirkt therapeutisch.	Wiederherstellung der Beziehung steht im Zusammenhang mit dem Therapieerfolg.	Safran et al., 2011

Methodische Probleme

Es gibt viele methodische Herausforderungen, die die Interpretation des Zusammenhangs zwischen Allianz und Therapieergebnis betreffen. Erstens ist es nicht ungewöhnlich in diesen Studien, dass dieselbe Person sowohl die Allianz als auch das Therapieergebnis beurteilt. Das schafft einen „Halo-Effekt". Der technische Begriff dafür ist Methodenvarianz (Korrelation zweier Variablen aufgrund der Tatsache, dass sie mit der gleichen Methode gemessen werden; siehe Cook & Campbell, 1979). Dieses Problem wurde von Horvath et al. (2011a, b) angesprochen, indem sie einen Vergleich von Korrelationen von Ratings, die von derselben Person stammen (in der Regel der Patient), mit Korrelationen von Bewertungen, die von verschiedenen Personen stammen, vornahmen (z.B. bewertet der Therapeut die Allianz und der Patient das Therapieergebnis).

Obwohl die Korrelation im Fall desselben Beurteilers ($r=0.29$) größer war als die Korrelation im Fall verschiedener Rater ($r=0.25$), war der Unterschied statistisch nicht signifikant. Im Zusammenhang damit war das Ausmaß der Korrelation im Vergleich größer, wenn die Allianz durch den Patienten oder einen Beobachter ($r=0.28$ und 0.29) als wenn sie durch den Therapeuten ($r=0.20$) beurteilt wurde. Allerdings waren diese Unterschiede ebenso statistisch nicht signifikant.

Eine zweite Herausforderung kann in einem geringen zeitlichen Abstand der Bewertungen bestehen (insbesondere, wenn Allianz und Ergebnis zum gleichen Zeitpunkt gemessen werden). Wenn die Allianz gegen Ende der Therapie gemessen wird, dann tendieren die Messungen dazu, Allianz und Therapiefortschritt miteinander zu vermengen (eine Variante des „Halo-Effekts"; Crits-Christoph, Gibbons, Hamilton, Ring-Kurtz & Gallop, 2011). Der prädiktive Wert ist somit überzeugender, wenn die Allianz früh in der Therapie gemessen wird, bevor sich die therapeutische Arbeit in der Therapie voll installiert hat. Horvath und Kollegen untersuchten dieses Problem und fanden heraus, dass die Korrelation der Allianz mit dem Therapieerfolg für die Studien, in denen Allianz spät in der Therapie gemessen wurde (etwa 20 Prozent der Arbeiten), in der Tat außerordentlich groß war ($r=0.39$). Hingegen ergaben sich bei der Mehrheit der Studien, in denen die Allianz früh und in der Mitte der Therapie gemessen wurde, signifikant kleinere Korrelationen ($r=0.25$ in beiden Fällen). Obwohl zeitlich dichte Messungen typischerweise größere Korrelationen ergeben, so dass das Ergebnis nicht überraschend ist, war das Ausmaß der Korrelation von Allianz und Therapieerfolg moderat und entsprach etwa dem bereits festgestellten Wert für diesen Effekt. Darüber hinaus hat eine längsschnittlich angelegte Metaanalyse unter Verwendung eines speziell für die Untersuchung dieses Messzeitpunkteffektes entworfenes Designs von Flückiger, Del Re, Wampold, Symonds und Horvath (2012) eine Interaktion von Messzeitpunkt und Allianz für Forscher, die Allegiance zum Allianz-Konzept hatten, gefunden (siehe die entsprechende Diskussion später in diesem Kapitel).

Wie bereits erwähnt, ist ein weiteres Problem, dass viele verschiedene Messinstrumente verwendet werden, um die Allianz zu erfassen. Das führt dazu, dass sie vielleicht auch verschiedene theoretische Aspekte der Allianz messen. Jedoch haben Horvath et al. (2011a, b) festgestellt, dass das jeweilige Allianzmaß auf die Größe der Korrelationen keinerlei Auswirkungen hatte. Ein weiteres methodisches Problem ist der Publikationsbias, der eine Wirkung auf die Metaanalysen als Folge der Unterveröffentlichung der Forschung mit Null-Ergebnissen hat (Sutton, 2009). Horvath et al. sind dieses Problem auf verschiedene Weise angegangen, u.a. durch a) Durchsuchen der Literatur in Englisch, Deutsch, Italienisch und Französisch, b) die Suche nach Abschlussarbeiten und Buchkapiteln sowie Zeitschriftenartikeln, c) Berechnung der fehlersicheren *N* (die Anzahl an Studien mit einem Null-Befund, die erforderlich wären, um die Schlussfolgerung zu ändern, was in diesem Fall mehr als 1 000 wäre) und d) die Prüfung des Trichter-Plots zum Identifizieren des Publikationsbias. Es gab keine Hinweise darauf, dass der Publikationsbias die Ergebnisse beeinflusst hat.

Das letzte methodische Risiko ist die Allegiance des Forschers. Erinnern Sie sich daran, dass Forschertreue in Bezug auf die Wirksamkeit einer bestimmten Behandlung diese Therapie begünstigt (siehe Kapitel 5)? Das gleiche Phänomen kann auch in Bezug auf die Allianz zutreffen, da einige Forscher mit der Allianz als einem wichtigen therapeutischen Faktor sehr vertraut sind. Wie oben erwähnt, haben Flückiger et al. (2012) in der Tat eine Interaktion zwischen Allegiance und dem Messzeitpunkt gefunden. Am frühesten Zeitpunkt berichteten Forscher mit einer Allegiance zur Allianz größere Zusammenhänge als die ohne Allegiance; jedoch überstieg das Ausmaß der Korrelation die Marke 0.20 für diejenigen *ohne* Allegiance, wenn die Allianz früh in der Therapie gemessen wurde. Es scheint, dass methodische Fragen die Schlussfolgerung nicht gefährden, dass die Allianz ein wichtiger Faktor des Psychotherapieerfolgs ist. Es gibt jedoch große und substantielle Herausforderungen dabei, Allianz als einen wichtigen therapeutischen Faktor festzumachen, welche in den folgenden Abschnitten diskutiert werden.

Behandlungsspezifität und Allianz: Allianz als spezifische Komponente, Klärung des Bündnisses in der Allianz und der direkten/indirekten Effekte

Eine wichtige Frage ist, ob die Allianz ein wichtiger Faktor bei einigen Behandlungen ist, bei anderen aber nicht. Laut Siev et al. (2009) betonen einige Therapien die Allianz als ein therapeutisches Werkzeug und heben es damit auf das Niveau einer spezifischen Komponente für die Therapie:

> Insgesamt kann Allianz die stärkste Assoziation zu den Therapieergebnissen haben, wenn der Therapeut sie zu einem zentralen Fokuspunkt der Behandlung macht. Jedoch ist in solchen Behandlungen die Unterscheidung zwischen Allianz und Technik verschwommen. Wie andere Forscher bereits angemerkt haben (z.B. Beutler, 2002; Crits-Christoph et al., 2006), wird die Allianz, wenn man sich in Behandlungssitzungen direkt mit ihr befasst, zu einer Behandlungstechnik. (S. 74)

Dies ist eine Beobachtung, die auf die meisten humanistischen Therapien, beziehungsfokussierten psychodynamischen Therapien und Hybridbehandlungen (z.B. eine kognitive Verhaltenstherapie mit humanistischen Wurzeln) sowie auf motivierende Gesprächsführung anwendbar ist – obwohl das Kontextuelle Metamodell postuliert, dass die Allianz für Behandlungen wichtig ist, die nicht durch die zuvor diskutierten Mechanismen auf die Beziehung fokussieren. Im Gegensatz zur Vorhersage von Siev et al. fanden Flückiger et al. (2018) in ihrer Metaanalyse keine Unterschiede in der Größe der Allianz-Therapieerfolg-Korrelation zwischen KVT, interpersoneller Therapie, psychodynamischer Therapie, Essstörungen und Drogenmissbrauchsbehandlungen, wobei eine Diskussion darüber besteht, wie die Allianz bei der Behandlung von Patienten mit Substanzgebrauchsstörungen funktioniert (siehe unten). Flückiger et al. (2012) untersuchten diese und weitere Fragen im Zusammenhang mit der Allianz anhand desselben Datensatzes vertiefend, indem sie überprüften, ob die Untersuchung im Rahmen einer randomisierten klinischen Studie durchgeführt wurde, ob die Behandlung durch ein Manual für eine bestimmte Störung konzeptualisiert war, ob die Behandlung eine KVT war oder nicht und ob die Ergebnisvariable eine Symptommessung enthielt oder nicht. Wenn die Allianz in der Tat weniger wichtig in Behandlungen wäre, die spezifische Komponenten (außer der Allianz) verwenden, um bestimmte Defizite anzugehen, dann wäre zu erwarten gewesen, dass einer oder mehrere dieser Faktoren einen Einfluss auf die Größe der Allianz-Therapieerfolg-Korrelation aufweisen würden. Doch hat keiner dieser Faktoren die Größe der Allianz-Therapieerfolg-Korrelation moderiert.

Es gibt einige Hinweise darauf, dass die Allianz-Therapieerfolg-Korrelation bei der Behandlung substanzbezogener Störungen kleiner ist als bei Behandlungen anderer Störungen ($r=0.18$ für substanzbezogene Störungen im Vergleich zu z.B. Depression, Angst und transdiagnostischen Stichproben alle $r=0.28$; Flückiger et al., 2018; siehe auch Flückiger et al., 2013). Allerdings war in dieser Stichprobe von Studien die Variable für substanzbezogene Störungen mit höheren Anteilen ethnischer Minderheiten assoziiert, was eine zu direkte Interpretation der Rolle der Allianz bei substanzbezogenen Störungen in Frage stellt. Darüber hinaus spielen Faktoren wie das Einfühlungsvermögen des Therapeuten bei Erstbehandlungen von Suchtstörungen (d.h. der motivierenden Gesprächsführung) eine zentrale Rolle (und können als spezifische Bestandteile in Betracht gezogen werden). Daher ist es eher unwahrscheinlich, dass das Arbeitsbündnis für die Behandlung von Substanzgebrauchsstörungen keine Bedeutung hat. Die geringere Korrelation ist jedoch ein Hinweis darauf, dass der Zusammenhang komplexer zu sein scheint (siehe z.B. Moyers, Miller & Hendrickson, 2005).

Die Metaanalysen der Allianz für verschiedene Behandlungen können nicht in vollem Umfang die Komplexität dessen erfassen, wie die Allianz in verschiedenen Behandlungen wirkt. Als Bordin (1979) die Allianz als ein pantheoretisches Konstrukt vorschlug, erkannte er: „Verschiedene Psychotherapieansätze werden durch die unterschiedlichen Anforderungen, die sie an den Patienten und Therapeuten stellen, voneinander abgegrenzt ... Eine Arbeitsbeziehung muss nicht unbedingt stärker als die andere sein, aber sie unterscheiden sich in ihrer Art" (S. 253 f.). Hatcher und Barends (2006) waren noch deutlicher:

> Erfolgreiche Zusammenarbeit basiert auf Vertrauen und einer Arbeitsbeziehung (Bindung), die der Aufgabe angemessen ist. Diese Annahme impliziert, dass der Grad der Bindung, der erforderlich ist, um sich in der Behandlung erfolgreich einzubringen, über Therapieansätze variieren wird, je nach dem Grad der persönlichen Beteiligung, der vom Patienten erwartet wird. (S. 293)

Es bleibt der Eindruck, dass sich diese Theoretiker auf die Unterschiede dabei konzentrieren, wie die Bindung in der Therapie funktioniert (beispielsweise Hatcher und Barends, 2006; eine detaillierte theoretische Aufarbeitung bieten Strauß & Schauenburg, 2016):

> Es ist zum Beispiel die Art der Bindung, die sich ergibt, wenn ein Therapeut dem Patienten einen Fragebogen gibt und ihn bittet, eine tägliche Aufzeichnung seiner unterwürfigen und durchsetzungsstarken Handlungen sowie der entsprechenden Umstände zu machen, die sie umgeben. Sie wirkt ganz anders als die Bindung, die sich entwickelt, wenn ein Therapeut seine Gefühle mit einem Patienten teilt, um ein Modell zu liefern oder dem Patienten Feedback zu den Eindrücken gibt, die er bei anderen hinterlässt. (Bordin, 1979, S. 254)

Dieser Punkt wurde wiederholt durch Hatcher und Barends (2006) hervorgehoben: „Dies ... impliziert, dass der Grad der Bindung, der erforderlich ist, um sich in der Behandlung erfolgreich aktiv einzubringen, über Therapieansätze variieren wird, je nach dem Grad der persönlichen Beteiligung, der vom Patienten erwartet wird" (S. 254).

Die Diskussion über die Bindung in verschiedenen Therapien bringt eine heikle theoretische Frage mit sich, eine Frage, zu der es spärliche, aber stetig wachsende Evidenz gibt. Bordin (1979) benennt zwei Arten von Arbeitsbeziehungen: Die erste beinhaltet affektive Bindung, Zuneigung, Vertrauen und Respekt. Die zweite Art der Arbeitsbeziehung ist erforderlich, um die schwierige Arbeit in der Therapie zu bewältigen, wenn es sich um belastendes affektives Material handelt oder wenn es darum geht, eine längere Exposition durchzustehen. Hatcher und Barends (2006) machen den Unterschied deutlich:

> Es ist möglich, jemanden zu mögen und zu bewundern, der es doch nicht schafft, effektiv mit einem zu arbeiten (Hatcher & Barends, 1996). Bordins zweites Konzept sieht die Bindung als therapieunterstützend, was die Ziele und Aufgaben angeht, und so ist es vielleicht besser, die Bezeichnung „arbeitstragende Bindung" zu verwenden. Die Frage ist nicht: „Haben Sie Ihren Therapeuten gern und respektieren Sie ihn?", sondern „Mögen Sie und respektieren Sie Ihren Therapeuten genug, um die Arbeit, die Sie in Ihrer Therapie zu tun erwarten, tatsächlich zu tun?" und „Respektiert und schätzt Ihr Therapeut Sie genug, um es Ihnen zu ermöglichen, effektiv in der Therapie zu arbeiten?" (S. 296)

Die Unterscheidung ist für das Kontextuelle Metamodell wichtig, da das Erstere das zu sein scheint, was Gelso (2014) die echte Beziehung nennt, die definiert wird als: die persönliche Beziehung zwischen Therapeut und Patient, die durch das Ausmaß bestimmt ist, in dem der jeweils andere als echt empfunden wird und in einer angemessenen Weise erlebt wird (S. 3). Das Letztere ist hingegen als eine „arbeitstragende Bindung" (Hatcher & Barends, 2006, S. 296) der Teil der Allianz, der therapeutische Veränderung durch die übrigen zwei Pfade des Kontextuellen Metamodell ermöglicht. Interessanterweise sagen Messungen der echten Beziehung Ergebnisse besser vorher als Messungen der Allianz (Gelso, 2014), was darauf hinweist, dass es einige Belege dafür gibt, dass die echte Beziehung und die Allianz verschiedene Konstrukte sind, obwohl an dieser Stelle weitere Forschung benötigt wird.

Ebenso gibt es in der kognitiven Therapie für Depressionen einige Hinweise darauf, dass die Stärke der kollaborativen Bindung nicht mit den Ergebnissen zusammenhängt. Es ist vielmehr die Übereinkunft über die Aufgaben und Ziele der Therapie, die wichtig zu sein scheinen (Webb et al., 2011). Wie von Hatcher und Barends (2006) hervorgehoben, scheint es tatsächlich so, dass „die Allianz nicht ohne Techniken geschehen kann ... Wenn eine Therapietechnik es nicht schafft, den Patienten in zweckgerichteter Arbeit einzubinden, funktioniert sie nicht richtig, und es müssen Änderungen vorgenommen werden, um den Patienten effektiv werden zu lassen“ (S. 294).

Die Art und Weise, in der die Allianz und die spezifischen Komponenten interagieren, ist zu diesem Zeitpunkt unklar. Darüber hinaus sind Untersuchungen dieser Frage schwierig zu gestalten. Eine bemerkenswerte Ausnahme ist eine Studie von Barber et al. (2006), die die Wechselwirkungen der Einhaltung der Adherenz, Kompetenz und Allianz bei 95 Patienten prüften, die eine evidenzbasierte Kokainentzugsbehandlung gemacht haben. Sie fanden dabei komplexe Ergebnisse. Wenn die Allianz besonders stark war, zeigte die Einhaltung des Behandlungsprotokolls keinen Einfluss auf den Ausgang der Therapie. Wenn die Allianz jedoch schwächer war, war ein moderates Maß an Protokolltreue, im Gegensatz zu einem niedrigen und einem hohen Maß an Protokolltreue, prädiktiv für das Therapieergebnis. Eine mögliche Interpretation ist, dass die Allianz trotz des Fehlens von spezifischen Bestandteilen für eine Verbesserung ausreichend sein kann, wenn sie außergewöhnlich stark ist, jedoch ist die flexible Nutzung der Behandlungsrichtlinien in dem Fall erforderlich (siehe auch Owen & Hilsenroth, 2014). Diese Interpretation ist nicht unvereinbar mit dem Kontextuellen Metamodell. Da jedoch die Allianz bei substanzbezogenen Behandlungen nicht so hoch mit den Ergebnissen im Zusammenhang steht, wie es der Fall bei Behandlungen anderer Erkrankungen ist, und weil dieses Ergebnis nicht repliziert wurde, sollten die Schlussfolgerungen aus dieser Studie als vorläufige Fakten betrachtet werden. Diese Probleme erinnern an Horvaths (2006) Unterscheidung zwischen der Allianz als „aktivem Wirkstoff“ und als „wegbereitender Komponente“ (S. 259). In gewisser Weise verweist die Verwendung des Begriffs „Wirkstoff“ auf Siev et al. (2009), indem er den Eindruck vermittelt, dass die Allianz direkt Therapienutzen zu erzeugen scheint, obwohl der beteiligte Mechanismus etwas schleierhaft ist (obwohl er, wie Siev behauptet, in einigen Therapien explizit zum Vorschein kommt; z. B. Safran & Muran, 2000). Im Kontextuellen Metamodell übt die Allianz ihren direkten Einfluss durch den Mechanismus aus, der hinter den Erwartungen steht. Das wird weiter unten in diesem Kapitel aufgezeigt (zweiter Pfad des Kontextuellen Metamodells).

Horvaths „wegbereitende Komponente“ spricht die Idee an, dass die Allianz als Grundlage benötigt wird, um die Verwendung spezifischer Komponenten zu ermöglichen, die dann den Therapieprozess begünstigen (dritter Pfad des Kontextuellen Metamodells). Dennoch wirken die beiden Pfade interaktiv, da es nicht möglich ist, ohne spezifische Bestandteile zu einer Einigung über Aufgaben und Ziele zu gelangen. Wie hier ersichtlich wird, ist die Untersuchung der Beziehung der Allianz zu spezifischen Bestandteilen aufgrund der Komplexität des Phänomens schwierig (siehe auch Watkins, Budge & Callahan, 2015, bezüglich einer Ausarbeitung zur Supervision).

Beiträge des Patienten und des Therapeuten zu der Allianz

Beschreibungen der Allianz betonen die Zusammenarbeit zwischen dem Therapeuten und dem Patienten, und folglich ist die Allianz ein dyadisches Phänomen, auch wenn es nur von einem der Teilnehmer bewertet wird. Dennoch tragen sowohl der Patient als auch der Therapeut zur Entwicklung der Allianz bei. Es kann gut sein, dass es der Beitrag des Patienten zur Allianz ist, der für die therapeutische Veränderung bedeutsam ist. Einige Patienten kommen motiviert zur Therapie (bereit für den Wandel, wie in Prochaskas und Norcross' Modell beschrieben; siehe Prochaska & Norcross, 2002) und verfügen über relativ gut entwickelte zwischenmenschliche Fähigkeiten, funktionale Bindungsstile, ausreichende soziale Unterstützung und zufriedenstellende wirtschaftliche Ressourcen. Solche Patienten werden wahrscheinlich in der Lage sein, mit jedem einigermaßen kompetenten Therapeuten eine funktionierende Allianz zu bilden und von der Therapie zu profitieren. Auf der anderen Seite gibt es Patienten mit dysfunktionalen Bindungsstilen (z.B. mit Borderline-Persönlichkeitsstörung), die wenig soziale Unterstützung haben, in wirtschaftlicher Not leben und nicht bereit sind, Änderungen vorzunehmen. Solche Patienten werden Schwierigkeiten haben, eine Allianz mit ihrem Therapeuten zu bilden, und auch eine schlechte Prognose haben. Wenn das wahr ist, wird es folglich eine Allianz-Therapieerfolg-Korrelation geben, jedoch werden sowohl die Allianz als auch das Ergebnis eine Folge der Patientencharakteristika sein und nicht etwas, das der Therapeut dem Patienten in der Therapie anbietet. Ein solcher Fall würde dem Kontextuellen Metamodell widersprechen, da der Fokus dort auf therapeutische Bedingungen verweist, die durch den Therapeuten geformt werden, wie es DeRubeis et al. (2005) berichten.

Eine alternative Sicht ist, dass es der Therapeut ist, der der Bildung der Allianz den Weg ebnet. Es ist der Beitrag des Therapeuten zur kooperativen Arbeitsbeziehung, der für den Erfolg wichtig ist. Nach dieser Auffassung würden diejenigen effektivere Therapeuten sein, die starke Allianzen im gesamten Spektrum von Patienten bilden können, im Gegensatz zu weniger wirksamen Therapeuten. Dieses Ergebnis ist mit dem Kontextuellen Metamodell vereinbar.

Die bisherigen Metaanalysen der Allianz-Therapieerfolg-Korrelation haben die Korrelationen der Allianz und des Ergebnisses ohne Berücksichtigung der Tatsache aggregiert, dass Patienten in der Psychotherapie innerhalb der Therapeuten verschachtelt werden (siehe Kapitel 6). Das heißt, die Allianz-Therapieerfolg-Korrelation ist eine „totale" Korrelation, die in einem gewissen Sinne alles enthält: Korrelationen aufgrund der Patienten- und aufgrund der Therapeutenbeiträge. Diese totale Korrelation kann vollständig, überwiegend oder teilweise durch den Beitrag des Patienten zur Allianz bedingt sein. Auf der anderen Seite könnte die Gesamtkorrelation hauptsächlich auf den Einfluss des Therapeuten zurückgeführt werden. Die Vermutung, dass die Allianz-Therapieerfolg-Korrelation vor allem durch den Beitrag des Patienten zur Allianz zustande kommt, ist eine theoretische Bedrohung für die „unspezifischen" Faktoren. Wenn auf der anderen Seite das Kontextuelle Metamodell mit dieser Kritik konfrontiert würde, würde es vorhersagen, dass die Gesamtkorrelation der Allianz zum Therapieergebnis zu einem großen Teil aus den Beiträgen des Therapeuten resultiert.

Um die Beiträge von Patient und Therapeut zur Allianz zu untersuchen, werden Multi-Level-Modellierungstechniken benötigt, um der Verschachtelung der Patienten innerhalb von Therapeuten Rechnung zu tragen. Solche Verfahren ermöglichen die Betrachtung der Korrelation des Arbeitsbündnisses und des Therapieerfolgs innerhalb von Therapeuten (d.h. der Patientenbeitrag ist als Regressionskoeffizient innerhalb von Therapeuten abgebildet) sowie der Korrelation der durchschnittlichen Allianz des Therapeuten über alle seine Patienten und die Therapieergebnisse (d.h. der Beitrag des Therapeuten ist als Regressionskoeffizient zwischen den Therapeuten abgebildet). Im Jahr 2007 untersuchten Baldwin, Wampold und Imel (2007) die Allianz und die Therapieergebnisse von 80 Therapeuten und 331 Patienten, um die Koeffizienten innerhalb und zwischen den Therapeuten abzubilden. Die Ergebnismessung erfolgte mit dem *Outcome Questionnaire-45* (*OQ-45;* Lambert, Gregersen & Burlingame, 2004; niedrigere Werte bedeuten eine bessere psychologische Funktion). Die Allianz wurde zudem früh in der Therapie erhoben (in der vierten Sitzung mit dem *Working Alliance Inventory [WAI]*; Horvath & Greenberg, 1989).

Baldwin et al. (2007) haben, indem sie Mehrebenenmodelle mit dem OQ-Gesamtwert als Kovariate in allen Modellen benutzt haben, herausgefunden, dass ca. 3 Prozent der Variabilität in den Therapieergebnissen auf die Therapeuten zurückgeht. Das ist etwas weniger als der durchschnittliche Einfluss des Therapeuten in naturalistischen Settings (siehe Kapitel 6). Die gesamte Allianz-Therapieerfolg-Korrelation mit Nachbehandlungswerten des OQ war −0.24, was ungefähr dem Wert in den weiter oben in diesem Kapitel erwähnten Metaanalysen für die frühe Einschätzung der Allianz entspricht (der gefundene Effekt war negativ, weil niedrigere Werte auf dem OQ eine bessere psychologische Funktion anzeigen). Die Ergebnisse der multiplen Regression sind in der Abbildung 7.2 in einer symbolischen Grafik dargestellt. Wie aus der Abbildung klar wird, hatte der bessere Therapeut (also Therapeut 3) im Vergleich zu den anderen Therapeuten (z.B. Therapeut 1) in der Regel stärkere Allianzen mit seinen Patienten und bessere Ergebnisse. Der Regressionskoeffizient für die Wirkung zwischen den Therapeuten war 0.33 und statistisch signifikant, was darauf hinweist, dass Therapeuten zur Allianz-Therapieerfolg-Korrelation beigetragen haben, wie es das Kontextuelle Metamodell hypothetisiert. Nachdem der Beitrag des Therapeuten zur Allianz in die Modelle aufgenommen wird, geht die Variabilität in den Ergebnissen aufgrund des Therapeuten im Wesentlichen gegen null, was darauf hinweist, dass die Unterschiede zwischen den Therapeuten in Bezug auf die Ergebnisse ihrer Fähigkeit geschuldet sind, Allianzen mit ihren Patienten zu bilden. Therapeuten, die mit ihren Patienten bessere Allianzen bilden, erzielen bessere Therapieergebnisse. Dies ist ein Faktum, das mit folgender Frage zusammenhängt: Was sind die Merkmale und Handlungen effektiver Therapeuten? Und es stellt sich heraus, dass eine der Antworten auf diese Frage auf die Allianz fokussiert, ein Schlüsselkonstrukt im Kontextuellen Metamodell.

Die Ergebnisse für den Beitrag des Patienten zur Allianz sind schwieriger zu erklären. Wie in der Abbildung 7.2 zu sehen, ist die Regressionsgerade innerhalb eines Therapeuten horizontal. Das bedeutet, dass es keinen Patientenanteil an der Allianz und dem Therapieerfolg gibt (tatsächlich war der Koeffizient −0.08 und somit sehr klein und nicht signifikant). Einige Patienten, die eine Therapie besuchen, sind im

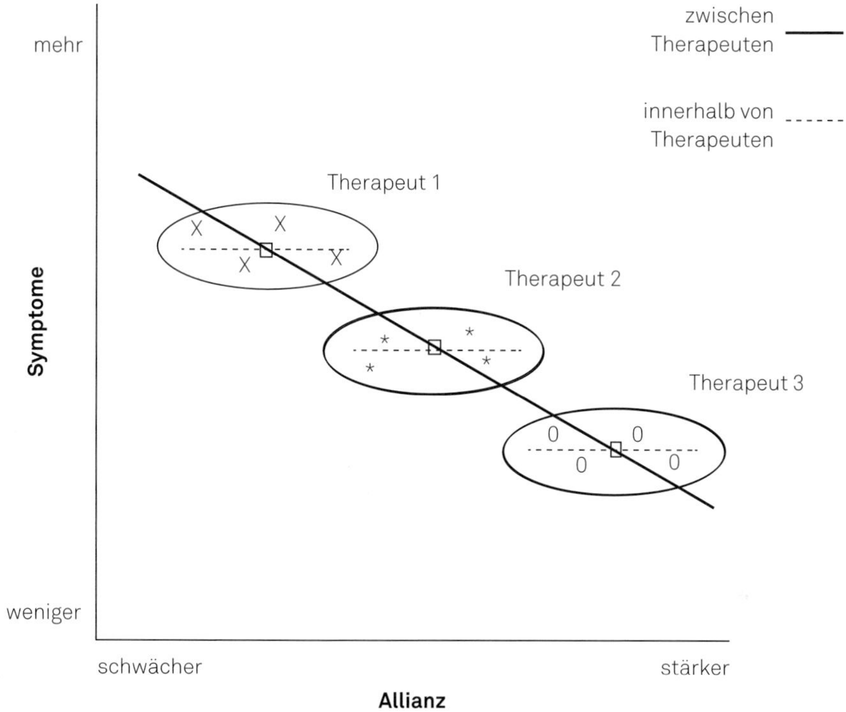

Abbildung 7.2: Illustration der Allianz-Therapieerfolg-Korrelationen zwischen und innerhalb von Therapeuten. Die Korrelationen zwischen und innerhalb von Therapeuten werden mit nur drei Therapeuten unter Verwendung von simulierten Daten dargestellt, um die Zusammenhänge deutlicher abzubilden. Die X beziehen sich auf die Allianzbewertungen der Patienten des Therapeuten 1; die Sternchen beziehen sich auf die Allianzbewertungen der Patienten des Therapeuten 2; die Kreise beziehen sich auf die Allianzbewertungen der Patienten des Therapeuten 3; die Quadrate zeigen den Mittelwert der Allianzbewertungen jedes Therapeuten.

Allgemeinen besser in der Lage, Beziehungen zu formen und berichten über bessere Allianzen mit einem bestimmten Therapeuten als andere Patienten des gleichen Therapeuten, jedoch haben diese Patienten trotzdem keine besseren Ergebnisse als die anderen Patienten des gleichen Therapeuten. Als ein Beispiel sei folgender Fall gegeben: ein schwieriger Patient mit chaotischen zwischenmenschlichen Beziehungen und Schwierigkeiten, anderen zu vertrauen, einschließlich dem Therapeuten. Dieser Patient wird mit dem Therapeuten X im Vergleich zu anderen Patienten des Therapeuten X eine relativ schlechte Allianz haben. Wenn aber Therapeut X (z. B. der Therapeut 3 in der Abbildung 7.2) in der Lage ist, starke Allianzen mit einer Reihe von Patienten zu formen, so würde die Allianz mit diesem einen Patienten stärker ausgeprägt sein, *als es der Fall mit einem weniger fähigen Therapeuten wäre*. Somit hätte dieser

Patient ein besseres Therapieergebnis mit dem Therapeuten X als mit einem anderen. Für diesen Patienten gilt, dass, obwohl die Allianz mit dem Therapeuten ziemlich niedrig ist, dieser eine der wenigen Personen gewesen sein kann, mit denen der Patient jemals in der Lage war, eine Allianz zu bilden. Zudem war die Größe des Beitrags des Therapeuten in der Allianz-Therapieergebnis-Beziehung (–0.33) signifikant höher als der Beitrag des Patienten (–0.08).

Die Ergebnisse von Baldwin et al. (2007) wurden vom Kontextuellen Metamodell antizipiert. Sie zeigen das Gegenteil zu den Versuchen, die Bedeutung der Allianz für null zu erklären. Dennoch: Wie wir aus den verschiedenen Rekonstruktionen der Wissenschaft und vor allem der des Imre Lakatos wissen, führt eine einzige Studie nicht zur Aufgabe eines Theoriekonstrukts. Die Bedeutung des Therapeutenbeitrags zur Allianz wurde mehrmals wiederholt bestätigt (Crits-Christoph et al., 2009; Dinger, Strack, Leichsenring, Wilmers & Schauenburg, 2008; Zuroff, Kelly, Leybman, Blatt & Wampold, 2010), wenn auch nicht immer (Falkenström, Granström & Holmqvist, 2014). Es ist wertvoll, dass es ein metaanalytisches Ergebnis gibt, dass die Schlussfolgerungen von Baldwin et al. unterstützt. Die Korrelationen in den Primärstudien der Metaanalysen von Allianz und Therapieerfolg berichten nur die Gesamtkorrelation. Jedoch beobachteten Del Re et al. (2012), dass das Verhältnis der Patienten zu den Therapeuten (VPT) stark variiert. Wenn das VPT groß ist (viele Patienten pro Therapeut), dann geht der größte Teil der Allianz von den Patienten aus, während bei VPT gleich eins (ein Patient pro Therapeut) die Variabilität in der Allianz auf den Therapeuten zurückzuführen ist. Wenn die Ergebnisse von Baldwin et al. wie erwartet standhalten, sollten VPT mit der Größe der gesamten Korrelation, die in jeder primären Studie berichtet werden, in Verbindung gebracht werden können. Demnach gilt: je größer das VPT, desto kleiner die gesamte Korrelation. Die erwartete Assoziation wurde gefunden, was nicht an verschiedenen anderen Moderatoren, die konfundierte Variablen darstellten, lag. Quantitativ waren die von der Metaanalyse erbrachten Schätzungen etwa gleich mit den Ergebnissen von Baldwin et al. (Del Re et al., 2012).

Frühe Symptomveränderung und Allianz

DeRubeis et al. (2005) sahen die Erklärungsmöglichkeit, dass frühe Symptomveränderungen sowohl das Rating der Allianz als auch das spätere Ergebnis der Psychotherapie beeinflussen könnten. Es ist durchaus möglich, dass der Patient früh in der Therapie besonders lobenswerte Fortschritte macht, die eine positive Sicht auf die Therapie und den Therapeuten schaffen, sowohl bei dem Patienten wie auch bei dem Therapeuten. Das führt zu einer starken Arbeitsallianz, jedoch sind es die Faktoren, die die frühe Veränderung induzierten, und nicht die Allianz, die den zusätzlichen Nutzen schaffen. Dies ist ein komplexes Phänomen, das es zu untersuchen gilt. Beinahe 20 Studien haben eine Vielzahl statistischer Methoden verwendet, um für Symptomreduktion zu kontrollieren, bevor die Allianz erhoben wird. Damit sollte beurteilt werden, ob die Allianz den Fortschritt der Therapie prognostiziert, wenn für die Auswirkungen der frühen Veränderung kontrolliert wird. Die meisten dieser Studien, die von Forschern aus unterschiedlichen Perspektiven durchgeführt wurden, sind zu dem Schluss gekommen, dass die Allianz in der Tat prädiktiv für das Ergebnis sei. Es können Vorhersagen gemacht werden, die über die frühe Symptomänderung hinausgehen (Arnow et al., 2013; Baldwin et al., 2007; Barber, Connolly, Crits-Christoph, Gladis & Siqueland, 2009; Crits-Christoph et al., 2011; De Bolle, Johnson & De Fruyt, 2010; Falkenström, Granström & Holmqvist, 2013; Falkenström et al., 2014; Flückiger, grosse Holtforth, Znoj, Caspar & Wampold, 2013; Gaston, Marmar, Gallagher & Thompson, 1991; Hoffart et al., 2013; Klein et al., 2003; Tasca & Lampard, 2012; Zuroff & Blatt, 2006), obwohl in einigen Studien das Gegenteil festgestellt wurde (DeRubeis & Feeley, 1990; Feeley, DeRubeis & Gelfand, 1999; Puschner, Wolf & Kraft, 2008; Strunk, Brotman & DeRubeis, 2010; Strunk, Cooper, Ryan, DeRubeis & Hollon, 2012). Leider gibt es noch keine metaanalytischen Studien, um den Widerspruch zu beheben. Die Vielfalt der eingesetzten statistischen Verfahren erlaubt es im Moment noch nicht, solch eine Metaanalyse der frühen Fortschritte in der Therapie in der Interaktion mit der Allianz-Funktion zu machen. Es geht über den Rahmen dieses Kapitels hinaus, all diese Studien zu beleuchten, aber eine Studie (Falkenström et al., 2014), die besonders anspruchsvolle Methoden bei einer adäquaten Stichprobe verwendet hat, wird im Folgenden andiskutiert.

Falkenström et al. (2014) verwendeten eine naturalistische Umgebung mit 719 Patienten, die von 69 Therapeuten im Rahmen der Grundversorgung in Schweden behandelt wurden, vor allem wegen Angststörungen, Beziehungskrisen, Depression, Trauerreaktion, arbeitsbezogenen Problemen und körperlichen Beschwerden. Es wurden sowohl die Ergebnisse einer Allianzmessung in der dritten Sitzung als auch wöchentliche Messungen der psychologischen Funktion mit der *Clinical Outcomes in Route Evaluation Outcome Measure (CORE-OM)* verwendet. Die Autoren verwendeten ein abschnittsweises Längsschnittmodell, das den Schnittpunkt und die Steigung der CORE-OM vor der Allianzmessung sowie die Neigung der CORE-OM nach der Allianzmessung enthält. Wie von DeRubeis et al. (2005) vorgeschlagen, prognostiziert anfängliche Not und frühe Veränderung die Gesamtwerte der Allianz in der dritten Sitzung: geringere anfängliche Not und stärkere Veränderung waren mit besseren Allianzen assoziiert. Das Ziel der Analysen war es jedoch, Patientenfortschritte zu prognostizieren, nachdem die Allianz gemessen wurde, wobei gleichzeitig für verschiedene Faktoren kontrolliert wurde, einschließlich a) Assoziation der anfänglichen Not und der Allianz in Sitzung 3, b) Assoziation des vorhergehenden Fortschritts und der Allianz in Sitzung 3, c) Assoziation der anfänglichen Fortschritte (vor Sitzung 3) und des Fortschritts nach Sitzung 3, d) Assoziation der anfänglichen Not und des Fortschritts nach Sitzung 3 und e) Therapeutenvariabilität in den Veränderungsraten vor und nach der Allianzmessung und in den Gesamtwerten der Allianz. Nach der Kontrolle all dieser möglichen Einflüsse auf die Veränderungsrate, hat die Allianz in Sitzung 3 Verbesserung nach der Sitzung 3 vorhergesagt, sodass die Allianz nicht einfach nur ein Artefakt der frühen Veränderung ist.

Obwohl die Belege, dass frühe Symptomveränderungen zu höheren Ratings der Allianz führen und somit im Zusammenhang mit besseren Therapieergebnissen stehen, nicht definitiv sind, gibt es nicht genügend Beweise, um auf dieser Basis die Bedeutung der Allianz als eines therapeutischen Faktors abzuwerten.

Zunahme der Allianz im Laufe der Therapie

Der letzte Aspekt der Allianz, der betrachtet werden soll, ist die Entwicklung der Allianz über den Verlauf der Therapie. Für einen Großteil der angesprochenen Forschung gilt, dass die Allianz als etwas gemessen wurde, das repräsentativ für die Zusammenarbeit des Therapeuten mit dem Patienten in der Therapie steht, ohne zu bedenken, dass die Allianz auch im Verlauf der Therapie in Abhängigkeit von verschiedenen Aspekten der Therapie oder aufgrund externer Ereignisse schwanken kann (z.B. Untreue des/der Ehegatten/Ehegattin des/der Patienten/Patientin, was zu einem allgemeinen Rückgang des Vertrauens führen kann). Horvath (2006) warnte davor, die Allianz als statisch anzusehen (siehe Gelso & Carter, 1994, für ein Beispiel, wie sich die Allianz und andere Aspekte der Beziehung während der Therapie entfalten können). Dennoch hat es wenig Forschung gegeben, die das Wachstum der Allianz über den Verlauf der Therapie zu ergründen versuchte.

Eine bemerkenswerte Ausnahme der Tendenz, Änderungen in der Allianz zu ignorieren, umfasst die Untersuchung von Abbrüchen in der Therapie und der Wiederherstellung der Allianz (oft bezeichnet als „Einreißen und Reparieren" [engl.: *tear and repair*]; siehe Safran & Muran, 2000). Nach diesem psychodynamischen Modell ist die Teilnahme an der schwierigen Arbeit der Therapie mit Belastungen der Allianz verbunden, insbesondere der Bindung. Eine der Aufgaben der Therapie ist es, einige der Brüche bzw. Risse, die natürlicherweise entstehen werden, anzusprechen und zu reparieren. Nach dieser Ansicht treten solche Belastungen nicht nur in der Therapie auf, so dass die Reparatur eine korrektive Erfahrung für den Patienten ist. Safran, Muran, und Eubanks-Carter (2011) führten Metaanalysen zu Studien durch, die das Ausmaß untersuchten, inwieweit die Reparatur der Brüche in Beziehung zu den Therapieergebnissen steht und fanden eine aggregierte Korrelation von 0.24, die deutlich größer als null und somit statistisch signifikant ist. Allerdings sollte diese Evidenz unter Berücksichtigung der Schwierigkeiten bei der Messung der Abbrüche und Wiederherstellung betrachtet werden. Zudem stand dieses Konzept noch nicht unter dem „Beschuss", der bis dahin der Allianz zuteilwurde. Dennoch untermauert dieses Ergebnis die Idee, dass die Allianz ein wichtiger Faktor in der Psychotherapie ist.

Die Forscher beginnen, ihr Augenmerk auf das Wachstum der Allianz und auf die Frage, wie es mit dem Ergebnis der Therapie in Zusammenhang steht, zu richten. Die Fortschritte in den längsschnittlichen Methoden erlauben es jetzt, die Variabilität zwischen Patienten und Variabilität innerhalb eines Patienten im Zeitverlauf auseinanderzuhalten (Curran & Bauer, 2011). Im Hinblick auf die Allianz ist die Variabilität zwischen den Patienten die relative Stellung der Allianz eines Patienten im Verhältnis zu anderen (entweder zu allen anderen Patienten oder innerhalb eines bestimmten Therapeuten; siehe Baldwin et al., 2007). In den bis zum jetzigen Zeitpunkt überprüften Studien sind die Korrelationen der Allianz mit dem Therapieerfolg auf der Variabilität zwischen den Patienten aufgebaut. Patienten, die eine stärkere Allianz mit ihrem Therapeuten im Verhältnis zu anderen Patienten haben, sollten bessere Ergebnisse im klassischen Studiendesign zeigen. Viele Kliniker nehmen an, dass es die Veränderungen sind, die der Patient während der Therapie durchläuft, die entscheidend sind. Zum Beispiel kann ein Patient, der ursprünglich eine schwache

Arbeitsbeziehung mit seinem Therapeuten hatte, an einem gewissen Punkt damit beginnen, dem Therapeuten in der Therapie zu vertrauen, was sich dann in Behandlungserfolgen äußert. Somit kann auch die Variabilität innerhalb eines Patienten in der Allianz entscheidend dabei sein, zu verstehen, wie die Allianz in der Therapie funktioniert. Natürlich könnte diese Variabilität auch mit den Brüchen und Wiederherstellungen zusammenhängen, wenngleich die in diesem Abschnitt beschriebenen Methoden in der Forschung noch nicht auf den „Reißen und Reparieren"-Bereich angewendet wurden.

Was die Verlaufsmuster einzelner Patienten betrifft, so scheinen diese innerhalb von Patienten und Stichproben sehr stark zu variieren. Einzelne Verläufe wie stabile Allianzen, lineares Allianzwachstum und quadratisches Allianzwachstum (hohe Allianz, gefolgt von niedriger und wieder hoher Allianz; Falkenström et al., 2014; Kivlighan & Shaughnessy, 2000; Tasca & Lampard, 2012; Gelso & Carter, 1994) scheinen sich kaum in den unterschiedlichen Stichproben zu replizieren (Horvath et al., 2011), was die Idee des Responsiveness-Konzepts (Stiles, 2009; Caspar & grosse Holtforth, 2009) zu stützen scheint, welches darauf hinweist, dass Therapeuten und Patienten im Verlauf einer Therapiesitzung auf feinmaschiger Mikroebene unmittelbar auf Allianzveränderungen (re-)agieren und aufeinander bezogen zu sein scheinen (z. B. Kramer & Stiles, 2015; Ramseyer & Tschacher, 2011; Imel et al., 2014). Die Korrelation zwischen der Allianz und dem Therapieergebnis scheint aus dieser Perspektive kontextabhängig zu sein, worauf u. a. die starken Schwankungen zwischen den Stichproben im internationalen Vergleich hinweisen (Flückiger et al., 2018).

Fazit zur Bedeutung der Allianz

Metaanalysen haben seit den 1990er-Jahren eine robuste moderate Korrelation zwischen der Allianz und dem Therapieerfolg gezeigt. Allerdings hat eine Reihe von Infragestellungen die Bedeutung des Arbeitsbündnisses zwischen Patient und Therapeut in den Fokus der Forschung geführt. Ein Kennzeichen eines progressiven Forschungsprogramms ist es, dass Herausforderungen neue Hypothesen kreieren. Als die Beweise gesammelt wurden, haben sich die Prognosen des Kontextuellen Metamodells mit den Beobachtungen gedeckt. Neuere Methoden haben es erlaubt, in die Mechanismen hineinzublicken, wie die Allianz in der Psychotherapie funktioniert. In jedem Fall gibt es keinen Grund dafür, den kritischen Blicken und Nachfragen auszuweichen.

Wie in diesem Kapitel (und in Kapitel 2) besprochen, ist die Allianz eine kooperative Arbeitsbeziehung, und als solche birgt sie therapeutischen Nutzen aufgrund der gemeinsamen Arbeit. Das heißt, die Allianz, mit der möglichen Ausnahme der Bindung, ist an sich nicht direkt therapeutisch wirksam. Die Einigung auf die Ziele und Aufgaben der Therapie ist notwendig, um sicherzustellen, dass in der Therapie gemeinsame Arbeit erfolgen kann. In den späteren Stadien der Therapie ist die Allianz wahrscheinlich ein Spiegelbild der Fortschritte in der therapeutischen Arbeit. Eine der wichtigsten Konsequenzen der Allianz ist die Schaffung von Erwartungen, die nun erörtert werden.

Erwartungen, Placeboeffekte und kausale Attribution

Wie in Kapitel 2 erörtert, schlägt der zweite Pfad des hier vorgestellten Kontextuellen Metamodells vor, dass die Annahme einer Erklärung für das eigene Leiden und eine Einigung auf die Aktionen, die benötigt werden, um die Schwierigkeiten zu überwinden, *die* Erwartungen schaffen, die einen starken und direkten Einfluss auf die subjektiven Erfahrungen haben (z. B. Emotionen und Kognitionen; siehe Kirsch, 1985). In diesem Abschnitt werden empirische Hinweise zusammengefasst, um diese Aussage zu unterstützen oder zu verwerfen. Der Schwerpunkt liegt auf der Erforschung von Placeboeffekten, jedoch auch auf der verfügbaren Forschung zu den Erwartungen in der Psychotherapie.

Placeboeffekte

Wie in Kapitel 1 besprochen, haben die Placeboeffekte eine lange und umstrittene Geschichte in der Medizin und Psychotherapie, hinsichtlich ihrer Definition und der damit verbundenen Forschungsdesigns, die verwendet werden, um dem Kern der Sache näher zu kommen (Shapiro & Shapiro, 1997a, b). Im Jahr 1955 überprüfte Beecher 15 Studien und schätzte, dass in der klinischen Praxis Placebos bei etwa einem Drittel der Fälle für die signifikanten Verbesserungen der subjektiv gemessenen Therapieerfolge führten. Trotz des einschlägigen Rufs von Placebos wurde der Titel des Artikels von Beecher „The Powerful Placebo“ (zu Deutsch: „Das mächtige Placebo“) allgemein akzeptiert, bis sie durch die Ergebnisse einer Metaanalyse mit dem Titel „Is the Placebo Powerless?“ (zu Deutsch: „Ist das Placebo wirkungslos?“) neu diskutiert wurden (Hróbjartsson & Gøtzsche, 2001). Placeboforschung ist heute ein äußerst aktives und reichhaltiges Forschungsfeld, das Bereiche der Medizin, der Psychologie, der Anthropologie und der Neurowissenschaften umfasst. In diesem Kapitel stellen wir eine verkürzte Zusammenfassung dar, da die Literatur zur Placeboeffekten an anderer Stelle detailliert Beachtung findet (z. B. Benedetti, 2009, 2011; Guess, Kleinman, Kusek & Engel, 2002; Harrington, 1997; Price, Finniss & Benedetti, 2008; Shapiro & Shapiro, 1997a, b).

Placeboeffekte in der Medizin

Wie oben erwähnt, wurden Beechers (1955) Rückschlüsse über die klinische Wirksamkeit von Placeboeffekten durch Hróbjartsson und Gøtzsche (2001) infrage gestellt. Hróbjartsson und Gøtzsche prüften klinische Studien, in denen Patienten randomisiert einer Placebobedingung zugewiesen wurden oder keine Behandlung erhielten. Die Placebos waren vielfältig und schlossen pharmakologische (z. B. Pille), physikalische (z. B. medizinische Operation) und psychologische (z. B. Psychotherapie) Varianten ein. Die absolute Wirkung der Placebobehandlungen wurde vorzugsweise durch den Vergleich mit Gruppen ohne Behandlung geschätzt.

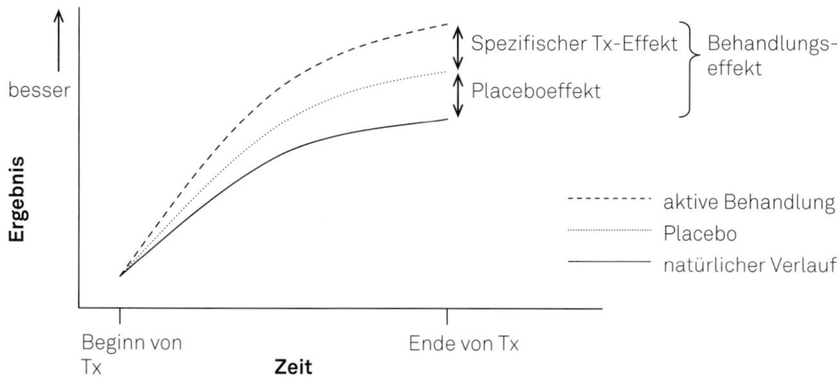

Abbildung 7.3: Additives Modell für Placeboeffekte

Nachdruck aus „The placebo is powerful: Estimating placebo effects in medicine and psychotherapy from clinical trials" von B. E. Wampold, T. Minami, S. C. Tierney, T. W. Baskin & K. S. Bhati, 2005, *Journal of Clinical Psychology, 61*, p. 838. Copyright 2005 by John Wiley and Sons. Wiedergabe mit Genehmigung.

Um die absolute Wirkungsweise von Placeboeffekten zu schätzen, können Symptomveränderungen in einem additiven Modell geschätzt werden: Behandlungseffekte, Placeboeffekte und natürlicher Störungsverlauf (siehe Abbildung 7.3). In dieser Darstellung stellt der natürliche Verlauf einer Erkrankung eine Verbesserung dar, auch wenn dies bei vielen Verläufen leider nicht der Fall sein muss und sich die Leiden verschlechtern (z. B. bei Krebs) oder chronifizieren (z. B. bei einigen Formen von Arthritis). Eine entscheidende Wirkung in der Medizin ist der spezifische Effekt – die Differenz zwischen der aktiven Behandlung und der Placebobehandlung zu Behandlungsende. Dies ist der Wirkungsnachweis, der in den meisten Medikamentenzulassungen gefordert wird. Die relative Wirksamkeit hängt von der Behandlung und dem Placebo ab. Die beiden Bedingungen sollten von den Probanden grundsätzlich nicht unterscheidbar sein und können doppelblind verabreicht werden (Wampold, Minami, Tierney, Baskin & Bhati, 2005), um psychologische Erwartungseffekte der besseren Wirksamkeit des Verums zu kontrollieren. Placeboeffekte ergeben sich im relativen Wirksamkeitsunterschied zwischen dem Verlauf der Placebobedingung und dem natürlichen Verlauf der Erkrankung. Hróbjartsson und Gøtzsche (2001) ermittelten die Gesamtsumme der Placeboeffekte, indem sie die relativen Effekte von Placebobedingungen und Bedingungen ohne Behandlung metaanalytisch zusammenfassten.[29]

29 Das Modell in Abbildung 7.3 ist additiv, was bedeutet, dass die Behandlungs- und Placeboeffekte voneinander unabhängig sind und sich ergänzen. Das bedeutet, dass die spezifische Wirkung der Placebowirkung angerechnet wird, die an sich die Differenz zwischen der Behandlung und dem natürlichen Verlauf der Erkrankung ist. Die Annahme der Additivität könnte jedoch auch falsch sein (Benedetti, 2011; Kirsch, 2000; Kirsch, Scoboria & Moore, 2002). Dieses Problem wird in diesem Kapitel weiter unten erläutert werden.

Auf der Grundlage von 114 Studien schlussfolgerten Hróbjartsson und Gøtzsche (2001), dass die Placeboeffekte im Wesentlichen „machtlos" waren. Sie analysierten die primären Behandlungsergebnisse für jede Studie, wobei sie vorzugsweise binäre Ergebnisse (z. B. rauchen oder nicht rauchen) gegenüber kontinuierlichen Ergebnissen bevorzugten. Sie zeigten auf, dass für Studien mit binären Behandlungsergebnissen (z. B. Mortalität oder Heilung) keine statistisch signifikanten Placeboeffekte dargestellt werden konnten. In den kontinuierlichen Maßen ergaben sich jedoch kleine signifikante Placeboeffekte ($d=0.28$), wobei sich deskriptiv größere Effekte für „subjektive" Ergebnisse ($d=0.36$) als für „objektive" Ergebnisse ergaben (eine Differenz von $d=0.12$, was statistisch nicht signifikant war). Diese potentiellen Effektunterschiede waren bei Schmerzen am größten ($d=0.27$). Basierend auf diesen Ergebnissen schlussfolgerten die Autoren: „Abschließend fanden wir zu wenige Hinweise darauf, dass Placebos im Allgemeinen starke klinische Effekte zeigen" (S. 1599).

Weil Hróbjartsson und Gøtzsches (2001) Ergebnisse im Gegensatz zu dem standen, was als Fakt allgemein anerkannt war, wurden die Ergebnisse in der Folge intensiv rezensiert und diskutiert. Vase, Riley und Price (2002) stellten fest, dass das Ziel der von Hróbjartsson und Gøtzsche überprüften Studien war, die Wirksamkeit der aktiven Behandlung zu zeigen, und daher nicht optimal dafür geeignet war, mögliche Placeboeffekte detailliert zu erforschen. Von besonderer Relevanz, so argumentierten Vase et al., seien die konkreten Anweisungen und Studieninformationen und damit verbundenen Erwartungsinduktionen an die Patienten. Inwieweit die Studienteilnehmer informiert würden, ob sie je nach der Randomisierung ein Placebo erhalten würden oder nicht, spiele eine entscheidende Rolle. Wenn sie direkt über eine mögliche Placebobedingung informiert würden, so bestehe eine 50-prozentige Chance, dass die Patienten kein aktives Medikament bekommen würden, was die allgemeine Erwartung an das Behandlungssetting und den Behandlungsort, alles daran zu setzen, dem Patienten nach bestem Wissen und Gewissen die erfolgsversprechendste Behandlung zu gewähren, leicht ramponieren würde. Allerdings will man den Teilnehmern in anderen Studiendesigns, die vorzugsweise versuchen, die Wirkungsweise von Placebos zu testen, glauben machen, dass sie eine aktive Substanz erhielten, die potente Inhaltsstoffe enthält. Diese Placebobedingungen sind somit darauf ausgelegt, die möglichen Erwartungseffekte voll und ganz zu nutzen. In einer Metaanalyse von 23 klinischen Studien, die ein Placebo als Kontrolle für analgetische Medikamente verwendeten, und 14 Studien, die analgetische Mechanismen von Placebos und die Bewertungen der Schmerzintensität im Verlauf untersuchten, fanden Vase et al. (2002), dass die Effektstärken der klinischen Studien ($d=0.15$) im Vergleich zu den Auswirkungen bei den Mechanismus-Studien ($d=0.95$) recht klein waren.

Hróbjartsson und Gøtzsche (2006) fanden in der Folge mehrere Fehler bei der Kodierung und Analyse von Vase et al., und es entfachte sich ein lebendiger akademischer Diskurs. So berichteten Hróbjartsson und Gøtzsche (2006), dass die Mechanismus-Studien (d. h. diejenigen mit Messung der Ergebnisse auf kontinuierlichen im Gegensatz zu binären Skalen) nach den Fehlerkorrekturen deutlich größere Effekte erzeugten ($d=0.51$) als die klinischen Trials, die die Mechanismen nicht betrachteten ($d=0.19$).

Wampold und Kollegen (2005) haben Hróbjartsson und Gøtzsche (2001) ebenso aus einer Reihe von Gründen kritisiert. In Übereinstimmung mit Vase et al. (2002) stellten Wampold et al. fest, dass viele der Studien, die in Hróbjartsson und Gøtzsches Analyse (2001; siehe auch das Update von Hróbjartsson & Gøtzsche, 2004) eingeschlossen wurden, nicht geeignet waren, um einen Placeboeffekt zu erkennen. Zum Beispiel gab es in der Gegenüberstellung von 2004 einen Versuch, der die analgetischen Wirkungen verschiedener Behandlungen (konkret: Injektion von Glucose oder Saccharose, Schnuller und die Kombination von Spritze und Schnuller), eines Placebo (hier: Injektion von sterilem Wasser) und gar keiner Behandlung bei Schmerzen bei Neugeborenen (Carbajal, Chauvet, Couderc & Oliver-Martin, 1999) unter die Lupe nahm. Keine vorhandene psychologische Theorie der Placebowirkung würde voraussagen, dass eine Injektion von sterilem Wasser einen Effekt bei Neugeborenen haben soll. Wampold et al. analysierten die Studien aus der Arbeit von Hróbjartsson und Gøtzsche erneut, diesmal unter Betrachtung der kritischen Variablen, die die Placebobedingungen moderieren könnten. Ein entscheidendes Argument stellt dabei das Störungsbild dar. So wurden die behandelten Krankheiten auf der Basis ihrer Zugänglichkeit zur Placebowirkung klassifiziert. Kriterien dafür wurden von Papakostas und Daras (2001) formuliert: „Im Allgemeinen sind die Anwesenheit von Angst und Schmerz, die Beteiligung des autonomen Nervensystems und die immunobiochemischen Prozesse vermutlich die Grundlage dafür, positiv auf Placebos zu reagieren, während diese Faktoren bei hyperakuten Krankheiten (z. B. Herzinfarkt), chronisch degenerativen Erkrankungen oder Erbkrankheiten erwartungsgemäß keine Grundlage darstellen" (S. 1620 f.).

Zweitens kodierten Wampold et al., aufbauend auf Vase et al. (2002), die Forschungsdesigns, um zu bestimmen, ob das Design die Placebobehandlung beeinflusst oder nicht. Drittens wurden die Placeboeffekte mit der Größe des Behandlungseffekts verglichen, um den Grad abzuschätzen, inwieweit der Gesamteffekt der Behandlung davon abhängig ist (siehe Abbildung 7.3). Schließlich wurden Messungen als „subjektiv" definiert, wenn sie auf dem Bericht des Patienten basierten, und der Unterschied in der Wirkung zwischen subjektiven und objektiven Messungen wurde nur innerhalb von Studien verglichen, um verschiedene konfundierte Variablen zwischen den Studien auszuschließen.

Die Ergebnisse der Reanalyse von Wampold et al. (2005) zeigten, dass in der Regel die Placeboeffekte dann nachgewiesen werden konnten, wenn sie aus der Theorie heraus erwartet wurden. Wenn die Störung für Placeboeffekte zugänglich und das Design geeignet war, zeigten sich mittlere Placeboeffekte ($d=0.29$). Wie vorhergesagt, war eine verringerte Zugänglichkeit für das Placebo mit einer verringerten Größe des Placeboeffekts assoziiert. Schließlich gab es keine Unterschiede in der Größe der Placeboeffekte für die subjektiven und objektiven Messungen. Interessanterweise war der Placeboeffekt ($d=0.29$), wenn die Störung für Placebo zugänglich und das Design geeignet war, vergleichbar mit der (tatsächlich geringfügig größer als die) Behandlungswirkung ($d=0.24$), was bedeutet, dass die Wirkung der Behandlung vollständig durch das Placebo erklärt wurde (wiederum unter der Annahme der Additivität). Es überrascht nicht, dass Hróbjartsson und Gøtzsche die Reanalyse bemängelten und dem eine lebhafte Debatte folgte (Hróbjartsson & Gøtzsche, 2007; Hunsley & Westmacott, 2007; Wampold, Imel & Minami, 2007a, b).[30]

Wir wenden uns nun der Evidenz über eines der am häufigsten verwendeten Medikamente zu – Antidepressiva. In den USA werden jährlich etwa 270 Millionen Verschreibungen für Antidepressiva ausgestellt, das bedeutete etwa im Jahr 2008 einen Umsatz von 12 Milliarden US-Dollar, obwohl die Bruttoumsatzeinnahmen rückläufig sind, da Patente auslaufen und Generika verfügbar werden. Damit ein Medikament von einer Zulassungsbehörde zugelassen werden kann, muss jedes Antidepressivum üblicherweise in zwei klinischen Studien einen vom Placebo unabhängigen Effekt zeigen (d.h. einen statistisch signifikanten spezifischen Effekt, wie in Abbildung 7.3 dargestellt)[31]. Eine Reihe von Antidepressiva wurde im Laufe der Jahre basierend auf dieser Unterscheidung international zugelassen. Eine Herausforderung dabei ist, dass es auch viele Studien geben könnte, die eine Überlegenheit des Antidepressivums nicht zeigen können, jedoch sind diese Ergebnisse bei vielen Zulassungsverfahren irrelevant. Darüber hinaus werden vorzugsweise primäre Maß für Depression herangezogen, bei Medikamentenstudien ist dies in der Regel die vom Arzt ausgefüllte *Hamilton-Rating-Skala für Depression (HRSD)*, und die von Patienten gemachten Angaben ignoriert, einschließlich zum Beispiel dem *Beck-Depressions-Inventar (BDI)* oder Messungen der Lebensqualität (Grawe, 2004; Spielmans & Kirsch, 2014). Im Laufe der Jahre sammelten Irving Kirsch und Kollegen, unter Berufung auf die Forschungsfreiheit, Datensätze aus veröffentlichten und nicht veröffentlichten Studien von Pharmafirmen, die medikamentöse Behandlung und Placeboeffekte untersuchten (Kirsch, 2002, 2009; Kirsch et al., 2008; Kirsch, Moore, Scoboria & Nicholls, 2002; Kirsch & Sapirstein, 1998; Kirsch, Scoboria & Moore, 2002), deren Ergebnisse in einer äußerst lohnenswerten, regelrechten Anklageschrift gegen Antidepressiva zusammengefasst wurden: „The Emperor's New Drugs: Exploding the Antidepressant Myth" (Kirsch, 2010). Unser Interesse liegt hier nicht in der Kontroverse über die Verwendung der Antidepressiva, sondern vielmehr auf den Wirksamkeitseffekten einer simplen Placebopille gegen Depressionen. Die Ergebnisse einer jüngeren Metaanalyse zu Antidepressiva-Therapien sollen hier kurz besprochen werden.

Kirsch und Kollegen (Kirsch et al., 2008) erhielten Daten aus klinischen Studien zur Wirksamkeit von vier Antidepressiva der neusten Generation, die für die Zulassung der Food and Drug Administration (FDA) vorgelegt wurden. Da die amerikanischen Zulassungsbehörden die Pharmaunternehmen im Rahmen des Genehmigungsverfahrens zwingen, alle kontrollierten Studien offenzulegen und zu berichten,

---

30 Eine weitere interessante Metaanalyse von 13 klinischen Studien der Akupunkturbehandlung, Placebo-Akupunktur und Pseudo-Akupunktur zur Schmerzlinderung (Madsen, Gøtzsche & Hróbjartsson, 2009) zeigte ähnliche Ergebnisse wie Wampold et al. (2005). Es wurden ein kleiner, aber signifikanter Unterschied zwischen Akupunktur und Placebo ($d = 0.17$) und eine moderate und statistisch signifikante Wirkung für Placebo versus keine Behandlung ($d = 0.42$) gefunden. Wiederum beruhte ein Teil, wenn nicht sogar die ganze, analgetische Wirkung, der Akupunktur auf dem Placeboeffekt.

31 Für eine detaillierte und aufschlussreiche Diskussion der Zulassungsverfahren der Food and Drug Administration für Psychopharmaka verweisen wir auf Spielmans und Kirsch (2014).

unabhängig davon, ob die Ergebnisse veröffentlicht wurden oder nicht (Spielmans & Kirsch, 2014), wurden diese Daten nicht durch mögliche Publikationsbias beeinflusst. Da diese Versuche üblicherweise keine Nichtbehandlungkontrollen enthielten, sind nur relative Effekte zwischen aktiver Behandlung und Placebobedingung möglich. Die gewichtete durchschnittliche Prä-Post-Verbesserung in der HRSD in der Antidepressivum- bzw. der Placebobedingung war 9.60 bzw. 7.80. Das bedeutet, dass die Wirkung des Placebos zu 80 Prozent der Veränderung in der Arzneimittelbedingung entsprach. In Effektgröße ausgedrückt betrug die Prä- zu Post-Effektgröße für die Medikamentenbedingungen 1.24 und für die Placebovariante 0.92, was eine Differenz von 0.32 ergibt. Wenn diese Versuche aggregiert werden, zeigen sie zwar eine Überlegenheit von Antidepressiva zum Placebo, jedoch sollten zusätzlich die Nebenwirkungen von Antidepressiva in einer Kosten-Nutzen-Analyse mitberücksichtigt werden (Kirsch, 2002, 2009, 2010; Kirsch et al., 2002; Spielmans & Kirsch, 2014). Es ist jedoch insgesamt unverkennbar, dass Placebopillen einen starken Einfluss auf Depression haben. Für die Zwecke des vorgeschlagenen Kontextuellen Metamodells bedeutet dies, dass die Erwartungsinduktion der Verbesserung, die Bereitstellung einer (biologischen) Erklärung im Zusammenhang mit bestimmten Verfahren (eine Pille nehmen – wenn auch eine biochemisch inaktive Pille, die in einem anderen Kontext möglicherweise keine Wirkung erzeugen würde) und eine Beziehung mit einem Gegenüber zu haben, das empathisch zuhört, in einer Verbesserung der psychischen Gesundheit mündet, die der Wirksamkeit einer medizinischen Standardbehandlung für Depressionen nahekommt.

Der Zusammenhang zwischen der Therapietreue des Patienten (Adhärenz) gegenüber einer bestimmten medikamentösen Behandlung und der Mortalitätsrate wurde in einer Metaanalyse von Simpson und Kollegen (2006) untersucht. Da sich etwa ein Viertel der Patienten nicht an die Anweisung hält, die Medikamente auch effektiv einzunehmen, kann ein Kontrast der Patienten, die die Medikamente einnehmen, mit denjenigen, die die Verschreibungen nicht befolgen, äußerst informativ sein. Gemäß dem Medizinischen Metamodell ist die spezifische Substanz für die medikamentöse Wirkung verantwortlich. Würden sich die Patienten auch ohne Medikamenteneinnahme verändern, so wäre dies im Modell nur als unsystematischer Effekt abbildbar. Die Ergebnisse der acht Studien mit Placebobedingungen sollen hier vorgestellt werden: In sechs der Studien war die Behandlung wirksam (d. h. das Arzneimittel war wirksamer als die Placebobehandlung), und in zwei der Studien war die Behandlung schädlich (Medikament war weniger wirksam als Placebobedingung). Die Einschlusskriterien für diese Studien bezogen sich entweder auf Herzerkrankungen oder Diabetes. Solche Erkrankungen haben im Allgemeinen keine gute Zugänglichkeit für Placebos. Darüber hinaus wird das Ergebnis (Mortalität) im Allgemeinen als ein objektives, vom Patientenbericht unabhängiges Maß erachtet. Die Ergebnisse der Metaanalyse sind in Abbildung 7.4 dargestellt. Es überrascht nicht, dass für wirksame Medikamente die Sterblichkeitsrate für Patienten, die die Medikamente gemäß der Verschreibung des Arztes einnahmen, niedriger war als bei Patienten, die das Medikament absetzten oder unregelmäßig einnahmen. Erstaunlicherweise wurde eine ähnliche Verringerung der Mortalität bei Patienten beobachtet, die das Placebo regelmäßig einnahmen, wobei das Medikament im medizinischen Sinne wirksamer als

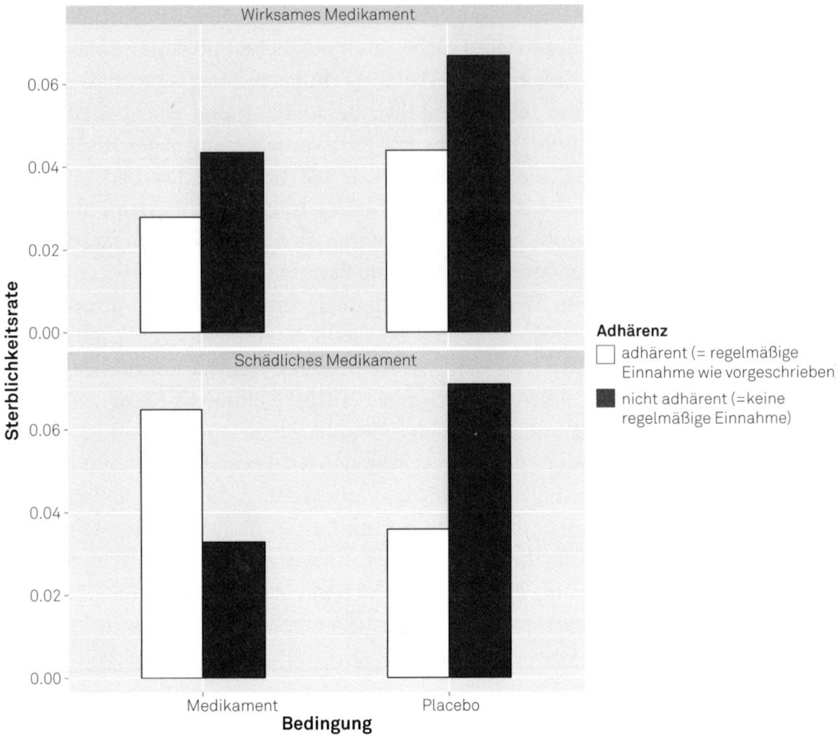

Abbildung 7.4: Sterblichkeitsraten für nützliche und schädliche Medikamente und Placebos nach Patientenadhärenz

Übernommen aus „A meta-analysis of the association between adherence to drug therapy and mortality Simpson" von S. H. Simpson, D. T. Eurich, S. R. Majumdar, R. S. Padwal, S. T. Tsuyuki, J. Varney & J. A. Johnson, 2006, *British Medical Journal, 333* (7557), pp. 3–4.

das Placebo war. Dieses Ergebnis könnte aufgrund von Placeboeffekten entstanden sein, aber es könnte auch sein, dass diese Patienten generell erfolgreichere Gesundheitsgewohnheiten hatten.

Die Ergebnisse für die schädlichen Medikamente sind besonders hervorzuheben. Erstaunlicherweise hatten die Patienten in der Placebobedingung, die das Protokoll regelmäßig eingehalten haben, die geringste Mortalitätsrate. Dieses Resultat weist möglicherweise darauf hin, dass zu glauben, dass das Medikament wirkt (d. h. das Medikament wird regelmäßig wie vorgeschrieben eingenommen, obwohl es eigentlich ein Placebo ist), einen starken Einfluss auf die Mortalität haben kann. Eine wichtige Schlussfolgerung aus dieser Metaanalyse ist, dass es irreführend sein könnte, Rückschlüsse über Behandlungen zu ziehen, ohne die individuelle Psychologie eines Patienten und damit verbunden seine psychologischen Verarbeitungsprozesse und Wirksamkeitsattributionen zu kennen, welche er hinsichtlich seiner Behandlung entwickelt.

Theorien der Placebowirkung

Eine der hauptsächlichen Domänen, in der Placeboeffekte untersuchten wurden, liegt im Bereich der Schmerzforschung, entweder bei natürlich vorkommenden Schmerzen (z.B. postoperative Schmerzen) oder experimentell induzierten Schmerzen (z.B. Eintauchen eines Arms in Eiswasser). Interessanterweise konnte aufgezeigt werden, dass die Wirkung von Placebo-Analgetika durch die Gabe von Naloxon (einem Opioid-Antagonist) gemildert werden kann (Benedetti, 2009; Price et al., 2008). Das kann als Hinweis darauf interpretiert werden, dass durch die Freisetzung von endogenen Opioiden ein physikalisch-chemischer Mechanismus mitverantwortlich ist. Diese Annahme steht somit etwas im Widerspruch zur Hypothese, dass die Wirkung von Placebos sich insbesondere durch psychologische Bewertungsprozesse der Probanden erklären lässt. Interessanterweise wurden die oben erwähnten Placeboeffekte im Rahmen des „open-hidden"-Paradigmas für die Verabreichung von Analgetika untersucht. In diesem Paradigma dürfen Patienten mit Schmerzen (oft in einer postoperativen Umgebung) entweder bei der Gabe des Analgetikums durch eine medizinische Fachkraft zusehen (offen), oder die analgetische Substanz wird so verabreicht, dass der Patient es nicht bemerkt (verdeckt). Die Studien mit diesem Paradigma konnten erstaunlich konsistent aufzeigen, dass sich die offene Verabreichung signifikant wirksamer erwies als die versteckte Verabreichung. Diese Ergebnisse konnten im gleichen Maße sowohl für Opioid- als auch für Nicht-Opioid-Analgetika sowie auch bei Parkinson-Patienten dargestellt werden (Price et al., 2008). In einer Stichprobe von Teilnehmern mit experimentell induzierten Schmerzen fand sich ein vergleichbares Ergebnis für die offene Verabreichung des nicht opioiden analgetischen Wirkstoffs Ketorolac (Amanzio, Pollo, Maggi & Benedetti, 2001). Der interessante Teil dieses Experiments war, dass Naloxon die Wirkung der offenen Gabe von Ketorolac eliminierte, obwohl Ketorolac kein Opioid-Analgetikum ist. Das kann so interpretiert werden, dass der therapeutische Nutzen der offenen Gabe des Analgetikums auf die endogenen Opioide zurückzuführen ist, welche wirksam werden, indem eine Erwartung geschaffen wird, dass ein Analgetikum verabreicht wurde. Wie wir sehen werden, scheinen diese psychologischen Erwartungen ein primärer Mechanismus hinter Placeboeffekten zu sein.

Des Weiteren scheinen Konditionierungsmechanismen in die Placeboeffekte hineinzuwirken. Angenommen, eine Pille enthält einen Wirkstoff, der zuverlässig eine biologische Wirkung erzeugt. Die Pille selbst (d.h. ihr Aussehen, Geschmack und Geruch) ist ein unkonditionierter Reiz, doch weil sie mit der biologischen Wirkung gepaart ist, wird sie zu einem bedingten Reiz (engl.: *conditioned stimulus* [CS]). Es gibt Hinweise darauf, dass nach mehreren Versuchsdurchgängen mit einem aktiven Medikament ein Placeboeffekt durch diesen Mechanismus erzeugt werden kann (Ader, 1997; Benedetti, 2009; Price et al., 2008). Solche bedingten Placeboeffekte können ebenfalls bei Tieren auftreten. Allerdings ergeben sich bei den Konditionierungsmodellen einige Erklärungsschwierigkeiten. Erstens: Ob die klassische Konditionierung beim Menschen durch Erwartungen vermittelt wird, ist ein beständiges Diskussionsthema in der Verhaltenspsychologie, wobei seit der kognitiven Wende in den 60er-Jahren des letzten Jahrhunderts der Einfluss kognitiver Verarbeitungsprozesse kaum noch bestritten wird. Zweitens gibt es experimentelle Hinweise für die Robustheit erwartungsinduzierter Effekte. In einem klassischen Experiment untersuchten Montgomery und Kirsch (1997) die Auswirkungen der Konditionierung und der Erwartungen. Sie fügten den Probanden leichte Hautschmerzen zu (Oberflächenschmerzen, keine tiefen Schmerzen) wobei eine Placebocreme auf die entsprechende schmerzende Stelle aufgetragen wurde. Die Anwendung der Creme war mit einer Verringerung der Schmerzen durch eine gleichzeitige Verringerung des Schmerzreizes verbunden, eine Manipulation, über die die Teilnehmer nichts wussten. Auf diese Weise wurde die Placebo-Creme ein CS. Die Teilnehmer wurden dann einer von zwei Bedingungen zugeordnet: In der ersten Bedingung wurden die Teilnehmer über die experimentelle Manipulation informiert, dass die Intensität der Schmerzen experimentell reduziert wurde und erfuhren dadurch, dass die Creme wirkungslos war. In der zweiten Bedingung wurde keine Erklärung gegeben. Erstaunlicherweise traten die Placeboeffekte für die Creme nur in der zweiten Gruppe auf. Das Wissen über die Wirkung scheint die konditionierte Reaktion sozusagen übertrumpft zu haben. Benedetti (2011) kam auf der Grundlage dieses und anderer Experimente zu folgendem Fazit:

> Dies ist ein sehr wichtiger Punkt, denn er deutet darauf hin, dass Erwartungen eine wichtige Rolle spielen, sogar im Beisein eines Konditionierungsverfahren [sic]. Mit anderen Worten, Erwartung und Konditionierung schließen sich nicht aus – sie stellen zwei Seiten derselben Medaille dar. (S. 190)

Eine dritte Überlegung hierzu ist, dass verschiedene medizinische Praktiken mittlerweile kulturell eingebettet sind. Eine Pille, eine Spritze oder ein Arzt in einem weißen Kittel sind kulturelle Symbole, die als medizinische Hinweisreize gelten. Was in einer Kultur etabliert und selbstverständlich ist, kann in einer anderen bedeutungslos sein, und erstaunlicherweise scheinen Placebos in verschiedenen Kulturen unterschiedlich zu funktionieren (Morris, 1997, 1998).

Ein Thema, das von den Ergebnissen verschiedener Placebomechanismusstudien angeregt ist, bezieht sich auf die Annahme der Additivität. Wie in Abbildung 7.3 veranschaulicht, ergänzen die spezifischen Effekte der Behandlung die (möglicherweise als „allgemein" attribuierten) Placeboeffekte. Diese Annahme beinhaltet wiederum die Annahme der Unabhängigkeit – die Wirkung der Placeboeffekte ist somit angeblich von der Wirkung der Behandlung unabhängig. Irving Kirsch (2000) stellte diese Annahme in Frage, und es gibt durchaus Hinweise, die die Vorstellung stützen, dass die beiden Effekte weder unabhängig noch additiv sind. Eine Schwierigkeit ist, dass es nicht nur einen Placeboeffekt gibt. Durch Erwartungen und durch Konditionierung induzierte analgetische Placeboeffekte mögen in der Größe vergleichbar sein, stoßen das Netzwerk an Placebowirkmechanismen jedoch möglicherweise an unterschiedlichen Stellen an. Price et al. (2008) fassen zusammen: „Wenn die Placeboreaktion durch starke Erwartungsreize induziert wird, kann sie durch das Naloxon blockiert werden, [wenn aber] umgekehrt ... die Placeboreaktion mittels vorheriger Konditionierung mit einem nicht opioiden Medikament induziert wird, so ist sie gegenüber dem Naloxon unempfindlich" (S. 578). In der Tat kann das gleiche Placebo verschiedene Mechanismen auf unterschiedliche Weise beeinflussen, wie von Price et al. zusammengefasst:

> In einer pharmakologischen Studie an gesunden Probanden zeigte sich, dass Placebo-Analgesie bei experimentellen Schmerzen im Arm durch eine Reduktion der Herzfrequenz begleitet wurde. Durch den Opioid-Antagonisten Naloxon wurde sowohl die analgetische Wirkung des Placebos als auch die damit verbundene Abnahme der Herzfrequenz verhindert, während der β-Blocker Propranolol die Placebo-Herzfrequenzsenkung antagonisierte, jedoch nicht die Placebo-Analgesie. (S. 581)

In einer interessanten Studie untersuchten Kong et al. (2009), wie Erwartungen und Behandlung in Wechselwirkung treten können. Die Teilnehmer wurden entweder einer Scheinakupunktur- oder einer echten Akupunkturbehandlung unterzogen. Bei beiden Gruppen wurden die Erwartungen der Teilnehmer durch eine leichte Verringerung der Schmerzreize auf der „Meridian"-Seite der Hand erhöht. Die Teilnehmer waren informiert worden waren, dass die Akupunktur auf dieser Seite wirksam sein sollte (Seite mit hohen Erwartungen). Die Schmerzreize auf der Nicht-Meridian-Seite blieben konstant. Hierzu hatten die Teilnehmer die Information erhalten, dass die Akupunktur nicht wirksam sein würde (Kontrollseite). Die den Teilnehmern vorgelegten Erklärungen der Unterschiede zwischen diesen beiden Bedingungen waren frei erfunden. Auf diese Weise wurde den Teilnehmern glauben gemacht, die Akupunktur (entweder Scheinbehandlung oder echt) sei wirksam. Schließlich wurden ein Schmerz induziert und die Akupunktur durchgeführt (Schein- und echte Behandlung bei den jeweiligen Gruppen), dabei wurden Schmerzbewertungen und fMRI-Daten erhoben. In Übereinstimmung mit anderen Studien der Akupunktur berichteten die Teilnehmer eine analgetische Wirkung der Scheinbehandlung sowie der echten Akupunktur, aber keine Unterschiede in den Schmerzen zwischen den beiden Bedingungen. Darüber hinaus wurden größere analgetische Wirkungen auf die Meridian-Seite als auf die Nicht-Meridian-Seite berichtet, ein Unterschied, der unverkennbar durch Erwartungen zu erklären ist. Obwohl diese Ergebnisse angesichts der Erwartungseffekte und der Ergebnisse früherer Studien über Akupunktur nicht überraschend waren, war ein Aspekt neu. Die fMRI-Daten zeigten, dass unterschiedliche neuronale Netze an den Prozessen beteiligt waren:

> Bei der Verum- [echten] Akupunkturgruppe gab es nur einige kleine Unterschiede zwischen der Meridian-Seite und der Kontrollseite. Bei der Scheinakupunkturgruppe jedoch war ein kompliziertes Netzwerk, vor allem eine Reihe von Bereichen im frontalen Gyrus, maßgeblich involviert. Diese Ergebnisse legen nahe, dass mit Erwartung unterschiedliche Mechanismen unter verschiedenen Umständen assoziiert sein können. (S. 945)

Das heißt, die schmerzlindernden Erwartungseffekte, die experimentell durch die gleichen experimentellen Manipulationen induziert und die gleichen subjektiven Berichte der Schmerzlinderung hervorbringen können, beinhalten möglicherweise unterschiedliche neuronale Aktivierungsmuster, je nach der verordneten Behandlung. Folglich gibt es eine Wechselwirkung zwischen der Behandlung und der Erwartung, welche die Interpretation der spezifischen Effekte als unabhängig von erwartungsinduzierten Placeboeffekten eher in Frage stellt.

Ein wichtiger Punkt bezüglich der Placeboeffekte steht im Zusammenhang mit der Bedeutung der verbalen Interaktion zwischen dem Patienten und dem Therapeuten. Offensichtlich können Placeboeffekte ohne Gegenwart eines Therapeuten durch Konditionierung induziert werden. Bestimmte Symbole, wie beispielsweise eine Pille oder eine Spritze, können Placeboeffekte auslösen. Allerdings bedeutet dies nicht, dass die Wechselwirkung des Therapeuten und des Patienten für die Stärke der Placeboeffekte irrelevant wäre. Dies ist ein wichtiger Punkt, da das Kontextuelle Metamodell betont, dass die Erwartungen von Verbesserung in der Psychotherapie bei der Interaktion zwischen Therapeut und Patient entstehen. Die Evidenz legt nahe, dass sowohl die verbale Suggestion als auch Eigenschaften des Therapeuten wichtige Faktoren bei der Schaffung von Placeboeffekten sind.

Die klassische Studie der Bedeutung dessen, was zu den Patienten gesagt wird, stellt die Untersuchung von Pollo und Kollegen (2001) dar, bei der die akuten Schmerzen der Patienten nach einer Thorax-Operation bei Lungenkrebs auf unterschiedliche Weise im direkten Patientenkontakt behandelt wurden. Alle Patienten wurden mit einem opioiden Analgetikum (hier: Buprenorphin) behandelt, das mit einer intravenösen Infusion mit Kochsalzlösung verabreicht wurde. Zu Beginn der Untersuchung wurde den Patienten nur eine Salzlösung injiziert, danach wurden sie einer der drei verbal unterschiedlichen Bedingungen zugewiesen: a) Patienten ohne verbale Interaktion (natürlicher Verlauf), b) Patienten, denen gesagt wurde, dass sie entweder ein Schmerzmittel oder ein Placebo erhielten (klassisches Doppelblindprotokoll), und c) Patienten, denen gesagt wurde, dass sie in der Tat ein Schmerzmittel erhielten (vorgetäuschte Medikation). Die Patienten konnten die Schmerzmittel dann zu jedem erforderlichen Zeitpunkt verlangen. Die abhängige Variable war die Anzahl der Anfragen während einer 3-tägigen Periode. In diesem Experiment unterschieden sich nur die verbalen Anweisungen voneinander. Die Patienten in der doppelblinden Bedingung stellten deutlich weniger Anfragen für das Schmerzmittel als die Patienten in der Bedingung mit dem natürlichen Verlauf, jedoch fragten die Patienten in der vorgetäuschten Bedingung sogar weniger nach dem Medikament als die in der Doppelblindbedingung. Dieses Ergebnis greift die Aussage auf, dass die klinische Wirkung von Placebos wegen der Doppelblindanweisungen unterschätzt wird. Aber noch zentraler erscheint uns, dass schon ziemlich kleine und feine Unterschiede in der Patienteninformation einen dramatischen Effekt haben können.

Die Kraft der Beziehung in Heilungsprozessen wurde in einer Studie mit Placebo-Akupunktur bei Patienten mit Reizdarmsyndrom (RDS) untersucht (Kaptchuk et al., 2008). RDS ist eine weit verbreitete Erkrankung in der medizinischen Grundversorgung und ist somit ein geeigneter Bereich, im eine solche Studie zu situieren, da RDS gut auf Placebos reagiert. In dieser Arbeit wurde die Beziehung mit dem Akupunkteur durch die Zuordnung der RDS-Patienten in eine von drei Bedingungen manipuliert: a) eine Wartelistenbedingung, die als Kontrolle des natürlichen Verlaufs diente, b) eine Bedingung mit begrenzter Interaktion, bei der eine Scheinakupunktur eingesetzt wurde und die Austauschmöglichkeiten mit dem Akupunkteur selbst begrenzt waren, und c) eine Bedingung, in der der Akupunkteur sich um eine „warme, einfühlsame und vertrauliche Patienten-Praktiker-Beziehung bemühte“ (S. 2). In der begrenzten Interaktion traf sich der Akupunkteur mit dem Patienten für eine kurze Zeit (weniger als 5 Minuten), erklärte, dass er „wisse, was zu tun sei" und wegen der Art der Studie mit den Patienten nicht sprechen dürfte, platzierte die Placebonadeln und ließ den Patienten in dem Raum für 20 Minuten allein, wie es allgemein üblich ist. In der verstärkenden Bedingung dauerte der anfängliche Besuch 45 Minuten, und der Praktiker folgte einer Struktur, die vier Inhaltsbereiche betraf sowie fünf Stilelemente enthielt. Der Inhalt umfasste Fragen zu a) den Symptomen, b) der Assoziation von RDS zum Lebensstil und c) zu zwischenmenschlichen Beziehungen d) sowie dem Verständnis des Patienten für die Ursache und Bedeutung seiner Erkrankung. Dieses Gespräch sollte in einer möglichst a) warmen und b) freundlichen Art und Weise geführt werden und c) aktives Zuhören und entsprechende Pausen zum Nachdenken sowie eine von d) Zuversicht und e) positiver Erwartung geprägte Kommunikation umfassen. Allerdings wurden spezifische kognitive oder verhaltenstherapeutische Maßnahmen, Psychoedukation oder psychologische Beratung klar ausgeschlossen. Die Akupunktur wurde mittels der gleichen 20-minütigen Prozedur wie in der Gruppe mit begrenzter Interaktion durchgeführt. Beide Akupunkturgruppen erhielten zusätzliche Sitzungen der Scheinakupunktur über einen Zeitraum von drei Wochen. Die Ergebnisse der Studie werden in Abbildung 7.5 anhand der vier erhobenen Variablen dargestellt: a) globale Verbesserung, b) adäquate Linderung, c) Symptomschwere und d) Lebensqualität. Es zeigt sich deutlich, dass die Bedingung mit erweitertem Dialog der Bedingung mit begrenzter Interaktion überlegen ist, aber auch die Bedingung mit begrenzter Interaktion ist der Nichtbehandlungsbedingung überlegen. Die Effekte waren am deutlichsten für die Lebensqualität ausgeprägt.

Eine Follow-up-Analyse untersuchte die Eigenschaften der Patienten sowie die Unterschiede zwischen den Heilpraktikern, die eine Placeboansprechrate vorhersagen würden (Kelley et al., 2009). Extravertierte Patienten sprachen mehr auf die Placebobedingungen an. Trotz der strukturierten Weise der Interaktionen gab es markante Praktikereffekte – tatsächlich waren diese Effekte doppelt so groß wie die Wirkung aufgrund der Unterschiede in den Bedingungen. Aufgrund einer Analyse von Videobändern wurde festgestellt, dass die effektiveren Praktiker Beziehungen förderten, die denjenigen glichen, die, basierend auf den gängigen Psychotherapiemodellen, im Gesundheitswesen als ideale Interaktion gelten. Die Ergebnisse dieser Studie sind sowohl in Bezug auf die Effekte der Bedingung mit stärkerer Interaktion, vor allem auf die Lebensqualität, als auch auf die Praktikereffekte konsistent mit den Vorhersagen des Kontextuellen Metamodells.

Auf der Grundlage der Evidenz von vielen Placebo- und ähnlichen Studien stellen die meisten derzeitigen Theorien zu Placeboeffekten die Erwartungen in den Mittelpunkt der Modelle. Nach der Überprüfung der Evidenz und ausgiebiger Beteiligung an vielerlei Forschung bezüglich Placebos entwickelten Price et al. (2008) ein Modell, um die Bedingungen zu erklären, die notwendig sind, um einen Placeboeffekt zu erzeugen. Der Schlüssel zu Placeboeffekten nach diesem Modell ist a) der Wunsch, Linderung zu erfahren oder der Wunsch, eine gute Empfindung zu erreichen, b) die Induktion der Erwartung, dass das Ziel (Linderung oder Freude) durch das Placebo erreicht werden kann, und c) das Vorhandensein von emotional-affektiver Beteiligung. In der Definition der Psychotherapie in Kapitel 2 haben wir betont, dass der Patient eine Therapie aufsucht, um seiner Demoralisierung entgegenzuwirken, was im

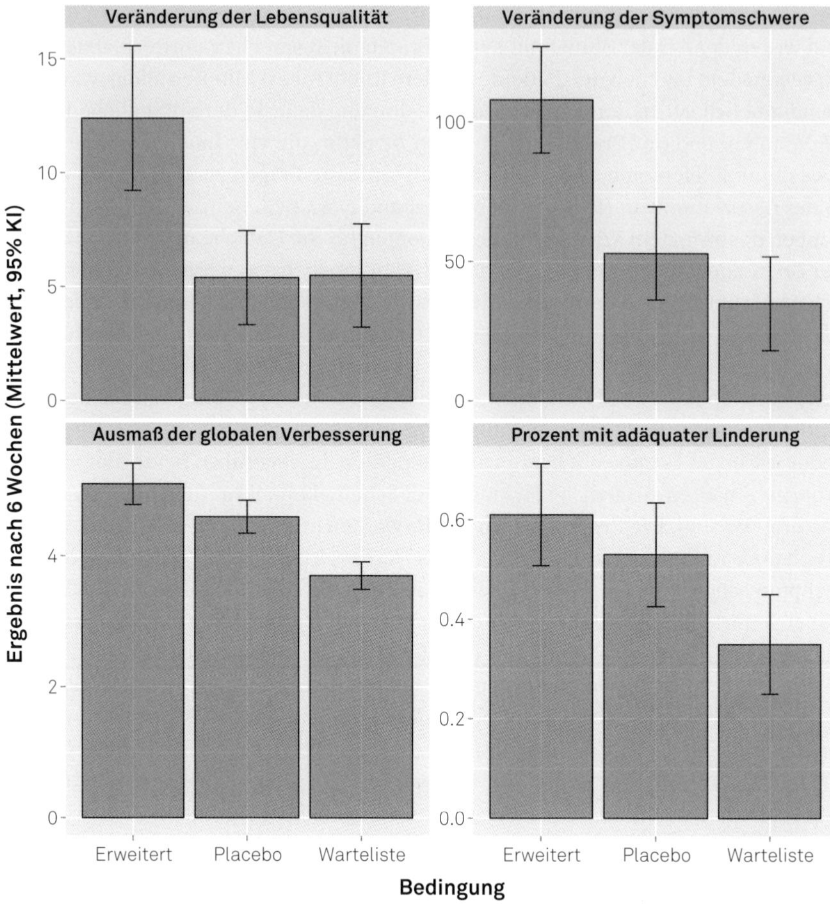

Abbildung 7.5: Therapieerfolg für Wartelistenkontrollgruppe, Akupunkturplacebo mit eingeschränkter Interaktion und Akupunkturplacebo mit verstärkter Interaktion nach 6-monatiger Intervention

Übernommen aus „Components of placebo effect: Randomised controlled trial in patients with irritable bowel syndrome" von T. J. Kaptchuk, J. M. Kelley, L. A. Conboy, R. B. Davis, C. E. Kerr, E. E. Jacobson, I. Kirsch, R. N. Schyner, B. H. Nam, L. T. Nguyen, M. Park, A. L. Rivers, C. McManus, E. Kokkotou, D. A. Drossman, P. Goldman & A. J. Lembo, 2008, *British Medical Journal, 336* (7651), p. 1001.

Modell von Price et al. der ersten Komponente entspricht. Darüber hinaus sind die Erwartungen von zentraler Bedeutung für das Kontextuelle Metamodell. Sie werden durch die Erklärungen des Therapeuten angeregt. Der Glauben des Patienten daran, dass die Therapie hilfreich sein kann, tritt in eine Wechselwirkung mit dem Erklärungsmodell.

Nach Kirsch (Kirsch, 2005; Kirsch & Low, 2013) sind Placebos aufgrund der Erwartungen wirksam, die durch eine Therapie ausgelöst werden, wobei sich Kirsch hier sowohl in der Terminologie als auch in den einzelnen Komponenten an gängigen kognitiven Modellen orientiert (z. B. Mahoney & Freeman, 1985):

> Reaktionserwartungen sind Ahnungen von automatischen subjektiven Reaktionen, wie zum Beispiel die Veränderungen der Depression, der Angst, des Schmerzes, etc. Kirsch argumentiert, dass Reaktionserwartungen die Tendenz haben, sich selbst zu bestätigen. Die Welt, in der wir leben, ist nicht eindeutig, und eine der Funktionen des Gehirns ist es, schnell genug Ambivalenzen zu entflechten und schnell reagieren können. Wir tun dies zum Teil durch die Erwartungsbildung. Also ist das, was wir zu einem bestimmten Zeitpunkt erleben, eine gemeinsame Funktion der Reize, denen wir ausgesetzt sind, und unserer Annahmen und Erwartungen hinsichtlich dieser Reize (Kirsch, 1999; Michael, Garry, & Kirsch, 2012). (Kirsch & Low, 2013, S. 221)

Laut Kirsch verändern Placebos, wie auch die Psychotherapie, die Reaktionserwartungen der Patienten. Auf diese Weise erwartet ein Patient nicht mehr das, wovon er glaubte, das unvermeidliche (negative) Ergebnis von bestimmten Erfahrungen oder Situationen zu sein. Im Kontextuellen Metamodell wird diese Änderung in den Erwartungen als ein Kern psychologischer Prozesse über Behandlungen hinweg prognostiziert. Es ist ein primärer Mechanismus, von dem die Wirksamkeit der Psychotherapie teilweise abhängig ist.

Wir wenden unsere Aufmerksamkeit nun dem zu, was aus Studien geschlussfolgert werden kann, die versucht haben, Placeboeffekte in der Psychotherapie zu nutzen. Dies wird das Verständnis darüber erleichtern, wie die Erwartungen und Attributionen am Erfolg der Psychotherapie beteiligt sind. Diese Studien unterscheiden sich von Studien, die die Effekte der Psychotherapie gegenüber einer Placebo-ähnlichen Kontrolle untersuchen. Der Leser wird den Unterschied schnell erkennen.

Die Bedeutung der Attributionen in der Psychotherapie unter Berücksichtigung der Placeboeffekte

Wir konzentrieren unsere Übersicht auf zwei Studien, eine aus dem Jahr 1978 (Liberman, 1978) und eine in jüngerer Zeit erschienene Studie von Powers, Smits, Whitley, Bystritsky und Telch (2008), was die Konsistenz der Ergebnisse zeigen wird und zudem eine historische Perspektive bietet. In der älteren Studie von Bobby Liberman (der mit Jerome Frank zusammenarbeitete) interessierten sich die Forscher für die Beherrschung, die als „eine Kontrolle über interne Reaktionen und relevante externe Ereignisse“ definiert wurde (S. 35), ein Konzept, das nicht allzu verschieden von Kirschs Reaktionserwartungen ist. Gemäß Liberman ist Psychotherapie ein Mittel, um ein gesundes Gefühl der Kontrolle zu erreichen, insbesondere über Aspekte des Lebens, die dem Patienten problematisch erscheinen. Die Relevanz der therapeutischen Aktivitäten und der internalen Attribution der Patienten über ihre Leistung sind kritische therapeutische Komponenten und besonders wichtig bei der Konstruktion und Auslegung des Experiments, das hier beschrieben wird. Liberman hat die Hypothese aufgestellt, dass die Leistung bei einer therapeutischen Aufgabe, die den eigenen Anstrengungen zugeschrieben wird, mehr nutzen würde als die gleiche Leistung, wenn sie einer externen Quelle zugeordnet wird. Um dieser Hypothese nachzugehen, wurden neurotische Patienten in der John-Hopkins-Ambulanz randomisiert zwei Bedingungen zugewiesen: einer Bewältigungsbedingung, bei der der Nutzen der Behandlung den eigenen Anstrengungen zugesprochen wird, und einer Placebobedingung, bei der der Nutzen einer externen Quelle zugeschrieben wird (in diesem Fall dem Placebo). Die *Hopkins Symptom Checklist (HSCL)* wurde vor der Behandlung, bei Beendigung und, was wichtig für diese Studie war, beim 3-Monats-Follow-up durchgeführt.

Die Behandlung, die die Patienten in der Klinik erhielten, könnte für jemand Außenstehenden ziemlich seltsam erscheinen. Sie beinhaltete die Durchführung der drei folgenden Aufgaben: a) so schnell wie möglich zwischen verschiedenen farbigen Reizen unterscheiden, b) eine Wahrnehmungsaufgabe basierend auf den Karten des *Thematischen Apperzeptionstests (TAT)*, für die die Patienten Inhalts- und Stimmungsfragen bekamen und angeben sollten, was sie sahen, und c) Modifikation von physiologischen Reaktionen auf stressauslösende und nicht stressauslösende visuelle und akustische Reize auf der Grundlage von manipuliertem Biofeedback. Die Patienten erhielten das Feedback, dass ihre Leistung sich über die Zeit verbesserte, unabhängig davon, wie sie tatsächlich die Aufgaben lösten.

In der Bedingung des Bewältigungstrainings wurde den Patienten mitgeteilt, dass die Arbeit an den Aufgaben es dem Patienten ermöglichen würde, eine größere Kontrolle über wichtige körperliche und geistige Fähigkeiten zu gewinnen, und dass diese verstärkte Kontrolle es ihm ermögliche, seine Probleme besser angehen zu können, sowie, dass die Leistungen aufgrund der eigenen Bemühungen zustande kommen (S. 51). In der Placebobedingung wurde eine inerte Pille verabreicht, und den Patienten wurde mitgeteilt, dass die Medikamente ihre körperlichen und geistigen Fähigkeiten verbessern würden. Die Medikamente würden dazu beitragen, dass sich die Patienten generell besser fühlten. Die Aufgaben wären demnach eine Messung ihrer Fähigkeiten und ein Indikator für die Wirksamkeit der Medikamente. Da die Forscher an den Zuschreibungen der Patienten bezüglich der Aufgaben und nicht der Therapeutenaktion oder -interaktion interessiert waren, spielten explizite Aspekte hinsichtlich des Beziehungsaufbaus mit einem Therapeuten kaum eine Rolle, wenngleich die Patienten nach den Sitzungen Tonbänder erstellten und einige Mitarbeiter (verblindet gegenüber der Behandlungsbedingung) schriftliche Rückmeldungen an die Patienten verfassten.

Die Ergebnisse dieser Studie unterstützen die These, dass sich die Kraft der Zuordnung von Verbesserungen zu den eigenen Anstrengungen als erfolgsrelevant erweist. Am Ende der Behandlung hatten sich die Patienten in beiden Gruppen in gleichem Maße verbessert, auch wenn die Behandlung keine Bestandteile enthielt, die therapeutisch intendiert waren. Jedoch zeigte sich nach dem Abschluss der Therapie ein differenzieller Effekt: So zeigten die Patienten in der Placebobedingung eine höhere Rückfallrate als diejenigen in der Bedingung des Bewältigungstrainings. Der eigene Glaube an die Behandlung beeinflusst somit den therapeutischen Nutzen. Interessanterweise waren die beiden Behandlungen keine wissenschaftlich anerkannten Interventionen, sondern der Versuch war so angelegt, dass die Wirksamkeit der kognitiven Erwartungsanteile untersucht werden konnte. Liberman stellt dazu fest: „Die Darbringung [der Behandlung] durch leitende therapeutische Mitarbeiter der Johns Hopkins Medical Institution versah die Behandlung mit einem Element des Status und des Prestige, was der Akzeptanz dieser Behandlung den Weg ebnete“ (S. 52).

Die zweite Studie (Powers, Smits, Whitley, Bystritsky & Telch, 2008) umfasste eine Behandlung für Klaustrophobie in einer Sitzung, eine Therapie, die sich früher bereits als wirksam erwiesen hatte. Die klaustrophobischen Patienten wurden zufällig einer Warteliste, einer Bedingung mit psychologischem Placebo, einer Expositionsbedingung und verschiedenen Bedingungen mit inerter (Placebo-)Pille zugewiesen. Der interessante Teil des Experiments beinhaltet die Behandlungsinstruktionen an die Gruppen mit der Exposition und mit der Exposition + Placebopille. Die Teilnehmer der Placebopille-Bedingung wurden einer von drei Erklärungen zufällig zugewiesen: a) die Pille sei ein sedierendes Kraut, das die Expositionsbehandlung unterstützt, b) die Pille sei ein stimulierendes Kraut, das die Exposition erschwert, oder c) die Pille sei ein Placebo, das keinen Einfluss auf die Teilnehmer habe. Die Teilnehmer aller drei Placebopillebedingungen konnten die Expositionsbehandlung erfolgreich abschließen, aber bei denjenigen der sedierenden Bedingung kehrte die Phobie zurück (39 Prozent rezidivierend), während es keine Rückfälle für die beiden anderen Bedingungen gab (jeweils null Prozent). Die Rückkehr der Phobie beim sedierenden Kraut wurde durch die Ratings der Selbstwirksamkeit mediiert. Diese Ergebnisse replizierten die von Liberman (1978) festgestellten Zusammenhänge, dass die Zuschreibung eines erfolgreichen Abschlusses der therapeutischen Aufgaben, ob nur zum Schein wie in Libermans Fall oder auf der Basis von aktuellen wissenschaftlichen Erkenntnissen wie im Fall von Powers et al., an eine externe Quelle (hier: das sedierende Kraut) nicht beibehalten wird. Offensichtlich ist die Aneignung der Überzeugung, dass die eigenen Bemühungen zur Verbesserung beitragen, von entscheidender Bedeutung. Diese beiden Untersuchungen scheinen darauf hinzuweisen, dass die Wirksamkeitsattribution und -erwartung der Patienten über dem eigentlichen Inhalt der Behandlungserklärung stehen. Die Informationsverarbeitung der Patienten scheint für den Therapieerfolg zentral zu sein.

Erwartungsforschung in der Psychotherapie

Die Rolle der Erwartungen in der Psychotherapie zu prüfen, ist eine konzeptuelle Herausforderung. Im Medizinischen Metamodell können Erwartungen verbal induziert werden. Folgend können physikochemische Mittel oder ein Verfahren (z. B. Akupunktur, wie weiter oben erörtert) verabreicht werden, die die zwei Komponenten (Schaffung von Erwartungen und die Behandlung selbst) unabhängig machen, wie im Fall vieler hier vorgestellter Placebostudien. In der Psychotherapie ist die Erwartungsschaffung durch die psychologische Erklärung des Patientenleidens und die Begründung der Behandlung sowie der therapeutischen Maßnahmen ein expliziter Teil der Therapie. Aus dieser Perspektive wirkt Psychotherapie über psychologische Mechanismen, die im Medizinischen Metamodell grundsätzlich unter psychologischen Placeboeffekten subsumiert würden (z. B. Gaab, Blease, Locher & Gerger, 2016). Der Mehrwert der Psychotherapie liegt im Verständnis psychologischer Mechanismen und deren expliziter Nutzung zur Verbesserung des Leidensdrucks von Patienten. Dadurch ist es schwierig, in bona fide durchgeführten Psychotherapien die Erwartungen an die Therapie gesondert zu manipulieren, da die Arbeit mit Erwartungen unmittelbarer Bestandteil der Überlegungen einer Psychotherapie ist. Möglicherweise deshalb besteht wenig experimentelle Forschungsaktivität auf diesem Gebiet. Wie in anderen Gebieten der Psychologie und Epidemiologie, in denen sich nicht alle Aspekte direkt manipulieren lassen (z.B. der Einfluss des Tabakkonsums auf die Mortalitätsrate), liefern korrelative und quasiexperimentelle Studien prädiktive Hinweise darauf, welche Faktoren sich positiv auf den Verlauf einer Therapie auswirken können. In der Epidemiologie werden diese aus Längsschnittstudien gewonnenen korrelativen Erkenntnisse oftmals als kausale Risiko- oder Resilienzfaktoren bezeichnet. In der Psychotherapieforschung werden therapiebezogene Erwartungen üblicherweise durch Selbstberichte des Patienten erhoben und mit dem Therapieerfolg in Verbindung gebracht, was die oben genannten Fragen aufwirft, die in diesem Kapitel bereits bezüglich der Arbeitsallianz besprochen wurden, einschließlich der Herbeiführung positiver Erwartungen durch Verbesserungen des Zustandes des Patienten vor der eigentlichen Messung. Darüber hinaus werden die Erwartungen häufig erhoben, bevor dem Patienten das Grundprinzip der Behandlung dargelegt wird.

Trotz dieser methodischen Herausforderungen besteht systematisches Wissen darüber, wie Erwartungen und Therapieerfolg miteinander in Verbindung stehen, dies aufgrund sowohl narrativer Literaturzusammenzüge (z.B. Greenberg, Constantino & Bruce, 2006) als auch korrelativer Metaanalysen (z.B. Constantino, Glass, Arnkoff, Ametrano & Smith, 2011). Diese Metaanalyse mit 46 Studien und 8 016 Patienten fand jedoch eine ziemlich kleine, statistisch nicht signifikante Korrelation zwischen Erwartungsvariablen und Ergebnissen ($r=0.12$, das entspricht $d=0.24$). Die Autoren der Erwartungsmetaanalyse machen u.a. auf die rudimentäre Qualität der Erwartungsmessungen in der Psychotherapie aufmerksam:

> Die Qualität der Erwartungsmessung wurde in 31 der 46 Studien (67.4%) in unserer Metaanalyse als „unzureichend" kodiert. Probleme sind unter anderem die Verwendung von Ein-Item-Fragebögen, Messungen, die Erwartung und ein anderes Konstrukt vermischen, Skalen, die Therapieergebnis und Behandlungserwartungen konfundieren lassen, Messungen, die die gleichen Fragen sowohl für die erwarteten Ergebnisse als auch für die tatsächlichen Ergebnisse verwenden, und die Verwendung von projektiven Messungen zur Beurteilung von Ergebniserwartungen ... [und die Erwartungen] werden oft zu Beginn der Studie oder nur in frühen Sitzungen beurteilt. (Constantino et al., 2011, S. 189)

Wie in Kapitel 2 und bei der Diskussion von Placebos in diesem Kapitel erläutert, werden die Erwartungen an die Psychotherapie durch die Erklärungen für die Störung und die Darlegung der Prinzipien der Behandlung erzeugt. Allerdings entstehen die Erwartungen nur dann, wenn der Patient die Erklärung akzeptiert (Wampold & Budge, 2012; Wampold, Imel, Bhati & Johnson Jennings, 2006). Wie bereits früher erwähnt, wird im Kontextuellen Metamodell prädiktiert, dass die Erklärungen, um Wygotskische Begriffe zu verwenden, in der Zone der naheliegenden Entwicklung für einen Patienten liegen müssen – das heißt, die Erklärung und die Behandlung müssen mit den kulturellen Überzeugungen des Patienten kompatibel sein. Nach dieser Auffassung wird eine evidenzbasierte Behandlung effektiver sein, wenn sie der

Kulturgruppe des Patienten angepasst ist. Dieser kultursensitive Erwartungsaspekt ist im Medizinischen Metamodell so nicht mitenthalten, da das Modell grundsätzlich von einer Universalität des Behandlungsrationals ausgeht. Es gab eine Reihe von Metaanalysen, die die Wirksamkeit kulturell angepasster Behandlungen untersuchten (siehe z.B. Huey, Tilley, Jones & Smith, 2014, für eine Übersicht dieser Metaanalysen). Benish, Quintana und Wampold (2011) kontrastierten direkte Vergleiche einer kulturell angepassten Behandlung mit einer evidenzbasierten *bona-fide*-Behandlung und stellten fest, dass die kulturell angepasste Behandlung der evidenzbasierten Behandlung überlegen war ($d = 0.32$ für alle Messungen), ein Ergebnis, das im Einklang mit früheren Metaanalysen steht (Huey et al., 2014). Benish et al. kodierten in ihrer Arbeit, ob die Anpassung der Erklärung mit den kulturellen Überzeugungen des Patienten hinsichtlich psychischer Erkrankungenen deckungsgleich war. In Anlehnung an Frank & Frank (1991) wurde diese Variable *Krankheitsmythos* benannt, um diesen kultursensitiven Aspekt von anderen Anpassungen wie z.B. der Sprache abzuheben. Es stellte sich heraus, dass der Moderator des *Krankheitsmythos* statistisch signifikant war – kulturell angepasste Behandlungen, die den spezifischen Krankheitsmythos aufgriffen, kamen im Vergleich zu besseren Ergebnissen als die evidenzbasierten Behandlungen mit anderen kulturellen Adaptationen ($d = 0.21$). Die hier aufgegriffene Argumentation steht vordergründig möglicherweise im Widerspruch zur These, dass alle bona fide durchgeführten Therapien vergleichbar wirksam seien, falls mögliche Allegiance-Effekte mitberücksichtigt werden. Dieser vermeintliche Widerspruch lässt sich insofern erklären, als sich alle drei Argumente (*bona-fide*-Therapie, Allegiance und kulturelle Adaptation auf die subjektiven Überzeugungen und Werthaltungen der an der Therapie beteiligten Personen beziehen. Die Logik des Medizinischen Metamodells und der evidenzbasierten Verfahren wird deshalb kritisiert, weil sie diese Subjektivität und die dahinterliegende differentielle Psychologie systematisch aus den Modellen ausschließt.

Andere gemeinsame Faktoren

Wie bereits in Kapitel 2 angesprochen, wurde im Laufe der Jahre eine Reihe von gemeinsamen Faktoren identifiziert. Obwohl diese Faktoren empirisch nur schwierig ganz genau voneinander zu trennen sind und oftmals deutlich miteinander korrelieren (z.B. Flückiger et al., 2012), wurden viele von ihnen einzeln untersucht, einschließlich Empathie (Elliott, Bohart, Watson & Greenberg, 2011), Zielkonsens/Zusammenarbeit (Tryon & Winograd, 2011), positive Wertschätzung/Bestätigung (Farber & Doolin, 2011) und Kongruenz/Echtheit (Kolden, Klein, Wang & Austin, 2011). Die Ergebnisse der Metaanalysen, die die Korrelationen dieser Faktoren mit Therapieerfolg aggregiert haben, sind in Tabelle 7.3 zu finden. In keinem dieser Fälle wurde die Art und Weise der Konfundierung mit der Allianz untersucht, nichtsdestotrotz ist die Größe der Effekte für diese Faktoren erstaunlich robust. Wie oben bezüglich der Arbeitsallianz erwähnt, werden auch hier die Publikationen der letzten Jahre im Rahmen einer umfassenden APA-Taskforce metaanalytisch zusammengefasst (Norcross, 2018) und aktuelle Forschungsfragen, wie beispielsweise mögliche Therapeuteneffekte, systematisch aufgegriffen werden. Dies ist ein Hinweis auf die starken Forschungsaktivitäten im Feld, um detaillierteres Wissen über die gemeinsamen Faktoren zu erhalten.

Tabelle 7.3: Effektgrößen der gemeinsamen Faktoren

Faktor	Anzahl Studien	Anzahl Patienten	Effektgröße *d*	% der Variabilität in Therapieergebnissen
Gemeinsame Faktoren				
Allianz[a]	190	> 14000	0.57	7.5
Empathie[b]	59	3599	0.63	9.0
Zielkonsens/ Zusammenarbeit[c]	15	1302	0.72	11.5
Akzeptanz/Bestätigung[d]	18	1067	0.56	7.3
Kongruenz/Echtheit[e]	16	863	0.49	5.7
Erwartungen in der Therapie[f]	46	8016	0.24	1.4
Kulturelle Adaptation evidenzbasierter Therapien[g]	21	950	0.32	2.5

[a] Horvath et al. (2011a, b)
[b] Elliott et al. (2011)
[c] Tryon & Winograd (2011)
[d] Farber & Doolin (2011)
[e] Kolden et al. (2011)
[f] Constantino et al. (2011)
[g] Benish, Quintana & Wampold (2011)

Zusammenfassung der Evidenz für allgemeine Effekte

Das Kontextuelle Metamodell macht mehrere prädiktive Aussagen darüber, welche Evidenz unter bestimmten Bedingungen zu beobachten ist. Variablen, die als *gemeinsame Faktoren* klassifiziert werden, korrelieren moderat bis groß mit dem Therapieerfolg und können im Sinne der epidemiologischen Terminologie als *kausale Faktoren* bezeichnet werden. Dennoch ist es aus mehreren Gründen schwierig, diesen generellen Korrelationen einen Sinn zu verleihen. Zunächst, wie bereit erläutert, sind die gemeinsamen Faktoren konzeptionell und empirisch nicht eindeutig. Zum Beispiel überschneiden sich die Vereinbarung über Ziele und Aufgaben mit dem Zielkonsens und der Zusammenarbeit, Empathie mit Kongruenz und Echtheit. Zweitens wurde nur die Allianz ausgiebig auf Validitätsrisiken hin untersucht. Drittens macht das Kontextuelle Metamodell komplexere Vorhersagen, als dass die gemeinsamen Faktoren als kausale Faktoren gelten.

Das hier vorgestellte Kontextuelle Metamodell, wie es in Kapitel 2 dargestellt ist, stellt basale Grundannahmen der Psychotherapie und anderer sozialwissenschaftlicher Bereiche ins Zentrum seiner Theorienbildung. Die Evidenz der drei Pfade des Kontextuellen Metamodells soll hier nochmals zusammengefasst werden: Der erste Pfad beinhaltet den vorgeblich gewonnenen Nutzen durch die menschliche Interaktion mit einem empathischen und fürsorglichen Therapeuten. Der Leser sei daran erinnert, dass in Kapitel 2 festgestellt wurde, dass die soziale Verbindung für psychologisches und geistiges Wohlbefinden als zentral erachtet wird (Baumeister, 2005; Cacioppo & Cacioppo, 2012; Cohen & Syme, 1985; Lieberman, 2013). In der Tat ist wahrgenommene Einsamkeit ein bedeutsamer Risikofaktor für die Mortalitätsrate; ein größerer Faktor als beispielsweise das Rauchen, Übergewicht, Bewegungsmangel, Umweltverschmutzung oder übermäßiges Trinken (Holt-Lunstad, Smith & Layton, 2010). Zu zeigen, dass die echte Beziehung in der Psychotherapie für den Erfolg der Psychotherapie kritisch ist, ist schwieriger. Dennoch werden in diesem Kapitel Hinweise darauf vorgelegt, dass viele Beziehungsaspekte mit dem Therapieerfolg korrelieren und dass diese Beziehungsaspekte eine Vielzahl zwischenmenschlicher Konzepte integrieren, die im Zentrum stehen, wenn es darum geht, Menschlichkeit zu definieren. Solidarität gegenüber psychischem Leiden ist jedoch eine Grundvoraussetzung jeglicher ernst gemeinten Hilfestellung und deshalb eine moralische Frage, die die Interpretation empirischer Resultate voraussetzt und nicht andersherum.

Der zweite Pfad des Kontextuellen Metamodells beinhaltet die durch die Annahme der anfänglichen Erklärung geschaffenen Erwartungen. Die Bedeutung der Zusammenarbeit in der Psychotherapie, die ein Indikator der Annahme der Erklärung und der Behandlung ist, wird durch die Forschung eindeutig über die Allianz gegründet, wie in diesem Kapitel überblicksweise dargestellt ist. Hervorzuheben ist, dass effektivere Therapeuten diejenigen sind, die ein Arbeitsverhältnis mit einer Reihe von Patienten eingehen können. Obwohl Forschung zum Nutzen der Erwartungen in der Psychotherapie schwer durchzuführen ist, haben Metaanalysen eine Assoziation zwischen Erwartung und Therapieergebnis gezeigt. Vielleicht ist der beste Beweis für die Kraft der Erwartungen die Forschung an Placebos, die ausführlich in diesem Kapitel dargestellt wurde. Die Erwartungen, die im Rahmen einer sozialen Interaktion geschaffen werden, sind besonders stark. Außerdem zeigten zwei Studien (hier: Liberman, 1978; Powers et al., 2008), die über 30 Jahre auseinanderliegen, dass die Attributionen, die jemand gegenüber eine Behandlung aufstellt, für die Aufrechterhaltung des Erfolgs der Psychotherapie entscheidend sind.

Der letzte Pfad des Kontextuellen Metamodells – die Teilnahme an therapeutischen Maßnahmen, die zu gesundheitsfördernden und wünschenswerten Veränderungen führen – beinhaltet ebenfalls Teilaspekte des Allianzkonzepts. Einigkeit über die Aufgaben der Therapie ist entscheidend für die Durchführung und den Abschluss dieser therapeutischen Aufgaben. Dass die Allianz für die Ergebnisse in verschiedenen Behandlungen prädiktiv ist, zeigt, dass, unabhängig von der Behandlung, die Beteiligung an therapeutischen Aktivitäten entscheidend ist. Wie im nächsten Kapitel erläutert werden wird, sind Therapien ohne therapeutische Maßnahmen nicht so effektiv wie Therapien mit solchen Handlungen. Allerdings ist die wichtigste Frage für den dritten Pfad, ob bestimmte therapeutische Maßnahmen – diejenigen, die die Probleme des Patienten und die damit in Verbindung stehenden spezifischen Defizite ansprechen – effektiver als andere sind, und ob diese spezifischen Bestandteile für den Nutzen der Psychotherapie verantwortlich sind. Einen solchen Nachweis in das Kontextuelle Metamodell zu assimilieren, wäre schwierig. Wie in Kapitel 5 bereits diskutiert, sind jedoch alle Behandlungen, die therapeutisch angelegt sind, scheinbar äquivalent wirksam. Im nächsten Kapitel wird die Frage nach der Spezifität der Behandlungskomponenten gestellt.

Kapitel 8 Spezifische Effekte

Wie robust können spezifische Effekte vorausgesagt werden?

In diesem Kapitel untersuchen wir die Evidenz für spezifische Komponenten und stellen die Frage, inwieweit die spezifischen Bestandteile einer wirksamen Behandlung für den Nutzen der Behandlung verantwortlich sind. Der direkteste Weg, um die Bedeutung eines bestimmten Bestandteils zu untersuchen, sind *Komponenten*studien, bei denen eine kritische Komponente aus einer bestehenden Behandlung entfernt (engl.: *dismantling*) oder eine Komponente zu einer bestehenden Behandlung hinzugefügt wird (engl.: *adding*), um die spezifischen Auswirkungen der entfernten oder hinzugefügten Komponente zu bestimmen. Als Nächstes werden Designs vorgestellt, die „Placebo"-Kontrollbedingungen beinhalten, um spezifische Psychotherapieeffekte zu untersuchen. Des Weiteren betrachten wir Designs mit Behandlungen für Patienten mit einer bestimmten psychischen Störung oder einem psychischen Defizit und wie diese Studien diesen Bedingungen zu entsprechen versuchen. Ebenfalls analysieren wir die Konzepte zur Manualtreue wie Adhärenz und Kompetenz, da sie wichtige theoretische Hilfsmittel in Bezug auf spezifische Komponenten im Medizinischen Metamodell darstellen. Schließlich werden wir die Arbeiten ansehen, die versuchen, vermittelnde Prozesse für bestimmte Behandlungen zu identifizieren, einschließlich der Adhärenz zum Behandlungsprotokoll als Mediator, wenngleich es nur wenige Versuche gegeben hat, diese Literatur zusammenzufassen, was es schwierig macht, sie zu präsentieren.

Komponentenstudien

Die Designs: Das Tor zum Erkenntnisgewinn

Es gibt zwei Arten von Komponentenstudien. In der ersten entfernt der Forscher die spezifische Komponente aus der Behandlung und stellt dadurch fest, ob die Wirksamkeit der Behandlung gedämpft wird, wie es zu erwarten wäre. Dieses Vorgehen wird als *Dismantling-Design* bezeichnet, da es eine wirksame Behandlung in einzelne Komponenten zerlegt, um die wirksamen Bestandteile zu identifizieren. In einer Dismantling-Studie belegt das Nachlassen der Wirkung, nachdem ein kritischer spezifischer Bestandteil entfernt worden ist, dass die betroffene spezifische Komponente tatsächlich therapeutisch aktiv ist. Ein solches Ergebnis bringt empirische Hinweise für spezifische Effekte und unterstützt damit das Medizinische Metamodell der Psychotherapie. Borkovec (1990) beschrieb die Vorteile der Dismantling-Studie folgendermaßen:

> Ein wesentliches Merkmal des Dismantling-Designs ist, dass viele Faktoren unter den verschiedenen Vergleichsbedingungen normalerweise gleich sind. Zusätzlich zur Ausbalancierung der Vorgeschichte, des Verlaufs, der Auswirkungen der nicht spezifischen Faktoren und so weiter wird eine klar umgrenzte Komponente, die nur dieses eine spezielle Element enthält, zwischen der Standard- und der Kontrollbedingung variiert. Eine solche Versuchsanordnung nähert sich dem experimentellen Ideal, alles – außer einem Element – konstant zu halten ... Therapeuten vertrauen in der Regel mehr darauf und zögern weniger, eine Komponentenbedingung als eine reine unspezifische Studie durchzuführen. Sie werden auch in äquivalenter Weise in den einzelnen Elementen geschult werden und die gleichen Erfahrungen in Bezug auf die Kombination von Elementen im Gesamtpaket haben ... Auf der theoretischen Ebene lassen die Ergebnisse solcher Designs Schlussfolgerungen darüber zu, welche Elemente eines Verfahrens die Veränderungsprozesse am aktivsten fördern ... Auf der Anwendungsebene erlauben solche Designs die Bestimmung unnötiger Elemente, die zu den Erfolgen einer Therapie kaum beitragen und auf die in der Therapie verzichtet werden kann. (S. 56–57)

Dismantling-Studien werden ausführlich in klinisch orientierten Einführungen diskutiert (z. B. Heppner, Kivlighan & Wampold 2008; Kazdin, 2002).

Die zweite Komponentenstrategie besteht darin, Spezifität nachzuweisen, indem eine Komponente zu einem bestehenden Behandlungspaket hinzuzufügt wird. In dieser Versuchsanordnung, auch als „additives Design“ bezeichnet (Borkovec, 1990), gibt es in der Regel einen guten theoretischen Grund dafür, dass eine bestimmte Komponente die Wirksamkeit erhöhen wird:

> Das Ziel ist es gewöhnlich, eine noch wirksamere Therapie auf der Basis von empirischen oder theoretischen Informationen zu entwickeln. Dies deutet darauf hin, dass jede Therapie [oder Komponente] teilweise wirksam sein muss, so dass ihre Kombination an sich im Vergleich zu den beiden einzelnen Verfahren überlegener sein kann. In Bezug auf die Ausgestaltung der konkreten Designs sind sich Dis-

> mantling- und additive Ansätze ähnlich. Es sind zum Teil die Ausrichtung der Argumentation des Forschers und die Geschichte der Literatur, die mit den Techniken und der diagnostischen Fragestellung in Bezug gesetzt werden, die bestimmen, welche Designstrategie angewandt wird. (Borkovec, 1990, S. 57)

Wir fokussieren nun auf die empirischen Hinweise aus den Komponentenstudien.

Evidenz aus Komponentenstudien

Es wird zunächst eine klassische Dismantling-Studie vorgestellt, gefolgt von zwei Metaanalysen. In einer weiter oben in diesem Buch diskutierten Studie zerlegten Jacobson et al. (1996) die kognitive Therapie für Depressionen in Einzelteile. Der Zweck dieser Studie war es, einen experimentellen Test der Theorie der Veränderung von A. T. Beck, A. J. Rush, B. F. Shaw und G. Emery (1979) durchzuführen, um die Wirksamkeit der kognitiven Verhaltenstherapie (KVT) für Depression aufzuschlüsseln (S. 295). Um dieses Ziel zu erreichen, wurden Patienten mit einer Major Depression randomisiert einer von drei Behandlungsbedingungen zugewiesen: a) kognitive Therapie (KT) in ihrer Gesamtheit, einschließlich Verhaltensaktivierung (*behavior activation*, BA), Modifikation automatischer Gedanken (*automatic thoughts*, AT) und Modifikation von Kernschemata, b) BA und AT und c) nur BA. Die Autoren stellten eine spezifische Prognose auf: Entsprechend der kognitiven Theorie über Depression sollte KT deutlich besser als AT wirken, welche wiederum deutlich besser als BA wirken sollte (S. 296).

Entgegen den Erwartungen wurden keine signifikanten Unterschiede zwischen den drei Bedingungen gefunden, und die Autoren hatten keine offensichtlichen Erklärungen zur Hand, die dieses unerwartete Ergebnis hätten erklären können: Trotz der guten Einhaltung der Behandlungsprotokolle, die bei den Therapeuten eine klare Voreingenommenheit gegenüber KT begünstigten, und der kompetenten Leistung in KT gab es keine Hinweise darauf, dass die komplette kognitiv-therapeutische Behandlung zu besseren Ergebnissen führt, weder zum Zeitpunkt der Beendigung der Akutbehandlung noch zum Zeitpunkt des 6-Monats-Follow-ups (S. 295). Das Fehlen von Unterschieden in den Ergebnissen führte die Autoren zur folgenden Schlussfolgerung:

> Diese Ergebnisse stehen im Gegensatz zu den formulierten Hypothesen des kognitiven Modells der Depression von Beck und Kollegen (1979), die aussagen, dass direkte Interventionen zur Modifikation negativer Schemata erforderlich sind, um Behandlungsergebnisse zu maximieren und Rückfälle zu verhindern. Diese Ergebnisse sind umso überraschender, da sie im Widerspruch zum Allegiance-Effekt stehen (Robinson, Berman, & Neimeyer 1990), der im Allgemeinen in den Ergebnissen in der Psychotherapieforschung anzutreffen ist. (S. 302)

Das unerwartete Ergebnis führte zu einer erneuten Überprüfung der beiden Veränderungsmechanismen in KT:

> Wenn BA- und AT-Behandlungen gleich effektiv wie KT sind und auch in der Lage sind, die für einen Wandel notwendigen Faktoren zu verändern, dann sollte nicht nur die Theorie, sondern auch die Therapie an sich eine Revision erfahren. (S. 302 f.)

In dieser klassischen Studie werfen die Ergebnisse Zweifel an der Spezifität der spezifischen Bestandteile von KT für Depressionen auf. Wenn dieses Ergebnis in Komponentenstudien repliziert werden sollte, dann würden Zweifel an der Spezifität der Psychotherapie im Allgemeinen angebracht sein. Ahn und Wampold (2001) führten eine Metaanalyse zu Komponentenstudien in psychotherapeutischen Behandlungen durch, die zwischen 1970 und 1998 veröffentlicht worden sind. Sie fanden 27 Vergleiche, die versuchten, eine spezifische Komponente zu isolieren, um zu testen, inwieweit sich in Komponentenstudien allgemeine Wirksamkeitsunterschiede ergaben. Für jede Untersuchung wurde eine Effektstärke berechnet, indem die Ergebnisse für die beiden Gruppen (Behandlung mit gegenüber der Behandlung ohne Komponente), aggregiert über alle abhängigen Variablen innerhalb der Studie (d.h. alle störungsspezifischen und allgemeinen Erfolgsmaße), verglichen wurden, wobei ein bereits früher eingesetztes Verfahren für Aggregation innerhalb der Studien verwendet wurde (Hedges & Olkin, 1985; Wampold et al., 1997b). Anschließend wurde die Gesamteffektstärke für die 27 Studien berechnet. Die Gesamteffektstärke lag bei $d = -0.20$. Obwohl die Effektstärke in die entgegengesetzte Richtung zeigte, als vorhergesagt wurde (die Behandlung ohne die Komponente übertraf die vollständige Behandlung), war sie statistisch nicht von null verschieden. Dennoch waren die Effektstärken homogen, was darauf hindeutet, dass es keine moderierenden Variablen waren, die die Ergebnisse beeinflussten. Das Hinzufügen oder Entfernen einer vorgeblich wirksamen Komponente schien den Nutzen von psychotherapeutischen Behandlungen nicht zu erhöhen, wie zu erwarten wäre, wenn die spezifischen Bestandteile entsprechend dem Medizinischen Metamodell heilsam waren.

Es gab einige Probleme mit der Metaanalyse von Ahn und Wampold (2001). Erstens haben sie die Ergebnisse nicht nach störungsspezifischen und allgemeinen Erfolgsmaßen aufgeteilt. Normalerweise sollten spezifische Komponenten von Behandlungen eine direkte Auswirkung auf gezielte Messungen haben. Damit sollten Komponentenstudien Auswirkungen auf die Zielvariablen zeigen, es sei denn, die Komponente ist eine „Zusatzaktivität“ für das allgemeine Wohlbefinden. Zweitens analysierten Ahn und Wampold Dismantling-Studien und additive Studien in einem. Schließlich ist der Korpus der Studien ziemlich veraltet, da er nur Studien bis 1998 enthielt.

Bell, Marcus und Goodlad (2013) replizierten und erweiterten die frühere Metaanalyse, indem sie Studien einschlossen, die zwischen 1980 und 2010 veröffentlicht worden waren, und hatten so dreimal so viele Studien zur Verfügung wie Ahn und Wampold am Ende des Jahres 1998. Darüber hinaus untersuchten sie Additiv- und Dismantling-Design separat sowie die störungsspezifischen und allgemeinen Erfolgsmaße im Einzelnen. Die Ergebnisse ihrer Analyse sind in Tabelle 8.1 dargestellt. Alle von Bell et al. entdeckten Effekte waren vernachlässigbar klein (im Bereich von 0.01 bis 0.28), nur die Effekte für gezielte Variablen in den additiven Studien (zum Ende der Therapie und bei der Katamnese) waren signifikant von null verschieden, was die Ergebnisse von Ahn und Wampold (2001) repliziert, mit der Ausnahme der gezielten Variablen für additive Studien. Das wichtigste Ergebnis aus der Perspektive der Spezifität für gezielte Variablen ist in den Dismantling-Studien zu suchen. Das Eliminieren der Komponente, die hypothetisch das angebliche Defizit des Patienten

Tabelle 8.1: Zusammenfassung der Effekte aus Komponentenstudien

Erfolgsmaße	K	D	95 % KI
Dismantling-Studien			
Behandlungsende			
störungsspezifisch	30	0.01	(–0.11; 0.12)
allgemein	17	0.12	(–0.04; 0.28)
Katamnese			
störungsspezifisch	19	0.08	(–0.07; 0.22)
allgemein	11	0.15	(–0.05; 0.36)
Additive Studien			
Behandlungsende			
störungsspezifisch	34	0.14	(0.03; 0.24)
allgemein	24	0.12	(–0.02; 0.25)
Katamnese			
störungsspezifisch	32	0.28	(0.13; 0.38)
allgemein	24	0.14	(0.00; 0.28)

Anmerkung. Nachdruck aus „Are the parts as good as the whole? A meta-analysis of component treatment studies" von E. C. Bell, D. K. Marcus & J. K. Goodlad, 2013, *Journal of Consulting and Clinical Psychology, 81* (4), p. 728. Copyright 2013 by the American Psychological Association. Wiedergabe mit Genehmigung.

zum Ziel hat, sollte die gezielten Symptome am Ende der Behandlung dämpfen, was in dieser Metaanalyse nicht festgestellt werden konnte ($d = 0.01$). Selbst die größte Wirkung (gezielte Variablen für die additiven Studien bei der Nachuntersuchung) war für weniger als 2 Prozent der Variabilität in den Ergebnissen verantwortlich. In Bezug auf die Theorie darüber, warum eine zusätzliche Komponente für die gezielten Variablen auf die Wirkung bei der Nachuntersuchung einen Effekt haben sollte, bezeichnen Bell et al. dies als einen „Schläfer-Effekt", aber es ist auch möglich, dass es sich um ein Artefakt handelt, da sich die Post- und Follow-up- Effekte auf unterschiedliche Primärstudien berufen. Werden die Veränderungen innerhalb der Studien untersucht, so zeigen sich keine Schereneffekte zwischen Post- und Follow-up-Zeitpunkt (siehe Flückiger, Del Re & Wampold, 2015). Weiter unten in diesem Kapitel wird wiederum eine Studie diskutiert, die dieses Ergebnis erklären könnte. Bell et al. gaben folgende Empfehlung für die Praxis ab: „Wenn diese [hinzugefügte] Komponente nicht zu erhöhten Verlusten oder deutlich erhöhten Kosten führt, könnte sich den Aufwand lohnen" (S. 731). Die Ergebnisse von Bell et al. sowie von Ahn und Wampold zeigten relativ wenig Heterogenität, ohne Berücksichtigung möglicher Moderatoren, wie zum Beispiel der Art der untersuchten Behandlung. Dies ist ein Hinweis dafür, dass die Ergebnisse über die Bedingungen hinweg recht robust sind.

In Begriffen des Komponentendesigns lieferten weder Ahn und Wampold (2001) noch Bell et al. (2013) überzeugende Beweise für spezifische Effekte. Letztere fanden kleine Effekte für gezielte Variablen ausschließlich für die additiven Studien. Solche Ergebnisse sind im Rahmen anderer Erkenntnisse aus diesen zwei Metaanalysen bezüglich der Evidenz für die Spezifität schwierig zu interpretieren.

Die Logik der Kontrolle allgemeiner Faktoren in Placebobedingungen

Die Logik des biomedizinischen Gesundheitsverständnisses und die darin enthaltene systematische Vernachlässigung psychosozialer Faktoren führte zur Forderung eines biopsychosozialen Grundverständnisses in der Medizin (z.B. Engel, 1977). Dieses Modell ist heute auf hoher Abstraktionsebene weitgehend unbestritten. Wie hartnäckig sich das aus soziologischer Perspektive äußerst etablierte biomedizinische Grundverständnis jedoch nach wie vor hält, lässt sich anhand der Placebobedingungen gut veranschaulichen. In der Medizin wird das doppelverblindete, randomisierte Placebo-Kontrollgruppendesign verwendet, um die Spezifität zu testen. In der Psychotherapieforschung haben Forscher versucht, verschiedene Placebo-Kontrollgruppendesigns zu verwenden, um die Spezifität der verschiedenen psychotherapeutischen Behandlungen zu etablieren. Leider eignen sie sich diese Designs, wie wir sehen werden, nicht vollumfänglich, um die Spezifität angemessen zu erforschen. Wie alle Versuchsdesigns haben auch diese Designs Vor- und Nachteile, und es ist entscheidend, die Limitationen bei der Interpretation der Forschungsresultate zu berücksichtigen (auch wenn dadurch das vermeintliche Verkaufsargument möglicherweise deutlich relativiert wird).

Die Logik des Medizinischen Metamodell in der Medizin erkennt grundsätzlich zwei Arten von Effekten: Der erste Typ bezieht sich auf physikalisch-chemische Wirkungen aufgrund von spezifischen medizinischen Verfahren und wird deshalb als spezifischer Effekt bezeichnet. Die zweite Art von Wirkungen sind Placeboeffekte, welche Wirkungen aufgrund von Aspekten der medizinischen Behandlung sind, die für die Behandlung nebensächlich und somit nicht physikochemisch sind – präziser gesagt sind es psychologische Aspekte. Das heißt, alle – genau, Sie lesen richtig – alle psychologischen Effekte sind dieser Logik gemäß grundsätzlich unter Placeboeffekte zu subsummieren. In diesem historisch-traditionellen Verständnis erkennt die Medizin die Existenz von Placeboeffekten an, sie sind zum größten Teil jedoch nur von untergeordnetem Interesse bzw. leicht negativ konnotiert (siehe Kapitel 7). In der Medizin kann das Vorhandensein bestimmter Effekte durch den Vergleich einer medizinischen Behandlung mit einem Placebo festgestellt werden. Um valide Aussagen machen zu könnten, muss das Placebo mit der ursprünglichen Behandlung in jeder Hinsicht identisch sein, außer in dem Punkt, dass das Placebo nicht den spezifischen Bestandteil der medizinischen Behandlung enthält. Beispielsweise wird die Wirksamkeit und Spezifität einer pharmakologischen Pille mit der Placebopille verglichen. Das Placebo entspricht dabei dem aktiven Medikament in Größe, Form,

Farbe, Geschmack, Geruch und Textur, so dass jegliche Erkennungsmerkmale identisch sind. Die Pille und das Placebo sind somit nicht zu unterscheiden, bis darauf, dass die aktive Pille eine chemische Verbindung enthält, welche theoriegeleitet der Krankheit vorgeblich Abhilfe schafft. Das Placebo enthält jedoch keine Bestandteile, die physikochemisch eine Heilung für die Erkrankung versprechen. Das Placebo ist die sprichwörtliche „Zuckerpille." Die Gleichwertigkeit des Arzneimittels und des Placebos kann nur dann aufrechterhalten werden, wenn der Patient, der Versuchsleiter sowie die unabhängigen Beobachter keine Kenntnis über den Status der verabreichten Pille haben. Folglich sind medizinische Studien mit Placebos doppelt verblindete Experimente, da der Patient, die Versuchsleiter (die den Versuch durchführen) und die Beobachter nicht wissen, ob ein bestimmter Patient das Medikament oder das Placebo erhalten hat (tatsächlich entspricht dies einer dreifachen Verblindung). Die Pharmaforschung erkennt somit die potentielle Wirkung der (psychologischen) Erwartungen des Patienten, der Versuchsleiter der Behandlung und der Beobachter sowie deren Einfluss auf die gemessene Wirkung der Behandlung an, daher ist die exakte Einhaltung der Verblindung in der medizinischen Forschung entscheidend für die Gültigkeit der Forschung. Um eine Verblindung voll und ganz zu erreichen, dürfen das aktive Medikament und die Placebopille nicht voneinander zu unterscheiden sein (Wampold, Minami, Tierney, Baskin & Bhati, 2005). Psychologische Effekte sind in diesen Designs jedoch nicht direkter Untersuchungsgegenstand, sondern gelten als Störvariablen, die möglichst kontrolliert bzw. konstant gehalten werden soll.

Die Logik hinter der Placebostudie in der Medizin ist recht klar und einfach: Wenn die Medikamentenbedingung der Placebobedingung überlegen ist, so wird die Wirksamkeit des speziellen Bestandteils offensichtlich, weil der einzige Unterschied zwischen dem Medikament und dem Placebo genau darin liegt. Alle anderen Effekte werden bei diesem Vorgehen kontrolliert, weil sie logischerweise in den beiden Bedingungen gleichwertig sein sollten. Zum Beispiel wird die Erwartung dadurch kontrolliert, dass weder der Patient noch der Versuchsleiter wissen, ob der Patient das Medikament erhält.[32]

Anhänger des Medizinischen Metamodells der Psychotherapie verwenden die Argumentation von „Placebo-Typ"-Kontrollgruppen in Psychotherapiestudien, um empirisch zu belegen, dass die für eine bestimmte Behandlung charakteristischen Bestandteile für die jeweils in dieser Behandlung erreichten Resultate verantwortlich sind. Leider ist die Verwendung von medizinartigen Placebos als Analogon in der Psychotherapieforschung schlicht und einfach fehlerhaft. Demzufolge ist die Behauptung, dass Placebo-Typ-Kontrollbedingungen die Spezifität einer Behandlung begründen würden, unberechtigt. Bevor die Probleme mit Psychotherapieplacebos

32 Ob doppelt verblindete Placebostudien in der Medizin wirklich verblindet sind, wurde in Frage gestellt. Es scheint, dass die Patienten sich selbst hinsichtlich zu erwartender Nebenwirkungen überwachen, um zu bestimmen, ob sie das Medikament eingenommen haben. Außerdem beeinflusst das richtige Erraten, ob man das Medikament nimmt, das Ergebnis (Fisher & Greenberg, 1997). Was es noch komplizierter macht, ist, dass die Behandlung und psychologische Aspekte der Erwartungen in Wechselwirkung treten. Dies ruft den Faktor der Additivität von physikalisch-chemischen und psychologischen Aspekten auf den Plan (siehe Benedetti, 2011 und Kapitel 7).

diskutiert werden, sei darauf hingewiesen, dass die Popularität des Begriffs Placebo nachgelassen hat und anstelle dessen andere Bezeichnungen aufgekommen sind, die derzeit en vogue sind. Es sind Begriffe wie „alternative Behandlung", „nicht spezifische Behandlung", „Aufmerksamkeitskontrollbedingung", „minimale Behandlung", „unterstützende Beratung", „nichtdirektive Beratung" oder „unterstützende Therapie". Die Argumentationsstruktur und dahinterliegende Logik dieser Behandlungen ist jedoch identisch, nämlich, dass diese Designs die psychologischen Störvariablen außerhalb der spezifischen Intervention zu kontrollieren versuchen. Wir bezeichnen diese Art von Kontrollbedingungen in der Folge als Pseudoplacebo.

Es ist schwierig, ein Psychotherapieplacebo zu definieren, weil sowohl die spezifischen als auch die allgemeinen Effekte durch psychische Prozesse vermittelt werden (Wampold et al., 2005; Wilkins, 1983, 1984). Metaphorisch gesprochen besteht in diesem Design somit die Gefahr, dass das Kind mit dem Bade ausgeschüttet wird und das psychologische Gesamtphänomen künstlich bis zur Unkenntlichkeit verschnitten wird. In der Medizin sind spezifische Wirkungen physikalisch-chemischer Natur, wohingegen Placeboeffekte psychologische „Derivate" sind. Die Bestandteile des Placebos sind unumstritten, weil es eine allgemeine Übereinstimmung darüber gibt, welche Komponenten das Potenzial haben, physikochemisch aktiv zu werden und welche physikalisch-chemisch inert sind. Zum Beispiel ist die Laktose in einer Placebopille für HIV durch keine vernünftige physikalisch-chemische Theorie als heilsam für HIV begründbar. Darüber hinaus ist Laktose für die Behandlung von HIV überhaupt nicht notwendig. Folglich ist Laktose eine geeignete chemische Verbindung für ein Placebo. Eine ungleiche Dosierung von Laktose im Medikament und im Placebo wäre kein Risiko für die Gültigkeit der Studienresultate. Demgegenüber müssen Psychotherapieplacebos Komponenten enthalten, die für die Durchführung der Behandlung notwendig sind und welche nach Ansicht vieler psychologischer Theorien wenigstens teilweise für die Besserung einer Erkrankung sorgen. Das deutlichste Beispiel eines solchen Bestandteils ist die therapeutische Beziehung zwischen dem Therapeuten und dem Patienten. Diese Beziehung ist notwendig, weil Psychotherapie definitionsgemäß eine Beziehung zwischen Therapeut und Patient beinhaltet (siehe Kapitel 2). Darüber hinaus erkennen die meisten Veränderungstheorien die Bedeutung der therapeutischen Beziehung an, und sogar strenge Behavioristen bezeichnen die Beziehung als notwendige, wenn auch nicht immer ausreichende Voraussetzung für Veränderung. Um eine spezifische Komponente prüfen zu können, müssen alle anderen Komponenten in Wirksamkeitsvergleichen identisch sein. Um logisch valide Aussagen machen zu können, müssten die Behandlung und das Placebo beispielsweise vergleichbare Beziehungen zwischen Therapeuten und Patienten enthalten. Die therapeutische Beziehung ist in dieser Logik jedoch nur einer von vielen Einflussfaktoren, die ausgeglichen sein müssten. So sind weitere Einflussfaktoren psychologisch hoch relevant wie beispielsweise die Glaubwürdigkeit der Behandlung für den Patienten, die Patientenerwartung, dass die Therapie für ihn von Vorteil sein wird, die Fähigkeiten des Therapeuten, die Präferenz des Patienten für eine Therapie oder der Glaube des Therapeuten, dass die Behandlung wirksam und heilsam ist. In Kapitel 5 ist beschrieben, dass Jacobson beispielsweise argumentiert, dass Verhaltenstherapie in Familien (BMT) im Nachteil gegenüber der einsichtsorientierten Familientherapie (IOMT) sei, weil in der BMT weniger „unspezifische“ Elemente enthalten seien als in der IOMT (Jacobson, 1991). Eine vergleichbare Argumentationslogik könnte bei allen Placebobedingungen angewandt werden, es sei denn, die Gleichwertigkeit der Behandlung und des Pseudoplacebos gegenüber allen nicht spezifischen Komponenten würde gegeben sein. Aber es ist logisch und pragmatisch unmöglich, Pseudoplacebobedingungen zu kreieren, die in Bezug auf die erwartete Qualität und Quantität vollumfänglich therapeutisch intendiert sind. Zentral erscheint in dieser Argumentation also, dass sich psychologische therapeutische Aspekte oftmals schwer in einzelne Komponenten übersetzen lassen, ohne dabei andere hoch relevante therapeutische Aspekte zu beeinflussen.

Was unter einer Pseudoplacebobedingung genau zu verstehen ist, bleibt insgesamt recht vage bzw. unterscheidet sich von Studie zu Studie. Zum Beispiel definierten Bowers und Clum (1988) eine solche Behandlung als unspezifische Behandlungen als etwas, das sich durch zwei Hauptkomponenten auszeichnet: die Diskussion der Probleme des Patienten und die Manipulation der Überzeugung, dass man eine wirksame Behandlung erhalten würde (S. 315). Borkovec (1990) argumentiert, dass „die beste Beschreibung der Placebobedingung vielleicht darin zu finden ist, dass es einen Kontakt mit einem Therapeuten gibt, der Methoden verwendet, von denen der Patient glaubt, sie seien hilfreich, auch wenn der Therapeut (oder Forscher) selbst der Auffassung ist, dass das Verfahren im Vergleich zu der eigentlichen Therapie nur eine begrenzte Wirksamkeit haben wird, [und] welche Wirkstoffe es auch immer enthält, diese typisch für viele Formen der psychosozialen Therapie sind“ (S. 53). Andere haben Pseudoplacebos in Bezug auf die Erwartung, die Beziehung, die Unterstützung oder andere verwandte Faktoren eingegrenzt. Klar ist, dass die Entwicklung einer Placebo-Kontrollgruppenbedingung in der Psychotherapie, die in den Behandlungsgruppen auf *allen* in den theoretischen Ansätzen als zufällig geltenden Faktoren gleich ist, ein schwieriges, wenn nicht unmögliches Unterfangen scheint. Eine Gemeinsamkeit ist jedoch, dass das psychologische Pseudoverum (spricht die vollumfänglich als therapeutisch intendierte Behandlung) und die Placebobedingung zumindest auf einem oder ein paar gemeinsamen Faktoren äquivalent zu halten sind.

Die Konstruktion von Pseudoplacebobedingungen, um alle gemeinsamen Faktoren der Behandlung zu kontrollieren, ist nicht nur praktisch, sondern auch logisch unmöglich. Die logischen Probleme bei der Entwicklung von Placebobedingungen in der Psychotherapieforschung können durch die Doppelverblindung in der medizinischen Forschung expliziert werden. Doppelverblindung fordert ein, dass weder der Patient noch der Versuchsleiter darüber im Klaren sind, ob ein bestimmter Patient die echte Behandlung oder das Placebo erhält. In der Psychotherapieforschung, wie in jeder anderen menschlichen Interventionsform, wird zwangsläufig die Verblindung des Behandlers fehlen. In der Psychotherapieforschung ist es offensichtlich, dass sich die Therapeuten (wie ebenso beispielsweise Chirurgen) der angewandten Behandlung vollkommen bewusst sein sollten. Die Therapeuten müssen darin geschult werden, die Behandlungen in Übereinstimmung mit den Studienprotokollen durchzuführen. Wie von Seligman (1995) am Rande angemerkt: „Jedes Mal, wenn Sie von jemandem die Forderung nach einer Doppelblindstudie in der Psychotherapie hören, halten Sie Ihre Brieftasche fest“ (S. 965). Zentral erscheint an diesem Beispiel somit, dass die Logik, psychologische Effekte in Medikamentenstudien zu kontrollieren, für die Untersuchung psychologischer Effekte unzureichend sein kann. Grundsätzlich sollte das psychologische Phänomen (vergleichbar mit dem Hawthorne-Effekt) nicht eliminiert, sondern besser verstanden werden.

Die Tatsache, dass sich Therapeuten dessen bewusst sind, ob sie eine zu therapeutischen Zwecken konstruierte Behandlung oder eine Placebobedingung durchführen, ist ein entscheidendes Argument bei allen Kontextuellen Metamodellen, bei denen die Wirksamkeitserwartung der Therapeuten einen zentralen psychologischen Aspekt darstellt. Pseudoplacebobedingungen sind jedoch so gestaltet, dass sie nicht vollumfänglich therapeutisch sein sollen. Ausgebildete Therapeuten, die die Placebos „verabreichen“, sind sich somit bewusst, dass sie nicht vollumfänglich therapeutisch arbeiten sollen: „Die Erwartung, die Zuversicht und der Enthusiasmus der Therapeuten [in den Placebobedingungen] werden sich sehr wahrscheinlich von der aktiven Therapiebedingung der Behandlung unterscheiden“ (Borkovec 1990, S. 54). Die Allegiance des Therapeuten wurde in diesem Zusammenhang in Kapitel 5 diskutiert.

Eines der erstaunlichsten psychologischen Phänomene in der Pharmakotherapie ist, dass das Fehlen einer Verblindung erhebliche Auswirkungen auf die erhobenen Ergebnisse haben kann. Carroll, Rounsaville und Nich (1994) beispielsweise untersuchten kokainabhängige Probanden in vier zufällig zugewiesenen Bedingungen: Rückfallprophylaxe plus trizyklisches Antidepressivum, klinisches Management (das Psychotherapieplacebo) plus trizyklisches Antidepressivum, Rückfallprophylaxe plus Placebopille oder klinisches Management und Placebopille. Die unabhängigen Beobachter hatten keine Kenntnis über die Zuweisung und wurden am Ende der Therapie gebeten, die Bedingung einzuschätzen. Probanden, die die Beobachter über ihre Zuordnung informiert hatten, wurden von der Studie ausgeschlossen. Es zeigten sich erstaunliche Ergebnisse: In über der Hälfte der Fälle errieten die unabhängigen Beobachter die Versuchsbedingung der Probanden korrekt und damit häufiger als durch Zufall zu erwarten gewesen wäre. Bei den Patienten in der Psychotherapiebedingung lagen die Beobachter bei 77 der Fälle Prozent richtig. Die subjektiven Erfolgsmessungen wurden „zugunsten der aktiven Psychotherapiebedingung“ beurteilt, (S. 279), während keine Verzerrungen für objektivere Erfolgsmessungen beobachtet werden konnten. Die Beobachter konnten die Psychotherapiebedingungen also nicht nur zu einem gewissen Prozentsatz erraten, sondern die subjektiven Erfolgsmaße wurden außerdem voreingenommen zugunsten der aktiven Behandlungen getroffen.

Schließlich gibt es einen weiteren fatalen Fehler bei der Ausgestaltung von Pseudoplacebobedingungen aus der Perspektive der Kontextuellen Metamodelle. Nach den Kontextuellen Metamodellen sind Behandlungsbegründung und Behandlungsdurchführung unmittelbar miteinander verbunden; die Erklärung der Patientenleiden weckt Erwartungen hinsichtlich der darauffolgenden Behandlung, welche in der Therapie durch direktes Hypothesentesten wiederum bestätigt oder adaptiert werden können. Dieser hypothesentestende Adaptationsprozess geschieht nicht allein durch die Darbietung des Störungsmodells. Darüber hinaus werden die Patienten im

Verlauf einer Therapie proaktiv eingebunden; die therapeutischen Erklärungsmodelle und -hypothesen und die daraus abgeleiteten therapeutischen Maßnahmen sind somit unmittelbar miteinander im Verlauf einer Therapie (responsiv) gekoppelt. Ein Vergleich einer therapeutisch-intendierten Behandlung und einer Placebobedingung kann aus dieser Perspektive keine gesonderten psychologischen Effekte extrahieren, ohne die Erwartungsperspektive zu berücksichtigen. Der Vergleich demonstriert lediglich den Unterschied zwischen einer vollumfänglich psychotherapeutischen Behandlung, die über eine Struktur, eine zugrundeliegende Logik, Erklärungsmodelle und Behandlungsmaßnahmen verfügt, und einer Pseudobehandlung ohne diese logisch aufeinander ausgerichteten Eigenschaften, die gemäß den Kontextuellen Metamodellen für die Wirksamkeit von Psychotherapien entscheidend sind. Auf einen Nenner gebracht, wird die Kommunikation in den Placebobedingungen so eingeschränkt, dass sie keiner üblichen psychotherapeutischen Kommunikation mehr entspricht und die Verbote bzw. inhärente Struktur der Placebobedingungen somit eine stringente Behandlungsstruktur torpedieren.

Ein überzeugendes Argument dafür, dass Placebobedingungen nicht in der Lage sind, für die Nebenfaktoren einer spezifischen Psychotherapie zu kontrollieren, kann anhand mehrerer Studien aufgezeigt werden, die Pseudoplacebos verwendeten. Zunächst betrachten wir die Placebo-Kontrollgruppe, die von Borkovec und Costello (1993) konstruiert wurde, um die Wirksamkeit der angewandten Entspannung und der kognitiven Verhaltenstherapie bei der Behandlung der generalisierten Angststörung zu vergleichen. Die beiden Behandlungen waren therapeutisch intendiert. Angewandte Entspannung (*applied relaxation* [AR]) und KVT enthielten viele spezifische Bestandteile, während das Placebo – bezeichnet als nichtdirektive (ND) Therapie – keine dieser Komponenten enthielt. In allen drei Bedingungen wurde den Patienten das Grundprinzip der Behandlung erklärt. Die anfänglichen Erklärungen für die ND-Patienten wurden so konstruiert, dass die Erklärung plausibel und vernünftig zu klingen schien:

> Den Patienten wurde mitgeteilt, dass in der Therapie die Explorationen von Lebenserfahrungen in einer ruhigen, entspannten Atmosphäre im Zentrum stehen würden; das Ziel dieser Therapie sei es, den Zugang zum Wissen über sich selbst und die Angstzustände zu erleichtern und zu vertiefen. Die Therapie enthielt eine innere Reise, die Angsterfahrungen verändern und das Selbstvertrauen erhöhen würde. Die Rolle des Therapeuten sei, eine sichere Umgebung für Selbstreflexion bereitzustellen und auf Gefühle als therapeutische Informationsquelle zu verweisen, um Klarheit zu gewinnen und die Veränderung zu erleichtern. Die Beschreibung der Rolle der Patienten diente der Betonung ihrer einzigartigen Anstrengungen, durch Selbstbeobachtung und affektive Erlebnisse neue Kräfte zu entdecken. (S. 613)

Therapeuten wurden angewiesen, eine „akzeptanzbetonte, nichtwertende, empathische Umgebung zu schaffen und die Aufmerksamkeit kontinuierlich auf primäre Gefühle und unterstützende Aussagen zu lenken, dabei sollte reflektierendes Zuhören und einfühlsame Kommunikation die Akzeptanz affektiver Erfahrungen erleichtern“

(S. 613). Jedoch waren keine direkten Anregungen, Ratschläge oder Bewältigungsmethoden erlaubt bzw. waren diese verboten.[33]

Am Ende der ersten Sitzung beurteilten die Forscher die von den Patienten attribuierte Glaubwürdigkeit der Behandlung und die Besserungserwartungen. Es wurden keine signifikanten Unterschiede zwischen den Behandlungen bezüglich dieser Variablen gefunden. Die Patienten schätzten zudem Aspekte der therapeutischen Beziehung zu mehreren Messzeitpunkten während der Therapie ein; auch hier ergaben sich keine signifikanten Unterschiede. Ein einziger Unterschied ergab sich in der emotionalen Verarbeitung der Patienten, die bei den ND-Teilnehmern erstaunlicherweise am intensivsten beurteilt wurde.

ND wurde in dieser Studie differenzierter konstruiert als die meisten anderen Pseudoplacebobedingungen in der Literatur, dennoch zeigten sich mehrere konzeptuelle Schwierigkeiten: Zunächst wurden die Therapeuten in einem Forschungszentrum geschult, das von den Befürwortern der beiden therapeutisch intendierten Behandlungen (KVT und AR) in der Studie aufgebaut wurde. Darüber hinaus waren sich alle involvierten Therapeuten sicherlich bewusst, dass ND nicht therapeutisch sein sollte, und wussten auch, dass die psychotherapeutische Ambulanz, in der die Studie durchgeführt wurde, eine Allegiance zu den aktiven Behandlungen hatte (siehe Kapitel 4). Darüber hinaus erkannten die Autoren die Tatsache an, dass die Behandlung nicht therapeutisch konzipiert wurde: „Wir haben uns für ein einfaches, nicht direktives, reflektierendes Zuhören als eine unspezifische Bedingung zu Kontrollzwecken entschieden: Unsere Absicht war nicht, eine vergleichende Wirksamkeitsstudie zu entwickeln, die eine vollwertige einsichtsorientierte Therapie mit kognitiver Verhaltenstherapie vergleicht“ (S. 612). So wurde es den Therapeuten verboten, Methoden zu verwenden, die die meisten nichtdirektiven Therapeuten verwenden würden. Sie konnten keine Vorschläge machen, Empfehlungen geben oder darüber diskutieren, wie die Patienten mit ihrer Angst umgehen können. Während Glaubwürdigkeit und Erwartung am Ende der ersten Sitzung vergleichbar gewesen sein mögen, blieb unklar, inwieweit eine solche Beurteilung während der gesamten Therapie, angesichts der Verbote in der ND-Bedingung, beibehalten werden konnte. Die Placebo-ND-Bedingung ähnelte weder einer der beiden anderen Behandlungen im Sinne einer Komponentenstudie, noch war sie eine „verschlechterte“ Form einer anderen Therapie bzw. einsichtsorientierten Therapie. Insgesamt wurde die Placebotherapie so entwickelt und durchgeführt, dass die Therapeuten explizit wussten, dass diese Therapieform keiner vollumfänglich therapeutisch intendierten Kontrollbedingung entsprach und die Allegiance zu den anderen Behandlungsformen offensichtlich war.

Trotz dieser Probleme kamen Borkovec und Costello zum Fazit, dass „aus diesen Ergebnissen der Schluss zu ziehen sei, dass die Verhaltenstherapie [d.h., AR] und die KVT spezifische Komponenten in der Behandlung der GAS zeigen, die unabhän-

33 Diese aufgrund allgemeiner humanistischer Gesprächsprinzipien konstruierte Placebobedingung ist insofern interessant, als dass „akzeptanzbetonte, nicht wertende, empathische“ Prinzipien im Rahmen der Dritten Welle der Kognitiven Verhaltenstherapie nunmehr besonders stark betont werden. Die Subsummierung einer solchen Bedingung als Placebotherapie würde von Vertretern der kognitiven Verhaltenstherapie aus dieser Perspektive so möglicherweise nicht mehr akzeptiert.

gig von unspezifischen Faktoren sind“ (S. 617). Weitere empirische Ergebnisse dieser Studie lassen diese deutlichen Schlussfolgerungen aus der Perspektive der Kontextuellen Metamodelle jedoch als zu optimistisch erscheinen. Gestatten Sie die folgenden mathematischen Vergleiche: Zunächst korrelierten die Erwartungsbeurteilungen am Ende der ersten Sitzung im Durchschnitt zu .43 mit dem Ergebnis.[34] Das heißt, fast 20 Prozent der Variabilität der Ergebnisse wurden von einem einfachen gemeinsamen Faktor abgedeckt (nämlich der Erwartung), wie er in der ersten Sitzung gemessen wurde. Die durchschnittliche Effektstärke für AR gegenüber ND war .50, was darauf hindeutet, dass die Art der Behandlung für etwa 6 Prozent der Variabilität in den Ergebnissen verantwortlich war (siehe Tabelle 3.1). Dies sprich dafür – unter der Annahme, dass ND nicht für alle zufälligen Aspekte von AR und KVT kontrolliert hatte –, dass ein einziger sehr früh erhobener gemeinsamer Faktor für mehr als dreimal so viel in der Variabilität verantwortlich war wie alle spezifischen Komponenten zusammengenommen! Es gibt weitere interessante Befunde, die die Interpretation der spezifischen Komponenten erschweren. KVT enthielt alle Bestandteile von AR sowie kognitive Komponenten, aber die Ergebnisse zeigten auf, dass AR und KVT äquivalent wirksam waren, was ein deutlicher Hinweis darauf ist, dass die zusätzlichen Komponenten der KVT nicht unbedingt von Vorteil sein müssen (ähnlich wie bei den Komponentenstudien, wie sie weiter oben im Text diskutiert wurden). Jedoch zeigte die Frequenz der Entspannungsübungen und der Angsttagebücher während des Trainings keinen Zusammenhang mit den Ergebnissen, was die Bedeutung der spezifischen Bestandteile in AR in Frage stellt. Schließlich waren nach 12 Monaten alle drei Therapien in ihren Ergebnissen gleichwertig, sogar wenn Patienten, die zusätzliche Behandlungen aufgesucht haben, von der Analyse ausgeschlossen wurden. Diese exemplarische Studie zeigt auf, dass eine (zu) direkte Interpretation von Behandlungsunterschieden zu einseitigen Schlussfolgerungen führen und so der psychologische Kontext der Interventionen vernachlässigt werden kann.

Wenn die Studie von Borkovec und Costello ein lobenswerter Versuch war, einen nach bestem Wissen und Gewissen konstruierten Pseudoplacebo zu entwickeln (Logik: aktive Behandlung – spezifische Prinzipien), dann erscheint der folgende Versuch etwas weniger elaboriert. In diesem Fall wurde das Placebo „supportive Therapie“ genannt und mit einer Behandlung von depressiven HIV-Patienten mit interpersoneller Psychotherapie verglichen (Markowitz et al., 1995):

> Supportive Therapie, definiert als nicht interpersonelle Psychotherapie und nicht kognitive Verhaltenstherapie, ähnelt der klientenzentrierten Therapie von Rogers

34 Es ist zu beachten, dass die Autoren dieser Studie nicht untersucht haben, wie der Unterschied in der Erwartung die Ergebnisse in den drei Gruppen beeinflusst hat. Die Autoren berichteten jedoch, dass die Erwartungs- und Glaubwürdigkeitsschätzungen nicht signifikant waren ($p>.20$). Angesichts der 55 Teilnehmer und $p=.20$ schlägt sich dies in einem Korrelationskoeffizienten von 0.27 nieder (Rosenthal, 1994, Gleichung 16–23), der groß genug ist, um für die Unterschiede in den Ergebnissen zwischen den aktiven Behandlungen und ND aufzukommen, vor allem, weil die Erwartungsschätzung so sehr mit dem Ergebnis korreliert war. Es ist bekannt, dass Kovariaten mit nicht signifikanten Assoziationen mit dem Ergebnis dennoch dramatische Effekte haben können (Porter & Raudenbush, 1987).

> mit zusätzlicher Psychoedukation über Depressionen und HIV. Im Gegensatz zu interpersonellen Psychotherapeuten lieferten die supportiven Psychotherapeuten den Patienten *weder ein explizites Erklärungsmodell zur Wirkung der Behandlung noch fokussierten sie die Behandlung auf bestimmte Themen*. Obwohl unterstützende Psychotherapie durch die Ablehnung interpersoneller und kognitiver Techniken behindert worden sein mag, entsprach diese Kontrollbedingung auf keinen Fall einer Nichtbehandlungsgruppe, insbesondere nicht, weil sie durch empathische, geschickte, erfahrene und engagierte Therapeuten durchgeführt wurde. Sechzehn 50-minütige Sitzungen der interpersonellen Therapie wurden in einem 17-wöchigen Zeitraum geplant. Die Bedingung mit supportiver Psychotherapie umfasste zwischen acht und 16 Sitzungen, je nach Bedarf des jeweiligen Patienten, mit jeweils 30 bis 50 Minuten Dauer. (Hervorhebung hinzugefügt, S. 1505)

Hier unterscheiden sich die Untersuchungsbedingungen: a) in der Einführung eines Behandlungsmodells, b) der Struktur der Behandlung, c) der Dauer der Behandlung und d) der Dauer der Sitzungen. Vor diesem Hintergrund überrascht nicht, dass die supportive Psychotherapie im Vergleich zur interpersonellen Psychotherapie als weniger erfolgreich beurteilt wurde. Diese Wirksamkeitsunterschiede wurden jedoch – und dies ist der zentrale Punkt – auf die spezifischen Komponenten zurückgeführt: „Unsere Ergebnisse folgen der klinischen Intuition, indem sie aufzeigen, dass eine spezifische Behandlung einer Depression gegenüber einer unspezifischen Alternative im Vorteil ist." (S. 1508).

Eine Placebokontrollgruppe in der Studie von Foa, Rothbaum, Riggs und Murdock (1991) nimmt den Platz zwischen dem lobenswerten Placebo von Borkovec und Costello (1993) und dem weniger differenzierten Placebo von Markowitz et al. (1995) ein. Foa et al. verglichen Stressimpfungstraining (*stress inoculation training* [SIT]), längere Exposition (*prolonged exposure* [PE]) und unterstützende Beratung (*supportive counseling* [SC]) mit der explizit konstruierten Placebobedingung für die Behandlung von PTBS bei sexuellem Missbrauch. SC bestand aus den folgenden Komponenten:

> Die unterstützende Beratung umfasste neun Sitzungen [wie die anderen Behandlungen]. Die Anamnese fand über das Erstgespräch in der ersten Sitzung statt, und das Grundprinzip für die Behandlung wurde in der zweiten Sitzung besprochen. Während der übrigen Sitzungen wurde den Patienten eine allgemeine Problemlösungstechnik beigebracht. Therapeuten spielten eine indirekte und bedingungslos unterstützende Rolle. Hausaufgaben bestanden aus der Führung eines Tagebuchs über die täglichen Probleme und über die Versuche zur Problemlösung. Die Patienten wurden sofort gedanklich auf aktuelle Tagesprobleme umgeleitet, wenn die sexuellen Missbräuche thematisiert wurden. Es gab keine Anleitung für die Exposition oder das Angst-Management. (Foa et al., 1991, S. 171 ff.)

Auch wenn der springende Punkt nur im Nebensatz erwähnt wird, so wurde SC hier als offensichtlich untherapeutische Kontrollbedingung konzipiert. Es gibt wohl kaum eine Psychotherapie im Feld, die es als sinnvoll erachtet, im therapeutischen Gespräch traumatisierte Erlebnisse über neun Sitzungen hinweg vollumfänglich zu umgehen (Wampold, Mondin, Moody & Ahn, 1997a, S. 227). Darüber hinaus wurden die Therapeuten von einer Entwicklerin betreut, die Allegiance zu SIT und PE hatte. Schließlich wurde kein Versuch unternommen zu untersuchen, inwieweit die Probanden SC glaubhaft fanden oder inwieweit sie die Erwartung hatten, dass SC heilsam ist. Diese offensichtlichen designbedingten Ungleichheiten hinderten die Autoren trotzdem nicht daran, SC als „Kontrollgruppe für nicht spezifische Therapieeffekte" (Foa et al., 1991, S. 716) zu verkaufen. Wie nun schon mehrmals offensichtlich wurde, liegt ein Problem dieser Pseudoplacebobedingungen grundsätzlich nicht im Design per se, sondern in der zu optimistischen bzw. unkritischen Attribution der Behandlungseffekte zu Gunsten der aktiven (von den Autoren entwickelten) Behandlungsgruppe.

Die grundlegenden Hauptprobleme bei der Interpretation von Pseudoplacebobedingungen wurden in den oberen Abschnitten angesprochen (für weiterführende Literatur siehe z. B. Baskin, Tierney, Minami & Wampold, 2003; Brody, 1980; Budge, Baardseth, Wampold & Flückiger, 2010; Critelli & Neumann, 1984; Grünbaum, 1981; Horvath, 1988; Laska, Gurman & Wampold, 2014; Shapiro & Morris, 1978; Shepherd, 1993; Wampold et al., 2010; Wampold et al., 2005; Wilkins, 1983, 1984). Aus wissenschaftstheoretischer Perspektive noch fast interessanter ist jedoch die Frage, wie sich die Standards der Kontrollbedingungen in Psychotherapiestudien herausgebildet haben. Erstens erfordern die Finanzierungstools und die ethischen Richtlinien in der Regel eine Manualisierung der Interventionen (Behandlungsbeschreibung) und daraus abgeleitet die Einhaltung der Behandlungsprotokolle (Manualtreue) für alle Untersuchungsbedingungen. Damit werden die Forscher oftmals gezwungen, Pseudoplacebobehandlungen explizit zu konstruieren.[35] Zweitens: Da Wampold et al. (1997b) eine Unterscheidung zwischen den Behandlungen, die therapeutisch intendiert sind und denjenigen, die es nicht sind (siehe Kapitel 5), gemacht haben, sind die Forscher versucht, die notwendigen Funktionen einzuschließen, so dass eine Kontrollbedingung der Behandlung die Kriterien der Klassifizierung für eine therapeutisch intendierte Behandlung erfüllt. In vielen Fällen besteht die Behandlung aus einer Form der „Rogers'schen klientenzentrierten Beratung" oder „supportiven Therapie", die sich in erster Linie auf Rogers bezieht (1951a). Die Grenze zwischen einer vollumfänglich therapeutisch intendierten Behandlung (*bona-fide*-Therapie) und einer Nicht-bona-fide-Therapie sind subtil und psychologischer Natur, wie bereits von Markowitz, Manber und Rosen angemerkt (2008):

> Um den Therapeutenumgang und die nicht spezifischen Elemente der Teilnahme an Behandlungen gleichzuhalten, vergleichen Psychotherapiestudien zunehmend eine experimentelle Behandlung mit einer anderen Form der Psychotherapie und nicht mit einer Wartelistenkontrollgruppe. Unter den robusteren Beispielen einer Psychotherapiekontrollbedingung fungiert die kurze supportive Psychotherapie

35 Siehe MacCoon et al. (2012) für ein gut konzipiertes Pseudoplacebo bezüglich der *Mindfulness-Based Stress Reduction* (MBSR). Die Kontrollbedingung war gewissenhaft entworfen und strukturell äquivalent zu MBSR. Es gab im Allgemeinen keine Unterschiede zwischen den Behandlungen in den von den Patienten berichteten Ergebnissen. Allerdings gab es eine starke Präferenz für MBSR unter den Patienten, und die Kontrolle wurde im Rahmen einer Forschungsgruppe implementiert, die im Allgemeinen auf Achtsamkeit großen Wert legte.

> (*brief supportive therapy* [BST]), die als Vergleichsmaßstab in mehreren randomisierten kontrollierten Ergebnisstudien verwendet wurde. BST umfasst die „gemeinsamen Faktoren" der Psychotherapie (Frank, 1971), die den Kern aller Therapien darstellen und durch den Großteil der Ergebnisvarianz von wirksamen spezifischen Therapien wie KVT und IPT [interpersonal psychotherapy] belegt werden (Wampold, 2001; Zuroff & Blatt, 2006). Diese gemeinsamen Faktoren umfassen emotionale Aktivierung, einen verständnisvollen und empathischen Therapeuten, eine Struktur und ein Ritual der Behandlung, Erfolgserlebnisse und die Schaffung von therapeutischer Hoffnung und Optimismus. Diese Faktoren sind ausreichend aktiv, so dass BST manchmal „zu gut" als Kontrollbedingung funktioniert hat und mit aufwendigeren Behandlungen Schritt halten konnte (z.B. Markowitz, Kocsis, Bleiberg, Christos & Sack, 2005; Hellerstein, Rosenthal, Pinsker, Sam- Hirsch, Muran & Winston, 1998; McIntosh et al., 2005). Daher wurde dieses Verfahren nicht nur als Kontrollbedingung, sondern auch als die Therapie vorgeschlagen (Hellerstein, Rosenthal & Pinsker, 1994). (S. 68)

Trotz der Beschreibung von BST als einer mit „Struktur und Ritual" ausgestatteten Behandlung fehlten der BST viele Grundbedingungen dessen, was in Kontextuellen Metamodellen vorausgesetzt ist:

> BST-Therapeuten verwenden ein nicht veröffentlichtes Behandlungshandbuch, welches auf Prinzipien der unterstützenden Psychotherapie basiert (Pinsker, 1997; Navalis et al., 1993), welche das reflektierende Zuhören und das Hervorrufen von Affekt betonen. Therapeuten erlaubten Patienten, den Fokus jeder Sitzung selbst zu bestimmen, betonen dabei die Emotionen, validieren Emotionen und geben, wenn möglich, einen empathischen Kommentar an der Stelle, an der es notwendig erscheint. Sie unterstreichen thematische Kontinuitäten, wie sie von Sitzung zu Sitzung entstehen, geben jedoch keine andere Struktur vor. Sie vermeiden es, außer der impliziten Erkenntnis der Bedeutung der Emotionen des Patienten jeglichen theoretischen Rahmen vorzugeben. Darüber hinaus vermeiden sie kognitive und Verhaltenstechniken sowie interpersonelle Problemlösungstechniken, die sich mit [der aktiven Behandlung] überlappen könnten. (S. 70)

Trotzt aller ihrer Probleme soll anerkannt werden, dass Pseudoplacebobehandlungen einen oder mehrere Aspekte des Kontextuellen Metamodells enthalten. Pseudoplacebos sind ausreichend glaubwürdig, sodass die meisten Patienten die Behandlung fortsetzen. Obwohl die Therapeuten wissen, dass sie eine nicht vollumfänglich therapeutisch angelegte Behandlung durchführen, gelingt es ihnen, eine gewisse therapeutische Beziehung mit den Patienten zu pflegen. Dem natürlichen Wunsch folgend, denjenigen, die in Not sind, zu helfen, nehmen die Therapeuten in den Pseudoplacebobehandlungen wahrscheinlich eine empathische Haltung gegenüber ihren Patienten ein. Gemäß unserem Kontextuellen Metamodell schaffen Pseudoplacebos Veränderung durch den ersten Weg des Modells, indem sie in erster Linie eine reale Beziehung entstehen lassen sowie vielleicht ein gewisses Maß an Erwartung erzeugen, die durch Erklärungen oder die Behandlungstätigkeit geschaffen werden kann. So wird erwartet, dass Pseudoplacebobehandlungen heilsamer sein werden als gar keine Behandlung, aber weniger nutzbringend als Behandlungen, die therapeutisch angelegt sind. Folglich können sowohl das Medizinische als auch das Kontextuelle Metamodell postulieren, dass Placebobehandlungen für den Verlauf einer Störung günstiger sein werden als gar keine Behandlung, aber weniger vorteilhaft als therapeutisch beabsichtigte Behandlungen. Damit sind die erwarteten Ergebnisse nicht besonders informativ, um die Progressivität der beiden Forschungsprogramme zu differenzieren. Dennoch ist es unter Forschern nicht ungewöhnlich, zu schlussfolgern, dass die Überlegenheit einer Behandlung A gegenüber einem Pseudoplacebo Anzeichen dafür gibt, dass die „Inhaltsstoffe“ der Behandlung A spezifisch für die Behandlung einer bestimmten Störung sind; eine Schlussfolgerung, die – wie wir oben diskutierten – zu einseitig sein kann. Ein Teil der Evidenz bleibt aufgrund der Mehrdeutigkeit der Designs wohl immer schwierig zu interpretieren. Archimedes Veranschaulichung „Gib mir einen Punkt, wo ich hintreten kann, und ich bewege die Erde.“ scheint ebenfalls für Psychotherapiekontrollgruppen zu gelten. Die relativen Effekte zwischen zwei Behandlungen werden immer von beiden Behandlungen beeinflusst; der absolute Effekt für eine Behandlung kann daraus nicht abgeleitet werden.

Metaanalysen der Pseudoplacebos

Da sowohl das Kontextuelle Metamodell wie auch das Medizinische Metamodell im Wesentlichen die gleiche Vorhersage über Pseudoplacebos machen, wird die Durchsicht der Metaanalysen relativ kurz sein, obwohl einige interessante Beobachtungen berichtet werden können.

Bowers und Clum (1988) analysierten 69 Studien, die in den Jahren von 1977 bis 1986 veröffentlicht wurden, die mindestens eine therapeutisch intendierte Verhaltenstherapie wie auch Gruppen, die als Placebo, Aufmerksamkeits- oder nicht spezifische Kontrollbedingung bezeichnet wurden, enthielten. Jedes Placebo wurde hinsichtlich seiner Glaubwürdigkeit im Vergleich zur aktiven Behandlung bewertet. Die allgemeine Wirksamkeit der Behandlungen im Vergleich zu keiner Behandlung betrug 0.76, was mit Metaanalysen zur absoluten Wirksamkeit in Kapitel 4 übereinstimmt. Der Vergleich von Behandlung und Placebo ergab eine Effektstärke von 0.55, was darauf hinwies, dass die Placebobedingungen den unbehandelten Gruppen mit einer Effektstärke von 0.21 überlegen waren. In einer weiteren Metaanalyse zu Placeboeffekten analysierten Barker, Funk und Houston (1988) nur Studien, in denen die Placebobehandlungen eine vernünftige Erwartung für eine Veränderung schufen. Bei ihrer Überprüfung von 17 Studien mit 31 Behandlungen stellten sie fest, dass der Vergleich einer Psychotherapie mit der Pseudoplacebobedingung eine Effektstärke von 0.55 ergibt und der Vergleich der Placebobedingung mit keiner Behandlung einen Effekt von 0.47 zeigt. Diese Resultate weisen somit darauf hin, dass die Psychotherapien besser als Pseudoplacebos wirken und diese wiederum besser als keine Behandlung. Im Jahr 1994 analysierten Lambert und Bergin 15 Metaanalysen und kamen zu den folgenden Effektstärken:

- Psychotherapie im Vergleich zu keiner Behandlung: 0.82
- Psychotherapie im Vergleich zu Pseudoplacebos: 0.48
- Pseudoplacebo im Vergleich zu keiner Behandlung: 0.42

Diese Effekte stehen im Einklang mit der Vorhersage sowohl der Kontextuellen Metamodelle als auch des Medizinischen Metamodells, geben jedoch wenig Erkenntnisgewinn bezüglich der Spezifitätsfrage. Allerdings gibt es einige andere Metaanalysen, die dahingehend interessanter sind.

Stevens, Hynan und Allen (2000) untersuchten 80 Studien, die eine komplette Psychotherapie, eine „gemeinsame Faktoren-Kontrollbedingung“ (common factors [CF]) und eine Nichtbehandlungsbedingung enthalten haben. „CF-Kontrollbedingungen“ umfassten falsches Feedback, progressive Muskelentspannung, Placebopillen, nicht direktive Beratung, Treffen mit untrainierten „Therapeuten“ und Diskussionsgruppen (S. 276). Ihre Ergebnisse unterschieden sich ziemlich von denen von Lambert und Bergin, die Rangfolge bleibt jedoch erhalten:

- Psychotherapie im Vergleich zu keiner Behandlung: 0.28
- Psychotherapie im Vergleich zu „Kontrollbedingung für gemeinsamen Faktor“: 0.19
- „Kontrollbedingung für gemeinsamen Faktor“ im Vergleich zu keiner Behandlung: 0.11

Angesichts der Heterogenität der CF-Kontrollen ist einige Vorsicht bei den Schlussfolgerungen geboten. Als Stevens et al. die Glaubwürdigkeit der CF-Interventionen untersucht haben, fanden sie überraschend heraus, dass die Glaubwürdigkeit mit den Effekten der CF-Interventionen nicht assoziiert war. Ebenso untersuchten sie die Auswirkungen über verschiedene Erfolgsmaße, darunter das subjektive Wohlbefinden, Symptome und Bewältigung des Alltags. Hier könnte erwartet werden, dass die CF-Kontrollgruppen auf das subjektive Wohlbefinden und aktive Psychotherapien auf die Symptome eine größere Wirkung entfalten, wie es das Kontextuelle Metamodell prognostiziert (siehe Kapitel 2). Es konnten keine solchen Effekte gefunden werden, jedoch wurde der Grad der Symptomschwere bei den Behandlungen nicht genauer angeschaut. Dennoch fanden Stevens et al. einen sehr geringen Effekt für die CF-Kontrollgruppen, auch wenn sie glaubwürdig waren. Dies ist konträr zu dem, was man gemäß dem Kontextuellen Metamodell zu erwarten hätte.

Aus der Metaanalyse von Stevens et al. (2000) wird deutlich, dass Placebo-Typ-Kontrollbedingungen für Psychotherapie stark variieren. Baskin et al. (2003) untersuchten die Adäquatheit dieser Kontrollgruppen durch die Analyse der strukturellen Gleichwertigkeit der Kontrollbedingung gegenüber aktiven Psychotherapiegruppen. Eine Kontrollbedingung wurde als *strukturell äquivalent* zu der aktiven Behandlung definiert, sofern sie auf den folgenden Dimensionen nicht zu unterscheiden war: (a) die Anzahl der Sitzungen, (b) die Dauer der Sitzungen, (c) das Format (sprich Gruppe oder einzeln), (d) die Ausbildung der Therapeuten, (e), ob Interventionen für den Patienten individualisiert wurden und (f), ob Patienten Themen im logischen Bezug zur Behandlung diskutieren konnten (z.B. ob Traumaopfern erlaubt wurde, über ihr Trauma zu sprechen) oder ob sie auf neutrale Themen beschränkt waren (S. 975). Basierend auf 21 Studien berechneten Baskin et al. die Effektstärke zwischen der aktiven Psychotherapie und dem Pseudoplacebo. Bei den acht Studien, in denen das Pseudoplacebo mit der aktiven Behandlung nicht äquivalent war, war die aktive Behandlung überlegen (d=0.47, 95% KI 0.31 bis 0.62), ein Effekt in der Nähe der Schätzung von Lambert und Bergin (1994), sprich ein homogener Effekt (siehe Methodenteil der Studie). Jedoch war in den 13 Studien mit dem strukturell äquivalenten Pseudoplacebo die aktive Behandlung dem Pseudoplacebo nicht überlegen (d=0.15, 95% KI 0.01 bis 0.29). Im letzteren Fall waren die Effekte heterogen, was darauf hindeutet, dass es etwas Interessantes (und Unbekanntes) gibt, das die Auswirkungen innerhalb des Sets von Kontrollgruppen gleichwertiger Struktur moderiert. Diese Ergebnisse legen nahe, dass, wenn Pseudoplacebos nach therapeutischen Prinzipien konstruiert sind, deren Wirksamkeit die der aktiven Behandlungsansätze fast erreicht.

Trotz der vorangegangenen Diskussion über die Unzulänglichkeiten der Pseudoplacebos in der Argumentation für die Spezifität der Komponenten werden fortwährend Unterschiede zwischen Verum- und Pseudoplacebogruppen angeführt, um die Seite der spezifischen Komponenten zu stärken. Ein besonders beachtenswertes Beispiel ist eine neuere Metaanalyse zur KVT für Depressionen (Honyashiki et al., 2014). In dieser Metaanalyse wurden KVT-Behandlungen für Depression mit Nichtbehandlungen und Pseudoplacebos verglichen (von den Autoren *psychologische Placebos* genannt). Insgesamt enthielt die Metaanalyse 13 Studien, die KVT mit einer Nichtbehandlung verglichen, 6 Beispiele für einen Vergleich von KVT mit Pseudoplacebos und eine Studie, in der eine Nichtbehandlung mit einem Pseudoplacebo verglichen wurde. Keine der Pseudoplacebobehandlungen hatte eine Struktur, eine Zielsetzung oder stichhaltige therapeutische Maßnahmen und bot wenig mehr als minimale empathische Reaktion, bzw. manchmal nicht einmal das. Alle Kontrollbedingungen enthielten Verbote von bestimmten Maßnahmen, sprich es war vorgeschrieben, was der Therapeut in der Behandlung nicht tun durfte. In einer Kontrollbedingung, die wir als eine Fehlkonstruktion klassifizieren, wurde es dem Therapeuten nicht erlaubt, glaubhaft empathisch zu reagieren, um eine verhaltenstherapeutische Methode zu vermeiden. Wenn der Patient sagte: „Meine Tochter mag mich nicht, da sie mich nie besuchen kommt.“, würde der Therapeut fragen „Wie viele Kinder haben Sie?“ (Honyashiki et al., 2014, siehe Tabelle 2). Im Hinblick auf die Wirkung von KVT im Vergleich zu Pseudoplacebos führten die Forscher sowohl eine paarweise Metaanalyse (d.h. mit den sechs Studien, die diese beiden Bedingungen direkt miteinander verglichen) sowie eine Netzwerk-Metaanalyse durch (siehe Kapitel 5). In keiner Metaanalyse hatte sich KVT signifikant wirksamer als das Pseudoplacebo gezeigt, aber die Autoren fanden Hinweise darauf, dass die Unterschiede zwischen KVT und Pseudoplacebokontrollbedingungen über den Verlauf der Therapie anwuchsen, was bei der verbotsorientierten Zusammensetzung der Pseudoplacebos nicht verwunderlich ist. Trotz der nicht signifikanten Unterschiede zwischen KVT und Pseudoplacebos, die Besorgnis seitens der Befürworter von KVT für Depression schaffen sollte, behaupten die Autoren, basierend auf Punktschätzungen, die KVT begünstigten und die im Laufe der Zeit eine wachsende Kurve zeigten, dass diese Metaanalyse die Spezifität von KVT für Depressionen belegt.

Wie in Kapitel 5 erläutert, gibt es einige Metaanalysen, die eine marginale Überlegenheit der Psychotherapien gegenüber supportiver Therapie gezeigt haben (Braun, Gregor und Tran, 2013; Cuijpers et al., 2012). Wie in Kapitel 5 diskutiert, sind die Behandlungen in der Klasse der supportiven Therapien in vielen Fällen als Pseudoplacebos konstruiert, und es fehlen Aspekte, die sie als bona fide qualifizieren würden. Angesichts der Ergebnisse dieser Metaanalysen sowie derjenigen, die in diesem Abschnitt erörtert wurden, können insgesamt zwei Schlussfolgerungen gemacht werden. Erstens bieten die Resultate aus den Pseudoplacebostudien in Anbetracht der Konfundierungen innerhalb der konstruierten Pseudoplacebobedingungen aus argumentativ-logischer wie auch empirischer Sichtweise wenige bis gar keine Beweise, um die Spezifitätsthese zu unterstützen. Die Ergebnisse über Pseudoplacebos führen, wenn diese gut konstruiert sind – und manchmal sogar auch, wenn sie nicht so differenziert entworfen sind –, zu mit evidenzbasierten Behandlungen fast vergleichbaren Therapieergebnissen. Diese Resultate unterstützen die Skepsis gegenüber einer zu direkten Interpretation von Wirksamkeitsunterschieden von spezifischen Interventionsbestandteilen ohne die Mitberücksichtigung kontextueller Faktoren. Zweitens wird ebenso deutlich, dass auf der anderen Seite unstrukturierte Behandlungen ohne therapeutische Ziele und therapeutische Maßnahmen, trotz der Tatsache, dass der Therapeut dem Patienten mit Nachdruck Empathie entgegenbringt, nur unzureichend therapeutisch wirken. Wie Jerome Frank vor Jahrzehnten feststellte, scheinen eine Erklärung und eine Behandlung (Mythos und Ritual) in der Psychotherapie unabdingbar zu sein. Auch das Dodo-Bird-Verdikt besagt nicht, dass halbherzig konstruierte Kontrollgruppen vollumfänglich wirksam seien. Wie wir oben diskutiert haben, scheinen die Grenzen – wie so oft in der Psychologie – jedoch fließend zu sein, und der Teufel dieser Konstruktionen steckt oft im Detail bzw. in den subtil beigefügten mehr oder weniger untherapeutischen Verboten.

Wechselwirkungen zwischen Patientenvariablen und der Behandlung

Das Medizinische Metamodell prognostiziert, dass spezifische Komponenten erforderlich sind, um bestimmte Defizite zu beheben, und damit, dass einige Behandlungen effektiver sein werden als andere. Dennoch sind die in Kapitel 5 angesprochenen Ergebnisse ein Indikator dafür, dass es wenig empirische Hinweise dafür gibt, dass eine bestimmte als heilsam angedachte Behandlung jeder anderen überlegen sei. Wenn das Medizinische Metamodell in der Tat ausreichend ist, um den Erfolg von Psychotherapie zu erklären, dann erfordert die einheitliche Wirksamkeit von Behandlungen für bestimmte Erkrankungen einige Hilfshypothesen. Eine dieser Hilfskonstruktionen beruht auf der Kategorisierung mentaler Probleme in DSM-Diagnosen:

> Die Wirksamkeitsvergleichstudien, die auf der Auswahl der Teilnehmer nach DSM-Kriterien basieren, scheitern durchweg dabei, signifikant große Behandlungsunterschiede zu zeigen, die uns helfen würden, die Ätiologie zu verstehen

> und die Therapieindikation erleichtern würden. Nehmen wir zum Beispiel die Ergebnisse des „NIMH Treatment of Depression Collaborative Research Program" (Elkin, Parloff, Hadley & Autry, 1985). Die Ergebnisse dieser Multimillionen-Dollar-Studie legen nahe, dass es nur einen relativ kleinen Unterschied darin gibt, welche Behandlung depressive Patienten erhalten (Elkin et al., 1989). Dies ist kaum eine Überraschung. In einem syndrombasierten Klassifizierungssystem wird davon ausgegangen, dass ein Depressiver eine Depression hat, weil er depressiv ist. Allerdings gibt es verschiedene gut entwickelte Ideen dazu, wie sich Depressionen entwickeln können (z. B. biologische, Verhaltens-, kognitive Verhaltens- und interpersonelle Theorien etc.). Wenn man annimmt, dass depressive Symptome ein möglicher Endpunkt in einer Reihe von ätiologischen Wegen sind und dass jede Gruppe von Personen mit Depressionen etwas von jedem Weg enthält, dann sind Ergebnisvergleichsstudien für immer und ewig dazu verurteilt, zu vergleichbaren Ergebnissen zu kommen, weil diejenigen, bei denen die Depressionen eine biologische Ursache gehabt haben könnten, auf Medikamente reagieren, diejenigen jedoch, die interpersonell nicht so geschickt sind, auf andere Interventionen reagieren und so weiter. Bisher gibt es wenig Anzeichen dafür, dass es gemeinsame ätiologische Wege gibt, die einen einheitlichen Behandlungskurs oder ein einheitliches Ansprechen auf die Behandlung für einen einigermaßen großen Anteil der DSM-IV-Kategorien umreißen. Auch die Schaffung des Begriffs der Einzigartigkeit der Symptomklassifizierung, um ein zugrundeliegendes Problem aufzudecken, findet wenig Unterstützung. In der „National Comorbidity Study" (Kessler et al., 1994) hatten mehr als die Hälfte der Teilnehmer, die im Verlauf ihres bisherigen Lebens eine Diagnose erhalten hatten, mindestens eine weitere klar diagnostizierbare Komorbidität. (Follette & Houts, 1996, S. 1128)

Die These hier ist klar: Die am häufigsten verwendeten diagnostischen Kategorien entsprechen nicht den Entitäten mit einheitlichen psychologischen/biologischen Krankheitsursachen; damit führen verschiedene Behandlungen für gleiche Erkrankungen, die mehrere Determinanten haben, zu ähnlichen Ergebnisse. Das heißt, dass Patienten innerhalb von Störungen heterogen in Bezug auf die als ursächlich attribuierten Faktoren sind. Daher werden unterschiedliche spezifische Komponenten benötigt, um die spezifischen Defizite anzugehen, und zwar unabhängig von der Diagnose. Hier nicht dazugerechnet sind die verschiedensten spezifischen Problemlösefähigkeiten.

Die Heterogenität der Patienten im Hinblick auf die Ätiologie forciert die Prämisse, dass eine spezifische Behandlung (sagen wir die Behandlung A), die auf einen bestimmten kausalen Prozess (A') abzielt, zu besseren Ergebnissen für *die* Patienten führen wird, für die nachgewiesen werden kann, dass ihre Störung durch A' verursacht wurde. Andere Behandlungen würden dann theoretisch auf andere kausale Prozesse ausgerichtet sein. Dies ist in Kurzform die Hypothese von der *kausalen Moderation*. Wenn das Medizinische Metamodell korrekt ist, dann sollte eine Interaktion der Behandlung mit einem psychologischen Defizit in Studien feststellbar sein, die auf Basis von theoretischen Überlegungen auf bestimmte Patienten zugeschnitten sind. Es sei darauf hingewiesen, dass dies ein „schwacher" Interaktionseffekt ist und stärkere Hypothesen formuliert wurden. Zum Beispiel stellten Hofmann und Lohr (2010) folgende Bedingung für Spezifität auf: „Eine Behandlung T1 kann zur Behandlung von Symptomen S1 wirksamer als T2 sein, jedoch nicht zur Behandlung von Symptomen S2“ (S. 14).

Evidenz aus der Interaktion der Behandlung mit psychologischem Defizit

Wie wir sehen werden, bestehen nur wenige empirische Arbeiten zu Interaktionseffekten von spezifischen Behandlungen mit spezifischen psychologischen Defiziten (Passungshypothese). Schon frühe narrative Übersichtsarbeiten bemerken, wie wenige empirische Hinweise es dazu gibt (Clarkin & Levy, 2004; Dance & Neufeld, 1988; Garfield, 1994; Smith & Sechrest, 1991), trotz des Schwerpunktes in der Forschung zur Erforschung dieser Wechselwirkungen (*aptitude by treatment interactions* [ATI]) seit Cronbachs und Snows (1977) bahnbrechenden Arbeiten zu diesem Thema. Trotz der Vielzahl von Studien in den 1980er- und 1990er-Jahren, die darauf abzielten, spezifische ATIs in der Psychotherapie zu finden, enthält das Kapitel über die Patientenvariablen (Bohart & Wade, 2013) in der neuesten Ausgabe von „Bergins und Garfields Handbook of Psychotherapy and Behavior Change“ (Lambert, 2013) überhaupt kein Unterkapitel zur Passungshypothese. Vielleicht ist der Fokus auf Wechselwirkungen dieser Art vermieden worden, weil die zwei größten ATI-Studien fehlgeschlagen sind.

Insbesondere bezüglich Substanzmissbrauch persistieren seit vielen Jahren Hypothesen darüber, dass Wechselwirkungen zwischen Patientenmerkmalen und Behandlungseigenschaften existieren könnten, da die Behandlungen in diesem Bereich konzeptionell deutlich unterschiedlich sind (wie beispielsweise das Zwölf-Schritte-Programm, kognitive Therapien oder motivierende Gesprächsführung). Um verschiedene Hypothesen über solche Wechselwirkungen zu testen, wurde das Projekt MATCH, eine kollaborative klinische Studie mit 952 Patienten in ambulanter Therapie und 774 Patienten in der Nachsorge der Behandlung, vom US-amerikanischen Nationale Institute on Alcohol Abuse and Alcoholism gefördert (Project MATCH Research Group, 1997; siehe Kapitel 5 für eine Diskussion dieser Studie, da sie sich auf die relative Wirksamkeit bezieht). In dieser Studie wurden, basierend auf Theorie und Forschung, 16 aufeinander abgestimmte ATI-Hypothesen entwickelt. Studienteilnehmer im ambulanten Setting und in der Nachsorge wurden randomisiert der kognitiven Verhaltenstherapie (KVT), der *motivational enhancement therapy* (MET) und dem Zwölf-Schritte-Programm (*twelve-step facilitation therapy* [TSF]) zugewiesen. Die untersuchten Patienteneigenschaften enthielten Variablen wie den Grad der Alkoholabhängigkeit, kognitive Beeinträchtigung, Geschlecht, Sinnsuche, Motivationsgrad, psychische Belastung, soziale Ängstlichkeit oder die Art des Trinkens. Einige dieser Hypothesen wurden gerichtet formuliert; z. B. sollte die Wirksamkeit der kognitiven Therapie durch den Grad der kognitiven Beeinträchtigung moderiert werden. Da die Studie dafür entwickelt wurde, aufeinander abgestimmte Interaktionseffekte in den einzelnen Bedingungen zu testen, musste die Patientenzahl möglichst groß sein, um überhaupt solche Effekte messen zu können.

Die Ergebnisse des MATCH-Projektes zeigten, dass die drei Behandlungen in den meisten Fällen äquivalent wirksam bei der Nachsorge und auch bei ambulanter Behandlung waren, wie wir dies in Kapitel 5 bereits erwähnten. Unter den 16 ATI-Hypothesen in jeder Bedingung wurde nur ein signifikantes Ergebnis festgestellt: Ambulante Patienten, deren psychiatrische Schwere relativ niedrig war, hatten mehr abstinente Tage in der TSF- als in der KVT-Bedingung. Diese Resultate wiesen darauf hin, dass es trotz großer Anstrengungen kaum empirische Hinweise darauf gab, dass die Formulierung von ATI-Hypothesen insgesamt ein erfolgsversprechendes Unterfangen ist.

Dem Projekt MATCH folgte die multizentrische, randomisierte, kontrollierte Studie *UK Alcohol Treatment Trial* (UKATT; UKATT Research Team, 2007) mit mehr als 700 Patienten. Der Hauptzweck war es, zwei Ansätze zur Behandlung von Alkoholstörungen, die zuvor schon getestete MET und eine intensivere, auf sozialen Netzwerken basierende Behandlung (*social behaviour and network therapy* [SBNT]) zu untersuchen. In Übereinstimmung mit dem Projekt MATCH und der Metaanalyse von Imel, Wampold, Miller und Fleming (2008) wurden keine Unterschiede zwischen den beiden Behandlungen festgestellt. Fünf spezifische Interaktionshypothesen wurden spezifiziert, von denen sich drei in die Kategorie der Interaktionen zwischen Patientendefiziten und Behandlungsvorgehen zusammenfassen lassen: Patienten mit schwachen sozialen Netzwerken würden mehr von SBNT profitieren; Patienten mit geringer Bereitschaft zur Veränderung würden mehr von MET profitieren; Patienten mit einem höheren Stressniveau würden ebenso mehr von MET profitieren. Angesichts der Tatsache, dass es mehrere Tests zu verschiedenen Follow-up-Zeitpunkten gab, waren die wenigen signifikanten Wechselwirkungen als eine „Folge mehrerer, zufällig aufgetretener Vergleiche angesehen worden [...]; eine Anpassung für mehrere Tests würden die offenbar signifikant gewordenen Ergebnisse auf dem 5 %-Niveau nicht signifikant erscheinen lassen" (S. 231), dazu befanden sich zwei der signifikanten Ergebnisse in der entgegengesetzten Richtung zu den passenden Hypothesen. Das UKATT-Forschungsteam hat dazu folgende Schlussfolgerung aufgestellt:

> Es wurden keine hypothetisch angenommenen aufeinander abgestimmten Wirkungsweisen beobachtet ... Auffällig ist, dass zwei große, streng durchgeführte, multizentrische, randomisierte, kontrollierte Studien in zwei verschiedenen Gesundheitssystemen [Projekte MATCH und UKATT] keinen klinisch bedeutsamen Zuwachs für die Wirksamkeit der Behandlung demonstrieren konnten. Es scheint daher gerechtfertigt zu sein, die Möglichkeit anzunehmen, dass keine wesentlichen Änderungen in der Evidenz in diese Richtung zu erwarten sind. (S. 232–234)

Wechselwirkungen zwischen den Behandlungen und den Eigenschaften der Patienten, die die Spezifität der Behandlungen unterstützen, sind seit 1969 ein Eckpfeiler des Medizinischen Metamodells der Psychotherapie, als Paul die Frage gestellt hatte: „Welche Behandlung und durch wen ist für dieses Individuum mit diesem spezifischen Problem unter welchen Umständen am effektivsten, und wie kommt es dazu?" (S. 111). In den darauffolgenden 30 Jahren gab es praktisch keine Evidenz, welche eine theoretisch abgeleitete Interaktion der vorgeschlagenen Patientendefizite und der Behandlung unterstützen würde. Es gab absolut keinen Beweis für die stärkere Interaktionswirkung, wie sie von Hofmann und Lohr (2010) a priori in der Hypothese formuliert wurde: „Eine Behandlung T1 kann zur Behandlung von Symptomen S1 wirksamer als T2 sein, jedoch nicht zur Behandlung von Symptomen S2." (S. 14).

Smith und Sechrest (1991) waren aus unserer Sicht bei ihrer Beobachtung der Behandlung der Interaktion von Patientencharakteristika mit der Psychotherapieforschung sehr vorausschauend, eine Beobachtung, die mit Lakatos' Wissenschaftsphilosophie vollgesogen ist (siehe Kapitel 3; Lakatos, 1970; Lakatos & Musgrave, 1970; Larvor, 1998):

> Trotz der ziemlich konsequent negativen Ergebnisse der Suche nach ATIs ist die Suche ungebrochen ... Wenn die Art der Therapie nicht mit dem Therapieergebnis korrespondiert, dann muss die Wirkung der Art der Therapie aus einer Wechselwirkung mit anderen Variablen resultieren. Es bleibt, diese eine Interaktion aufzustöbern und ans Licht zu bringen ... Einem Metawissenschaftler könnte die Bewegung in Richtung ATI-Forschung als ein Symptom eines degenerierten Forschungsprogramms erscheinen. Solche Programme degenerieren, wenn sie (a) dabei scheitern, neue Prognosen aufzustellen oder empirische Erfolge vorherzusagen und/oder (b) versuchen, sich mit empirischen Anomalien durch Ad-hoc-Manöver über Wasser zu halten, die das Problem noch mehr verkomplizieren, anstatt es zu lösen (Gholson & Barker, 1985). Vielleicht sollten Psychotherapieforscher ernsthaft und leidenschaftslos die Kernannahmen ihrer Theorien überdenken und nicht versuchen, auf einer bröckelnden theoretischen Fundierung eine aufwendige ATI-Struktur aufrechtzuerhalten. (S. 237)

Evidenz für andere Interaktionen der Behandlung mit Patientencharakteristika

Die Interaktion der Behandlung mit Patientendefiziten war ein Hilfssatz im Medizinischen Metamodell, um die scheinbare nomothetische Gleichförmigkeit der Ergebnisse über Behandlungen hinweg zu erklären. Der Mangel an Beweisen für diese Hilfskonstruktion bedeutet nicht, dass keine Wechselwirkungen der Behandlung mit Patientencharakteristika existieren.[36] Das Kontextuelle Metamodell macht hingegen die Aussage, dass Patienten *die* Therapie bevorzugen würden, die auf ihre Charakteristika, einschließlich Persönlichkeit, kultureller Einstellungen, Werte und Identität, Kontext und Demographie, eingeht, und mit dieser entsprechend auch eine bessere Heilungschance hätten. In Kapitel 7 wurden empirische Hinweise vorgelegt, die zeigten, dass kulturell angepasste Behandlungen wirksamer als nicht adaptierte Behandlungen für Patienten anderer ethnischer Herkunft sind, was grundsätzlich nichts anderes ist als eine Interaktion der Behandlung (kulturell angepasst oder nicht) mit Patienteneigenschaften (Kultur). Obwohl dieses Kapitel auf die Spezifitätshypothese ausgerichtet ist, werden hier einige Studien für die Interaktion der Behandlungen mit

36 Liberman (1978; siehe Kapitel 7) fand eine Interaktion zwischen dem Patientenniveau des Wunschs nach Kontrolle und der internen/externen Attribution der Manipulation.

Patientencharakteristika vorgestellt, die mit den Vorhersagen des Kontextuellen Metamodells einhergehen.

Im Jahr 2011 stellte John Norcross im Rahmen einer breiten APA-Task-Force das Buch *Psychotherapy Relationships that Work: Evidence-based Responsiveness* vor (das 2018 in einer neuen Ausgabe erscheinen wird). Dieses enthielt einen Abschnitt mit dem Titel „Tailoring the Therapy Relationship to the Individual Patient: What Works in Particular". In diesem Abschnitt gab es Kapitel, die Metaanalysen zur Anpassung der Psychotherapie an verschiedene Arten von Patienten vorstellten. Wir gehen kurz die empirischen Resultate für zwei dieser Wechselwirkungen durch (in Kapitel 7 wird bereits über kulturelle Anpassungen berichtet).

Beutler hat die Hypothese aufgestellt, dass Patienten, die Widerstand als Persönlichkeitsmerkmal besitzen, von relativ wenig strukturierten Behandlungen oder flexibleren Richtlinien der Therapeuten profitieren würden, während diejenigen Patienten, die weniger resistent sind, von relativ strukturierteren Behandlungen und strikteren Richtlinien profitierten (Beutler & Clarkin 1990; Beutler & Harwood, 2000; Beutler, Harwood, Michelson, Song & Holman, 2011). Beutler, Harwood, Michelson, Song und Holman (2011) untersuchten in einer Metaanalyse 12 Studien, die diese Hypothese überprüfte, und berichteten eine große Effektstärke ($d = 0.82$). Beutler und Kollegen vermuteten ebenso, dass der Bewältigungsstil des Patienten mit der Behandlung in Wechselwirkung treten würde (Beutler & Harwood, 2000; Beutler, Harwood, Alimohamed & Malik, 2002; Beutler, Harwood, Kimpara, Verdirame & Blau, 2011). Insbesondere wurde die Hypothese aufgestellt, dass externalisierende Patienten von Behandlungen mit stärkerer Symptomorientierung profitieren würden, während sich internalisierenden Patienten mehr von einsichtsorientierten Behandlungen erhoffen dürften. Auf der Grundlage einer Überprüfung von 12 Studien berichteten Beutler, Harwood, Kimpara, et al. (2011) über eine mittelgroße Wirkung für diese Interaktion ($d = 0.55$). Obwohl die Effekte dieser beiden Wechselwirkungen recht groß sind, gab es einige grundsätzliche Fragen im Zusammenhang damit, wie die Primärstudien Wechselwirkungen bewerteten und wie diese in den Metaanalysen kodiert wurden. Die Idee, dass die Persönlichkeit des Patienten oder seine demographischen Merkmale mit den Merkmalen der Behandlung interagieren, ist faszinierend. Darüber hinaus stehen die – leider angreifbaren – empirischen Hinweise aus den Metaanalysen von Beutler et al. nicht im Einklang mit dem Medizinischen Metamodell, das den psychologischen Defiziten, und weniger psychologischen Konstrukten wie Persönlichkeitseigenschaften, einen prominenten Platz einräumt. Insbesondere ist es denkbar, eine kognitive Therapie zu konzipieren, die auf der gleichen zugrundeliegenden Theorie der kognitiven Dysfunktion beruht, jedoch in einer weniger direktiven Art und Weise durchgeführt wird, um bestimmte Typen von Patienten anzusprechen, wodurch Fragen nach der therapeutischen Umsetzung und Implementierung ins Zentrum rücken dürften (z. B. Caspar, 2017; Cheavens, Strunk, Lazarus & Goldstein, 2012; Flückiger, Forrer, Schnider, Bättig, Bodenmann & Zinbarg, 2016).

Adhärenz und Kompetenz

In verschiedenen Kapiteln wird darauf hingewiesen, dass die Adhärenz und die Kompetenz Hilfskonstrukte des Medizinischen Metamodells sind, die dazu verwendet werden, um die Ergebnisse aus klinischen Studien zu deuten. Um Schlussfolgerungen über die Wirksamkeit einer Behandlung korrekt zu treffen, muss der vorgeblich therapeutische Bestandteil für die Heilung der Störung bei dem Patienten wie im Manual beschrieben angewendet (Adhärenz) und dazu geschickt nach den Regeln der Kunst umgesetzt werden (Kompetenz). Zusammen werden diese beiden Aspekte als *Integrität der Behandlung* oder *Manualtreue* bezeichnet. Wie wir besprochen haben, wurden viele klinische Studien, einschließlich derjenigen, die Unterschiede zwischen den Behandlungen suchen, und solchen, die dies nicht tun, auf der Basis der Integrität (in erster Linie auf der Grundlage der Adhärenz) beanstandet. Es ist deshalb geradezu erforderlich geworden, dass Wirksamkeitsvergleichsstudien die Adhärenz und Kompetenz messen und berichten.

Theoretische Überlegungen

Wie in Kapitel 2 bereits beschrieben, bezieht sich die Adhärenz auf das Ausmaß, in dem ein Therapeut Interventionen und Ansätze verwendet, die durch das Behandlungsmanual vorgegeben sind und die Verwendung von Interventionen und Verfahren vermeidet, die durch das Manual ausgeschlossen sind (Waltz, Addis, Koerner & Jacobson, 1993, S. 620). Parallel zum deutschen Reinheitsgebot in der Bierbrauerei wird die Adhärenz sozusagen als Qualitätskriterium verstanden; gemäß dem Grundsatz „Wenn KVT draufsteht, sollte auch KVT drin sein." Auch wenn das Medizinische Metamodell die Einhaltung des Protokolls erfordert und voraussagt, dass die Adhärenz für den Nutzen der Behandlung notwendig ist, erfordert das Kontextuelle Metamodell ebenso die Einführung von Komponenten in der Behandlung, die im Einklang mit der Begründung für die Behandlung stehen, die dem Patienten eingangs gegeben wird. Allerdings ist das Kontextuelle Metamodell deutlich weniger restriktiv, was die Komponenten betrifft und erlaubt Eklektizismus, so lange es eine der Behandlung zugrunde liegende Begründung gibt und diese Begründung stichhaltig, kohärent und psychologisch fundiert ist. Kontextuelle Metamodelle erlauben weiterhin eine gewisse Adaptation und Flexibilität der Interventionen im Sinne hypothesentestender Vorgehensweisen. Sol Garfield (1992), ein bekannter Befürworter des Ansatzes der gemeinsamen Faktoren, beschrieb die Rolle der Adhärenz im Kontextuellen Metamodell, als er die Ergebnisse einer Befragung von eklektischen Therapeuten erläuterte:

> Die eklektischen Therapeuten betonten, dass sie diejenige Theorie und diejenigen Methoden verwendeten, die sie für die Patienten als am geeignetsten hielten. Im Wesentlichen wurden Verfahren für einen bestimmten Patienten im Hinblick auf seine Probleme ausgewählt, anstatt zu versuchen, den Patienten auf eine bestimmte Form der Therapie anzupassen. Eine eklektische Therapie ermöglicht somit dem Therapeuten potenziell, ein breites Spektrum an Methoden zu verwen-

> den. Diese Ansicht ähnelt der meinen in den meisten Punkten ... Dieser Ansatz steht deutlich entgegengesetzt zu der Betonung der Psychotherapiemanuale und dem strengen Training der Psychotherapeuten auf eine spezifische Form der Therapie hin, um die Einhaltung der Integrität der evaluierten Art der Psychotherapie zu gewährleisten. (S. 172)

So ist entsprechend dem Kontextuellen Metamodell die sehr genaue Einhaltung einer manualisierten Behandlung nicht erforderlich und wird wahrscheinlich nicht mit den Therapieergebnissen assoziiert sein. Dennoch werden Therapeuten aus der Perspektive des Kontextuellen Metamodells notwendigerweise eine stichhaltige Begründung der Behandlung benötigen, damit die therapeutischen Maßnahmen mit diesem Grundprinzip im Einklang stehen können; hier wird somit mehr die therapeutische Stringenz des Vorgehens betont als das Reinheitsgebot im Rahmen einer bestimmten Therapieschule. Erlauben Sie uns zwei etwas holzschnittartige Illustrationen zur Veranschaulichung: Betrachten wir den Fall eines Therapeuten mit einem PTBS-Patienten, der sich relativ wenige Gedanken über die Fallkonzeption des Patienten macht, der die Welt aus einer wissenschaftlichen Perspektive betrachtet und der einen Therapeuten als eine Art Arzt ansieht, der eine Heilungskur durchführt. Obwohl es viele Ansätze gibt, die der Therapeut nutzen könnte, glaubt er, dass die *Prolongued Exposure* (Foa, Hembree & Rothbaum, 2007) für den PTBS-Patienten am besten geeignet ist und so mit großer Überzeugung mit der Umsetzung des Manuals startet. Im Gegensatz dazu wird ein Therapeut, der sich dem Kontextuellen Metamodell der Psychotherapie verpflichtet fühlt, davon ausgehen, dass die Wirksamkeit der Behandlung mit vielen weiteren psychologischen Faktoren einhergeht, die unabhängig von dem von Foa et al. beschriebenen Manual entscheidend sein können.[37] Auch wenn dieser Therapeut nicht darüber besorgt ist, das Handbuch genau einzuhalten, so könnte er das Manual als Vorlage benutzen, und seine Behandlung würde im Großen und Ganzen möglicherweise sogar im Einklang mit dem Manual stehen. So schlägt das Kontextuelle Metamodell vor, dass Behandlungen kohärent und konsistent sein sollten, die technische Einhaltung des Protokolls jedoch nicht erforderlich ist. Es wäre durchaus möglich, dass der Therapeut im Einzelfall viele gute Gründe zur Hand hätte, sein hypothesentestendes Vorgehen so zu adaptieren, dass er beispielsweise aktuelle Belastungsfaktoren besonders stark in seine Therapieplanung integriert, da ihm diese Aspekte außerhalb des engeren Störungs- und Komorbiditätsbildes als zentral erscheinen. Während der erste Therapeut eher auf ein interventionsspezifisches Denken fokussiert (die richtige Intervention lege artis anwenden), hat der zweite Therapeut eher einen patientenfokussierten Blickwinkel (die kontextuellen Faktoren in der Therapie berücksichtigen, so dass der Patient die Therapie richtig verarbeitet).

---

37 Zum Beispiel besteht Evidenz, dass die Menge der Zeit, die der Exposition in PE gewidmet worden war, in keinem Zusammenhang mit den Ergebnissen steht, und dass die Habituation innerhalb der Sitzungen nicht für eine erfolgreiche Behandlung erforderlich sei (van Minnen & Foa, 2006). Es gibt auch Hinweise darauf, dass unerwartete Brüche in der therapeutischen Allianz negative Ergebnisse in PE prognostizieren (McLaughlin, Keller, Feeny, Youngstrom & Zoellner, 2014).

Der Definition von Waltz et al. (1993) entsprechend, „bezieht sich *Kompetenz* auf das Niveau der dargebrachten Fertigkeit des Therapeuten bei der *Bereitstellung der Behandlung*. [Fertigkeit meint dabei] das Ausmaß, in dem der leitende Therapeut für die Interventionen relevante Aspekte des therapeutischen Kontextes berücksichtigt hat und in geeigneter Weise auf diese Kontextvariablen reagierte" (Hervorhebung hinzugefügt, S. 620). In dieser Definition liegt der Schwerpunkt auf der Fertigkeit, bestimmte Komponenten in die Behandlung einzuführen, anstatt auf der allgemeinen Kompetenz als Therapeut:

> Nach dieser Definition setzt Kompetenz Adhärenz voraus, aber die Adhärenz bedeutet nicht zwangsläufig Kompetenz ... Mit unserer Definition der Kompetenz gehen wir von einem Begriff der allgemeinen therapeutischen Kompetenz weg und konzentrieren uns stattdessen auf die Kompetenz einer bestimmten Art der Durchführung der Behandlung ... Wir schlagen vor, dass der Begriff der Kompetenz aus dem Behandlungshandbuch und der darin enthaltenen Theorie der Veränderung abgeleitet werden soll. (S. 620–622)

Aus der Perspektive des Medizinischen Metamodells bedeutet Kompetenz die gekonnte „Bereitstellung" der angegebenen spezifischen Komponenten. Auf der anderen Seite würde das Kontextuelle Metamodell voraussagen, dass der zuständige Therapeut interpersonell geübt und somit in der Lage sein sollte, mit einer Reihe von unterschiedlichen Patienten zusammenzuarbeiten, Empathie zum Ausdruck zu bringen und die Patienten effektiv am Behandlungsprozess teilnehmen zu lassen. Die beiden Perspektiven könnten sich jedoch dahingehend überlappen, dass beide die Fertigkeit des Therapeuten bei der Erläuterung der Grundlage einer Behandlung unterstreichen würden.[38]

Es ist zu beachten, dass Adhärenz und Kompetenz im Allgemeinen von Therapeuten als Merkmale angenommen werden. Entweder halten sich Therapeuten angemessen an das Protokoll und tun dies entsprechend geschickt, oder sie tun es nicht. Bis vor Kurzem wurde der Einfluss des Patienten auf Ratings der Adhärenz und Kompetenz ignoriert, ein Problem, das im Folgenden erörtert wird.

Evidenz für die Adhärenz und Kompetenz

Wie bereits erwähnt, werden Adhärenz und Kompetenz in der Regel in klinischen Studien gemessen und berichtet. In einigen Fällen werden Korrelationen der Adhärenz und Kompetenz mit den Ergebnissen berichtet. Webb, DeRubeis und Barber (2010) führten eine Metaanalyse aller Studien durch, die diese Zusammenhänge beschreiben. Auf der Grundlage von 28 Effekten war die aggregierte Korrelation zwischen Adhärenz und dem Ergebnis gering und nicht signifikant (r=0.02, 95% KI -0.07 bis 0.10), weiterhin war die aggregierte Korrelation von Kompetenz und dem Ergebnis

38 Diese Unterscheidung könnte z.B. in einer Intervention wie der motivierenden Gesprächsführung weitergehen, bei der die Empathie des Therapeuten der wichtigste spezifische Bestandteil des Behandlungsansatzes ist (Moyers & Miller, 2013).

in 16 Studien ebenfalls klein und nicht signifikant ($r = 0.07$, 95 % KI -0.07 bis 0.20).[39] Auf den ersten Blick scheinen diese Ergebnisse im Widerspruch zu dem zu stehen, was von dem Medizinischen Metamodell zu erwarten wäre. Es stellt die Adhärenzhilfskonstruktion, die derart prominent von Befürwortern des Medizinischen Metamodells in die Diskussion hineingetragen wurde, in Frage (siehe z.B. Beck & Bhar, 2009; Bhar & Beck, 2009; Clark, Fairburn & Wessely, 2008; Perepletchikova, 2009). Es gibt einige Einschränkungen in der Metaanalyse von Webb et al. (2010), die berücksichtigt werden müssen, bevor diese kleinen und nicht signifikanten Effekte als ein echtes Abbild der Bedeutung der Adhärenz und Kompetenz in der Psychotherapie akzeptabel auf den Plan treten. Die Stichprobengrößen der Studien waren recht klein. Darüber hinaus waren die Effekte heterogen. Es gibt also eine unerklärte Variabilität der Effekte, die einer Suche nach Erklärung bedarf. Webb et al. gingen dies auch an, indem sie mehrere Moderatoren untersuchten. Natürlich könnte die Behandlung ein wichtiger Moderator sein – die Protokolltreue könnte besonders bei fokussierten Behandlungen, wie zum Beispiel bei KVT, wichtiger sein als bei unstrukturierteren Behandlungen wie zum Beispiel den dynamischen Therapien. Allerdings hat die Art der Behandlung die Effekte weder für die Adhärenz noch für die Kompetenz moderiert. Die behandelten Defizite haben scheinbar einen kleinen Unterschied in der Kompetenz-Ergebnis-Korrelation ausgemacht, da die Kompetenz für die Behandlung von Depressionen wichtiger zu sein schien als für andere Behandlungen ($r = 0.28$ für Depression). Die statistische Gleichhaltung der zeitlichen Assoziation zwischen der Adhärenz und den Symptomen hatte keinen Einfluss auf die Größe der Effekte (beispielsweise die statistische Gleichhaltung der frühen Sympomveränderung – siehe Kapitel 7 für eine Erörterung dieser Frage in Bezug auf die Allianz). Allerdings ergab die Überprüfung der Studien in dieser Metaanalyse, dass die Adhärenz und Kompetenz zwar zu verschiedenen Zeiten während der Therapie gemessen wurden, manchmal zu Beginn, manchmal in der Mitte und manchmal am Ende, oder es wurde der Durschnitt von Messungen zu verschiedenen Zeitpunkten verwendet, jedoch gab es keine Analyse der Auswirkung des Messzeitpunkts auf die Adhärenz und Kompetenz. Schließlich zeigten Studien, die angemessen für die Allianz kontrolliert haben, kleinere Kompetenz-Ergebnis-Korrelationen, jedoch wurde dies nicht durch die Untersuchung von Vergleichen innerhalb der Studie bestätigt. Des Weiteren bestehen in den Adhärenzratings, welche oftmals durch globale, kategoriale Fremdbeobachtung am Ende einer Stunde erhoben werden, möglicherweise Deckeneffekte, da diese Ratings naturgemäß nicht besonders stark darauf angelegt sind, Abweichungen in der Adhärenz möglichst sensitiv zu erfassen (und so möglicherweise ein Eigentor für die Interpretation einer Wirksamkeitsvergleichsstudie produzieren).

39 Von Zarafonitis-Müller, Kuhr & Bechdolf wurde 2014 eine deutschsprachige Metaanalyse veröffentlicht, die insbesondere bezüglich der Kompetenzratings ein optimistischeres Bild darstellte. Die Resultate lassen sich möglicherweise durch eine selektive bzw. fehlerhafte Kodierung der Kompetenz-Ergebnis-Korrelationen erklären. So kodierten Webb et al. (2010) für die große Studie von Shaw et al. einen Zusammenhang von $r = 0.14$, während im deutschsprachigen Manuskript für dieselbe Studie und denselben Zusammenhang ein $r = 0.48$ berichtet wurde.

Eines der überraschenden Ergebnisse der Metaanalyse von Webb et al. (2010) war, dass die Kompetenz nicht mit den Ergebnissen korreliert. Dieses Resultat sollte das Vertrauen in die Annahme dessen, was es denn genau bedeutet, kompetent zu sein, erschüttern, da dies für viele heißt, eine gewisse Wirksamkeit zu erreichen (siehe Tracey, Wampold, Lichtenberg und Goodyear, 2014, zur Erörterung dieser Frage). Allerdings schafft der genaue Blick auf die Messung der Kompetenz, darauf, wie diese konzipiert und erhoben wird, etwas mehr Klarheit über das Konzept an sich. Erinnern Sie sich daran, dass Waltz et al. (1993) Kompetenz als behandlungsspezifisch konzeptualisiert haben. Genauer gesagt meint Kompetenz hier also die Art und Weise, wie gut ein Therapeut eine bestimmte Behandlung durchführt – und nicht, wie kompetent der Therapeut im Allgemeinen ist. Die meisten Kompetenz-Rating-Skalen verwenden diese therapiespezifische Konzeption und werden von Experten in der jeweiligen Therapie angewendet. Die meisten Studien in der Untersuchung von Webb et al. verwendeten diese therapiespezifische Definition von Kompetenz. Damit könnten ihre Ergebnisse dahingehend interpretiert werden, dass die Kompetenz *in der jeweiligen Behandlung* in keinem Zusammenhang mit dem Ergebnis steht. Auf der anderen Seite haben wir in Kapitel 7 gesehen, dass die Kompetenz und insbesondere „die gemeinsamen Faktoren", wie die Ausbildung der Allianz mit einer Reihe von Patienten oder ein hohes Maß an wegbereitenden zwischenmenschlichen Fähigkeiten, in der Tat mit den Ergebnissen in Zusammenhang stehen. Dennoch ist es aus testtheoretischer Perspektive unbefriedigend, dass die Kompetenzratings der Experten mit den Ergebnissen nicht assoziiert sind und so in diesen Beobachtungsverfahren bisher noch keine befriedigende prädiktive Validität erreicht werden konnte. Aus konzeptueller Perspektive sind die Kompetenzratings insofern knifflig, als sie a priori eher an der Prüfung der Konstanthaltung interessiert sind.

Viele der methodischen Bedenken der Korrelation zwischen Allianz und Therapieergebnis (siehe Kapitel 7) gelten ebenfalls für die Adhärenz und Kompetenz. Einer der bedeutendsten Punkte in diesem Zusammenhang ist die Annahme, dass Adhärenz und Kompetenz Merkmale des Therapeuten sind (siehe Baldwin & Imel 2013). Als Waltz et al. (1993) Adhärenz und Kompetenz rigoros zu definierten versuchten, erkannten sie, dass der Rahmen der Therapie, Merkmale des Patienten und das, was in der Therapie geschieht, zentrale Aspekte darstellen, die aufeinander bezogen sind: „Wenn Patienten ihre Therapeuten mögen, sich schnell und wesentlich verbessern, ist es für Therapeuten ein leichtes Spiel, kompetent zu erscheinen" (S. 624). In der Metaanalyse von Webb et al. (2010) wurde nur die Gesamtkorrelation zwischen der Adhärenz, der Kompetenz und dem Ergebnis beurteilt, was es unmöglich macht, die Effekte aufgrund des Therapeuten oder des Patienten separat zu betrachten. Wie in Kapitel 7 im Hinblick auf die Allianz diskutiert wird, erfordert die Aufschlüsselung der Wirkung seitens des Patienten und des Therapeuten anspruchsvolle statistische Analysen mit mindestens zwei Ebenen – Therapeuten und Patienten. Mehrere Studien zeigen empirische Hinweise darauf auf, dass die Ratings der Adhärenz und Kompetenz in Abhängigkeit davon stehen, wer der Patient ist (Barber et al., 2006; Imel, Baer, Martino, Ball & Carroll, 2011). Tatsächlich lassen schwierige Patienten – entweder aufgrund anfänglicher Schwere, Komorbidität oder ihrer Persönlichkeit – Therapeuten relativ inkompetent aussehen. Sie haben ebenso schlechtere Therapieergebnisse, was eine Korrelation beeinflussen kann und möglicherweise eher am Patienten als am Therapeuten liegt.

Es gibt einen exemplarischen Versuch, Beiträge des Therapeuten und des Patienten zur Adhärenz und Kompetenz in Bezug auf die Ergebnisse aufzuschlüsseln. Boswell et al. (2013) untersuchten den Prozess und das Ergebnis von 276 Patienten einer KVT. Die Daten stammen von 21 Therapeuten aus einem Multi-Site-RCT *(randomized controlled/clinical trial)* für Panikstörung. Während des Verlaufs der Therapie wurden Messungen der Adhärenz, der Kompetenz und der Symptome erhoben, um ein Drei-Ebenen-Modell zu erstellen: Beobachtungen über den Verlauf der Therapie geschachtelt in Patienten und Patienten geschachtelt innerhalb von Therapeuten (Ebene 1: Beobachtungen innerhalb der Patienten; Ebene 2: Patienten innerhalb der Therapeuten; Stufe 3: Therapeuten). Anstatt eine Vorhersage über das Ergebnis am Ende der Therapie abzugeben, untersuchten Boswell et al. die Beziehung der Adhärenz und Kompetenz in einer bestimmten Sitzung mit den berichteten Symptomen bei der nächsten Sitzung. Übereinstimmend mit Webb et al. war die allgemeine Korrelation zwischen der Protokolltreue und dem nachfolgenden Symptomniveau nicht signifikant (r=0.08, 95% KI –0.02, 0.07). Es gab eine kleine, aber signifikante Korrelation zwischen der Kompetenz und nachfolgenden Symptomen (r=0.15, 95% KI 0.05, 0.25).

Ab diesem Punkt werden die Ergebnisse komplexer; diese Gesamtkorrelationen wurden daher entflochten. Im Einklang mit früheren Studien gab es erhebliche Variabilität in Adhärenz- und Kompetenzratings, sowohl zwischen als auch innerhalb von Therapeuten. Das heißt, einige Therapeuten zeigten höhere Protokolltreue und wurden als kompetenter als andere Therapeuten eingeschätzt, aber die Therapeuten schienen auch nur mit einigen ihrer Patienten höhere Protokolltreue zu zeigen und kompetenter im Vergleich zu anderen zu erscheinen. Unerwarteterweise sanken die Adhärenz- und Kompetenzeinschätzungen im Verlauf der Therapie. Im Hinblick auf die Eigenschaften der Patienten hatte der patientenseitige interpersonelle Charakterzug bezüglich Aggressivität *(Trait Aggression)* zu Beginn der Therapie eine Assoziation mit Adhärenz- und Kompetenzratings. Die Adhärenz- und Kompetenzbewertungen der Therapeuten waren bei diesen Patienten niedriger. Trait Aggression erklärte einen großen Teil der therapeutischen Adhärenzvariabilität und einen Teil der Kompetenzvariabilität innerhalb eines Behandlers. Bezüglich der Aufschlüsselung der Gesamtzusammenhänge der Adhärenz und Kompetenz mit den Therapieergebnissen standen die Adhärenz und Kompetenz weder innerhalb noch zwischen den Therapeuten mit Ratings der Panikschwere in einem Zusammenhang: Dies zeigt, dass, selbst dann, wenn ein proximaler Indikator verwendet und Variabilität auf mehreren Ebenen erfasst wird, die Assoziationen zwischen Adhärenz und Kompetenz und dem Ergebnis eher gering sind (Boswell et al., 2013, S. 449 f.). Rufen Sie sich in Erinnerung, dass es eine signifikante Korrelation zwischen der Gesamtkorrelation der Kompetenz und dem Ergebnis gab. Wenn diese Korrelation in zwei Teile zwischen und innerhalb von Therapeuten aufgespalten wurde, stellte sich heraus, dass der Koeffizient für den Teil zwischen den Therapeuten negativ war (Regressionskoeffizient=–0.17), was darauf hinweist, dass als kompetenter bewertete Therapeuten schlechtere Ergebnisse aufwiesen, obwohl der Koeffizient nicht signifikant war. Auf der anderen Seite war der Koeffizient für den Teil innerhalb eines Therapeuten, also die Erfassung der Variabilität der Kompetenz bei den Patienten desselben Therapeuten, positiv (Regressionskoeffizient = 0.76). Obwohl statistisch nicht signifikant, weisen die Resultate eher darauf hin, dass die Bewertung der Kompetenz innerhalb eines Patienten zu den Ergebnissen in Beziehung steht und nicht die Kompetenz des Therapeuten im Vergleich zu anderen Therapeuten.[40]

Zusammengenommen unterstreichen Befunde wie die in der Studie von Boswell et al. und die fehlenden Effekte für die Protokolltreue und Kompetenz in der Metaanalyse von Webb et al. (2010) die Komplexität der Feststellbarkeit der wahren Auswirkung der therapeutischen Aktionen auf die Patientenergebnisse während eines laufenden, mindestens dyadischen Prozesses. Als Illustration dessen, wie die Adhärenz mit dem Therapieerfolg in Beziehung stehen könnte, konstruierten Baldwin und Imel (2013) eine Visualisierung der möglichen Patienten- und Therapeutenebenenzusammenhänge (siehe Abbildung 8.1). Wir verweisen den Leser auf Baldwin und Imel (2013) für eine vollständige Diskussion dieser Fragen. Hier heben wir nur einige wichtige Themen hervor. Viele Kontextuelle Metamodelle wäre im Großen und Ganzen mit der Adhärenz-Ergebnis-Assoziation, die auf die Patienten zurückzuführen ist, konsistent (siehe erste und dritte Spalte in Abbildung 8.1). Allerdings würde das Medizinische Metamodell Assoziationen postulieren, die in der ersten Zeile zu sehen sind – je treuer ein Therapeut dem Behandlungsmodell ist, desto besser wäre dies sowohl innerhalb wie auch zwischen den Therapeuten. Das Ergebnis der Untersuchung von Boswell et al. ist im weitesten Sinne die Darstellung für „gute Patienten", bei der die beobachteten Zusammenhänge zwischen der Adhärenz und den Therapieergebnissen auf den Patienten und nicht auf die Wirksamkeit der Adhärenz selbst zurückzuführen sind (d.h. Therapeuten, die eine höhere Protokolltreue hatten, wiesen nicht bessere Ergebnissen auf). Wie jedoch von Webb et al. angemerkt, könnten die negativen Gesamtassoziationen zwischen der Adhärenz und dem Therapieerfolg auch durch Patienten zustande kommen (siehe die Darstellung zu „Beharrlichkeit des Therapeuten"). Insbesondere würde das Medizinische Metamodell vorhersagen, dass Therapeuten spezifischere Maßnahmen verwenden (also mehr Protokolltreue aufweisen) könnten, weil ein Patient gerade zu kämpfen hat und eine Verbesserung benötigt. Im Wesentlichen würde der Therapeut versuchen, eine stärkere „Dosis der Behandlung" zu verabreichen. In diesem Fall haben Therapeuten mit einem besseren Adhärenzwert Patienten mit besseren Therapieergebnissen, jedoch könnten Patienten mit höheren Adhärenzwerten innerhalb eines Therapeuten schlechtere Ergebnisse aufweisen. Obwohl uns keine bestehende Evidenz für dieses Muster der Ergebnisse bekannt ist, ist es klar, dass es anspruchsvolle Modellierung und größere Stichprobengrößen erfordert, um die adäquateste Assoziation der Adhärenz und der Therapieergebnisse aufzudecken. Derzeit ist dies generell aufgrund der Arbeitsintensität der Verhaltensbeobachtung kaum möglich (Atkins, Steyvers, Imel & Smyth, 2014a, b; Imel, Steyvers & Atkins, 2015).

40 Die Autoren haben den Unterschied zwischen diesen beiden Koeffizienten nicht getestet, obwohl dieser Unterschied – kontextueller Effekt genannt – leicht getestet werden kann (siehe Snijders & Bosker, 1999).

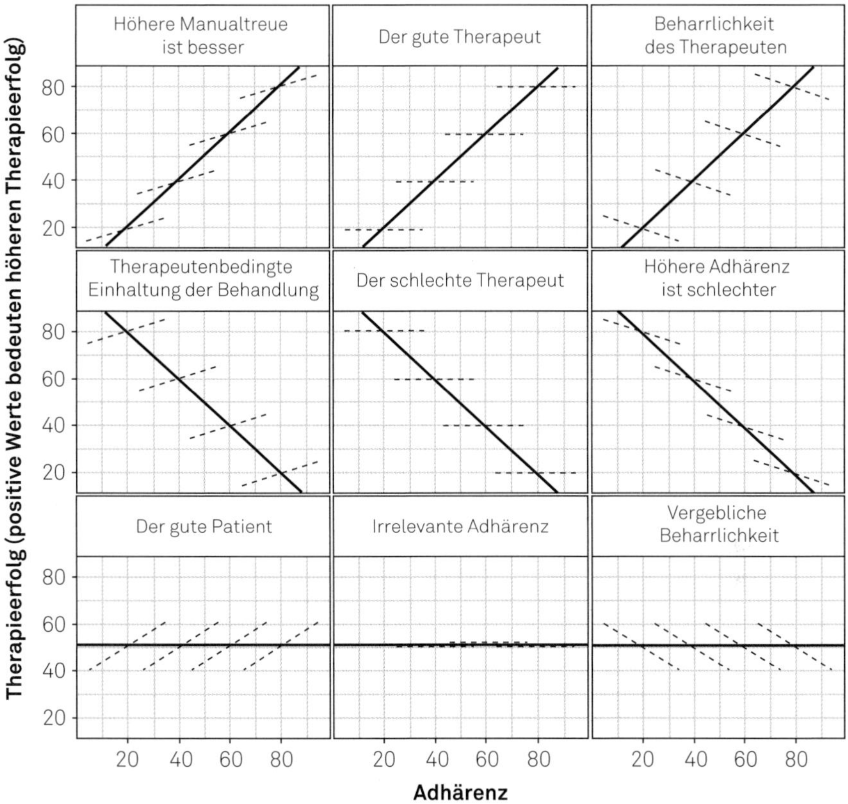

Abbildung 8.1: Verschiedene Alternativen, wie Adhärenz und Therapieerfolg zwischen und innerhalb von Therapeuten bzw. Patienten zusammenhängen könnten. Durchgezogene Linien repräsentieren die Assoziation zwischen den Therapeuten (d.h. inwieweit die Therapeutenunterschiede in der Protokolltreue mit dem Therapieerfolg assoziiert sind). Gestrichelte Linien stellen die Assoziationen auf dem Patientenniveau dar (d.h. die Zusammenhänge innerhalb eines Therapeuten).

Nachdruck aus „Therapist effects: Findings and methods" von S.A. Baldwin & Z.E. Imel, 2013, in M. J. Lambert (Ed.), *Bergin and Garfield's handbook of psychotherapy and behavior change. 6th ed.*, p. 288. Hoboken, NJ: Wiley. Copyright 2013 by Wiley. Wiedergabe mit Genehmigung von Wiley.

Fazit – Adhärenz und Kompetenz

Das Medizinische Metamodell sagt voraus, dass Adhärenz und Kompetenz in der Psychotherapie mit besseren Ergebnissen assoziiert sein werden. Tatsächlich beinhalten diese beiden Variablen und insbesondere die Adhärenz eine zentrale Hilfshypothese im Medizinischen Metamodell. Sie sind notwendig, um die Ergebnisse klinischer Studien einwandfrei interpretieren zu können. Vermutlich kann man keine Aussagen über die Wirksamkeit einer Behandlung machen, wenn die Behandlung nicht kompetent durchgeführt bzw. die im Protokoll beschriebene Art und Weise nicht kompetent genug implementiert wird. Dennoch zeigt die vorliegende Evidenz, dass Adhärenz und Kompetenz, wie sie in klinischen Studien gemessen werden, allgemein in keinem Zusammenhang mit den Ergebnissen stehen, was bezüglich der Validität der Adhärenz und der Kompetenz oder zumindest derer aktuellen Erhebungsmethoden Unsicherheiten schafft.

Ein sich lohnendes Unterfangen ist es, die Evidenz für die Allianz – ein zentrales Konstrukt im Kontextuellen Metamodell – mit der Evidenz für die Adhärenz und Kompetenz (siehe Kapitel 7) zu vergleichen. Die Allianz ist in zahlreichen Studien robust mit dem Therapieerfolg korreliert. Wenn die Allianz in Patienten- und Therapeutenbeiträge aufgeschlüsselt wurde, war es der Beitrag des Therapeuten, der die Ergebnisse vorhersagte. Das bedeutet, dass Therapeuten, die besser in der Lage sind, Allianzen mit Patienten zu formen, mit ihren Patienten zu besseren Ergebnissen in der Therapie kommen als andere Therapeuten. Viele weitere Einflussfaktoren für die Gültigkeit der Verallgemeinerung der Allianz wurden untersucht – die Allianz wurde den härtesten Tests unterzogen und hat sich bislang als robuster und einfach zu messender Indikator in der Wirksamkeit der Psychotherapie bewährt; Negativkorrelationen sind dabei äußerst selten (Flückiger, Del Re, Wampold & Horvath, 2018). Demgegenüber scheinen sich bei der Adhärenz und Kompetenz keine so robusten Korrelationen mit dem Therapieergebnis zu ergeben – eine umfassende Metaanalyse fand keinen Zusammenhang von Protokolltreue und Kompetenz mit dem Therapieerfolg. In der Studie von Boswell et al. (2013), die eine relativ schwache, aber signifikante Korrelation zwischen Kompetenz und Therapieergebnis gefunden hat, schien es so zu sein, dass die Kompetenz-Ergebnis-Korrelation eher auf die Beiträge des Patienten zu den Kompetenzeinschätzungen zurückzuführen sei – es sah so aus, als ob Therapeuten, die im Allgemeinen höhere Kompetenzratings hatten, keine besseren Ergebnisse vorwiesen. In Kapitel 7 wird die empirische Evidenz dargestellt, die aufzeigt, dass das, was einen Therapeuten also wirklich kompetent macht (d. h. zu einem Therapeuten, der bessere Ergebnisse erzielt) Faktoren sind, die für die meisten Kontextuellen Metamodelle von zentraler Bedeutung sind, wie die Bildung einer starken Allianz und eine Auswahl an interpersonellen wegbereitenden Fähigkeiten.

Die Studie von Boswell bietet noch weiteres interessantes Material zur Hypothesenbildung über die Relevanz der Adhärenz und Kompetenz. Boswell et al. (2013) stellten Folgendes fest: „Mehr als die Hälfte der Varianz in der Adhärenz und der Kompetenz wurde auf der Sitzungsebene erklärt, was darauf hindeutet, dass Treue kontextuell abhängig ist“ (S. 451). Für die Anhänger des Medizinisches Metamodells ist das ein Problem, das angegangen werden muss und welches die Notwendigkeit „für weitere Supervision oder Beratung für Nachhaltigkeit“ unterstreicht (Boswell et al., S. 451). Diese Schlussfolgerung ist verständlich, wenn zuverlässige Adhärenz- und Kompetenzwerte das Ziel sind, jedoch unverständlich, wenn es sich tatsächlich als robust herausstellen sollte, dass die Adhärenz und Kompetenz keine kritischen Merkmale sind, um ein besseres Ergebnis zu erzielen. Warum sollte man Interventionen nutzen (hier: Supervision und Beratung), um ein „befriedigendes“ Niveau in Variablen zu erreichen, die nicht im Zusammenhang mit dem Ergebnis stehen? Interessanterweise ist die Variabilität der Adhärenzwerte von Sitzung zu Sitzung, die Boswell et al. sowie andere Forscher auf diesem Gebiet, die versuchen, einem bestimmten Ansatz die Treue zu halten, genau das, was bessere Ergebnisse vorhersagt. Das heißt, dass Patienten von Therapeuten, die von einer Sitzung zur anderen im Grad der Adhärenz flexibel waren, bessere Ergebnisse erzielten (Owen & Hilsenroth, 2014). Boswell et al. erkannten, dass ihre Ergebnisse diese Idee stützten: „Mit ausgefeilten Methoden bietet diese Demonstration der gegenseitigen Beeinflussung, wenn auch indirekt, statistische Belege für die Responsiveness-Hypothese (Stiles et al., 1998)" (S. 452; siehe auch Caspar, 2017). Insgesamt scheinen die Adhärenz und Kompetenzratings im Verlauf der Sitzungen nicht wie im Medizinischen Metamodell gegeben zu sein, sondern können eher als Ergebnis des vorangegangenen Therapieprozesses angeschaut werden, die Patienten immer wieder aufs Neue „ins Boot zu holen". Flückiger et al. (2016) untersuchten in einer ersten Wirksamkeitsvergleichsstudie drei Implementierungsformen bei einer Standard-KVT-Intervention für Patienten mit generalisierter Angststörung, die unterschiedliche Adhärenzzugänge verglichen. Die Patienten wurden verblindet folgenden drei Implementierungsgruppen zugeteilt (Randomisierung: 1:1:1): In der Adhärenzbedingung waren die Therapeuten angeleitet, die Behandlung möglichst adhärent im Sinne des Manuals umzusetzen und die Behandlung an die individuellen GAS-Symptome anzupassen. In zwei weiteren Bedingungen waren die Therapeuten angeleitet, die Umsetzung des Manuals flexibel an die individuellen Fähigkeiten und Fertigkeiten des Patienten anzupassen (N=57). Die Symptomverläufe in den drei Gruppen wiesen darauf hin, dass die flexibleren, ressourcenorientierten Bedingungen im Vergleich zur Adhärenzbedingung schnellere Symptomveränderungen aufwiesen (d=0.53 bzw. -0.69). In 100 videoanalytisch untersuchten Therapiesitzungen zeigte sich das erstaunliche Bild, dass die Therapeuten in den flexibleren Bedingungen höhere Kompetenzratings aufwiesen, als dies in der Adhärenzbedingung der Fall war. Möglicherweise haben die Therapeuten in den flexibleren Bedingungen die Interventionen so an die Patienten angepasst, dass die Intervention insgesamt lege artis durchgeführt werden konnte, oder umgekehrt könnte ein zu direkter Interventionsfokus des Patienten zu vorschnellen „Hauruck-Aktionen" führen, die der Patient so nicht akzeptiert (z. B. Kanfer, Reinecker & Schmelzer, 2005).

Es gibt ältere Literatur, die in der ersten Auflage dieses Buches gesichtet wurde, die die Aussage macht, dass ein hohes Maß an Protokolltreue sogar schädliche Folgen haben kann (Castonguay, Goldfried, Wiser, Raue & Hayes, 1996; Henry, Schacht, Strupp, Butler & Binder, 1993; Henry, Strupp, Butler, Schacht & Binder, 1993). Zur Differenzierung beschreiben wir hier eine dieser Studien, die das Problem einer zu starken Gewichtung der Adhärenz als Therapieziel zeigt. Castonguay et al. (1996) verglichen die relative prädiktive Fähigkeit von zwei gemeinsamen Faktoren, Allianz und emotionales Erleben, mit einer zentralen Adhärenzvariable bei der KVT – dem Fokus des Therapeuten auf die Auswirkungen der verzerrten Kognitionen auf Depression (bezeichnet als „intrapersonelle Konsequenzen"). In dieser Studie haben vier Ausbildungskandidaten, welche während der Studie supervidiert wurden, kognitive Therapie (KT) für Depression mit 30 Patienten durchgeführt. Die drei Prädiktorvariablen (hier: Arbeitsallianz, Erleben und intrapersonelle Konsequenzen) wurden in der ersten Hälfte der Behandlung erhoben und mit den Therapieergebnissen zum Zeitpunkt der Mitte der Behandlung und nach der Behandlung korreliert, wobei die Symptomschwere zu Präzeitpunkten statistisch herauspartialisiert wurde. Grundsätzlich waren die beiden gemeinsamen Faktoren mit dem Therapieerfolg, wie erwartet, korreliert. Doch der Fokus auf intrapersonelle Konsequenzen (d.h. der spezifische Bestandteil) war positiv mit depressiven Symptomen korreliert. Das heißt, es gab einen höheren Grad des therapeutischen Fokus auf verzerrte Kognitionen in Fällen, in denen depressive Symptome am höchsten waren. Darüber hinaus schien diese zuletzt genannte Beziehung in der Arbeitsallianz aufzugehen, da der Zusammenhang zwischen verzerrten Kognitionen und depressiven Symptomen verschwand, wenn das Arbeitsbündnis in das Modell einbezogen wurde. Deskriptive Analysen repräsentativer Fälle mit niedriger Allianz und hohen intrapersonellen Konsequenzen ergaben folgendes:

> Obwohl Therapeuten direkt mit diesen Allianzproblemen umgegangen sind, taten sie dies nicht, indem sie ihre potentielle Quelle untersuchten. Stattdessen versuchten sie, die Allianzprobleme durch die Erhöhung der Adhärenz zum Model der kognitiven Therapie zu lösen (S. 501) ... Einige Therapeuten machten den Versuch, mit den Schwierigkeiten in der Allianz umzugehen, indem sie versuchten, den Patienten von der Gültigkeit des Grundprinzips der kognitiven Therapie zu überzeugen, wenn der Patient mit diesem Grundprinzip und den damit verbundenen Aufgaben mehr und mehr Uneinigkeit zeigte. (S. 502)

So scheint es, dass, wenn der Patient gegen die Behandlung resistent war (d.h. ein geringes Maß der Einigkeit über Ziele und Aufgaben existierte), der Therapeut versuchte, seine Protokolltreue zu erhöhen, indem er versuchte, ihn dazu zu bewegen, mitzuarbeiten – und dass dies zu noch stärkerer Resistenz führte. Dies deutet darauf hin, dass es vielleicht eine kurvilineare Beziehung zwischen Adhärenz und Therapieergebnis geben könnte – zu viel oder zu wenig kann schädlich sein. Tatsächlich, wie in Kapitel 7 diskutiert wird, fanden Barber et al. (2006) heraus, dass die Adhärenz bei hoher Allianz irrelevant war, hingegen bei niedriger Allianz moderate Niveaus der Adhärenz am wirksamsten waren, wobei der Verlauf innerhalb einer Sitzung nicht untersucht bzw. dokumentiert wurde. So könnte eine mittlere Adhärenz am Ende der Sitzung dadurch zu Stande gekommen sein, dass zu Beginn der Sitzung eher geringe Adhärenz bestand und gegen Ende eher große oder auch gerade umgekehrt herum. Zentral erscheint in diesem Beispiel, dass die globalen Einschätzungen der gemittelten Prozesse während der Sitzungen nur ein unzureichendes Bild des Verlaufs der Adhärenz innerhalb der Sitzungen darstellen können, wodurch sich die oben aufgeworfenen subtileren therapeutischen Hypothesen nur unzureichend abbilden lassen (z.B. Imel et al., 2015; Smith & Grawe, 2003).

Mediatoren und Veränderungsmechanismen

Design

Alan Kazdin – eine Koryphäe auf dem Gebiet der Psychotherapieforschung – hat die Kernlogik dahinter, wie wir Psychotherapiewirksamkeit verstehen könnten, folgendermaßen formuliert:

> Eine randomisierte kontrollierte Wirksamkeitsstudie kann zeigen, dass eine Behandlung im Vergleich mit keiner Behandlung zu therapeutischer Veränderung führt. Wir können dem Nachweis entnehmen, dass die Behandlung die Veränderung verursachte, so wie dieser Begriff in der Wissenschaft verwendet wird. Eine Ursache nachzuweisen, sagt nichts darüber aus, warum die Intervention zur Veränderung führte oder wie es zur Veränderung kam. (Kazdin, 2009, S. 419; siehe auch Kazdin, 2007)

Kazdin unterschied zwischen Ursache, Mediator und Wirkmechanismus, um die verschiedenen Weisen, wie wir Psychotherapie verstehen könnten, auseinanderzuhalten (siehe dazu Tabelle 8.2). Danach widmete er sich der Beschreibung der empirischen Evidenz, die notwendig sein würde, um die Mediatoren und Wirkmechanismen stringent festzustellen, wie in Tabelle 8.3 dargestellt ist. Es ist offensichtlich, dass die Anforderungen äußerst streng und anspruchsvoll sind. Folglich wird es trotz

Tabelle 8.2: Mediatoren und Veränderungsmechanismen

Konzept	Definition
Ursache	Eine Variable oder Intervention, die zum Ergebnis oder zur Veränderung führt und für diese verantwortlich ist.
Mediator	Eine dazwischenliegende Variable, die (statistisch) für die Beziehung zwischen den unabhängigen und abhängigen Variablen aufkommt. Etwas, das Veränderung vermittelt, muss nicht unbedingt erklären können, wie die Veränderung zustande kam. Auch könnte der Moderator ein Proxy für eine oder mehrere andere Variablen oder ein allgemeines Konstrukt sein, das nicht notwendigerweise dazu da ist, die Mechanismen der Veränderung zu erklären. Ein Mediator kann ein Hinweis sein, der auf die möglichen Veränderungsmechanismen verweist, aber nicht notwendigerweise ein Mechanismus sein muss.
Veränderungsmechanismus	Die Grundlage für die Wirkung (d.h. die Prozesse oder Ereignisse, die für die Änderung verantwortlich sind; die Gründe, warum eine Veränderung eingetreten ist, oder auf welche Weise der Wechsel zustande kam).

Anmerkung. Nachdruck aus „Understanding how and why psychotherapy leads to change" von A. E. Kazdin, 2009, *Psychotherapy Research, 19* (4–5), p. 419. Copyright by The Australian and New Zealand Association of Psychology and Law, Wiedergabe mit Genehmigung von Taylor & Francis Ltd, www.tandfonline.com, im Namen von The Australian and New Zealand Association of Psychology and Law.

Tabelle 8.3: Anforderungen, um die Mediatoren und Veränderungsmechanismen aufzuzeigen

Evidenz	Definition
Starke Assoziation	Empirische Hinweise auf einen starken Zusammenhang zwischen der psychotherapeutischen Intervention (A) und dem hypothetischen Mediator (B) sowie einen Zusammenhang zwischen dem hypothetischen Mediator (B) und der therapeutischen Veränderung (C). Stärke könnte in Effektstärke oder dem Prozentsatz der Varianz gemessen werden, aber in der Regel findet nur eine statistische Analyse der Vermittlung statt, die zeigt, wie die Beziehung zwischen A und C von B abhängt.
Spezifität	Empirischer Hinweis auf den spezifischen Zusammenhang zwischen der Intervention, dem hypothetischen Mediator und dem Ergebnis. Idealerweise sollten viele plausible Konstrukte nichts mit der therapeutischen Veränderung zu tun haben, mit Ausnahme eines Konstrukts, das das Argument verstärkt, dass das vorgeschlagene Konstrukt Veränderung vermittelt.
Konsistenz	Die Replikation der beobachteten Ergebnisse über Studien, Stichproben und Bedingungen hinweg (d. h. Robustheit) trägt zur Erkenntnis der Zentralität des Moderators bei. Inkonsistenz könnte aus der Operationalisierung eines Moderators entspringen und sollte die Interpretation des kritischen Konstrukts nicht ins Umgekehrte verdrehen. Doch eine Konsistenz zwischen den Studien erleichtert mögliche Rückschlüsse darauf, inwieweit ein bestimmter Moderator über verschiedene Kontexte hinweg beteiligt sein könnte.
Experimentelle Manipulation	Direkte experimentelle Manipulation des vorgeschlagenen Moderators, um die Auswirkungen auf das Therapieergebnis (C) zu untersuchen.
Zeitlicher Verlauf	Empirischer Hinweis auf einen zeitlichen Verlauf oder die zeitliche Ordnung des vorgeschlagenen Moderators und des Therapieergebnisses (d. h., ob sich der Mediator vor dem Ergebnis verändert).
Gradient	Empirischer Hinweis darauf, dass eine stärkere „Dosis" oder größere Aktivierung des vorgeschlagenen Moderators mit einer größeren Änderung der Prognose assoziiert ist. Keine Dosis-Wirkungs-Beziehung (beispielsweise eines qualitativen Merkmals oder nicht lineare Beziehungen), widerlegen die Rolle des Konstrukts nicht, die Interpretation der Resultate wird jedoch komplex.
Plausibilität oder Kohärenz	Ein plausibler, kohärenter und sinnvoller Prozess, der genau das erklärt, was das Konstrukt tut und wie es funktioniert, um zum Ergebnis zu kommen. Die Schritte auf dem Weg (vom Konstrukt zur Veränderung) können direkt getestet werden.

Anmerkung. Nachdruck aus „Understanding how and why psychotherapy leads to change" von A. E. Kazdin, 2009, *Psychotherapy Research, 19* (4–5), p. 420. Copyright by The Australian and New Zealand Association of Psychology and Law, Wiedergabe mit Genehmigung von Taylor & Francis Ltd, www.tandfonline.com, im Namen von The Australian and New Zealand Association of Psychology and Law.

jahrzehntelanger Prozessforschung, wie Kazdin vorgeschlagen hat und andere dokumentiert haben (z. B. Johansson & Høglend, 2007), einen Mangel an Beweisen für die Mediation oder Veränderungsmechanismen geben.

Um die Komplexität eines Wirkmechanismus zu zeigen, wird kognitive Therapie (KT) für Depression als Beispiel verwendet. In Abbildung 8.2 werden die hypothetischen Veränderungsmechanismen in KT sowie die fünf Alternativen dargestellt. Der hypothetische Veränderungsprozess beinhaltet KT, die anschließend die Symptome der Depression verringert.

- Die erste Alternative ist, dass KT die Kognitionen nicht beeinflusst, aber eine Wirkung auf die Depressionen durch andere Mittel erreicht.
- Die zweite Alternative ist, dass KT in der Tat eine Wirkung auf die Kognitionen hat, aber die Veränderung in den Kognitionen keine Abnahme der Symptome der Depression verursacht, sondern die KT durch einen anderen Mechanismus wirkt.
- Die dritte Alternative ist, dass andere Behandlungen, die die Kognitionen nicht zum Behandlungsziel haben, ebenso die Kognitionen verändern, was wiederum eine Abnahme der Depressionssymptome verursacht.

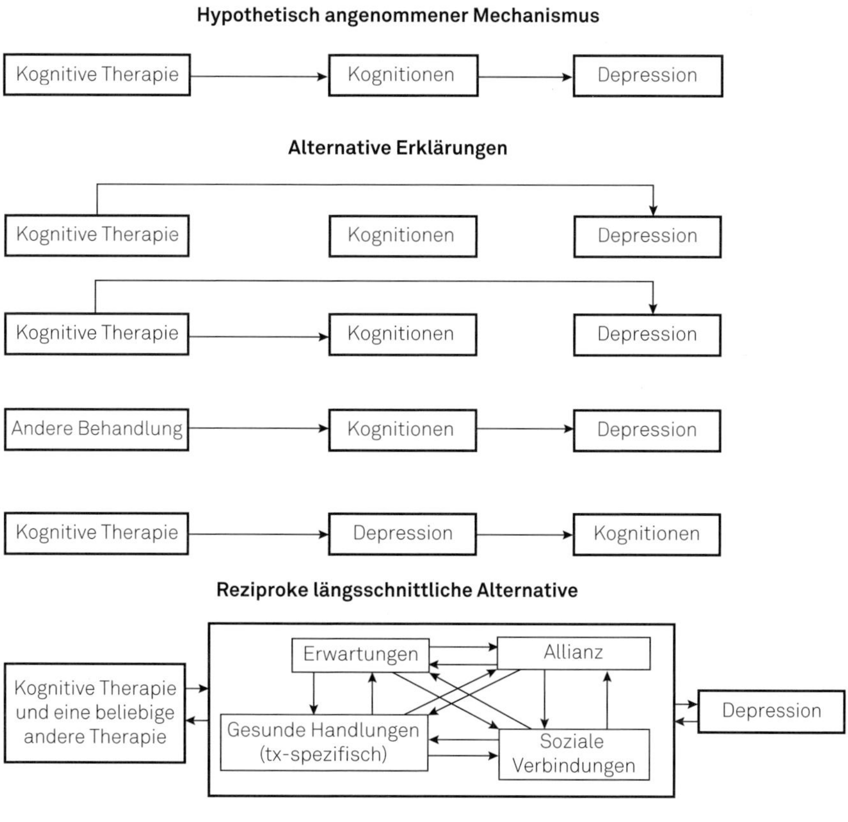

Abbildung 8.2: Mögliche Veränderungsmechanismen in kognitiver Therapie für Depression

- Die vierte Alternative ist, dass KT eine heilsame Intervention für Depression ist und eine Änderung der depressiven Symptome dann eine Veränderung in den Kognitionen verursacht.
- Die letzte Alternative ist aus dem Kontextuellen Metamodell abgeleitet, das ein Netzwerk kontextueller Faktoren beschreibt.

Zwei Kriterien von Kazdin (2007, 2009) zur Festlegung der vermittelnden Mechanismen waren Spezifität und Zeitverlauf. Alle Modelle, mit Ausnahme des reziproken Modells, beziehen sich auf nur einen Mediator oder eine Klasse von Moderatoren (hier Kognitionen), zudem werden Variablen als statisch betrachtet, da sie an einem oder wenigen Messzeitpunkten während des Verlaufs erhoben werden. Kausalität wird unidirektional angenommen. Wie wir gesehen haben, beeinflussen Eigenschaften des Patienten sowie sein Engagement und seine Fortschritte in der Therapie den Verlauf der Behandlung. Verschiedene spezifische und gemeinsame Faktoren interagieren während der Behandlung, Symptomprogression spielt ebenfalls eine Rolle in verschiedenen Prozessen. Jede (effektive) Behandlung umfasst eine Reihe von therapeutischen Elementen. Erfolgreiche Fälle werden mit Patienten einhergehen, die sich in der Therapie aktiv beteiligen und von der Behandlung profitieren, so dass in den meisten Fällen die vorgeblich vermittelnden Konstrukte für diese Behandlung in vorhergesagter Art erscheinen werden. Die Wahrscheinlichkeit besteht, dass die Patienten in diesen Fällen somit einfach der Behandlungserklärung folgen – so dass möglicherweise viele Behandlungen letztendlich durch die von ihnen vorgeschlagenen Mechanismen vermittelt werden; es werden somit sozusagen die selbst versteckten Eier gefunden. Ein stringenter Test nach Kadzin besteht in einer Untersuchung, bei der zwei oder mehrere Behandlungen durch die jeweiligen hypothetischen Moderatoren und nicht durch den Moderator der anderen Behandlung erklärt werden. Das reziproke längsschnittliche Modell erfordert zudem detailliertere Methoden, um den zeitlichen Verlauf zu untersuchen (z.B. längsschnittliche Mehrebenenmodelle). Wie wir jedoch sehen, wurde die Evidenz für Mediatoren und Mechanismen bis jetzt oft nicht zu einem Ganzen zusammengefügt.

Evidenz für Mediatoren und Veränderungsmechanismen

Kognitive Therapie

Die Diskussion über empirische Hinweise für Mediatoren und Veränderungsmechanismen bei depressiven Patienten soll sich hier in erster Linie auf die kognitive Therapie (KT) nach Beck beziehen, da in dieser Forschungstradition besonders viele Studien bestehen. Offensichtlich ist KT eine wirksame Therapie gegen Depressionen (siehe Kapitel 4 und 5). Es ist eine der am besten validierten Psychotherapien, die jemals entwickelt worden sind. Jedoch wird, um eine Schlussfolgerung über die vermittelnde Rolle negativer Kognitionen zu ziehen, auch der Beleg benötigt, dass dieser Nutzen nicht durch eines der alternativen Modelle in Abbildung 8.2 zustande gekommen ist.

Eine alternative Erklärung wäre, dass die kognitive Therapie nicht die Kognitionen verändert, sondern die Depression durch einen anderen Mechanismus „abbaut". Diese Alternative konnte recht früh und überzeugend durch eine Metaanalyse von Oei und Free (1995) ausgeschlossen werden, in welcher diese 43 Studien zu verschiedenen Behandlungen von Depression analysiert haben, die unter anderem die Messung des kognitiven Stils enthielten. Die am häufigsten in den Studien verwendeten kognitiven Messungen waren die *Dysfunctional Attitude Scale (DAS)* und das *Automatic Thoughts Questionnaire (ATQ)*, zwei Messungen, die dafür entwickelt worden waren, die negativen Kognitionen einzuschätzen, welche hypothetisch durch kognitive Therapie veränderbar sein sollten. In dieser Metaanalyse wurde festgestellt, dass es eine Beziehung zwischen der Veränderung in den Kognitionen und kognitiver Therapie gibt, was für die Spezifität der kognitiven Therapie spricht.

Eine zweite Alternative, die ausgeschlossen werden muss, ist, dass die Veränderung in den Kognitionen in KT einzigartig ist oder zumindest für Therapien, die auf Kognitionen abzielen, charakteristisch ist. Oei und Free (1995) untersuchten metaanalytisch die Beziehung von nicht kognitiven psychologischen Therapien und Veränderungen in Kognitionen. Die Autoren stellten fest, dass sich kognitive Therapie hinsichtlich der Veränderungen der Kognitionen nicht signifikant von anderen Ansätzen unterschied. Darüber hinaus zeigten sie auf, dass medikamentöse Therapien mit den zwei psychologischen Behandlungen vergleichbare Veränderungen in den Kognitionen zeigten. Allerdings wurde die letztgenannte Schlussfolgerung aufgrund longitudinaler Follow-up-Studien in Frage gestellt (z. B. DeRubeis, Siegle & Hollon, 2008). Zum jetzigen Zeitpunkt ist die Evidenz nicht schlüssig, inwieweit KT und andere kognitive Verhaltenstherapien für Depressionen bei der Veränderung der kognitiven Komponente einzigartig sind.

Eine weitere Herausforderung bezüglich der Spezifität der kognitiven Behandlungen für Depression ergibt sich aus der Komponentenstudie von Jacobson et al. (1996), welche weiter oben in diesem Kapitel beschrieben wurde. Diese Studie liefert überzeugende Hinweise darauf, dass kognitive Interventionen für die Veränderung der Kognitionen nicht erforderlich sind. Es sei daran erinnert, dass es drei Interventionen gab: a) Verhaltensaktivierung, B) Verhaltensaktivierung sowie Bewältigungsstrategien im Zusammenhang mit automatischen Gedanken und c) umfassende kognitive Behandlung, die Verhaltensaktivierung, Bewältigungsstrategien sowie Modifikation von dysfunktionalen Kernschemata enthielt. Die Verhaltensaktivierung enthielt keine spezifischen kognitiven Bestandteile, während die beiden letzteren besonders stark auf negative Kognitionen abzielten, obwohl nur die umfassende Behandlung dazu vorgesehen war, die dysfunktionalen Kernschemata zu modifizieren. Dennoch hat die Verhaltensaktivierung ebenfalls negatives Denken und dysfunktionale Attributionsstile gleichermaßen reduziert, im Gegensatz zu den aufgestellten Vorhersagen. In Verbindung mit den Ergebnissen, dass alle drei Behandlungen gleich wirksam waren, überzeugt die Evidenz aus dieser Studie, dass die spezifischen Komponenten, die Kognitionen verändern sollten, nicht notwendig sind, um diese zu modifizieren und Depressionen zu mildern. Die Gedanken scheinen möglicherweise bis zu einem gewissen Grad frei zu sein und aus verschiedensten Perspektiven angeregt zu werden.

Eine andere vermittelnde Erklärung ist, dass kognitive Therapie ein wirksames Mittel gegen Depressionen ist, die Veränderung in den Kognitionen jedoch ein Ergebnis der nachlassenden Depression und nicht ihre Ursache ist (siehe Abbildung 8.2). In der ersten Auflage dieses Bandes zitierten wir Ilardi und Craighead (1994), die berichteten, dass der „Großteil der gesamten Symptomverbesserung [in KT] innerhalb der ersten drei Wochen der Behandlung auftritt, [während] die hypothetisch angenommenen Mechanismen der kognitiven Vermittlung wahrscheinlich nicht für einen wesentlichen Teil der beobachteten Verbesserung in den ersten Wochen der KT aufkommen können, da die spezifischen Techniken, um einen Rückgang der depressiven Gedanken einzuleiten, formell erst nach mehreren Sitzungen in die Behandlung eingeführt werden“ (S. 140, 142). Allerdings wurde ihre Schlussfolgerung von Tang und DeRubeis (1999) hinterfragt, die empirische Hinweise darauf vorlegten, dass viele der analysierten Studien zu Beginn der Behandlung zwei Sitzungen pro Woche enthielten und es wahrscheinlich sei, dass zur Zeit der Verbesserung der Depression bereits kognitive Interventionen eingeführt worden waren. Zudem fanden DeRubeis und Kollegen in zwei gut durchgeführten Studien zu Depressionen (DeRubeis & Feeley, 1990; Feeley, DeRubeis & Gelfand, 1999), dass Verbesserungen auftraten, nachdem der Therapeut die problemzentrierten, spezifischen Aspekte der kognitiven Therapie eingeführt hatte. Schließlich stellten Strunk, Cooper, Ryan, DeRubeis und Hollon (2012) fest, dass die in KT erworbenen Fähigkeiten mit Rückfallraten von Depression assoziiert waren. Insbesondere bei Patienten, die auf KT reagierten, war das Erlernen von kognitiven Bewältigungsstrategien und die Verwendung von kognitiven Fähigkeiten innerhalb der Sitzungen ein Jahr später mit niedrigeren Rückfallraten assoziiert. Die kognitiven Fähigkeiten erklärten statistisch sogar das Symptomniveau am Ende der Behandlung oder Veränderungen der Symptome über den Verlauf der Therapie. Dies ist sehr informativ, weil die Resultate zeigen, dass der Erwerb von spezifischen Fähigkeiten während der Therapie für die Aufrechterhaltung des Nutzeneffekts der Psychotherapie wichtig sein kann. Dies könnte den „Schläfer“-Effekt von Bell et al. (2013) erklären, der die Wirkung eines spezifischen Bestandteils beschreibt, welcher vom Ende der Behandlung bis zum Follow-up zu wachsen scheint (siehe jedoch Flückiger et al., 2015).

Die letzte alternative Erklärung ist hier, dass verschiedene Behandlungen ein reziprokes System beeinflussen, das sich wiederum auf Depressionen auswirkt. Es gibt mehrere Varianten einer Erklärung des reziproken Systems für die Wirksamkeit von kognitiver Therapie. In einer Variante stellen Free und Oei (1989) die Hypothese auf, dass kognitive Therapie einen adaptiven kognitiven Stil induziert, der dann das Gleichgewicht der Katecholamine im Gehirn beeinflusst, während pharmakologische Behandlungen zuerst das Gleichgewicht der Katecholamine ausbalancieren, was wiederum maladaptive Kognitionen verändert. Ilardi und Craighead (1994) argumentierten auf der Grundlage ihrer Analyse des Zeitpunkts der Veränderungen in kognitiver Therapie, dass kognitive Therapie (wie auch andere Therapien) eine schnelle Veränderung der Depression als Folge der Remoralisierung des Patienten erzeugt:

> Die vermittelnde Rolle der nicht spezifischen Prozesse in KVT (oder in diesem Fall einer anderen therapeutischen Behandlung) könnte besonders prominent in der

sehr frühen Phase, im Gegensatz zu mittleren und späteren Phasen der Behandlung erwartet werden. Wie von Frank beobachtet, ist es eine „indirekte Unterstützung für die Hypothese, [dass nicht spezifische Prozesse klinische Verbesserung vermitteln], dass viele Patienten sich sehr schnell in der Therapie zu verbessern scheinen, was darauf hindeutet, dass ihre positive Reaktion auf die ermutigenden Aspekte der therapeutischen Situation selbst zurückzuführen ist und sich nicht auf das spezifische Verfahren stützt." (Ilardi & Craighead, 1994, S. 140)

Darüber hinaus sind – nach Ilardi und Craighead – Patienten, die sich in den frühen Stadien der Therapie ausreichend erholen, dann in der Lage, die kognitiven Techniken in der KT erfolgreich zu erwerben und ihre Genesung zu erreichen. Das revidierte Phasenmodell der Psychotherapie nach Stulz und Lutz (2007) postuliert, dass sich ein großer Teil der Patienten in verschiedenen Bereichen der seelischen Gesundheit verändert.

Ein weiterer reziproker Prozess könnte Verhaltensaktivierung beinhalten, wie Jacobson et al. (1996) darstellten. Die Aktivierungskomponente von KT reichte dann aus, um eine Veränderung der Depression zu induzieren. Eine weitere Variante der reziproken Systemerklärung wäre, dass die verschiedenen Kausalfaktoren fusioniert werden. Ein spezifisches Fusionsmodell und ebenso die darin enthaltenen logischen Probleme wurden durch Hollon, DeRubeis und Evans (1987) in einer Diskussion der Beck'schen Perspektive auf Kognitionen in KT erläutert:

Ob Beck ein Modell, das auf der Grundlage gegenseitiger reziproker Kausalität zwischen den Komponenten basiert, unterstützen würde, ist nicht klar. Er könnte für die Korrespondenz von kognitiven Prozessen und Depression oder von beiden und biologischen Prozessen argumentieren. In einer kürzlich erschienenen Monographie hat Beck (1984b) die Idee geäußert, dass „die Gedanken die neurochemischen Veränderungen nicht verursachen und die neurochemischen Veränderungen wiederrum die Gedanken nicht beeinflussen. Neurochemische Veränderungen und Kognitionen sind *dieselben Prozesse* (Hervorhebung hinzugefügt), die aus verschiedenen Perspektiven untersucht werden" (S. 4). Obwohl er sich für eine gemeinsame Identität dieser beiden Prozesse aussprach, scheint es, dass er eine kausale Vermittlung auszuschließen versuchte, als er weiter ausführte: „Der kognitive Ansatz in Form des verbalen und nonverbalen Verhaltens des Therapeuten erzeugt *kognitiv-neurochemische Veränderungen*" (Beck, 1984b, S. 118) ... In einem solchen Modell würde jede Veränderung der Depression, egal wie sie verursacht wurde, unweigerlich mit einer vergleichbaren und korrelierten Veränderung in kognitiven Prozessen in Verbindung gebracht werden ... Becks überarbeitetes einheitliches Modell könnte die Trennung von Komponenten in dieser Form ablehnen, womit eine kausale Vermittlung vermieden werden würde, da Beck diese Komponenten lediglich als verschiedene Perspektiven auf das gleiche Phänomen ansieht (A. T. Beck, persönliche Kommunikation, den 27. März 1986). (S. 144 ff.)

Die Auswirkungen eines reziproken längsschnittlichen Modells für die Spezifität sind tiefgreifend, da der kausale Veränderungsmechanismus unabhängig von der Behandlung identisch wäre. Das heißt, jede wirksame Behandlung würde ipso facto das einheitliche System, das sich aus den verschiedenen depressionsrelevanten Komponenten zusammensetzt, beeinflussen. Es wäre dann nicht möglich, zu zeigen, dass eine bestimmte Behandlung, zum Beispiel die kognitive Therapie, auf Patienten anders als jede andere Behandlung wirkt. Die Annahme eines reziproken Modells macht Behauptungen über Spezifität in einer grundlegenden Weise unbestimmbar. Insgesamt erscheint diese Idee des Veränderungsprozesses metaphorisch gesprochen eher einem Mobile von sich gegenseitig bedingten und bedingenden Prozessen zu ähneln als ganz klaren, auf einer einzelnen Dimension abzubildenden spezifischen Wegen.

Eine abschließende Studie, die hier diskutiert wird, war eine anspruchsvolle Prüfung von vier Mediationsmodellen für KVT für Angststörungen und Depressionen. In einem naturalistischen Setting haben Burns und Spangler (2001) eine Stichprobe von 521 Patienten mit KVT verglichen, die über einen Zeitraum von 12 Wochen behandelt wurden, um Evidenz für vier konkurrierende vermittelnde Modelle zu erhalten:

- Veränderungen in den dysfunktionalen Einstellungen (DE) führen zu Veränderungen in den Depressionssymptomen und der Angst während der Behandlung (kognitive Vermittlungshypothese).
- Veränderungen in den Depressionssymptomen und/oder Ängsten führen zu Veränderungen in den DE (Aktivierungshypothese der Stimmung).
- Die DE und negative Emotionen haben reziproke kausale Wirkung aufeinander (zirkuläre Kausalitätshypothese).
- Es gibt keine kausalen Zusammenhänge zwischen den DE und den Emotionen – stattdessen aktiviert eine dritte Variable gleichzeitig DE, Depressionen und Angstzustände („gemeinsame Ursache“-Hypothese). (S. 337)

Im Einklang mit anderen Studien waren die DE mit Angst und Depression und Veränderungen assoziiert. Veränderungen in den DE waren mit Veränderungen in der Depression und Angst über den Verlauf der Therapie korreliert. Es wurde ein längsschnittliches Strukturgleichungsmodell verwendet, um die vier hypothetisierten Mediationsmodelle zu vergleichen, nachdem sichergestellt wurde, dass das Messmodell adäquat war. Die Daten haben die ersten drei Modelle nicht unterstützen können, jedoch hatte das Modell der „gemeinsamen Ursachen“ eine gute Passung: Zusammengefasst waren die Daten mit der Hypothese konsistent, dass eine unbekannte Variable oder eine Reihe von unbekannten Variablen auf die dysfunktionalen Einstellungen, Depressionen und Angstfaktoren zu beiden Zeitpunkten gleichzeitig eine kausale Wirkung hatte. Wenn für die gemeinsame Ursache statistisch kontrolliert wurde, waren die beiden DE-Skalen mit den Depressionen und Angstfaktoren zu beiden Zeitpunkten nicht korreliert (S. 356). Die Autoren zogen die folgenden Schlussfolgerungen:

> Diese Ergebnisse sind nur schwer mit Becks kognitiver Mediationshypothese (Beck, 1983; Beck et al., 1979) und mit der Stimmungsaktivierungshypothese von mehreren anderen Forschern in Einklang zu bringen (Haaga et al., 1991; Persons, 1993; Teasdale, 1983). Schließlich gab es keine Evidenz für Teasdales Hypothese, dass die DE und Emotionen durch ein System der zirkulären Kausalität verbun-

> den seien ... Diese Befunde sind mit Aussagen von Theoretikern konsistent, die die Rolle der kognitiven Vermittlung in KVT herabgesetzt haben und stattdessen ein Modell gleichzeitiger Aktivierung vorschlugen (Beck, 1984, 1996, S. f.).

Longmore und Worrell (2007) haben die empirische Evidenz für die kognitive Vermittlung in KVT zusammengefasst und folgerten, dass keine ausreichenden Beweise vorliegen, um zu dem Schluss zu kommen, dass herausfordernde Gedanken für den Nutzen von KVT verantwortlich seien (siehe auch Kazdin, 2007; Kazdin, 2009). Wie zu erwarten war, wurde dieses Ergebnis von Befürwortern der K(V)T-Spezifität in Frage gestellt (siehe Hofmann, 2008) und wiederum diskutiert (Worrell & Longmore, 2008). An diesem Punkt ist die möglicherweise sicherste Schlussfolgerung, dass bisher keine ausreichend robusten nomothetischen Belege zur spezifischen kognitiven Mediationshypothese bestehen, auch wenn sie für einen Teil der Patienten im Einzelfall zutreffen kann.

Evidenz für die (relative) Mediation in Studien mit zwei Vergleichsbehandlungen

Wie zuvor diskutiert, ist eine der Anforderungen der Mediation Spezifität, da ein Konstrukt X die Beziehung zwischen der Behandlung A und deren Ergebnissen und Konstrukt Y die Beziehung zwischen der Behandlung B und deren Ergebnissen vermitteln sollten. Zudem werden längsschnittliche Modelle benötigt, um die zeitliche Abfolge des Mediators und der Symptome (Kazdin, 2007, 2009) zu evaluieren. Zunehmend wurden Studien entworfen, die diese Funktionen enthalten. Zwar gibt es nur eine unzureichende Anzahl von Studien mit Replikationen, um sichere Schlüsse zu ziehen, trotzdem ist eine Überprüfung dreier solcher Studien möglich.

Die Etablierung der Spezifität für kognitive Therapie hängt von der Feststellung ab, dass kognitive Therapie ein bestimmtes vermittelndes Konstrukt anders beeinflusst als eine Behandlung, die unter einer anderen Arbeitshypothese vermittelnde Konstrukte einsetzt. Das *NIMH Treatment of Depression Collaborative Research Program* (TDCRP) verglich kognitive Verhaltenstherapie (KVT), interpersonelle Psychotherapie (IPT), Psychopharmakabehandlung (hier: Imipramin [IMI]) mit klinischem Management (CM). In dieser nach wie vor exemplarischen Studie wurden die verschiedenen Instrumente eingesetzt, um die aufgestellten Hypothesen auf ihre kausalen Mechanismen zu beurteilen und wurden danach von Imber et al. (1990) berichtet. Wie in diesem Kapitel bereits erläutert, bauen die kognitiven Behandlungen der Depressionen auf einer Veränderung der automatisch negativen Gedanken auf. Im NIMH TDCRP wurde die *Dysfunctional Attitude Scale (DAS)* verwendet, um die vermittelnden Konstrukte für kognitive Therapie zu testen. IPT, die von einem Zusammenhang zwischen den zwischenmenschlichen Beziehungen und Depression ausgeht, konzentriert sich auf zwischenmenschliche Konflikte, Rollenübergänge und soziale Defizite. Die Social Adjustment Scale (SAS) wurde verwendet, um die sozialen Prozesse zu beurteilen, die für die hypothetischen Konstrukte der Wirksamkeit von IPT kritisch sind. In der Studie wurde weiter angenommen, dass Imipramin die Hirnchemie beeinflussen wird (Neurotransmitter und Rezeptorempfindlichkeit) und folglich neurovegetative und somatische Symptome verändert, die mit der *Endogenous Scale* der *Schedule for Affective Disorders and Schizophrenia (SADS)* gemessen wurden. Die Spezifität der therapeutischen Wirkung prognostiziert, dass jede der Behandlungen nur die jeweiligen vermittelnden Konstrukte beeinflussen würde; das heißt, KVT, IPT und IMI-CM würden jeweils die Messungen der DAS, SAS, und SADS verändern. Nur unter der Berücksichtigung der Daten von Patienten, die die Behandlung abgeschlossen haben, wurden einige der vorhergesagten Beziehungen für gültig befunden:

> Trotz unterschiedlicher theoretischer Grundkonzepte, unverwechselbarer therapeutischer Verfahren und vermuteter Unterschiede in den Behandlungsmethoden hat bei Beendigung der akuten Behandlung keine der Therapien klare und konsistente Effekte in den ihren theoretischen Ursprüngen entsprechenden Messungen gezeigt. Diese Schlussfolgerung gilt, etwas überraschend, nicht nur für die beiden Psychotherapien, sondern auch für die Pharmakotherapie, wie sie im TDCRP eingesetzt wurde. (Imber et al., 1990, S. 357)

Eine Einschränkung dieser Studie war, dass die Mediationskonstrukte am Ende der Behandlung gemessen wurden und daher ein wechselseitiger Prozess nicht ausgeschlossen werden kann, wobei die Annahme gälte, dass jede Behandlung ihr hypothetisiertes Konstrukt beeinflusst und darauf aufbauend die anderen Konstrukte modifiziert. Dennoch hat die TDCRP-Studie nicht den Nachweis für die Etablierung der Spezifität der drei Behandlungen erbringen können.

Anholt et al. (2008) analysierten zwei Studien zu Zwangsstörungen, die KT mit Exposition und Reaktionsverhinderung (*exposure and response prevention* [ERP]) anhand von 31 Patienten in der KT- und 30 Patienten in der ERP-Bedingung verglichen. Zwangshandlungen und -gedanken wurden wöchentlich gemessen. Die Hypothesen lauteten wie folgt:

> Wir vermuten, dass der Prozess der Veränderung in erfolgreichen KT zuerst Veränderungen in den Zwangsgedanken beinhalten wird, da KT in erster Linie auf die Interpretation von Intrusion abzielt, und dass ein Rückgang des zwanghaften Verhaltens zu einem späteren Zeitpunkt in der Behandlung sichtbar werden würde, sobald die Zwangsgedanken nachgelassen haben. Umgekehrt würde der Prozess der Veränderung in ERP vermutlich zunächst als Rückgang in den Zwangshandlungen in Erscheinung treten, als Folge würden die Zwangshandlungen als Konsequenz der kontinuierlichen Widerlegung dysfunktionaler Erwartungen nachlassen. (S. 39)

Dies ist eine Hypothese, die dem Spezifitätskriterium von Kazdin (2007, 2009) entspricht. Allerdings gab es im Verlauf der Therapie keine Unterschiede in der Veränderung der Zwangshandlungen und -gedanken zwischen den beiden Behandlungen. In beiden Behandlungen sagten, entgegen der Hypothese, die Änderungen in den Zwangshandlungen die Behandlungseffekte besser vorher als die Änderungen in den Zwangsgedanken. Die Autoren schlussfolgerten: „Eine plausible Erklärung wäre, dass beide Behandlungen durch den gleichen Prozessmechanismus gewirkt haben" (S. 41), was dem Spezifitätskriterium nach Kazdin „die kalte Schulter zeigt".

In einer umfangreichen Studie wurde KVT mit ACT (Akzeptanz- und Commitmenttherapie) bei gemischten Angststörungen verglichen (Arch et al., 2012a). In diesem Versuch wurden 128 Patienten randomisiert auf die beiden Behandlungsbedingungen verteilt. Bei Beendigung gab es in keiner einzigen Messung Unterschiede in den Ergebnissen. Während es einige Unterschiede bei einigen Messungen in einigen Stichproben bei der Nachuntersuchung gab, war die allgemeine Schlussfolgerung, dass beide Behandlungen in Bezug auf die Ergebnisse wirksam und äquivalent waren. In der Studie wurden in jeder Sitzung Angstsensitivität und Achtsamkeit gemessen:

> Unsere Studie untersucht zwei zentrale Fragen: 1) Modifizieren KVT und ACT die jeweiligen theoretischen Moderatoren, d.h. gibt es eine Reduktion der Angstsensitivität bei KVT und größere Steigerungen der Achtsamkeit bei ACT? 2) Vermitteln die Veränderungen in der Angstsensitivität und Achtsamkeit die Behandlungsergebnisse? Insbesondere: Vermitteln die spezifischen Prozesse der Behandlung die Ergebnisse nur innerhalb der jeweiligen Behandlung (Angstsensitivität vermittelt für KVT, jedoch nicht die Ergebnisse von ACT, während Achtsamkeit für ACT vermittelt, jedoch nicht für die KVT-Ergebnisse), oder anders gefragt, mediieren die behandlungsspezifischen Prozesse die Ergebnisse über beide Behandlungen hinweg (Angstsensitivität und Achtsamkeit vermitteln Therapieerfolg sowohl für KVT wie ACT)? (Arch, Wolitzky-Taylor, Eifert & Craske 2012b, S. 470)

Die Daten wurden mit ausgefeilten Methoden ausgewertet, nämlich mit Multi-Level-Mediationsanalysen. Ähnlich wie bei Anholt et al. (2008) war ein einziger Prozess, in diesem Fall die Achtsamkeit, ein Moderator sowohl für KVT als auch für ACT. Alles in allem „gaben die Daten bezüglich der Evidenz für substanziell unterschiedliche behandlungsspezifische Mediationspfade wenig her" (Arch et al., 2012b, S. 469).

Schlussfolgerungen: Mediation und Veränderungsmechanismen

Johansson und Høglend (2007) haben eine kritische Übersichtsarbeit der Mediationsstudien in der Psychotherapie vorgelegt. In den Jahren, nachdem Baron und Kenny im Jahr 1986 ihre statistischen Methoden für die Durchführung von Mediationsanalysen präsentiert hatten, identifizierten Johansson und Høglend 61 Studien, die Mediationen in der Psychotherapie untersucht hatten. Ihre Evaluation der Qualität dieser Studien ergab zahlreiche Probleme. Zum Beispiel waren die meisten dieser Studien dahingehend unzureichend, den Zeitverlauft der Messung von Moderatoren und des Ergebnisses festzulegen. Oft wurden Moderatoren falsch oder gar nicht getestet. Am Ende schlussfolgerten sie: „Trotz eines zunehmenden Interesses an Veränderungsmechanismen konnte kein ursächlicher Moderator ausreichend nachgewiesen werden" (S. 7).

Eine konzeptuelle Herausforderung dieser Studien ist, dass oft nur der behandlungsspezifische Moderator untersucht wird und andere Moderatoren ausgelassen werden, einschließlich derer, die gemeinsam wirksam sein könnten, wie z.B. die Allianz, wodurch die Moderatoren nicht parallel untersucht werden können. Die Studie von Burns und Spangler (2001) war eine der wenigen, in der ein konkurrierender „gemeinsamer Faktor“-Moderator untersucht worden war (siehe Hoffart, Borge, Sexton, Clark & Wampold 2012 für ein weiteres Beispiel). Vielleicht werden mit zunehmender Komplexität der Mediationsstudien Kazdins (2007, 2009) Kriterien für eine solche Forschung erfüllt und Veränderungsmechanismen in verschiedenen Behandlungen aufgezeigt werden. Bis heute bestehen jedoch keine robusten Belege aus Mediationsstudien, die ein konsistentes Bild ergeben.

Zusammenfassung der Evidenz für spezifische Effekte

In diesem Kapitel haben wir versucht, anhand exemplarischer Studien und Metaanalysen die aktuelle Evidenz für spezifische Effekte in fünf Forschungsbereichen zusammenzufassen: a) Komponentenstudien, b) Pseudoplacebos, c) Wechselwirkungen von Patientencharakteristika und Behandlung, d) Adhärenz und Kompetenz und e) Veränderungsmechanismen. In jedem dieser Bereiche ist die aktuelle Evidenz für spezifische Wirkungen eher schwach bzw. nur unzureichend robust feststellbar.

Komponentenstudien untersuchen Veränderungen in der Wirksamkeit, indem ein kritischer Bestandteil aus einer bestehenden Behandlungsform eliminiert (Dismantling-Studie) oder indem ein Bestandteil hinzugefügt wird (additive Designs). Anhand zweier Metaanalysen wurden keine oder nur geringe Effekte in diesen Forschungsdesigns festgestellt (Bell et al., 2013; Ahn & Wampold, 2001). Bell et al. haben keine signifikanten Unterschiede zwischen kompletten Behandlungen und Behandlungen ohne kritische Komponenten gefunden, entdeckten jedoch, dass das Hinzufügen einer Komponente zu einer bestehenden Behandlung den Effekt nur für störungsspezifische Variablen erhöht, obwohl die Größe der Effekte recht klein war bzw. diese nicht repliziert werden konnten (Flückiger et al., 2015).

Vergleiche zwischen einer Behandlung und einem psychologischen Placebo verursachen logische und empirische Herausforderungen, insbesondere, da der Begriff der Logik medikamentöser Studien entnommen wird. So können und sollen Psychotherapeuten nicht verblindet werden, sind sowohl Placebo- als auch Behandlungseffekte psychologischer Natur und unterscheiden sich Placebobedingungen oft strukturell von *bona-fide*-Bedingungen. Folglich sind solche Kontrollen als Pseudoplacebo zu bezeichnen. Das Medizinische und das Kontextuelle Metamodell kommen zu vergleichbaren Hypothesen – jedoch aus unterschiedlichen Gründen. Das Medizinische Metamodell erkennt, dass die Beziehung, die Erwartungen und die Remoralisierung eine positive Wirkung auf Patienten haben können, und deshalb sollen diese Effekte möglichst kontrolliert werden, um die spezifisch medikamentösen Effekte zu bewerten. Das Kontextuelle Metamodell erfordert hingegen, dass eine wirksame Behandlung über ein überzeugendes Grundprinzip und Behandlungsmaßnahmen verfügt, Bestandteile, die in den konstruierten Placebokontrollbedingungen fehlen. Im Allgemeinen wurden die Prognosen in Metaanalysen bestätigt: Psychotherapeutisch angelegte Behandlungen sind Pseudoplacebos überlegen, die wiederum Nichtbehandlung überlegen sind. Wenn Pseudoplacebos jedoch gewissenhaft durchgeführt werden, es dem Therapeuten erlauben, vollumfänglich führsorglich und empathisch zu therapieren, und strukturell äquivalent mit anderen Behandlungen sind, kommt die Wirksamkeit der Pseudoplacebobedingungen derjenigen der aktiven psychotherapeutischen Verumbehandlungen nahe.

Ein Hilfskonstrukt des Medizinischen Metamodells ist, dass sich psychische Belastungsfaktoren vorzugsweise in psychopathologische Defizite klassifizieren lassen. Folglich werden einige Behandlungen effektiver bei Patienten mit einem bestimmten Defizit sein, während andere Behandlungen effektiver bei Patienten mit einem anderen Defizit sein werden, wenn sie innerhalb einer bestimmten Diagnose liegen. Die Suche nach Wechselwirkungen dieser Art, in dem Sinne, dass eine bestimmte Behandlung für bestimmte Störungen anderen psychotherapeutischen Behandlungen überlegen wäre, hat keinen konsistenten Befund ergeben. Dennoch gibt es einige Hinweise dafür, dass Wechselwirkungen zwischen Persönlichkeitsvariablen (z.B. charakterologischer Widerstand oder Bewältigungsstil), kulturellen Aspekten und spezifischen Behandlungsprinzipien bestehen, was die Aussagen des Kontextuellen Metamodells unterstützt.

Das Medizinische Metamodell sagt voraus, dass die Adhärenz zum Behandlungsprotokoll einer evidenzbasierten Behandlung und die Kompetenz, mit der der Therapeut die Behandlung durchführt, mit dem Ergebnis in Beziehung steht. Die Messung der Therapeutenadhärenz und -kompetenz ist herausfordernd, da Patienteneigenschaften und -handlungen eine Rolle dabei spielen, wie adhärent und kompetent ein Therapeut erscheint. Zum Beispiel werden Therapeuten von aggressiven Patienten möglicherweise als weniger kompetent wahrgenommen. Darüber hinaus besteht Variabilität in den Adhärenz- und Kompetenzeinschätzungen innerhalb desselben Patienten über mehrere Sitzungen hinweg, und die Fremdbeobachtungen zum Sitzungsende liefern keine Information darüber, wie das Timing innerhalb der Sitzungen gestaltet wird. Eine Metaanalyse der Adhärenz und Kompetenz ergab, dass diese allgemeinen Sitzungsratings in der Regel nicht signifikant bzw. robust mit dem Therapieergebnis korrelierten (Webb et al., 2010).

Schließlich wurden Untersuchungen durchgeführt, um zu prüfen, ob Behandlungen durch die spezifischen Veränderungsmechanismen funktionieren. In der Psychotherapie Mediationsanalysen durchzuführen, ist eine zeitaufwändige und messtheoretische Herausforderung, da sich die einzelnen Veränderungsmechanismen während der Sitzungen gegenseitig bedingen. Es bestehen im deutschen Sprachraum seit Jahren Bestrebungen, Prozess- und Ergebnismessungen frequentierter einzusetzen (z.B. in jeder Sitzung oder sogar im Stil einer Folge von Moment-zu-Moment-Aufnahmen innerhalb von Sitzungen) und mittels komplexerer Wachstumsmodelle zu untersuchen (z.B. Tschacher, Schiepek & Brunner, 1992). Aufgrund der einfacheren Verfügbarkeit digitalisierter Daten unter Routinebedingungen (z.B. mittels computerisierter Feedbacksysteme) lassen sich Psychotherapieprozesse feinmaschiger abbilden. Inwieweit sich spezifische Mediationshypothesen über verschiedene Stichproben hinweg als stabil erweisen, wird eine interessante Herausforderung der nächsten Dekaden sein.

Eine gesellschaftliche Erwartung an die Interventionsforschung ganz allgemein ist, besser wirksame Humaninterventionen zu entwickeln und zu etablieren. Psychotherapien bilden im Bereich der Behandlung psychischer Leiden eines der aktivsten Forschungsfelder und haben eine konzeptuelle wie auch empirische Vorreiterrolle. Es gibt kaum ein Interventionsfeld, dass so detaillierte longitudinale Daten auf Patienten- und Behandlerperspektive gesammelt hat. Wie in diesem Kapitel erläutert wurde, gibt es keine zwingenden Beweise dafür, dass die spezifischen Bestandteile einer bestimmten Psychotherapie oder spezifische Komponenten im Allgemeinen für die Schaffung des Nutzens der Psychotherapie allein verantwortlich sind. Entgegen der allgemeinen gesellschaftlichen Hoffnung zeigt das vorliegende Kapitel auf, dass sich Psychotherapien, und möglicherweise Humaninterventionen im Allgemeinen, nur unzureichend über einen Leisten spezifischer Interventionseffekte schlagen lassen; Patienten und Therapeuten haben Handlungsfreiheiten und verhalten sich nicht uniform. Multi-Level-Modelle zur Analyse geschachtelter Versuchsdesigns kommen dem Denken näher, dass diese Handlungsfreiheiten von Patienten und Therapeuten multifaktoriell abzubilden sind und sich nur unzureichend in ein starres (jedoch in sich stimmiges und logisches) System spezifischer Interventionen pressen lassen.

Kapitel 9 Konsequenzen der wissenschaftlichen Debatten

Schlussfolgerungen für Theorie, Politik und Praxis

Psychotherapieforschung hat sich seit der ersten Ausgabe der Psychotherapie-Debatte vervielfacht. Wie gelingt es, aus dem akkumulieren Wissen ein schlüssiges Bild zu formieren? Offensichtlich sind in diesen Forschungsergebnissen wichtige Hinweise eingebettet, jedoch ist es nicht einfach, aus dieser Masse an Evidenz eine zusammenhängende Geschichte zu verfassen. Aufgrund der exponentiell zunehmenden Anzahl von Psychotherapiestudien und damit verbundenen Metaanalysen (siehe Kapitel 4) gibt es derart viel Empirie, dass für fast jeden theoretischen Standpunkt ein empirisches Resultat herangezogen werden kann, das die Position stützt. Folglich – und leider etwas ernüchternd – gleichen die Positionen in den heutigen Debatten denjenigen in der Vergangenheit. Zum Beispiel wird Eysencks Argument bezüglich der Überlegenheit der evidenzbasierten, „wissenschaftlich geprüften" Behandlungen in einer vergleichbaren Art und Weise aufgegriffen, ebenso wie Rosenzweigs Hypothese, dass die Therapien der gut etablierten Psychotherapietraditionen im Durchschnitt vergleichbar wirksam zu sein scheinen (siehe Wampold, 2013). Offensichtlich muss die Evidenz in kohärenter Weise analysiert werden.

Kohärenz verlangt eine Theorie, die neue Erkenntnisse antizipiert und möglichst den gesamten Evidenzraum erklären kann. Eine einzige Anomalie, oder sogar mehrere Anomalien, sollten nicht in der Aufgabe eines Forschungsprogramms münden. Vielmehr sollte die Theorie mithilfe von Hilfssätzen adaptiert werden, um solche Anomalien in die Erklärung aufzunehmen. Allerdings muss der harte Kern der Theorie einer seriösen Prüfung standhalten können. Die Theorie sollte in der Lage sein, vorherzusagen, was unter welchen Bedingungen beobachtet werden wird. In einem progressiven Forschungsprogramm sollten Prüfungen der Schlussfolgerungen zu innovativer Forschung führen, um die möglichen Risiken zu untersuchen. Die Theorie sollte die Ergebnisse solcher Studien antizipieren können. Ein degeneratives Forschungsprogramm wird viele Hilfssätze benötigen, von denen viele ad hoc hinzugefügt werden, um Anomalien zu erklären und von denen einige selbst nicht in der Lage sind, einer Überprüfung standzuhalten.

In diesem Buch haben wir zwei Psychotherapieforschungsprogramme untersucht, das Medizinische Metamodell und Kontextuelle Metamodelle. Der harte Kern des Medizinischen Metamodells sagt aus, dass die spezifischen Bestandteile von Behandlungen für den Nutzen der Psychotherapie verantwortlich sind. Genauer gesagt werden a) psychische Dysfunktionen identifiziert, die b) in einer spezifischen Behandlung gelindert werden, so dass c) die Verbesserungen über die Heilung der identifizierten Dysfunktionen geschehen. Auf der anderen Seite postuliert der harte Kern der Kontextuellen Metamodelle, dass die Beziehung zwischen dem Therapeuten und dem Patienten, die im Rahmen einer Behandlung zustande kommt, für den Erfolg der Therapie entscheidend ist. Unser Kontextuelles Metamodell schlägt drei Hauptwege vor, über die Veränderungen in der Psychotherapie zustande kommen: eine echte Beziehung, die Schaffung von Veränderungserwartungen hinsichtlich konkreter Lösungswege sowie die Durchführung und Reaktivierung proaktiver Verhaltensweisen in irgendeiner Form. Wie wir gesehen haben, machen beide Modelle sehr unterschiedliche Voraussagen über das, was in der gleichen Situation beobachtet werden wird.

In diesem Kapitel diskutieren wir die Auswirkungen der Forschungsevidenz auf Theorie, Politik und Praxis.

Implikationen für die Theorie

Das Kontextuelle Metamodell als ein progressives Forschungsprogramm

Im Laufe der Jahre hat die Forschungssynthese der Psychotherapieliteratur versucht, die Varianzquellen zuzuordnen, unter anderem anhand des von Lambert entworfenen Kreisdiagramms verschiedener Teilaspekte, die die Gesamtvarianz erklären (Lambert, 1992), oder der Gliederung verschiedener Kernaspekte in einem konzentrischen Kreis, die in der ersten Auflage dieses Buchs präsentiert wurde (Wampold, 2001b). Solche Versuche sind aus mehreren Gründen fehlerhaft. Zunächst liegt der Zuordnung der Variabilität in den Ergebnissen zu verschiedenen Quellen die Annahme zugrunde, dass die Quellen unabhängig voneinander sind – was sie nicht sind. Zum Beispiel verglich Lambert Variabilität aufgrund von gemeinsamen Faktoren mit Variabilität aufgrund von Erwartungen, aber wie wir gesehen haben, sind Erwartungen ein zentraler gemeinsamer Faktor. In ähnlicher Weise gibt es Therapeuteneffekte, weil Therapeuten, die effektiver sind, etwas tun, das sie effektiver macht – zum Beispiel sind sie besser darin, Allianzen zu formen. Zweitens werden die Effekte für verschiedene Komponenten aus ganz unterschiedlichen Forschungsdesigns abgeleitet – das bedeutet, dass die erzeugten Effekte zu einem gewissen Grad vom Forschungskontext und von den experimentellen Bedingungen abhängen. Obwohl wir Effektstärken aggregiert haben (z. B. Bildung eines metaanalytischen Cohens *d* aus den Korrelationen einzelner Studien), müssen diese gemittelten Vergleiche zwischen den Effekten mit Vorsicht interpretiert werden. Drittens werden einzelne Teilaspekte oft ohne Rücksicht auf den Gesamtkontext interpretiert.

Trotz der Probleme mit der Interpretation von Effektstärken bietet ein Vergleich dieser Effekte einen Ausgangspunkt, um die Aussagekraft der beiden Modelle zu schätzen. In Tabelle 9.1 sind die metaanalytisch gemittelten Effekte der Psychotherapiewirksamkeit sowie die verschiedenen Psychotherapiefaktoren zusammengefasst dargestellt. In Abbildung 9.1 sind diese Effekte ebenso anhand eines Balkendiagramms dargestellt, bei dem die Breite der Balken die Anzahl der Studien darstellt, auf denen der jeweilige Effekt basiert. Die Effekte, die durch die unter den Kontextuellen Metamodellen aufgelisteten Faktoren zustande kommen, sind größer als die durch spezifische Effekte erzeugten Wirkungen. Zumindest machen diese Effekte deutlich, dass die „gemeinsamen Faktoren" erstaunlich robuste Aspekte der Psychotherapie repräsentieren.

Wie in diesem Buch diskutiert worden ist, wurden die „gemeinsamen Faktoren" aus verschiedenen Gründen kritisiert. Zum Beispiel wurde die Korrelation zwischen Allianz und Therapieerfolg, die zu den etabliertesten Erkenntnissen in der Psychotherapieforschung gehört, im Zusammenhang mit Kausalitätsbedenken kritisiert. Vielleicht führten frühe Symptomverbesserung zu einer verbesserten Allianz und besseren Ergebnissen, vielleicht war es der Patientenbeitrag zur Allianz, der für bessere Ergebnisse steht, und nicht das, was der Therapeut tat, vielleicht war die Allianz eine „spezifische Komponente" für einige beziehungsfokussierte Therapien, jedoch unwichtig für diejenigen, die nicht auf Beziehungen als spezifische Bestandteile eingehen, und so

Tabelle 9.1: Effektgrößen für die Psychotherapie, therapeutische Faktoren aus dem Kontextuellen Metamodell und spezifische Komponenten, wie sie in den Metaanalysen bestätigt wurden

Faktor	Anzahl Studien	Anzahl Patienten	Effektgröße *d*	% der Variabilität in den Ergebnissen	Kapitel in diesem Buch
Psychotherapie (vs. keine Behandlung)					
Psychotherapie	> 500		0.80	13.8	4
Therapeutische Faktoren des Kontextuellen Metamodells					
Allianz[a]	297	> 14000	0.57	7.5	7
Empathie[a]	59	3599	0.63	9.0	7
Zielkonsens/ Kollaboration[a]	15	1302	0.72	11.5	7
Positive Wertschätzung/Bestätigung[a]	18	1067	0.56	7.3	7
Kongruenz/Echtheit[a]	16	863	0.49	5.7	7
Erwartungen[a]	46	8016	0.24	1.4	7
Kulturelle Anpassung der EBT[b]	21	950	0.32	2.5	7
Therapeuten in RCTs[c]	29	14519	0.35	3.0	6
Therapeuten in naturalistischem Setting[c]	17		0.55	7.0	6
Spezifische Komponenten					
Unterschiede zwischen den Behandlungen[d]	295	> 5900	< 0.20	< 1.0	5
Spezifische Komponenten (Dismantling)[e]	30	871	0.01	0.0	8
Einhaltung des Protokolls[f]	28	1334	0.04	< 0.1	8
Kompetenzratings der Durchführung bestimmter Behandlungen[f]	18	633	0.14	0.5	8

a Siehe verschiedene Kapitel in Norcross (2011); ein Update dieser Evidenz ist unter Norcross (2018) dokumentiert.
b Benish et al., 2011
c Baldwin & Imel, 2013
d Wampold et al., 1997b; bestätigt durch verschiedene andere Metaanalysen für bestimmte Erkrankungen.
e Bell et al., 2013 (anvisierte Variablen); siehe auch Ahn & Wampold (2001).
f Webb, DeRubeis & Barber, 2010

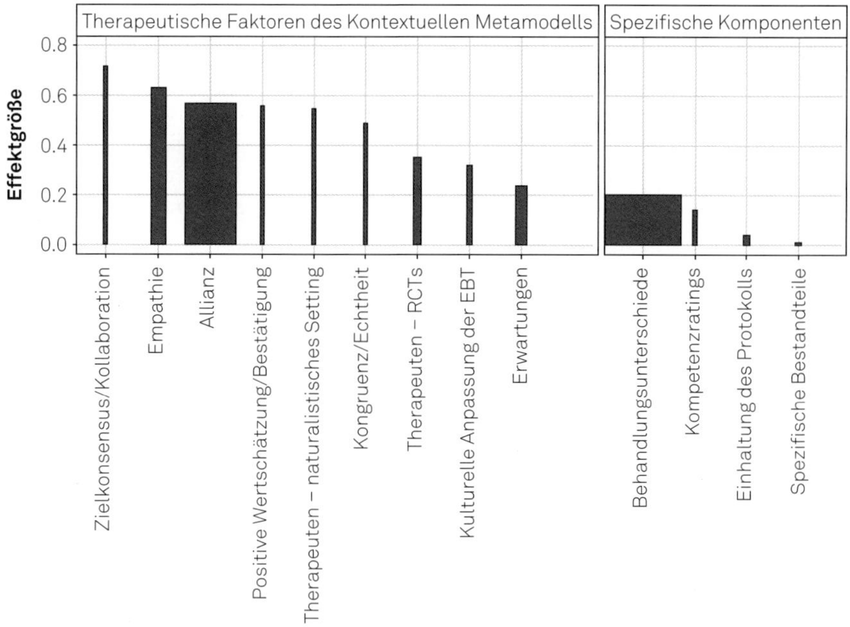

Abbildung 9.1: Effektgröße der therapeutischen Faktoren (Die Breite der Balken stellt die Anzahl der Studien dar, auf denen der jeweilige Effekt basiert.)

weiter. Jede dieser Fragen führte zu innovativen Studien. Jedes Mal überlebte die Erkenntnis, dass die Allianz ein erstaunlich robuster therapeutischer Prädiktor ist.

Natürlich hat auch das hier vorgeschlagene Kontextuelle Metamodell Hilfssätze. Ein wichtiger davon ist die Allegiance des Therapeuten. Das Kontextuelle Metamodell ruft die Allegiance als Hilfssatz auf den Plan, um Studien zu erklären, die Behandlungsunterschiede zeigen. Die Allegiance-Hilfskonstruktion sagt aus, dass eine Behandlung, die von Therapeuten durchgeführt wird, die an sie glauben, effektiver sein wird als eine Behandlung von Therapeuten, die nicht an sie glauben. Wie in Kapitel 5 diskutiert, hat Forscher-Allegiance sicherlich einen Einfluss auf das Ergebnis, und wahrscheinlich kommt dies durch den Mechanismus der Allegiance seitens der Therapeuten zustande. Mit Erstaunen stellen wir fest, wie robust sich der harte Kern des Kontextuellen Metamodells zeigt.

Das Kontextuelle Metamodell konzeptualisiert Psychotherapie als eine sozial eingebettete Behandlung unter Verwendung von sozialen Pfaden, um Patienten bei der Linderung von verschiedenen Formen psychischer Belastungen zu unterstützen. Es betont somit den sozialen Aspekt im biopsychosozialen Rahmenmodell; ein Aspekt, der trotz aller Lippenbekenntnisse möglicherweise am schnellsten aus dem Blickfeld der professionellen Behandlungen fällt. Im Kontextuellen Metamodell ist der Einfluss der Beziehung zwischen dem Therapeuten und dem Patienten von zentraler Bedeutung. Die Beziehung wirkt durch direkte sowie indirekte Mittel. Schon ein flüchtiges Verständnis des Kontextuellen Metamodells vermittelt, dass die Wirksamkeit der Psychotherapie nicht nur aus der Beziehung des Therapeuten zum Patienten abgeleitet wird (d.h. aus einer Kommunikation zweier Personen in einem Raum), selbst wenn das Verhältnis empathisch, fürsorglich und aufrichtig ist, auch wenn die Wichtigkeit dieser Faktoren nicht unterschätzt werden sollte. Entsprechend dem Kontextuellen Metamodell muss der Therapeut eine Erklärung für die Probleme des Patienten anbieten können bzw. diese mit dem Patienten gemeinsam erarbeiten, um damit übereinstimmende therapeutische Maßnahmen (sprich eine Behandlung der identifizierten Probleme) herzuleiten, die Mittel für die Überwindung oder die Bewältigung der Patientenprobleme liefern. Der Patient muss den therapeutischen Prozess akzeptieren und sich in diesem engagieren – nicht einfach nur etwas mit dem Therapeuten tun, sondern aktiv und in kohärenter Weise auf ein Ziel arbeiten. Im Folgenden ziehen wir ein Überdenken des Status der Behandlungen im Medizinischen und Kontextuellen Metamodell in Erwägung.

Das Medizinische Metamodell kann die empirische Evidenz nicht erklären

Der harte Kern des Medizinischen Metamodells unterstreicht die Wirksamkeit der spezifischen Komponenten. Allerdings geht die Evidenz nicht mit den daraus abgeleiteten empirischen Prognosen einher. Von zentraler Bedeutung für das Medizinische Metamodell ist die Annahme, dass einige Behandlungen effektiver als andere sein sollen, weil die Komponenten aufgrund ihrer wissenschaftlichen Basis ein größeres Veränderungspotential haben. Seit dem Beginn der direkten Vergleiche zwischen zwei vollumfänglich therapeutisch intendierten Behandlungen besteht erstaunlich geringe empirische Evidenz dahingehend, dass zwischen den Behandlungen Wirksamkeitsunterschiede bestehen. Was auch immer es in den Resultaten an Varianzen gab (d.h. einzelne Studien, die einen Unterschied zeigen), geht diese Zahl nicht über das hinaus, was durch Zufall zu erwarten wäre. Einfach ausgedrückt gibt es zahlreiche Behandlungen, die wirksam sind, die es nach dem Medizinischen Metamodell aber nicht sein sollten (z.B. Gegenwartszentrierte Therapie, EMDR, gewisse zeitlich begrenzte psychodynamische Behandlungen). Eine logische Hilfskonstruktion aus dem Medizinischen Metamodell wäre, dass diese Behandlungen über anerkannte spezifische psychologische Prozesse, die in anderen Behandlungen skizziert werden, tatsächlich wirken (z.B.: EMDR ist einfach nur eine Exposition und demzufolge eine Form von KVT.). Dies wirft die Frage eines anderen Hilfssatzes des Medizinischen Metamodells auf – der Adhärenz. Wenn jedoch scheinbar unterschiedliche Behandlungen durch den gleichen psychologischen Mechanismus wirken (die Wirksamkeit von EMDR und KVT sind auf Exposition zurückzuführen), dann ist es logisch, dass die Einhaltung eines bestimmten Protokolls nicht notwendig ist, da die Exposition auf verschiedenste Art und Weise in verschiedensten Behandlungen durchgeführt werden kann. Normalerweise werden für Studien Therapeuten speziell ausgewählt, ausgebildet und auf die Protokolltreue hin evaluiert. Unabhängig davon, ob Studien Unterschiede in den Ergebnissen zeigen können oder an dieser Aufgabe scheitern, werden sie regelmäßig auf der Basis der Adhärenzhilfsannahme kritisiert, was darauf hindeutet, dass diese wahllos verwendet wird, um die Gültigkeit der Evidenz zu bestreiten. Belastender für das Medizinische Metamodell ist jedoch, dass die Einhaltung des Protokolls mit dem Therapieergebnis nicht zusammenzuhängen scheint, sodass erstaunlicherweise die Hilfsannahme an sich keine empirische Unterstützung findet. Dies ist ein fundamentales Resultat, da es am Gerüst der Argumentationslogik kratzt. Darüber hinaus hat die Variabilität unter den Therapeuten, die die Behandlung durchführen, trotz der strengen Ausbildung und Supervision und anderer besonderer Bedingungen in klinischen Studien, hinsichtlich der Ergebnisse eine größere Wirkung als die Unterschiede zwischen den Behandlungen.

Der direkteste Weg, um die Bedeutung eines bestimmten Bestandteils einer Behandlung zu identifizieren, ist das Dismantling-Design, bei dem die Komponente, die vorgeblich die psychologischen Defizite anspricht, aus der Behandlung entfernt wird, mit der Erwartung, dass die Wirksamkeit der Behandlung dadurch abgeschwächt werden wird. Zwei Metaanalysen haben gezeigt, dass das Entfernen des kritischen Bestandteils die Wirkungen der Behandlung nicht dämpft (siehe Kapitel 8).

Es ist eine starke Hypothese, dass die Wirksamkeitsunterschiede zwischen Behandlungen im Allgemeinen oder zwischen zwei bestimmten Behandlungen im Speziellen gleich null sind. Dennoch, auch wenn Unterschiede existieren, sind diese offensichtlich vor allem im Vergleich zu anderen Effekten erstaunlich klein. Das Medizinische Metamodell ehrt in der Regel RCTs als den Goldstandard der Psychotherapieforschung, wenn es darum geht, Schlussfolgerungen über Forschungsergebnisse zu machen. Doch die Hinweise von RCTs, die entweder therapeutisch angelegte Behandlungen vergleichen oder evidenzbasierte Behandlungen zerlegen, bieten keine zwingenden Belege für die spezifischen Komponenten, die für das Medizinische Metamodell von zentraler Bedeutung sind. Es sei an dieser Stelle angemerkt, dass viele, wenn auch offensichtlich nicht alle, Befürworter des Medizinischen Metamodells die Bedeutung der Beziehungsfaktoren anerkennen, jedoch dafür argumentieren, dass diese Effekte entweder hinsichtlich ihrer Größe oder ihrer Wichtigkeit im Vergleich zu spezifischen Effekten nicht robust sind. Zusammenfassend zeigt die Gesamtschau der empirischen Evidenz, dass sich in der Logik des Medizinischen Metamodells die Wirksamkeitsunterschiede von Psychotherapien nur unzureichend abbilden lassen. Dies ist ein ernüchterndes Bild, da die empirischen Resultate ein gesellschaftlich breit akzeptiertes Forschungsparadigma fundamental in Frage stellen. Demgegenüber werden im Medizinischen Metamodell basale proaktive psychologische Konzepte, wie beispielsweise Selbstwirksamkeit, soziale Unterstützung oder intelligentes Handeln, die Teil eines jeden Grundstudiums der Psychologie sind, nur unzureichend abgebildet. Der freie Wille und damit verbunden das proaktive Gesundheitsverhalten werden im Modell gänzlich vernachlässigt.

Die hier zusammengefasste empirische Evidenz der Psychotherapie und die erstaunlich geringe Varianzaufklärung im Rahmen des Medizinischen Metamodells dürfte auch für andere Humaninterventionen bedeutsam sein. Es ist anzunehmen, dass sich die hier vorgestellten Überlegungen zu Kontextuellen Modellen bis zu einem gewissen Grad auch auf andere Fachgebiete außerhalb der Psychotherapie übertragen lassen.

Die Bedeutung der Behandlungen

Es ist nicht ungewöhnlich zu lesen, dass irgendeine spezifische Behandlung einer Kontrollgruppe, die die gemeinsamen Faktoren „kontrolliert“, überlegen ist. Diese Kontrollgruppen beschreiben im Grunde eine Behandlung, bei der der Therapeut trainiert wurde, empathisch, warmherzig und wohlwollend zu sein, es ihm jedoch nicht erlaubt ist, Maßnahmen zu ergreifen, die als eigentliche psychotherapeutische Behandlung interpretiert werden würden. Solchen Pseudoplacebobehandlungen wird ihre „Legitimität“ oft dadurch verliehen, dass sie der Kategorie der „Rogers'schen Therapie“ zugeordnet werden (sogar unter Berufung auf Zitate aus einem von Rogers Büchern). Sie werden somit als humanistische Behandlung klassifiziert. Jedoch sind solche „Behandlungen“ in der Regel weder Behandlungen noch humanistisch. Jeder Therapeut, der die Theorien von Rogers intensiver studiert hat oder Videos seiner Arbeit angesehen hat, wird verstehen, dass diese Kontrollgruppen nicht dem ähneln, was Rogers in der Therapie tat und implementierte. Tatsächlich war Rogers in seinen Reaktionen auf Patienten sehr strategisch (siehe Truax, 1966). In RCTs werden diese Behandlungen in der Regel von Therapeuten durchgeführt, die sich der Tatsache bewusst sind, dass sie eine Kontrollgruppentherapie durchführen (z. B. Markowitz, Manber & Rosen, 2008). Die humanistischen Behandlungen haben sich seit den 1950er- und 1960er-Jahren weiterentwickelt (Ellison & Greenberg, 2007; Greenberg, 2010). Warum sollte man eine Persiflage einer Behandlung anwenden, die im Jahr 1950 populär war? Allerdings liegt der größte Irrtum darin, dass das Kontextuelle Metamodell sowie andere Modelle der Therapie auf der Grundlage der gemeinsamen Faktoren (siehe Kapitel 2) explizit beschreiben, welche Form der Behandlung notwendig ist. Im Kontextuellen Metamodell ist eine triftige Erklärung des psychischen Leidens, eine Behandlung, die im Einklang mit der Erklärung steht, die Einigung über Ziele und Aufgaben sowie die Teilnahme an therapeutischen Aufgaben, die entwickelt wurden, um die mit dem Patienten konzipierten Ziele zu erreichen, unerlässlich, um den Nutzen der Psychotherapie zu schaffen. Es ist nicht verwunderlich, dass in diesem Fall Behandlungen mit stichhaltigen Grundprinzipien und therapeutischen Maßnahmen meistens Behandlungen übertreffen, die keine Struktur besitzen und keine Gründe für ihre Wirksamkeit liefern können, die der Patient als Erklärung akzeptieren könnte. Konsequenterweise kann eine solche Behandlung dem Patienten nicht dabei helfen, die wünschenswerten Veränderungen in seinem Leben innerhalb der Therapie zu erreichen, noch dazu, wenn verhindert wird, dass der Therapeut wirksame therapeutische Maßnahmen ergreifen darf, von denen er selbst überzeugt ist (siehe Kapitel 8). Darüber hinaus könnten auch einige therapeutisch konstruierte Therapien tatsächlich weniger wirksam sein als andere Behandlungen, wenn kein Versuch unternommen wird, den Patienten zu seinen Schwierigkeiten zu hinzuführen und diese mit therapeutischen Maßnahmen zu verknüpfen, was bei einigen humanistischen oder psychoanalytischen Behandlungen der Fall sein könnte (siehe z. B. Poulsen et al., 2014).

Ein Beispiel einer zielorientierten Behandlung, die Flexibilität im Behandlungsvorgehen vorsieht und auf die Motivation des Patienten fokussiert, ist das *motivational interviewing* (MI), welche im Zusammenhang mit Suchterkrankungen entwickelt wurde, deren Prinzipien jedoch auf die allgemeine Gesprächsführung abzielen. MI kommt einer legitimen, vollumfänglich therapeutisch intendierten „gemeinsame Faktoren"-Behandlung nahe, welche eine „kooperative, personenzentrierte Form von Begleitung zur Veränderung und Stärkung der Motivation beinhaltet" (Miller & Rollnick, 2009, S. 137). Obwohl MI eine Betonung auf gemeinsame Faktoren legt, vor allem auf Empathie und Hoffnungsinduktion (d.h. Schaffung von Erwartungen), bietet MI einen Leitfaden für Therapeuten, um die Motivation explizit zu fördern, die Selbstwirksamkeit zu verstärken und selbstmotivierende Äußerungen zu provozieren sowie das Setzen von Zielen zu unterstützen (um eine Diskrepanz zwischen dem Punkt zu erzeugen, an dem sich der Patient gerade befindet und dem, an dem er sein möchte). Wie bereits von Miller und Rollnick (2009) erwähnt, ist MI nicht einfach nur eine klientenzentrierte Beratung:

> MI weicht von traditionellen Vorstellungen der klientenzentrierten Beratung ab, operiert jedoch mit einer bewussten Zielsetzung in Richtung der intendierten Veränderung. Bei MI hört der Berater strategisch zu, entlockt und reagiert selektiv auf bestimmte Formen der Rede, die umfassend als „selbstmotivierende Äußerungen" bezeichnet werden. Im Laufe einer MI-Sitzung versucht der Berater, die Stärke der geäußerten Motivation des Patienten für eine Zielverhaltensänderung zu erhöhen und Verteidigungshaltungen zum Status quo zu verringern. (S. 135)

Außerdem ist MI klar therapeutisch angelegt, nicht leicht zu erlernen und wird von Therapeuten durchgeführt, die für die Behandlung ausgebildet sind und die daran glauben, dass das, was sie tun, wirksam sein wird (Miller & Rollnick, 2009).

Obwohl sowohl das Medizinische als auch das Kontextuelle Metamodell die Notwendigkeit einer Behandlung vorsehen, ist die Rolle der Behandlung in den jeweiligen Theorien sehr unterschiedlich. Im Medizinischen Metamodell ist der wissenschaftliche Status der im Manual beschrieben Komponenten von größter Bedeutung – wie Eysenck in den 1950er-Jahren festgestellt hat, sollten Behandlungen, die Komponenten auf der Basis wissenschaftlicher Erkenntnisse enthalten, anderen Behandlungen in ihrer Wirksamkeit überlegen sein. Wir haben die Literatur zusammengefasst, die die fehlenden Unterschiede zwischen den Behandlungen demonstriert. Darüber hinaus gibt es einige Anomalien, die im Rahmen des Medizinischen Metamodells sehr schwer zu erklären sind und für die keine angemessenen Hilfshypothesen vorgeschlagen wurden. Mehrere Therapiearten, die derzeit als psychologische Behandlungen mit starker Unterstützung aus der Forschung klassifiziert sind, waren zunächst Kontrollbedingungen, wobei gezielt Bestandteile weggelassen wurden, die wissenschaftlich als unabdingbar angesehen wurden. Hierzu zählen interpersonelle Therapie gegen Depressionen (Weissman, 2006), Verhaltensaktivierung (*behavioral activation* [BA]) gegen Depressionen (Jacobson et al., 1996) und Gegenwartszentrierte Therapie (*present-centered therapy* [PCT]) bei PTBS (Frost, Laska & Wampold, 2014). Wie bereits zuvor erläutert, bemerkten Jacobson et al. (1996), als festgestellt wurde, dass BA für Depressionen genau so wirksam war wie kognitive Therapie (KT), Folgendes: „Diese Ergebnisse stehen im Gegensatz zu den formulierten Hypothesen des kognitiven Modells der Depression von Beck und Kollegen (1979), die postulierten, dass eine direkte Anstrengung zur Modifizierung negativer Schemata erforderlich ist, um Behandlungsergebnisse zu maximieren und einen Rückfall zu verhindern. Wenn BA und angewandte Entspannung gleich effektiv wie KT sind und auch in der Lage sind, die für einen Wandel notwendigen Faktoren zu verändern, dann sollte nicht nur die Theorie, sondern auch die Therapie an sich eine Revision erfahren" (S. 302 f.). Dennoch wurde KT aus dem Grund, dass die spezifischen Bestandteile dahingehend beanstandet wurden, konträr zu dem zu sein, was das Medizinische Metamodell vorgeben würde, weder aufgegeben noch modifiziert. Tatsächlich wurde keine Behandlung, die auf irgendeiner Liste evidenzbasierter Behandlungen erschienen ist, aufgrund von Zweifeln über die wissenschaftliche Grundlage der Komponenten aus der jeweiligen Liste entfernt.

Ein weiteres exemplarisches Beispiel ist PCT für PTBS, die entwickelt wurde, um eine „glaubwürdige therapeutische Alternative für nicht spezifische therapeutische Faktoren bereitzustellen, so dass diese als Kontrast für die spezifische Prolonged Exposure (PE) verwendet werden konnten und die spezifischen Wirkungen der PE gegenüber einer guten Therapie sichtbar werden würden" (Schnurr, Shea, Friedman & Engel, 2007, S. 823). PCT wurde dahingehend entworfen, sowohl die Exposition als auch jede Art einer systematischen kognitiven Umstrukturierung explizit zu umgehen. Frühere Versuche, Kontrollbedingungen für PTBS zu entwickeln, die weder Exposition noch kognitive Komponenten enthielten, jedoch keine weiteren therapeutischen Maßnahmen außer empathischer Reaktionen beinhalteten, waren weniger wirksam als evidenzbasierte Behandlungen (z.B. Foa, Rothbaum, Riggs & Murdock, 1991). Als jedoch PCT als eine manualisierte Behandlung mit einer glaubwürdigen Begründung entwickelt wurde, die den Patienten plausibel erklärt, was in der Therapie geschieht, und therapeutische Maßnahmen ermöglichte, die den Erwerb von Strategien im Umgang mit den Problemen erleichtern konnten (d.h. Problemlösungsfähigkeiten), wurde sie ebenso effektiv wie Behandlungen mit vorgeblich wissenschaftlich begründeten Komponenten. Dies zeigte eine Metaanalyse von Studien, die evidenzbasierte Behandlungen und PCT verglich (Frost et al., 2014). Nach dem Vergleich von PCT und *cognitive processing therapy* (CPT) für PTBS zogen Suris, Link-Malcolm, Chard, Ahn und North (2013) folgende Schlussfolgerung:

> Die aktuelle Studie hat gezeigt, dass sowohl CPT als auch PCT zur Senkung posttraumatischer und depressiver Symptome in der Lage waren. Ähnlich wie bei den Ergebnissen aus anderen randomisierten, kontrollierten klinischen Studien (McDonagh et al., 2005; Schnurr et al., 2007), schien es, als ob PCT mehr wie eine aktive Intervention wirkt, anstatt eine Vergleichsbedingung für die nicht spezifischen Aspekte der Therapie wie Behandlungsdauer und Aufmerksamkeit zu sein. (S. 7)

Eine etwas lästige Anomalie für das Medizinische Metamodell ist das EMDR für PTBS, eine Behandlung, deren theoretische Begründung auf der einen Seite als Pseudowissenschaft bezeichnet und mit Mesmerismus verglichen wurde (Herbert et al., 2000; McNally, 1999) und auf der anderen Seite genauso wirksam zu sein scheint wie eine übliche evidenzbasierte Behandlung. Zudem wurde EMDR vom National Institute for Health and Care Excellence in Großbritannien empfohlen (Wampold et al., 2010). EMDR wird von der Society of Clinical Psychology der American Psychological Association (APA) als eine psychologische Behandlung mit „starken Forschungsbelegen/umstritten“ gelistet. Obwohl es gute Belege dafür gibt, dass spezifische Komponenten von EMDR, wie sie im Manual beschrieben werden, nicht erforderlich sind (siehe Herbert et al., 2000; McNally, 1999), könnte das Gleiche – wie weiter oben bereits erwähnt – auch über KT für Depressionen und einige andere Behandlungen gesagt werden. Anders als die starke wissenschaftliche Unplausibilität einiger angegebener Maßnahmen von EMDR scheint das Fehlen von Hinweisen für die Spezifität, ähnlich wie bei vielen anderen „Mainstream“-Behandlungen, kein Grund zur Aufregung zu sein. Die Bezeichnung „umstritten“ nach dem Schrägstrich erscheint in diesem Zusammenhang willkürlich zu sein.

Das Medizinische Metamodell kann die Wirksamkeit solch umstrittener Behandlungen nicht erklären. Auf der anderen Seite ist die Wirksamkeit dieser Behandlungen im Kontextuellen Metamodell keine Anomalie – das Kontextuelles Metamodell sagt voraus, dass eine Behandlung, die ein überzeugendes Grundprinzip hat, das von den Patienten akzeptiert wird, und die von einem Therapeuten durchgeführt wird, der an die Wirksamkeit der Behandlung glaubt und die Patienten in therapeutische Aktionen verwickeln kann – *relativ unabhängig von der vorgeblichen wissenschaftlichen Begründung der Komponenten* –, wirksam sein wird. Tatsächlich ist es nicht unwahrscheinlich, dass die Behandlung in einem Netz von miteinander verbundenen psychologischen Prozessen mündet. Die Bedeutung der Stichhaltigkeit der dem Patienten dargebotenen Erklärung wurde durch Meichenbaum (1986) – ein Befürworter der kognitiven Therapien – klar erkannt, als er die Konsistenz der Interventionen eines Therapeuten beschrieb:

> Im Rahmen des Therapieprinzips konzeptualisierte der Therapeut die Angst jedes einzelnen Patienten in Begriffen des Modells der emotionalen Erregung von Schachter (1966). Konkret erklärte der Therapeut, dass die Angstreaktion des Patienten zwei wichtige Elemente zu beinhalten schien: (a) eine erhöhte physiologische Erregung und (b) ein Angstkonglomerat, welches vermeidende Gedanken und Selbstaussagen enthielt (z.B. Ekel vor phobischen Objekten, ein Gefühl der Hilflosigkeit, Panikgedanken, den Eindruck, von Angst überwältigt zu werden sowie Fluchttendenz). Nach dieser „Grundsteinlegung“ bemerkte der Therapeut, dass die Angst des Patienten der Theorie von Schachter zu entsprechen schien, die besagt, dass ein emotionaler Zustand wie Angst zu einem großen Teil durch die Gedanken bestimmt wird, die der Patient empfindet, wenn er körperlich erregt wird. Es sollte beachtet werden, dass die Theorie der Emotionen von Schachter und Singer (1962) nur zum Zwecke der Konzeptualisierung verwendet wurde. Obwohl die Theorie und Forschung, auf denen sie beruht, kritisiert wurde (Lazurus, Averill & Opton, 1971; Plutchik & Ax, 1967), *besitzt die Theorie eine Aura der Plausibilität, die die Patienten zur Akzeptanz bewegt: Die Logik des Behandlungsplans im Lichte dieser Konzeptualisierung wird dem Patienten schnell klar.* (Hervorhebung hinzugefügt, S. 370)

Theoretisch sind Behandlungen keine Analoga von Medikamenten, die inerte und spezifische Bestandteile enthalten (siehe Kapitel 2). Behandlungen enthalten notwendigerweise viele Beziehungselemente, die keine inerten Bestandteilen darstellen, jedoch auch nicht ganz spezifisch auf ein störungsspezifisches Problem ausgerichtet sind. Darüber hinaus ist jede Behandlung ein Zusammenschluss vieler verschiedener Elemente.

Wampold et al. (2010) stellten eine Liste potentieller therapeutischer Elemente für die PTBS zusammen, welche in der Tabelle 9.2 zu finden sind. Bei den meisten Behandlungen von PTBS wird ein Großteil dieser Elemente genutzt, wobei möglicherweise unterschiedliche Schwerpunkte betont werden, was es schwierig macht, den „aktiven" Bestandteil der Behandlung zu ermitteln. Darüber hinaus gibt es in der Regel viel Uneinigkeit darüber, was die wesentlichen Elemente jedes einzelnen Psychotherapie-„Brandnames" sind, wie von Baardseth et al. (2013) erläutert:

> Wie von Lakatos beschrieben (Larvor, 1998; Lakatos, 1970, 1976), beinhalten Wissenschaft und Mathematik zwei Prozesse. Zunächst werden Taxa oder Konzepte etabliert, entwickelt und/oder definiert. Zum Beispiel postuliert die Newton'sche Physik eine Kraft namens „Gravitation"; Mathematik hat eine bestimmte Klasse von Dingen als Polyeder definiert. Zweitens werden formale Beziehungen zwischen den Taxa oder Konzepten angenommen. Newton stellte fest, dass die Schwerkraft proportional zum Produkt der beiden Massen und umgekehrt proportional zum Quadrat der Entfernung zwischen ihnen ist. In Bezug auf die Polyeder nahm Euler an, dass die charakteristische Eigenschaft solcher Körper darin liegt, dass die Anzahl der Ecken minus der Anzahl der Kanten plus die Anzahl der Flächen gleich zwei sein sollte. Die Art und Weise der Bildung der Taxa oder Konzepte ist für die Beurteilung des Wahrheitsgehalts der formalen Mutmaßungen entscheidend, und die Arbeit an den formalen Sätzen schafft wiederum Verfeinerungen der Taxa oder Konzepte. Newton hat die Gravitationsangaben im ersten Schritt in Bezug auf die Punktmassen gemacht, was später revidiert werden musste, da bei diesen Angaben zu Massen das Volumen berücksichtigt werden musste. Ebenso wurden bei Eulers Polyedern konvexe und konkave Polyeder differenziert, da Eulers Annahme ein topologisches Problem wurde und nicht nur ein reines Problem geometrischer Körper. Obwohl Taxa und Konzepte in einem Forschungsprogramm von Zeit zu Zeit modifiziert werden, müssen Änderungen rational sein und sollten dann neue Hypothesen hervorbringen, die untersucht werden können (Lakatos, 1970, 1976). Das heißt, dass Fortschritte anhand von Untersuchungen formaler Sätze erreicht werden, entweder im Hinblick auf das Verhältnis der Konzepte zueinander oder auch im Hinblick auf ihre Beschaffenheit ... Wie Larvor (1998, S. 19) in seinem Kommentar zu Lakatos [erklärte]: „Nichtsdestotrotz müssen solche Bedeutungen (was immer sie beinhalten mögen) von einem Ende eines Arguments bis zum nächsten Argument unverändert bleiben." (S. 402)

Die oben erwähnte Voraussetzung der gleichbleibenden Bedingungen ist insofern relevant, als in verschiedenen Psychotherapie-Metaanalysen die Zugehörigkeit einer Therapie zu einer bestimmten Klasse von Behandlungen, zum Beispiel zu KVT, von einer Diskussion zur anderen variiert. So wird etwa *Eye Movement Desensitization and Reprocessing* (EMDR) manchmal als KVT klassifiziert (z. B. Tolin, 2010), in anderen Fällen aber nicht (Ehlers et al., 2010). Ehlers et al. (2010) machten eine Unterscheidung zwischen KVT und Stressmanagement-Behandlungen (z. B. Stressimpfungstraining). Dies wirft die Frage auf, was die wesentlichen Merkmale der KVT sind.

Tabelle 9.2: Mögliche wichtige Faktoren für die erfolgreiche Behandlung der PTBS

Überzeugendes psychologisches Grundprinzip, welches vom Patienten akzeptiert wird
Eine systematische Reihe von Behandlungsmaßnahmen im Einklang mit dem Grundprinzip
Entwicklung und Supervision einer sicheren, respektvollen und vertrauensvollen therapeutischen Beziehung
Kooperationsvereinbarung über Aufgaben und Ziele der Therapie
Schaffung des Gefühls der Selbstwirksamkeit und Aufrechterhaltung der Hoffnung
Psychoedukation über PTBS
Gelegenheit, über das Trauma zu sprechen, sich mitzuteilen und zu reflektieren
Gewährleistung der Sicherheit des Patienten, vor allem im Fall von häuslicher, nachbarschaftlicher Gewalt oder des Missbrauchs
Hilfe beim Erlernen der Vermeidung erneuter Gewalt
Identifizierung von Ressourcen, Stärken, Überlebensfähigkeiten, intra- und interpersonellen Ressourcen des Patienten und Aufbau der Belastbarkeit
Testung und Anpassung von Bewältigungsstrategien
Prüfung der Verhaltensannahmen
Exposition (verdeckt in Sitzung und in vivo außerhalb der Sitzungen)
Den traumatischen Ereignissen und den Reaktionen des Patienten auf das Ereignis einen Sinn geben
Attribution der Veränderung des Patienten auf seine eigenen Anstrengungen
Ermutigung zur Entwicklung und Nutzung von sozialer Unterstützung
Rückfallprävention

Anmerkung. Nachdruck aus „Determining what works in the treatment of PTSD" von B. E. Wampold, Z. E. Imel, K. M. Laska, S. Benish, S. D. Miller, C. Flückiger & S. Budge (2010). In *Clinical Psychology Review, 30* (8), p. 931. Copyright 2010 by Elsevier B. V. Wiedergabe mit Genehmigung von Elsevier.

Tolin (2010) klassifizierte eine Behandlung als KVT, wenn sie eine der folgenden Komponenten enthielt: Entspannungstraining (einschließlich progressiver Muskelentspannung, Meditation oder Atemübungen), Expositionstherapie (imaginäre oder in vivo-Exposition, einschließlich massierter Exposition und implosiver Therapie), Verhaltenstraining (Verhaltenstraining in sozialen Fähigkeiten, Gewohnheitsumkehr oder Problemlösung), kognitive Umstrukturierung (einschließlich direkter Strategien zur Erkennung und Veränderung maladaptiver Denkprozesse) oder operante Verfahren (systematische Manipulation von Maßnahmen zur Verstärkung von bzw. Bestrafung für Verhalten, einschließlich Verhaltensaktivierung). Die Wahrscheinlichkeit ist hoch, dass zwei Behandlungen, die als KVT klassifiziert sind, keine gemeinsamen Merkmale haben könnten! Ebenso werden fast alle Behandlungen eines dieser Merkmale haben. Nehmen wir zum Beispiel die PCT, die nicht als KVT entwickelt wurde, indem Exposition und kognitive Umstrukturierung eliminiert wurden. Sie beinhaltet die Unterweisung der Patienten in Problemlösungsfähigkeiten (eine verhaltenstherapeutische Intervention) für Probleme in der Gegenwart und würde somit als KVT eingestuft werden (siehe Bisson et al., 2007)! Die Nachforschungen bei den amerikanischen KVT-Organisationen konnten unsere Fragen kaum klären, da gemäß der National Association of Cognitive-Behavioral Therapists (NACBT; 2014) die „kognitive Verhaltenstherapie nicht als eine eigenständige therapeutische Technik existiert. Der Begriff kognitive Verhaltenstherapie (KVT) ist ein sehr allgemeiner Begriff für eine Klassifizierung von Therapien mit Ähnlichkeiten" ("What is Cognitive-Behavioral Therapy?", Absatz 1). Die Association for Behavioral and Cognitive Therapies (ABCT; 2014) definiert KVT als „die Bezeichnung für eine Gruppe von psychologischen Behandlungen, die auf wissenschaftlichen Erkenntnissen basieren" (Abschnitt „About Psychological Treatment", Absatz 1).

Der theoretische Status des Medizinischen Metamodells in der Psychotherapie ist vage, was Auswirkungen auf die Politik, Praxis und Ausbildung hat. Wie Popper einst bemerkte:

> Von einem rationalen Standpunkt aus sollten wir uns nicht auf irgendeine Theorie „verlassen", denn keine Theorie wurde als wahr bestätigt oder kann als wahr nachgewiesen werden ... Aber wir sollten als Grundlage für jegliche Maßnahmen die am besten getestete Theorie *bevorzugen*. (Hervorhebung im Original, 1972, S. 21–22)

Auf dieser Grundlage könnten wir durchaus dazu neigen, Kontextuelle Metamodelle zu bevorzugen. Die Auswirkungen der Aufgabe des Medizinischen Metamodells und der vorläufigen Annahme des Kontextuellen Metamodells scheinen radikale Implikationen für Politik und Praxis zu haben, wenn auch nicht ganz so radikal, wie man glauben könnte.

Politik

Forschungsschwerpunkte

Klinische Studien werden auch weiterhin der „Goldstandard" in mehr als einer Hinsicht sein. Wie in Kapitel 4 erwähnt, ist die Zahl der klinischen Studien zu Psychotherapien dramatisch gestiegen – immer mehr Behandlungen werden in klinischen Studien untersucht. Leider konnte aus den randomisiert kontrollierten Wirksamkeitsvergleichsstudien (RCTs) in der Psychotherapie bezgüglich der Frage der relativen Wirksamkeit wenig an Substanz gewonnen werden. Darüber hinaus sind RCTs teure und zeitaufwändige Unterfangen.

Die Grenzen der RCTs wurden an mehreren Stellen in diesem Buch diskutiert, werden hier jedoch nochmals zusammengefasst. Erstens ist es unmöglich, in RCTs die Verblindung anzuwenden. Der Therapeut weiß immer bzw. sollte immer wissen, was für eine Behandlung er durchführt, und oft ist ihm bewusst, dass die Behandlung, die er durchführen muss, eine „Kontrollbedingung" darstellt, die nicht vollumfänglich therapeutisch wirken sollte. Selbst wenn zwei therapeutisch angelegte (*bona-fide-*)Behandlungen verglichen werden, stellt die Allegiance eine Herausforderung dar (siehe Kapitel 5). In jedem Fall werden Therapeuten in RCTs in irgendeiner Weise selegiert, was die Studienresultate beeinflussen kann. Die Therapeuten werden in der Regel umfassend ausgebildet, supervidiert und erhalten anderweitige soziale Unterstützung bei der Durchführung ihrer Therapien. Ebenso werden auch Patienten wissen, welche Therapie sie erhalten. Wenn sie ehrlich darüber informiert werden, dass eine der Behandlungsbedingungen, der sie zufällig zugeteilt werden könnten, keine bekannten therapeutischen Wirkungen enthält, würden sie wahrscheinlich darauf schließen, dass es sich bei ihnen um diese handelt, wenn sie die „angeblich" minderwertigere Behandlung erhalten. Zweitens ist die Verwendung von Kontrollbedingungen für „gemeinsame Faktoren" oder – wie wir sie genannt haben – Pseudoplacebos logisch fehlerhaft. In der Medizin sollten aktive Medikamente und Placebos äußerlich nicht zu unterscheiden sein. Zudem muss besonders hervorgehoben werden, dass sie durch unterschiedliche theoretische Systeme wirken – aktive Medikamente sind primär physiologisch aktiv, während Placebos primär psychisch aktiv sind. In der Psychotherapietheorie sind sowohl die spezifischen Behandlungsaspekte als auch die Kontrollbedingungen psychologischer Natur. Daher ist es schwierig, einen therapeutischen Bestandteil zu einem vorgeblich inaktiven psychologischen Placebo hinzufügen – die Beziehung und andere gemeinsame Faktoren sind raumzeitlich unmittelbar mit den spezifischen Bestandteilen verknüpft. Darüber hinaus kann die Anwendung spezifischer Techniken nicht vollständig von den vermeintlich inaktiven Bestandteilen getrennt werden. (Z.B. ist die Änderung der Erwartung – eine der Kernkomponenten der „unspezifischen" Effekte – wahrscheinlich von zentraler Bedeutung für den Nutzen der kognitiven Therapie.) Es ist sehr wahrscheinlich, dass durch psychotherapeutische Gespräche induzierte Verhaltensveränderungen durch viele parallele Interventionsprozesse mitbestimmt werden, die sich so nicht auf eine einzelne Intervention abstrahieren lassen.

Lassen Sie uns den Nutzen der verschiedenen Formen der klinischen Studien untersuchen. Die erste Art des Vergleichs zwischen einer therapeutisch angelegten Behandlung irgendeiner Art mit keiner Behandlung als Kontrollgruppe (beispielsweise eine Wartelistenkontrollgruppe) dient als Mittel zur Untersuchung der absoluten Wirksamkeit. Wie in Kapitel 4 beschrieben, zeigen diese klinischen Studien eindrücklich, dass Psychotherapie im Allgemeinen erstaunlich robust wirkt. Die Effektstärken liegen bei etwa 0.80. Tatsächlich ist uns keine veröffentlichte Metaanalyse einer bona fide durchgeführten Psychotherapie bekannt, die sich von einer Nichtbehandlung nicht unterscheiden würde, obwohl diese Resultate möglicherweise auf Publikationsbias zurückzuführen werden könnten. Dennoch weisen Hunderte, wenn nicht Tausende solcher Studien darauf hin, dass sich Psychotherapie im Vergleich zu keiner Behandlung ganz allgemein als wirksam(er) erweist. Dies ist ein erstaunliches wie auch für die Psychotherapie erfreuliches Bild, dass sich sehr gut gegenüber der Wirksamkeit anderer Interventionen zeigen lässt. Der zweite Typ ist der Vergleich zweier therapeutisch intendierter Behandlungen, bei dem, wie wir in Kapitel 5 gesehen haben, in konsistenter Weise keine systematischen Unterschiede zwischen den Behandlungen gefunden werden. Die dritte Art einer klinischen Studie ist der Vergleich einer therapeutisch angelegten Behandlung mit einem Pseudoplacebo, der, wie wir gezeigt haben, unzureichend ist, um Zuschreibungen hinsichtlich Spezifität zu machen. Dennoch scheinen Pseudoplacebos wirksamer als keine Behandlung zu sein und nähern sich in Bezug auf ihre Wirksamkeit in vielen Fällen der aktiven Behandlung an, je näher sie sich der Qualität einer Psychotherapie annähern (siehe Kapitel 7). Schließlich werden Versuche unternommen, sich als wirksam erwiesene Behandlungen durch das Entfernen eines Bestandteils, der sich für den Erfolg als wesentlich erwiesen hat, in Teile zu zerlegen. Wie in Kapitel 8 erläutert, dämpft die Eliminierung einer solchen Komponente den Nutzen der Behandlung nicht elementar. In vielen dieser für die Psychotherapie erfreulichen Studien ist die etwas beunruhigende Tendenz auszumachen, das Behandlungsergebnis auf störungsspezifische Endpunkte (die Therapieergebnisse) zu reduzieren und die Tatsache zu ignorieren, dass Patienten wegen einer Vielzahl an Problemen zur Behandlung kommen, beispielsweise wegen Beziehungsschwierigkeiten, niedriger Lebensqualität und Stress.

Randomisierte klinische Studien haben viel zum Erkenntnisgewinn der in diesem Buch dargestellten Forschung beigetragen. Sie haben viele äußerst informative empirische Evidenzgrundlagen zur Verfügung gestellt. Darüber hinaus haben RCTs dazu beigetragen, die Wirksamkeit der Psychotherapie zu etablieren, wodurch Psychotherapie legitimiert wurde und in verschiedenen medizinischen Systemen der meisten westlichen Länder ihren Platz gefunden hat. In den Tausenden durchgeführter Studien haben wir jedoch keine spezielle Behandlung für eine bestimmte Störung gefunden, die einer beliebigen anderen Psychotherapie im Mittel klinisch und systematisch überlegen war. Wenn die Ergebnisse einer bestimmten Studie einige Unterschiede zwischen den Behandlungen zeigen, wurden die Ergebnisse oft von den Befürwortern der scheinbar minderwertigen Behandlung beanstandet. Keine Behandlung, die der Definition der Psychotherapie in diesem Buch entspricht, wurde jemals mit absoluter Sicherheit für minderwertig oder schädlich befunden. Es ist unklar, welche zusätzlichen Kenntnisse die weitere Durchführung von RCTs bringt, falls sie ausschließlich auf den Wirksamkeitsvergleich ausgelegt sind. Nichtsdestotrotz bieten Psychotherapiewirksamkeitsvergleichsstudien eine Grundlage, um die Generalisierbarkeit allgemeiner psychologischer Prozesse in der Psychotherapie testen und besser verstehen zu können. Wer sich als Hauptverantwortlicher im Rahmen einer randomisiert kontrollierten Psychotherapievergleichsstudie seine Sporen verdient hat, dürfte wohl gute Voraussetzungen aufweisen, um in Kliniken und therapeutischen Institutionen Führungsfunktionen zu übernehmen.

Selbstverständlich hat die Finanzierung großer Psychotherapiewirksamkeitsvergleichsstudien ihren Preis. Nach Laska, Gurman und Wampold (2014) haben acht RCTs, die zwischen 1992 und 2009 durch das National Institute of Mental Health (NIMH) finanziert wurden und zwei therapeutisch intendierte Behandlungen miteinander verglichen, wenig am Dodo-Bird-Verdikt gekratzt. Insgesamt war der aggregierte Effekt dieser Studien nicht signifikant von null verschieden – tatsächlich hat nur eine der Studien einen signifikanten Unterschied zwischen den getesteten Behandlungen gezeigt. Diese eine Studie hat festgestellt, dass IPT der KVT für depressive HIV-Patienten überlegen war (Markowitz et al., 1998), jedoch wurden die klinischen Leitlinien niemals dahingehend geändert, dass depressive HIV-Patienten IPT statt KVT erhalten sollten. Diese acht Studien haben insgesamt mehr als 11 Millionen US-Dollar gekostet. Dies scheint auf der einen Seite viel Geld zu sein, verglichen mit medikamentösen und technologieintensiven Entwicklungen (wie beispielsweise fMRT-Studien), sind dies pro Patient jedoch eher kleinere Aufwände.

Während man sich fragen könnte, was aus der Psychotherapieforschung gelernt wurde, behaupten wir, dass der wissenschaftliche „Return on Investment" dramatisch gewesen ist. Insbesondere die Vielfalt der Forschungsansätze und deren Kontrastierung (beispielsweise mittels naturalistischer und besser „kontrollierter" Studien) haben den Erkenntnisgewinn drastisch erweitert. Es gibt wohl kaum ein Feld in der angewandten Psychologie und verwandten Gebieten, in dem die einzelnen Positionen und theoretischen Herangehensweisen so detailliert und rigoros angeschaut worden sind. Die Forschung über die Allianz ist lehrreich. Stark in der Theorie eingebettet, hat die Forschung über die Allianz diese als einen kritischen therapeutischen Faktor etabliert, ebenso hat dieses Konstrukt bis jetzt viele theoretische Einwände und daraus abgeleitete empirische Überprüfungen robust entkräftet bzw. für die Theorienbildung genutzt. Zentral erscheint hier, dass die Psychotherapieforschung die verschiedenen theoretischen Herangehensweisen auf Patienten-, Therapeuten- und Institutionsebene systematisch und reichhaltig kontrastiert. Was zählt, ist Offenheit und Mut, die eigenen Positionen falsifizierbar zu machen. Falsifizierbarkeit meint, dass die eigenen Hypothesen so in Designs umgesetzt werden, dass die alternativen Hypothesen eine faire Chance erhalten und nicht von vorneherein durch mehr oder weniger subtile Einschränkungen torpediert werden. Offenheit und Mut meint weiter, sich in Forschungskooperationen so zu organisieren, dass divergente Meinungen ihren Platz haben dürfen.

Die Psychotherapieforschung hat dann gewonnen, wenn es ihr gelingt, die unterschiedlichsten, im Raum herumschwirrenden Gedanken und Herangehensweisen aufzugreifen, theoretisch zu ordnen und empirisch streng zu testen. Nur so wird sie ihre Vorreiterrolle beim empirischen Austesten basaler, menschlicher Konzepte beibehalten können, um – sagen wir einmal schätzungsweise 50 Jahre später – in den Gesellschaften als breit akzeptierte Populärpsychologie anzukommen. Dies verlangt Offenheit und Mut, ein Forschungsparadigma solange bis aufs Äußerste auszureizen, bis es alle argumentativen Poren und Feinheiten durchdrungen hat. Die Psychotherapieforschung ist aus dieser Perspektive eine Experimentierfeld, in dem psychologische Konzepte und Gedanken radikal getestet werden und auch radikal scheitern dürfen. Nur so wird sie ihre exemplarische, argumentative Vorreiterrolle auch in Zukunft innehaben können.

Qualitätsverbesserung

Das Medizinische Metamodell und die Kontextuellen Metamodelle haben unterschiedliche Strategien, um die Qualität der psychischen Gesundheitsvorsorge zu verbessern.

Strategien des Medizinischen Metamodells

Das Medizinische Metamodell postuliert, dass einige Behandlungen wirksamer als andere sind, aber auch – so fordern einige – wenn es einen Mangel an Unterschieden gibt, sollten Therapeuten nur Behandlungen anbieten, die in klinischen Studien getestet wurden:

> Daher ist es, angesichts der Hinweise darauf, dass Tx A wirkt, nicht ausreichend für den Praktiker, der Tx B bevorzugt, sich auf der Tatsache auszuruhen, dass niemand zeigen konnte, dass Tx B unwirksam ist. Tx A bleibt die *ethische* Wahl, bis der Erfolg der Tx B belegt wurde. (Chambless et al., 2006 Hervorhebungen hinzugefügt, S. 193)

Diese Strategie folgt den in der Medizin sehr gut eingeführten Bestimmungen, wonach ein Medikament grundsätzlich nur dann verabreicht werden kann, wenn es in klinischen Vergleichsstudien „geprüft" oder „getestet" und für den Markt zugelassen wurde. Nach dem Nadelöhr der Marktzulassung unterliegt die Verbreitung und Anwendung eines Medikaments marktwirtschaftlichen Prinzipien. Aus dieser Perspektive ist es systemimmanent, dass sich immer wieder neue bzw. als neu angepriesene Verfahren auf dem Markt präsentieren werden. Der Markt „verlangt" sozusagen nach Innovationen, die über Generationen hinweg immer wieder neu ausgehandelt und etabliert werden.

Die Implikationen für die Verbesserung der Behandlungsqualität sind, dass die Verbreitung evidenzbasierter Behandlungen in der alltäglichen Psychotherapiepraxis die Therapieergebnisse verbessern würde (Baker, McFall & Shoham, 2008; Foa, Gillihan & Bryant, 2013; Karlin & Cross, 2014; McHugh & Barlow, 2012; Shafran et al., 2009). Dieser Perspektive entsprechend erzielen Therapeuten relativ schlechte Ergebnisse, weil sie evidenzbasierte Behandlungen nicht gewissenhaft genug anwenden und würden sich die Ergebnisse verbessern, wenn diese Therapeuten solche Behandlungen zu nutzen begännen. So logisch das klingen mag, gibt es einige ernsthafte Probleme mit dieser Strategie (siehe Laska et al., 2014).

Die Verbreitungsstrategie geht davon aus, dass die Therapieergebnisse von Therapeuten schlechter sind als das, was sie erreichen könnten, wenn sie doch nur evidenzbasierte Behandlungen annähmen. Wie jedoch in Kapitel 4 erläutert, erreichen Therapeuten in der Praxis mit den in klinischen Studien geschaffenen Benchmarks vergleichbare Ergebnisse, und noch dazu gelingt ihnen das in weniger Sitzungen. Wenn darüber hinaus evidenzbasierte Behandlungen in naturalistischen Settings untersucht werden, gibt es keine überzeugenden empirischen Hinweise dafür, dass sie der Standardbehandlung überlegen sind, wenn die Standardbehandlung psychotherapeutische Behandlungsangebote beinhaltet, mit der möglichen Ausnahme der Behandlung von Persönlichkeitsstörungen. Ein zweites Problem bei den Verbreitungsbemühungen ist, dass die Therapeuten ignoriert werden – die Annahme ist, dass, wenn Therapeuten ausreichend geschult sind, sie alle anerkennenswerte und uniforme Ergebnisse erzielen werden. Wie bereits erläutert, scheint es sogar der Fall zu sein, dass es auch in Spezialkliniken, in denen Therapeuten von nationalen Experten in evidenzbasierten Behandlungen ausgebildet und durch einen der lokalen Experten supervidiert werden, bisweilen ebenso große Unterschiede in den Ergebnissen zwischen den Therapeuten zu geben scheint (Laska, Smith, Wislocki, Minami & Wampold, 2013).

Ein drittes Problem bei der Verbreitung ist, dass evidenzbasierte Behandlungen störungsspezifisch sind und ein Therapeut mehrere Behandlungen erlernen müsste, um Patienten mit einer Reihe von Störungen aufnehmen zu können (was Komorbidität noch gar nicht berücksichtigt). McHugh und Barlow (2012) stellten zu diesem Problem fest:

> Zum Beispiel müssten sogar in spezialisierten ambulanten, klinischen Settings die Behandler Ausbildungen in mehreren einzelnen Protokollen erhalten, um die Zielgruppe der Patienten mit empirisch belegten Verfahren behandeln zu können. Eine gewöhnliche kommunale Gesundheitsversorgungseinheit, die eine größere Vielfalt an klinischen Bildern bedienen muss, würde eine Ausbildung in noch mehr Behandlungsprotokollen erfordern. Der Versuch, jeder dieser einzelnen Behandlungen treu zu bleiben, würde eine enorme Herausforderung für ein klinisches Versorgungssystem darstellen. In Anbetracht der Kosten für didaktische Aufwände (z. B. Workshops, schriftliche Dokumentation und Materialen) und Kompetenztrainings (z. B. Supervision und Feedback) ist die Implementation mehrerer Behandlungen in einer Einrichtung oft nicht machbar. (S. 951)

Um dieses Problem zu beheben, wurden verschiedene transdiagnostische Behandlungen entwickelt (zum Beispiel Barlow et al., 2011), noch haben sie jedoch nicht gezeigt, dass sie durchführbar sind oder die Qualität der Versorgung verbessern würden.

Der letzte Punkt hinsichtlich der Verbreitungsbemühungen ist, dass sie teuer sind. Laska et al. (2014) schätzten, dass die Ausbildung eines Therapeuten in einer einzigen evidenzbasierten Behandlung 4 200 US-Dollar kosten würde, die – und dies ist ein relevanter Punkt – üblicherweise durch die Therapeuten selbst finanziert werden. Diese Schätzung enthält noch nicht die anschließende Trainingsberatung oder Umschulung des Therapeuten, die aufgrund der Verschiebung in der Adhärenz durch die Befürworter der Verbreitung empfohlen wird. Für Kliniken oder Gesundheitssysteme könnten die Kosten also groß sein. Wie so oft, sind dabei die US-amerikanischen Zahlen besonders beeindruckend: Zum Beispiel gab das Department of Veterans' Affairs mehr als 20 Millionen US-Dollar aus, um zwischen 2007 und 2010 evidenzbasierte Behandlungen einzuführen (Ruzek, Karlin & Zeiss, 2012). Epidemiologische Studien zeigen, dass in den Vereinigten Staaten rund 40 Prozent der Menschen, die im Verlauf der letzten 12 Monate eine DSM-Diagnose erhalten haben, keine psychische Versorgung irgendeiner Art erhalten (Kessler et al., 2005; Wang et al., 2006; Wang et al., 2005). Staatlich finanziertes Geld, welches dazu verwendet wird, um evidenzbasierte Behandlungen zu verbreiten, wäre womöglich besser angelegt, indem psychotherapeutische Dienste zugänglicher gemacht würden, möglicherweise in erster Linie durch die Erhöhung bzw. Verbreitung der Anzahl von Behandlern sowie der Gewährleistung, dass psychische Dienste erschwinglich sind.

Im Allgemeinen zögern Therapeuten, die Art und Weise zu ändern, in der sie praktizieren, und dass evidenzbasierte Praktiken nicht angwendet werden, ist – zumindest für einige – die Ursache für schlechte psychische Gesundheitsdienste (Baker et al., 2008; Lilienfeld, Ritschel, Lynn, Cautin & Latzman, 2013). Tatsächlich haben

Baker et al. angemerkt, dass die klinische Psychologie „der Medizin an einem Punkt in der Geschichte ähnelt, als die Behandler in einer weitgehend vorwissenschaftlichen Art und Weise praktiziert haben." (S. 77).

Wenn jedoch, wie wir behaupten, die Verbreitung evidenzbasierter Behandlungen nicht in der Lage ist, die Qualität der Versorgung zu verbessern, was wären alternative Strategien?

Strategien des Kontextuellen Metamodells

Dem Kontextuellen Metamodell entsprechend wird eine Vielzahl verschiedener Behandlungen therapeutischen Nutzen erzeugen, so lange die Behandlungen durch effektive Therapeuten durchgeführt werden. Dies führt nicht zu einer Verordnung der Art, dass „Therapeuten so praktizieren sollen, wie es ihnen gerade passt." Vielmehr ist die Konsequenz des Kontextuellen Metamodells für die Verbesserung der Qualität, dass jeder Therapeut dafür verantwortlich ist, anerkennenswerte Ergebnisse zu erzielen, unabhängig von der von ihm gewählten und verwendeten Behandlung. Diese Perspektive führt zur Verwendung von „praxisbasierter Evidenz", die Daten über den Fortschritt der Patienten in der Praxis verwendet, um die Qualität der Versorgung zu verbessern (z. B. Barkham, Hardy & Mellor-Clark, 2010; Duncan, Miller, Wampold & Hubble, 2010; Grawe, 1998; Lambert, 2010; Lutz et al., 2005; Pinsof & Wynne, 2000; Sapyta, Riemer & Bickman, 2005).

Der am besten erforschte Weg, praxisbasierte Evidenz anzuwenden, ist, den Therapeuten Feedback über den Patientenfortschritt zu geben. Metaanalysen von klinischen Studien, die Untersuchungen mit und ohne Feedback verglichen haben, zeigten, dass eine solche Rückmeldung die Ergebnisse verbessert, wobei bescheidene, aber beeindruckende Effektgrößen um 0.50 produziert wurden (Lambert & Shimokawa, 2011; Shimokawa, Lambert & Smart, 2010). Obwohl es viele Probleme bei der Umsetzung von Feedbacksystemen gibt (Boswell, Kraus, Miller & Lambert, 2015), bietet sie doch eine evidenzbasierte Alternative zur Verbreitung von evidenzbasierten Behandlungen. Eines der Probleme mit der Verbreitung evidenzbasierter Behandlungen ist, dass die Umsetzung dieser Behandlungen nicht durch Ergebnismessung begleitet wird. So ist das Wissen darüber, wie gut die Behandlungen „da draußen" in einem bestimmten Setting funktionieren, recht beschränkt. In einem Beispiel, in dem das *Partners for Change Outcome System* (PCOMS; Miller, Duncan, Sorrell & Brown, 2005) durch das Center for Family Services (CFS) in Palm Beach, Florida implementiert wurde, stellten Bohanske und Franczak fest:

> Zum Beispiel verringerte sich die durchschnittliche Aufenthaltsdauer um mehr als 40 %. Abbrüche sanken um 40 % und das Nichterscheinen um 25 %. Am eindrucksvollsten ist, dass der Anteil der Patienten in langfristiger Behandlung, die bis dato wenig oder gar keine gemessene Verbesserung erfahren hatten, um 80 % fiel! In einem Jahr hat das CFS fast 500 000 US-Dollar eingespart, Mittel, die dazu verwendet wurden, um zusätzliche Mitarbeiter einzustellen und mehr Dienstleistungen anzubieten. (S. 308)

Natürlich gibt es kein Verbot, praxisbasierte Evidenz in Verbindung mit evidenzbasierten Praktiken einzusetzen, und viele Anhänger des Medizinischen Metamodells sind der Nutzung von Feedbackstrategien nicht abgeneigt, sie wird jedoch selten als Mittel zur Verbesserung der Behandlungsqualität erwähnt, wenn evidenzbasierte Behandlungen diskutiert werden.

Praxisbasierte Evidenz hat ihr Netz ausgeworfen, um Daten über den Prozess der Therapie miteinzubeziehen. Lambert (2010) hat klinische Support-Tools entwickelt, die Allianz, Veränderungsbereitschaft und soziale Unterstützung erheben. Andere Systeme haben ebenso Werkzeuge entwickelt, um die Allianz und andere Prozessaspekte der Therapie für Einzelpersonen, Paare und Systeme (z. B. Familien) zu messen (Miller et al., 2005; Pinsof et al., 2009).

Die letzte Art und Weise, wie auf Praxis basierende Evidenz verwendet werden kann, um die Qualität der Versorgung zu verbessern, ist, die Fortschritte der Patienten auf der Therapeutenebene zu monitoren. Wie aus der Forschungsübersicht in Kapitel 6 deutlich wurde, gibt es viel Variabilität unter den Therapeuten hinsichtlich der Ergebnisse. Noch wichtiger ist, dass es scheint, dass die „schlechtesten" Therapeuten den „Durchschnitt" ziemlich drastisch senken. In Bezug auf die Politik sollte jeder Manager einer Agentur oder eines Pflegesystems über die von den Therapeuten erreichten Ergebnisse – besonders diejenigen der leistungsschwachen Therapeuten – besorgt sein. Natürlich kann es zu Kontroversen darüber kommen, welche Maßnahmen ergriffen werden sollten. Die direkte Messung der therapeutischen Leistung ist umstritten, da sie auf professionelle Autonomie abzielt. Allerdings scheint dies eine vernünftige Art und Weise des Vorgehens zu sein, um dem Gebot der Rechenschaftspflicht gegenüber dem Patienten und dem Gesundheitssystem nachzukommen, vorausgesetzt, dass Therapeuten mit unterdurchschnittlichen Leistungen die Möglichkeit erhalten, sich zu verbessern. Aus unserer Sicht können Therapeuten aus einer Reihe von Gründen schlechte Ergebnisse erzielen – zum Beispiel aufgrund der Unfähigkeit, kooperative Beziehungen mit einer Reihe von Patienten auszubilden, oder der Unfähigkeit, besonders bei schwierigen Patienten empathisch zu reagieren (siehe Moyers & Miller, 2013). Jedoch kann es auch vorkommen, dass einige Therapeuten angemessene Beziehungen mit Patienten ausbilden, aber nicht in der Lage sind, eine tragfähige und akzeptable Behandlungsstruktur zu schaffen. Die Ersteren könnten von irgendeiner Form eines Beziehungstrainings, Letztere vom Erlernen bestimmter – wie z. B. evidenzbasierter – Behandlungen profitieren.

Feedbacksysteme sind aus dieser Perspektive deutlich näher an der Person jedes einzelnen Therapeuten und können folgerichtig im Einzelfall möglicherweise auch richtig schmerzen. Weiter sind Feedbacksysteme in der Praxis für die Patienten und Therapeuten mit organisatorischem Aufwand verbunden, der so nicht immer vergütet wird. Möglicherweise besteht aus dieser Perspektive zwischen einigen Praktikern und Psychotherapieforschern die stille Einigung, sich regelmäßig in Weiterbildungen durch neuartige Therapieformen inspirieren zu lassen und sich im Gegenzug nicht allzu stark ins eigene Gärtchen schauen lassen zu müssen.

Es gibt einige politischen Initiativen, die aus einem Standpunkt heraus, der auf Evidenz beruht, wenig Sinn ergeben. Die Erhaltung des Status, dass Therapeuten nur eine bestimmte Behandlung durchführen oder eine Therapie aus einer kleinen Gruppe von Behandlungen wählen dürfen, steht im Gegensatz zu den in diesem Buch vorgebrachten Belegen. Aus unserer Sicht sollte die Rechenschaftspflicht von erreichten Ergebnissen abgeleitet werden und nicht aus dem Verlangen danach, dass nur bestimmte Behandlungen durchgeführt werden dürfen. Wir haben Benchmarks für einige Erkrankungen und könnten diese genauso gut für andere entwickeln. Warum sollte der Bereich der Therapien (mit einigen Einschränkungen, wie sie weiter unten beschrieben werden) eingeschränkt werden, solange die Therapeuten oder Gesundheitssysteme die Benchmarks erfüllen? Patienten haben Präferenzen für verschiedene Arten der Therapie – und in der Tat ergab eine Metaanalyse, dass Patienten in ihrer bevorzugten Behandlung bessere Ergebnisse erreichten und weniger vorzeitige Ausfälle hatten als in Behandlungen, die sie nicht bevorzugten und denen sie randomisiert zugeteilt wurden (Swift, Callahan & Vollmer, 2011). Abgesehen davon wäre eine flächendeckende Überprüfung der Manualtreue ein teures und zeitintensives Unterfangen. Was in einer Therapie effektiv gemacht wird, ist nur bedingt durch schulenspezifische Fallkonzeptionen und Weiterbildungen bestimmbar. Wie am Beispiel der Therapien in der DDR kurz angesprochen (siehe Kapitel 1), kann bei allzu starker Überreglementierung durchaus die Gefahr einer doppelten Buchführung bestehen; was gegen außen rhetorisch vertreten wird und was effektiv in der Therapie läuft, muss nicht immer identisch sein.

Dies bringt uns zum Thema der Therapieabbrüche. Sicherlich gibt es viele Gründe für einen Abbruch der Therapie, aber aus welchen Gründen auch immer jemand eine Behandlung vor dem Abschluss verlässt, bleibt dies problematisch. Die Schätzungen der Abbruchraten variieren; eine systematische Überprüfung der Literatur ergab eine Schätzung, dass etwa 20 Prozent der Psychotherapiepatienten aus der Therapie ausscheiden (Swift & Greenberg, 2012). Wenn Patienten die Therapie abbrechen, weil sie die Behandlung für nicht akzeptabel halten, dann scheint die Verfügbarkeit einer Vielzahl von Behandlungen angemessen zu sein, angesichts der Evidenz dafür, dass keine Behandlung einer anderen deutlich überlegen ist. Lassen Sie uns zum ethischen Imperativ von Chambless et al. zurückkehren:

> Daher ist es, angesichts der Hinweise darauf, dass Tx A wirkt, nicht ausreichend für den Praktiker, der Tx B bevorzugt, sich auf der Tatsache auszuruhen, dass niemand zeigen konnte, dass Tx B unwirksam ist. Tx A bleibt die *ethische* Wahl, bis der Erfolg der Tx B belegt wurde. (Hervorhebung hinzugefügt, S. 193)

Dies könnte ein durchaus vernünftiges Vorgehen sein, wenn alle Behandlungen „äquivalente Unterstützung“ in der empirischen Evidenz hätten. In Kapitel 4 wurde klar, dass KVT in einer ziemlich breiten Spanne und in mehr klinischen Studien als jeder andere Ansatz untersucht worden ist. Zum Teil ist dies auf die Neigung von KVT-Befürwortern zurückzuführen, sich in der Forschung aktiv zu betätigen, was der KVT vielleicht einen legitimen Vorteil verleiht. Aber es gibt einen hegemonialen Aspekt darüber hinaus. Die De-facto-Anforderungen klinischer Studien verschaffen Behandlungen, die leicht zu manualisieren, zeitlich begrenzt sind und sich auf die Symptome konzentrieren, einen Vorteil.

Ein etwas unhinterfragter Trend in RCTs und in Metaanalysen von RCTs ist der Fokus auf störungsspezifische Symptommaßnahmen unter Ausschluss der globalen Messungen der psychischen Gesundheit, des Wohlergehens oder der Lebensqualität (Crits-Christoph et al., 2008). Betrachten wir zum Beispiel McDonagh et al. (2005), die einen Vergleich zweier Behandlungen für PTBS machten. Sie verglichen KVT – den Standard für evidenzbasierte Behandlungen – und die früher erläuterte PCT mit einer Wartelistenkontrollgruppe. Trotz der Überlegenheit bei direkt anvisierten Symptomen der PTBS waren keine Behandlungsbedingungen der Warteliste bei der Symptomreduktion für Depression, Dissoziation, Wut und Feindseligkeit überlegen, zudem gab es keine Verbesserung der Lebensqualität (S. 520). Darüber hinaus ist im Sinne der WHO-Gesundheitsdefinition die Reduktion der Symptome nur ein Teil des Ziels von Behandlungen.

> Die Gesundheit ist ein Zustand des vollständigen körperlichen, geistigen und sozialen Wohlergehens und nicht nur das Fehlen von Krankheit oder Gebrechen. Der Besitz des bestmöglichen Gesundheitszustandes bildet eines der Grundrechte jedes menschlichen Wesens, ohne Unterschied der Rasse, der Religion, der politischen Anschauung und der wirtschaftlichen oder sozialen Stellung. (WHO, 1948, S. 1)

Das wissenschaftliche Feld benötigt eine Diskussion über das, was der angemessene Fokus der Behandlung sei. Im Bemühen, uns nach der Medizin zu formen, haben wir in vielen Bereichen nur den Symptomen Beachtung geschenkt. Aber ein solcher Fokus liest die Trends in der Medizin auf eine falsche Art und Weise, die stark in den Lebensqualitätsfragen verankert sind. Wenn ein Symptom des Patienten nachlässt, die Lebensqualität des Patienten, seine Rollenfunktion, die zwischenmenschlichen Beziehungen und anderen Indikatoren des Wohlbefindens sich aber nicht verbessert haben, würden viele sagen, dass die Therapie nicht erfolgreich gewesen ist. Gesundheit und Wohlergehen ist ganz nach der WHO-Gesundheitsdefinition nicht nur die Abwesenheit von Symptomen.

Das politisches Ziel aus dieser Perspektive ist, eine breite Palette der verfügbaren effektiven Behandlungen bereitzustellen und sicherzustellen, dass Patienten einen Zugang zur Gesundheitsversorgung erhalten, anstatt eine kleine Gruppe von Behandlern zu fördern bzw. zu übervorteilen.

Praxis

Das Kontextuelle Metamodell in Betracht zu ziehen, hat Auswirkungen auf die Praxis, aus der Sicht des Therapeuten und des Patienten, sowie für die therapeutische Ausbildung. Ein großer Teil dieser Schlussfolgerungen spiegelt diejenigen im Hinblick auf die Politik wider, wenn auch aus einer anderen Perspektive.

Perspektive des Therapeuten

Wahl der Behandlung

Wie wir in diesem abschließenden Kapitel betont haben, gibt es nicht genügend empirische Hinweise, um einigen Behandlungen und denen, die diese durchführen, gegenüber anderen das Vorrecht zu geben. Die Implikation dieser Schlussfolgerung ist scheinbar, dass Therapeuten grundsätzlich eine gewisse Freiheit haben, welche Behandlung sie bei einem bestimmten Patienten durchführen sollten. Wie attraktiv das auch klingen mag, gibt es drei wichtige therapeutische Merkmale, die die Therapeuten im Einzelfall begründen können sollen:

Erstens müssen Therapeuten eine Behandlung durchführen, die kohärent, erklärend und für das Engagement des Patienten bei der Herstellung wünschenswerter Veränderungen in seinem Leben wegbereitend ist. Es ist für einen Therapeuten nicht ausreichend, einfach empathisch zu reagieren oder eine Reihe von Maßnahmen durchzuführen, die in keinem Zusammenhang zueinander stehen – Letzteres könnte man am ehesten als inkohärenten Eklektizismus beschrieben. Das wesentliche Merkmal der Erklärung und der Behandlung ist, dass sie a) für den Patienten akzeptabel sind, b) zu der Erwartung führen, dass der Patient die Kontrolle über seine Probleme erlangen wird, und c) den Patienten dazu bringen, sich an irgendeiner Art einer therapeutischen Handlung zu beteiligen. Therapeuten sollten verstehen, dass es ihre Aufgabe ist, sicherzustellen, dass der Patient die Behandlung annimmt. Widerstand gegen die Behandlung könnte auf eine Reihe von Faktoren zurückzuführen sein; einige haben mit dem Patienten zu tun, einige mit dem Therapeuten und andere teilweise mit der Art der Behandlung. Therapeuten müssen verstehen, dass Patienten dazu neigen, eine Behandlung gegenüber einer anderen zu bevorzugen oder eine Therapie als kompatibler mit ihrer Persönlichkeit, ihren Einstellungen und kulturellen Überzeugungen empfinden als eine andere. Deshalb müssen Therapeuten im Hinterkopf behalten und berücksichtigen, dass sich die Kultur, die Einstellungen und Werte, wirtschaftliche Ressourcen, soziale Unterstützung und andere Kontextvariablen von Patient zu Patient unterscheiden (siehe APA Presidential Task Force on Evidence-Based Practice, 2006). Dies legt nahe, dass Therapeuten darin, wie sie die Behandlung präsentieren, flexibel bleiben sollten (siehe z. B. Owen & Hilsenroth, 2014), aber es bedeutet auch, dass Therapeuten gut darin ausgebildet sein sollten, mehr als eine Behandlung durchzuführen. Alles deutet darauf hin, dass die starre Einhaltung eines Behandlungsprotokolls nachteilig ist, insbesondere, wenn dies die Beziehung zwischen dem Patienten und dem Therapeuten schädigt.

Zweitens sind Therapeuten für die von ihren Patienten erreichten Ergebnisse mitverantwortlich. Natürlich werden einige Patienten schlechtere Prognosen haben als andere. Aufgrund einer Reihe von Faktoren, die außerhalb der Kontrolle des Therapeuten liegen, ist ein Therapieerfolg nicht immer sicherzustellen, aber insgesamt sollten Therapeuten vernünftige Benchmarks erreichen. Diese Verantwortung legt den Therapeuten nahe, den Fortschritt ihrer Patienten zu messen, etwas, das beispielsweise Paul Clement in der privaten Praxis im Jahr 1966 begann (Clement, 1994, 1996). Gleich, ob eines der verfügbaren Messinstrumente verwendet oder der Patientenfortschritt über das Erreichen von therapeutischen Zielen bei der Therapieinteraktion beurteilt wird – ein Therapeut sollte über seine Wirksamkeit im Einzelfall Bescheid wissen und Auskunft geben können. Diese Einschränkung gilt auch für Therapeuten, die eine evidenzbasierte Behandlung durchführen sowie für Therapeuten, die eine andere Behandlung bevorzugen. Im Wesentlichen können Therapeuten, die die Wirksamkeit ihrer Interventionen nicht systematisch überwachen, nicht behaupten, eine ethisch angemessene Behandlung anzubieten, die die aktuellen Behandlungsstandards erfüllt.

Drittens soll es eine Grenze für die angebotenen Therapieverfahren geben. Patienten, die zu einem Behandler kommen, erwarten eine Erklärung, die mit der Heilpraxis im Einklang steht. Damit soll die ihnen angebotene Behandlung eine angemessene und vernünftig vertretbare psychologische Grundlage haben. Analog zur Geschichte der Lehrkräfte und Erziehungswissenschaften gab es insbesondere in den frühen Gründerzeiten Therapeuten, die sich möglicherweise eher als „Therapie-Gurus" verstanden (Singer & Lalich, 1996), und so entstanden einige Therapien, die in der Tat schädlich sein können (z.B. Reinkarnationstherapie). Diese empirisch gesehen negativen Ausnahmen haben jedoch das gesellschaftliche Stereotyp von Psychotherapie deutlich geprägt. Es ist Common Sense, dass die professionell organisierten psychotherapeutischen Fachverbände solche Therapieformen meiden, und im deutschen Sprachraum lassen sich praktisch alle Psychotherapieweiterbildungen (welche in vielen Fällen universitär organisiert sind) zu den drei Hauptrichtungen (psychodynamisch, verhaltenstherapeutisch und humanistisch) subsummieren. Sich in Therapierandgebiete zu begeben, setzt nicht nur die Therapeuten einer Gefahr aus, sondern schädigt zudem die Reputation des ganzen Feldes. Obwohl auch Interventionen, die die Definition der Psychotherapie nicht erfüllen (z.B. Lebenshilfe, religiöser Rückzug etc.), nützlich sein und auf ähnlichen psychologischen Mechanismen basieren können, sehen wir ihre Anwendung und Regulierung nicht mehr im Zuständigkeitsbereich der Psychotherapieforschung. Die Abgrenzung von akzeptablen Behandlungen zu denen, die zu weit von einer richtigen psychologischen Grundlage abweichen, ist nicht fix und unterliegt einer Entscheidung, die grundsätzlich vom Therapeuten getroffen werden muss.

Der Glaube des Therapeuten an die Behandlungen

Wie in Kapitel 5 erläutert, gibt es genügend Gründe zu der Annahme, dass Therapeuten-Allegiance zur durchgeführten Behandlung wichtig ist. Tatsächlich will kein Patient zu einem Behandler gehen, der nicht an die Verfahren glaubt, die er verwendet. Wenn ein Klient eine Klage gegen einen Nachbarn erheben will und der Anwalt nicht daran glaubt, dass seine vorgeschlagene Vorgehensweise nach bestem Wissen und Gewissen erfolgsversprechend ist, wird der Klient sich nicht voll und ganz darauf verlassen können, dass der Anwalt ihn vor Gericht entsprechend vertritt. Wahrscheinlich wird er entweder den Wunsch aufgeben, vor Gericht zu ziehen (wenn er den Anwalt schätzt), oder sich einen anderen Anwalt nehmen. In ähnlicher Weise wollen Patienten wissen, dass ihr Therapeut an die vorgesehene Behandlung glaubt. Dadurch entsteht ein kleines Dilemma für den Leser, der inzwischen festgestellt hat, dass es überzeugende Evidenz gibt, dass eine bestimmte Behandlung durchschnittlich nicht wirksamer als jede andere Behandlung ist (wobei natürlich die in diesem Buch aufgelisteten Beschränkungen beachtet werden sollten). Wie kann dann ein Therapeut den notwendigen Glauben an eine Behandlung haben, um sie im Vertrauen auf ihre Wirksamkeit durchzuführen? Führt die Evidenz zu therapeutischem Zynismus? Der Ausweg aus diesem Dilemma ist nicht kompliziert. Der Therapeut sollte den Glauben daran haben, dass die von ihm durchgeführte Behandlung bei diesem bestimmten Patienten wirksam sein wird. Eine gewisse Flexibilität im (begründeten) Vorgehen, schließt eine seriöse Fallkonzeption nicht aus, sondern im Gegenteil eher ein (Caspar, 2017). Der Therapeut sollte sich Gedanken machen und verschiedenste Aspekte abwägen, um sich davon zu überzeugen, dass die Behandlung nach bestem Wissen und Gewissen für ihn selbst und für den Patienten erfolgsversprechend ist, vom Patienten akzeptiert wird und dass der Patient auf diese Behandlung reagiert. Dies ist eine nützliche Haltung, die eher in reflektiertem Selbstvertrauen als in blindem Glauben (oder dem Glauben daran, dass man sowieso auf gutem Wege ist) resultiert, was dann die Flexibilität ermöglicht, entsprechend zu agieren und zu reagieren, falls der Patient die Behandlung nicht akzeptabel findet oder keine zufriedenstellenden Fortschritte macht.

Ständige Verbesserung

Therapeuten haben die Pflicht, ihre Fähigkeiten im Laufe der Zeit zu entwickeln und sich weiterzubilden. Im deutschen Sprachraum steigen Psychologen und Psychiater in die psychotherapeutischen Berufsfelder zwar mit abgeschlossenem Studium, aber oftmals mit relativ wenig Berufserfahrung ein. Interessanterweise scheint es der Fall zu sein, dass Auszubildende, Praktikanten und Post-Doc-Behandler genauso kompetent sind wie erfahrene Kliniker (Laska et al., 2013; Tracey, Wampold, Lichtenberg & Goodyear, 2014; Vollmer, Spada, Caspar & Burri, 2013). Darüber hinaus gibt es auf dem Weg, um in der Psychotherapie Know-how zu entwickeln, viele Hindernisse (Tracey et al., 2014), nicht zuletzt, weil das Wissen darüber fehlt, was einen Therapieexperten (d.h. einen Therapeuten, der überdurchschnittliche Ergebnisse erzielt; siehe Kapitel 6) ausmacht. Interessanterweise erreichen Therapeuten, die berufliche Selbstzweifel berichten, bessere Therapieergebnisse, was darauf hindeutet, dass eine reflektierende Haltung gegenüber der eigenen Praxis hilfreich ist. Es ist anzunehmen, dass sowohl aufbauende wie auch abbauende Prozesse während einer Berufskarriere möglich sind (z.B. Orlinsky & Rønnestad, 2005).

Patientenperspektive

Aus der Sicht des Patienten ist das Finden eines effektiven Therapeuten von größter Bedeutung. Leider gibt es nur wenige für Patienten verfügbare Informationen über die von Therapeuten erreichten Ergebnisse. Patienten verlassen sich typischerweise auf Mundpropaganda oder wenden sich an einen ihnen von der verantwortlichen Stelle (z.B. Managed-Care-Organisation, staatlicher Kostenträger, Krankenversicherer, Hausarzt usw.) zugewiesenen Therapeuten. Dennoch sollten Patienten bezüglich mehrerer Faktoren aufmerksam sein. Erstens: Gibt es einen Behandlungsplan? Wenn ja, ist der Behandlungsplan akzeptabel? Ergibt er Sinn, und scheint es, dass er zu einer Verbesserung führen wird? Zweitens: Können sich der Patient und der Therapeut auf die Ziele der Therapie und die für die Zielerreichung benötigten Aufgaben einigen? Sprich, gibt es eine gemeinschaftliche Zusammenarbeit? Drittens: Fühlt sich der Patient verstanden und respektiert? Viertens – das Allerwichtigste: Macht der Patient aktive Veränderungsschritte? Patienten, die das Gefühl haben, dass ein oder mehrere dieser Faktoren fehlen, sollten die Therapie mit dem Therapeuten besprechen. Wenn der Patient nach einiger Zeit und einer Diskussion immer noch keine Veränderungsschritte in Angriff nimmt, sollten Möglichkeiten diskutiert und abgewogen werden, inwieweit dem Patienten alternative Wege offenstehen.

Training und Supervision

Baker et al. (2008) haben argumentiert, dass Psychotherapieausbildungen wissenschaftlich begleitet werden sollten. Was das bedeutet, könnte sich natürlich, je nachdem, ob man sich eher dem Medizinischen oder den Kontextuellen Metamodell verpflichtet fühlt, in der Schwerpunktsetzung etwas unterscheiden – vielleicht aber gar nicht so sehr, wie man zunächst glauben mag. Das eine Extrem würde bedeuten, dass sich die Ausbildung ausschließlich auf evidenzbasierte Behandlungsprotokolle konzentrieren würde und die Auszubildenden sie mit Patienten einüben würden. Das andere Extrem würde bedeuten, dass die Auszubildenden die Fähigkeit lernen würden, insbesondere Beziehungen aufzubauen, die dann verwendet werden würden, um Patienten zu helfen. Hoffentlich haben wir inzwischen deutlich gemacht, dass weder das eine noch das andere den Forschungsergebnissen entspricht. Therapeuten müssen wissen, wie sie verschiedene Behandlungen einsetzen, daher sollten Trainingsprogramme eine Vielzahl von Behandlungen vermitteln – und zwar durchaus verschiedene Ansätze, nicht nur kleinere Variationen eines bestimmten Ansatzes. Bei Weiterbildungen, die sich nur auf die „Verabreichung" ganz bestimmter Interventionen konzentrieren, egal, wie gut sie das tun, besteht möglicherweise die Gefahr, dass die so ausgebildeten Kliniker mit einer Reihe von Patienten nicht flexibel genug arbeiten können, vor allem, wenn eine Vielfalt an Einstellungen, Werten, Kulturen und anderen Kontextvariablen besteht. Zudem schränken Aus- und Weiterbildungen, die sich auf bestimmte Behandlungen konzentrieren und Beziehungsfähigkeiten ignorieren (das „Wie" der Behandlung), schlicht und einfach die Forschungsergebnisse über das ein, was Therapie wirksam macht. Für Auszubildende ist es aber ebenso schädlich, Beziehungsfähigkeiten unter Ausschluss des Lernens bestimmter Ansätze der Psychotherapie zu erwerben. Optimale Trainingsprogramme werden die Ausbildung in Behandlungen und Beziehungsfähigkeiten somit pragmatisch kombinieren.

Unabhängig vom Schwerpunkt der Ausbildung sollten Ausbildungsprogramme der Wirksamkeit ihrer Auszubildenden Interesse entgegenbringen und auch eine gewisse Verantwortung dafür übernehmen. Eine Idee, die aus der praxisbasierten Evidenzbewegung hervorgeht, wäre, die Therapieergebnisse der Auszubildenden messbar zu machen. Auf diese Weise könnten die Programme die Wirksamkeit der

Auszubildenden dokumentieren und zertifizieren. Es könnte ein Zukunftsszenario sein, dass solche Unterlagen (wie heute schon die universitären Abschlusszeugnisse) bei Bewerbungen routinemäßig verlangt werden, so kontrovers dies gegenwärtig auch klingen mag. Natürlich sollte diese praxisbasierte Evidenz eine Feedback-Quelle sowohl für Auszubildende als auch für Ausbilder und Supervisoren sein. Wie aussagekräftig solche möglichen Daten für die Praxis wären, können wir heute noch nicht abschätzen – was Forschung ja auch erst richtig spannend macht, wie vor 40 Jahren, als sich die RCTs in der Psychotherapie zu etablieren begannen.

Für die Supervision hat das Modell ebenso Konsequenzen. Obwohl die Auswirkungen der Entwicklung der Supervisionspraxis auf die Therapieergebnisse der Patienten weitgehend unbekannt sind (eine bemerkenswerte Ausnahme ist bei Bambling, King, Raue, Schweitzer und Lambert [2006] zu finden), ist Supervision weit verbreitet. Natürlich wird Supervision in Ausbildungskontexten gebraucht, in denen unlizenzierte Auszubildende psychotherapeutische Leistungen anbieten. In vielen Ländern wird Supervision jedoch während der gesamten beruflichen Laufbahn praktiziert. Oft vergessen wir, dass Therapeuten unabhängig von ihrem Know-how in praktisch jedem durchgeführten Psychotherapie-RCT Supervision erhalten, trotz des relativen Mangels an Forschung bezüglich der Supervision. Dies deutet darauf hin, dass der Supervision eine implizite Bedeutung zugewiesen wird. Sicher kann man sagen, dass Supervision weit verbreitet ist und auch von denen praktiziert wird, die die Verwendung nicht getesteter Interventionen ganz allgemein eher kritisieren.

Im Hinblick auf Supervision ist jedoch nicht nur positive empirische Evidenz gegeben. Um dem Supervisanden Fortschritte zu ermöglichen, beurteilt der Supervisor das gegenwärtige Qualifikationsniveau des Supervisanden und vergleicht dieses mit dem Ideal und den gewünschten Fertigkeiten, natürlich unter der Berücksichtigung der Entwicklungsstufe des Auszubildenden. Indem die Diskrepanz zwischen dem gegenwärtigen und dem idealen Qualifikationsniveau verwendet wird, wird davon ausgegangen, dass das ideale Qualifikationsniveau des Supervisors zu besseren Ergebnissen des Supervisanden und damit verbunden des Patienten als auf dem gegenwärtigen Niveau führen wird. In Kapitel 8 haben wir Hinweise darauf diskutiert, dass die Adhärenz- und Kompetenzratings mit dem Therapieerfolg nicht korrelieren. Dies legt nahe, dass die Supervisionserhebungen der Kompetenz des Supervisanden wenig mit der tatsächlichen Wirksamkeit des Auszubildenden zu tun haben und möglicherweise vielmehr die eigenen Kompetenzmodelle des Supervisors widerspiegeln. Dieses Problem wird durch die Tatsache verstärkt, dass das eigene Therapiemodell des Supervisors seinen eigenen vorgestellten idealen Zustand beeinflussen wird. Nach unserer Erfahrung werden hoch angesehene Therapeuten verschiedener Couleur, die die gleiche Therapiesitzung sehen, sehr unterschiedliche Meinungen über die Qualität der Therapie haben, was unweigerlich Auswirkungen auf die Supervision haben wird. Interessanterweise haben sich im deutschen Sprachraum nun auch zusätzliche, universitär zertifizierte postgraduale Supervisionsweiterbildungen etabliert, die nach der postgradualen Weiterbildung in Psychotherapie und einigen Praxisjahren besucht werden können. Oftmals sind diese Supervisionsausbildungen inhaltlich breiter angelegt als die eigentlichen Psychotherapieausbildungen. Weiter ist es nicht unüblich, dass Therapeuten im Verlauf ihrer Berufstätigkeit weitere Psychotherapieausbildungen abschließen. Die Grenzen zwischen Fortbildung und Weiterbildung sind dabei fließend.

Abschließende Bemerkungen

Psychotherapie, als eine moderne, in pluralistischen Gesellschaften entwickelte Interventionsklasse für psychisches Leiden, ist eine äußerst wirksame Intervention. Doch der psychotherapeutische Prozess, der im direkten Dialog zwischen Patient und Therapeut geführt wird, ist ein komplexes, schwer begreifliches Phänomen, das verschiedenste Kommunikationsebenen mit einschließt. In diesem Buch haben wir zwei prototypische Modelle gegenübergestellt – das Medizinische Metamodell und das Kontextuelle Metamodell –, in der Hoffnung, dass die empirische Überprüfung der Evidenz mit einem begründeten theoretischen Gerüst das Verständnis über die Psychotherapie vertiefen würde. Wir stellen die Behauptung auf, dass Kontextuelle Metamodelle Theoretikern, Forschern, Klinikern und Entscheidungsträgern eine brauchbare psychologische Alternative zum Medizinischen Metamodell bieten. Laut Wissenschaftsphilosophen kann keine Theorie „bewiesen" werden, jedoch wurden ausreichend empirische Hinweise darauf dargestellt, dass das von uns vorgestellte Kontextuelle Metamodell, in Lakatos' Begriffen, ein progressives Forschungsprogramm darstellt – eines, das starke Annahmen hinsichtlich dessen treffen kann, was unter verschiedenen Bedingungen zu beobachten sein wird. Die Prognosen wurden nacheinander verifiziert, und wir haben versucht, die Hilfssätze theoretisch in kohärenter und empirisch begründeter Weise darzustellen.

Inwieweit sich das Medizinische Metamodell in Zukunft in Richtung kontextueller, psychologisch konzipierter Metamodelle bewegen wird, ist ungewiss; aus unser Perspektive wäre dies sicherlich wünschenswert. Die typische Empfehlung, die in unserem Bereich gemacht wird, wird auch hier ausgesprochen: Es ist (auch in Zukunft) mehr Forschung notwendig. Wer sich zwischendurch die Varianzverteilungen einzelner Patienten und Therapien anschaut, wird wohl eher etwas vage und demütig werden, wenn es darum geht, Psychotherapie durch einen ganz bestimmten Mechanismus zu erklären. Wir hoffen, dass dieses Buch das Verständnis der Argumentationslogik des Kontextuellen Metamodells und des Medizinischen Metamodells gefördert hat, so dass daraus weiterführende Fragestellungen und überprüfbare Hypothesen geschaffen werden konnten, die inspirieren und die Neugier auf Psychotherapieforschung fördern.

Literaturverzeichnis

Abramowitz, J.S. (1996). Variants of exposure and response prevention in the treatment of obsessive-compulsive disorder: A meta-analysis. *Behavior Therapy, 27*, 583–600.

Abramowitz, J.S. (1997). Effectiveness of psychological and pharmacological treatments for obsessive-compulsive disorder: A quantitative review. *Journal of Consulting and Clinical Psychology, 65*, 44–52.

Adams, V. (1979, July 10). Consensus is reached: Psychotherapy works. *New York Times*, p. C1.

Addis, M.E., Hatgis, C., Krasnow, A.D., Jacob, K., Bourne, L. & Mansfield, A. (2004). Effectiveness of cognitive-behavioral treatment for panic disorder versus treatment as usual in a managed care setting. *Journal of Consulting and Clinical Psychology, 72* (4), 625–635. http://doi.org/10.1037/0022-006x.72.4.625

Ader, R. (1997). The role of conditioning in pharmacotherapy. In A. Harrington (Ed.), *The placebo effect: An interdisciplinary exploration* (pp. 138–165). Cambridge, MA: Harvard University Press.

Ahn, H. & Wampold, B.E. (2001). Where oh where are the specific ingredients? A meta-analysis of component studies in counseling and psycotherapy. *Journal of Counseling Psychology, 48* (3), 251–257.

Albright, L., Kenny, D.A. & Malloy, T.E. (1988). Consensus in personality judgments at zero acquaintance. *Journal of Personality & Social Psychology, 55* (3), 387–395.

Amanzio, M., Pollo, A., Maggi, G. & Benedetti, F. (2001). Response variability to analgesics: A role for non-specific activation of endogenous opiods. *Pain, 90*, 205–211.

Ambady, N., LaPlante, D., Nguen, T., Rosenthal, R. & Levinson, W. (2002). Surgeon's tone of voice: A clue to malpractice history. *Surgery, 132*, 5–9.

Ambady, N. & Rosenthal, R. (1993). Half a minute: Predicting teacher evaluations from thin slices of nonverbal behavior and physical attractiveness. *Journal of Personality & Social Psychology, 64* (3), 431–441.

American Psychological Association. (2002). Criteria for evaluating treatment guidelines. *American Psychologist, 57*, 1052–1059. http://doi.org/10.1037//0003-066X.57.12.1052

Anderson, A.S. (1988). *Does psychotherapy make some clients worse? A reanalysis of the evidence for treatment-induced deterioration.* University of Memphis, Memphis, TN.

Anderson, T., Lunnen, K.M. & Ogles, B.M. (2010). Putting models and techniques in context. In S.D. Miller, B.L. Duncan, M.A. Hubble & B.E. Wampold (Eds.), *The heart and soul of change* (2nd ed., pp. 143–163). Washington, D.C.: American Psychological Association.

Anderson, T., Ogles, B.M., Patterson, C.L., Lambert, M.J. & Vermeersch, D.A. (2009). Therapist effects: facilitative interpersonal skills as a predictor of therapist success. *Journal of Clinical Psychology, 65* (7), 755–768. http://doi.org/10.1002/jclp.20583

Andrews, G. & Harvey, R. (1981). Does psychotherapy benefit neurotic patients?: A reanalysis of the Smith, Glass, and Miller data. *Archives of General Psychiatry, 38* (11), 1203–1208.

Anholt, G.E., Kempe, P., de Haan, E., van Oppen, P., Cath, D.C., Smit, J.H. & van Balkom, A.J.L.M. (2008). Cognitive versus behavior therapy: Processes of change in the treatment of obsessive-compulsive disorder. *Psychotherapy and Psychosomatics, 77*, 38–42.

APA Presidential Task Force on Evidence-Based Practice. (2006). Evidence-based practice in psychology. *American Psychologist, 61*, 271–285.

Arbeitsgemeinschaft der Wissenschaftlichen Medizinischen Fachgesellschaften (AWMF). (2016). *Aktuelle Leitlinien.* http://www.awmf.org

Arch, J.J., Eifert, G.H., Davies, C., Vilardaga, J.C.P., Rose, R.D. & Craske, M.G. (2012a). Randomized clinical trial of cognitive behavioral therapy (CBT) versus acceptance and commitment therapy (ACT) for mixed anxiety disorders. *Journal of Consulting and Clinical Psychology (Supplemental).* http://doi.org/10.1037/a002831010.1037/a0028310.supp

Arch, J.J., Wolitzky-Taylor, K.B., Eifert, G.H. & Craske, M.G. (2012b). Longitudinal treatment mediation of traditional cognitive behavioral therapy and acceptance and commitment therapy for anxiety disorders. *Behaviour Research and Therapy, 50* (7–8), 469–478. http://doi.org/10.1016/j.brat.2012.04.007

Arkowitz, H. (1992). Integrative theories of therapy. In D.K. Freedheim (Ed.), *History of psychotherapy: A century of change* (pp. 261–303). Washington, D.C.: American Psychological Association.

Arnkoff, D.B. & Glass, C.R. (1992). Cognitive therapy and psychotherapy. In D.K. Freedheim (Ed.), *History of psychotherapy: A century of change* (pp. 657–694). Washington, D.C.: American Psychological Association.

Arnow, B.A., Steidtmann, D., Blasey, C., Manber, R., Constantino, M.J., Klein, D.N. et al. (2013). The relationship between the therapeutic alliance and treatment outcome in two distinct psychotherapies for chronic depression. *Journal of Consulting and Clinical Psychology, 81* (4), 627–638. http://doi.org/10.1037/a0031530

Asimov, I. (1983). *The roving mind.* Amherst, NY: Promethius Books.

Association for Behavioral and Cognitive Therapies (ABCT). (2014). *What is Cognitive Behavior Therapy (CBT)?* Retrieved April 21, 2014 from http://www.abct.org/Information/?m=mInformation&fa=_WhatIsCBTpublic

Atkins, D.C., Steyvers, M., Imel, Z.E. & Smyth, P. (2014a). Automatic evaluation of psychotherapy language with quantitative linguistic models: An initial application to Motivational Interviewing. *Implementation Science.* http://doi.org/10.1037/a0036841

Atkins, D.C., Steyvers, M., Imel, Z.E. & Smyth, P. (2014b). Scaling up the evaluation of psychotherapy: evaluating motivational interviewing fidelity via statistical text classification. *Implement Sci, 9,* 49. http://doi.org/10.1186/1748-5908-9-49

Baardseth, T.P., Goldberg, S.B., Pace, B.T., Wislocki, A.P., Frost, N.D., Siddiqui, J.R. et al. (2013). Cognitive-behavioral therapy versus other therapies: Redux. *Clinical Psychology Review, 33* (3), 395–405. http://doi.org/10.1016/j.cpr. 2013.01.004

Baker, T.B., McFall, R.M. & Shoham, V. (2008). Current status and future prospects of clinical psychology: Toward a scientifically principled approach to mental and behavioral health care. *Psychological Science in the Public Interest, 9* (2), 67–103. http://doi.org/10.1111/j.1539-6053.2009.01036.x

Baldwin, S.A., Berkeljon, A. & Atkins, D.C. (2009). Rates of change in naturalistic psychotherapy: Contrasting dose-effect and good-enough level models of change. *Journal of Consulting and Clinical Psychology, 77,* 203–211. http://doi.org/10.1037/a0015235

Baldwin, S.A. & Imel, Z.E. (2013). Therapist effects: Findings and methods. In M.J. Lambert (Ed.), *Bergin and Garfield's handbook of psychotherapy and behavior change* (6th ed., pp. 258–297). New York: Wiley.

Baldwin, S.A., Murray, D.M., Shadish, W.R., Pals, S.L., Holland, J.M., Abramowtiz, J.S. et al. (2011). Intraclass correlation associated with therapists: Estimates and applications in planning psychotherapy research. *Cognitive Behaviour Therapy, 40,* 15–33. http://doi.org/10.1080/16506073.2010.520731

Baldwin, S.A., Wampold, B.E. & Imel, Z.E. (2007). Untangling the alliance-outcome correlation: Exploring the relative importance of therapist and patient variability in the alliance. *Journal of Consulting and Clinical Psychology, 75,* 842–852. http://doi.org/10.1037/0022-006X.75.6.842

Ball, S.A., Martino, S., Nich, C., Frankfort, T.L., Van Horn, D., Crits-Christoph, P. et al. (2007). Site matters: multisite randomized trial of motivational enhancement therapy in community drug abuse clinics. *Journal of Consulting and Clinical Psychology, 75,* 556–567. http://doi.org/10.1037/0022-006X.75.4.556

Bambling, M., King, R., Raue, P., Schweitzer, R. & Lambert, W. (2006). Clinical supervision: Its influence on client-rated working alliance and client symptom reduction in the brief treatment of major depression. *Psychotherapy Research, 16* (3), 317–331. http://doi.org/10.1080/10503300500268524

Bandura, A. (1999). Self-efficacy: Toward a unifying theory of behavioral change. In R.F. Baumeister (Ed.), *The self in social psychology* (pp. 285–298). New York: Psychology Press.

Barber, J.P., Connolly, M.B., Crits-Christoph, P., Gladis, L. & Siqueland, L. (2009). Alliance predicts patients' outcome beyond in-treatment change in symptoms. *Personality Disorders: Theory, Research, and Treatment, S* (1), 80–89. http://doi.org/10.1037/1949-2715.s.1.80

Barber, J.P., Gallop, R., Crits-Christoph, P., Frank, A., Thase, M.E., Weiss, R.D. & Gibbons, M.B.C. (2006). The role of therapist adherence, therapist competence, and alliance in predicting outcome of individual drug counseling: Results from the National Institute Drug Abuse Collaborative Cocaine Treatment Study. *Psychotherapy Research, 16,* 229–240. http://doi.org/10.1080/10503300500288951

Barber, J.P., Muran, J.C., McCarthy, K.S. & Keefe, J.R. (2013). Research on dynamic therapies. In M.J. Lambert (Ed.), *Bergin and Garfield's handbook of psychotherapy and behavior change* (6th ed., pp. 443–494). New York: Wiley.

Barcikowski, R.S. (1981). Statistical power with group mean as the unit of analysis. *Journal of Educational and Behavioral Statistics, 6* (3), 267–285. http://doi.org/10.3102/10769986006003267

Barker, S.L., Funk, S.C. & Houston, B.K. (1988). Psychological treatment versus nonspecific factors: A meta-analysis of conditions that engender comparable expectations for improvement. *Clinical Psychology Review, 8,* 579–594. http://doi.org/10.1016/0272-7358(88)90082-7

Barkham, M., Hardy, G.E. & Mellor-Clark, J. (2010). *Developing and delivering practice-based evidence: A guide for the psychological therapies.* Chichester, UK: Wiley Blackwell. http://doi.org/10.1002/9780470687994

Barlow, D.H. (2004). Psychological treatments. *American Psychologist, 59*, 869–878. http://doi.org/10.1037/0003-066X.59.9.869

Barlow, D.H. (2010). The dodo bird–again–and again. *The Behavior Therapist, 33* (1), 15–16.

Barlow, D.H., Allen, L.B. & Choate, M.L. (2004). Toward a unified treatment for emotional disorders. *Behavior Therapy, 35*(2), 205–230. http://doi.org/10.1016/S0005-7894(04)80036-4

Barlow, D.H., Farchione, T.J., Fairholme, C.P., Ellard, K.K., Boisseau, C.L., Allen, L.B. & Ehrenreich-May, J. (2011). *Unified protocol for transdiagnostic treatment of emotional disorders: Therapist guide.* New York: Oxford University Press.

Barth, J., Munder, T., Gerger, H., Nuesch, E., Trelle, S. et al. (2013). Comparative Efficacy of Seven Psychotherapeutic Interventions for Patients with Depression: A Network Meta-Analysis. *PLoS Medicine, 10* (5), e1001454. http://doi.org/10.1371/journal.pmed.1001454

Baskin, T.W., Tierney, S.C., Minami, T. & Wampold, B.E. (2003). Establishing specificity in psychotherapy: A meta-analysis of structural equivalence of placebo controls. *Journal of Consulting and Clinical Psychology, 71*, 973–979. http://doi.org/10.1037/0022-006X.71.6.973

Baucom, D.H., Shoham, V., Mueser, K.T., Daiuto, A.D. & Stickle, T.R. (1998). Empirically supported couple and family interventions for marital distress and adult mental health problems. *Journal of Consulting and Clinical Psychology, 66*, 53–88. http://doi.org/10.1037/0022-006X.66.1.53

Baumeister, R.F. (2005). *The cultural animal: Human nature, meaning, and social life.* Oxford: Oxford University Press. http://doi.org/10.1093/acprof:oso/9780195167030.001.0001

Beck, A.T. & Bhar, S.S. (2009). Effectiveness of long-term psychodynamic psychotherapy: A meta-analysis: Comment. *Journal of the American Medical Association, 301* (9). http://doi.org/10.1001/jama.2009.179

Beck, A.T., Rush, A.J., Shaw, B.F. & Emery, G. (1979). *Cognitive therapy of depression.* New York: Guilford.

Beck, A.T., Ward, C., Mendelson, M. & Erbaugh, J. (1961). An inventory for measuring depression. *Archives of General Psychiatry, 6*, 561–571. http://doi.org/10.1001/archpsyc.1961.01710120031004

Beecher, H.K. (1955). The powerful placebo. *Journal of the American Medical Association, 159* (17), 1602–1606. http://doi.org/10.1001/jama.1955.02960340022006

Bell, E.C., Marcus, D.K. & Goodlad, J.K. (2013). Are the parts as good as the whole? A meta-analysis of component treatment studies. *Journal of Consulting and Clinical Psychology, 81* (4), 722–736. http://doi.org/10.1037/a0033004

Benedetti, F. (2009). *Placebo effects: Understanding the mechanisms in health and disease.* New York: Oxford University Press.

Benedetti, F. (2011). *The patient's brain: The neuroscience behind the doctor-patient relationship.* New York: Oxford University Press.

Benish, S.G., Imel, Z.E. & Wampold, B.E. (2008). The relative efficacy of bona fide psychotherapies for treating post-traumatic stress disorder: A meta-analysis of direct comparisons. *Clinical Psychology Review, 28*, 746–758. http://doi.org/10.1016/j.cpr.2008.06.001

Benish, S.G., Quintana, S. & Wampold, B.E. (2011). Culturally adapted psychotherapy and the legitimacy of myth: A direct-comparison meta-analysis. *Journal of Counseling Psychology, 58* (3), 279–289. http://doi.org/10.1037/a0023626

Benjamin, L.S. (1994). SASB: A bridge between personality theory and clinical psychology. *Psychological Inquiry, 5*, 273–316. http://doi.org/10.1207/s15327965pli0504_1

Bergin, A.E. (1963). The effects of psychotherapy: Negative results revisited. *Journal of Counseling Psychology, 10*, 244–250. http://doi.org/10.1037/h0043353

Bergin, A.E. (1971). The evaluation of therapeutic outcomes. In S.L. Garfield & A.E. Bergin (Eds.), *Handbook of psychotherapy and behavior change* (pp. 217–270). New York: Wiley.

Bergin, A.E. & Lambert, M.J. (1978). The evaluation of therapeutic outcomes. In S.L. Garfield & A.E. Bergin (Eds.), *Handbook of psychotherapy and behavior change: An empirical analysis* (2nd ed., pp. 139–190). New York: Wiley.

Berglund, M., Thelander, S., Salaspuro, M., Franck, J., Andréasson, S. & Öjehagen, A. (2003). Treatment of alcohol abuse: An evidence-based review. *Alcoholism: Clinical and Experimental Research, 27*, 1645–1656. http://doi.org/10.1097/01.ALC.0000090144.99832.19

Berman, J.S., Miller, C. & Massman, P.J. (1985). Cognitive therapy versus systematic desensitization: Is one treatment superior? *Psychological Bulletin, 97*, 451–461. http://doi.org/10.1037/0033-2909.97.3.451

Beutler, L.E. (1998). Identifying empirically supported treatments: What if we didn't? *Journal of Consulting and Clinical Psychology, 66*, 113–120. http://doi.org/10.1037/0022-006X.66.1.113

Beutler, L.E. & Baker, M. (1998). The movement toward empirical validation. In K.S. Dobson & K.D. Craig (Eds.), *Empirically supported therapies: Best practice in professional psychology* (pp. 43–65). Thousand Oaks, CA: Sage.

Beutler, L.E. & Castonguay, L.G. (Eds.). (2006). *Principles of therapeutic change that work*. New York: Oxford.

Beutler, L.E. & Clarkin, J. (1990). *Differential treatment selection: Toward targeted therapeutic interventions*. New York: Brunner/Mazel.

Beutler, L.E., Frank, M., Schieber, S.C., Calvert, L. & Gaines, J. (1984). Comparative effects of group psychotherapies in a short-term inpatient setting: An experience with deterioration effects. *Psychiatry, 44*, 67–76.

Beutler, L.E. & Harwood, T.M. (2000). *Perscriptive psychotherapy: A practical guide to systematic treatment selection*. New York: Oxford University Press. http://doi.org/10.1093/med:psych/9780195136692.001.0001

Beutler, L.E., Harwood, T.M., Alimohamed, S. & Malik, M. (2002). Functional impairment and coping style. In J.C. Norcross (Ed.), *Psychotherapy relationships that work: Therapist contributions and responsiveness to patients* (pp. 145–170). New York: Oxford University.

Beutler, L.E., Harwood, T.M., Kimpara, S., Verdirame, D. & Blau, K. (2011). Coping style. *Journal of Clinical Psychology, 67* (2), 176–183. http://doi.org/10.1002/jclp.20752

Beutler, L.E., Harwood, T.M., Michelson, A., Song, X. & Holman, J. (2011). Resistance/reactance level. *Journal of Clinical Psychology, 67* (2), 133–142. http://doi.org/10.1002/jclp.20753

Beutler, L.E., Malik, M., Alimohamed, S., Harwood, T.M., Talebi, H., Noble, S. & Wong, E. (2004). Therapist variables. In M.J. Lambert (Ed.), *Bergin and Garfield's handbook of psychotherapy and behavior change* (5th ed., pp. 227–306). New York: Wiley.

Bhar, S.S. & Beck, A.T. (2009). Treatment integrity of studies that compare short-term psychodynamic psychotherapy with cognitive-behavior therapy. *Clinical Psychology: Science and Practice, 16* (3), 370–378. http://doi.org/10.1111/j.1468-2850.2009.01176.x

Bisson, J. & Andrew, M. (2009). Psychological Treatment of Post-traumatic Stress Disorder (PTSD) (Review). *The Cochrane Library, 2*, http://www.thecochranelibrary.com

Bisson, J.I., Ehlers, A., Matthews, R., Pilling, S., Richards, D. & Turner, S. (2007). Psychological treatments for chronic post-traumatic stress disorder: Systematic review and meta-analysis. *The British Journal of Psychiatry, 190* (2), 97–104. http://doi.org/10.1192/bjp.bp.106.021402

Blatt, S.J., Sanislow III, C.A., Zuroff, D.C. & Pilkonis, P.A. (1996). Characteristics of effective therapists: further analyses of data from the National Institute of Mental Health Treatment of Depression Collaborative Research Program. *Journal of Consulting and Clinical psychology, 64* (6), 1276. http://doi.org/10.1037/0022-006X.64.6.1276

Bleiberg, K.L. & Markowitz, J.C. (2005). A pilot study of interpersonal psychotherapy for posttraumatic stress disorder. *The American Journal of Psychiatry, 162* (1), 181–183. http://doi.org/10.1176/appi.ajp.162.1.181

Boffey, P.M. (1982, June 28). Alcoholism study under new attack. *New York Times*, pp. 12.

Bohanske, R.T. & Franczak, M. (2010). Transforming public behavioral health care: A case example of consumer-directed services, recovery, and the common factors. In B.L. Duncan, S.D. Miller, B.E. Wampold & M.A. Hubble (Eds.), *The heart and soul of change: Delivering what works in therapy* (2nd ed., pp. 299–322). Washington, D.C.: American Psychological Association.

Bohart, A.C. & Greenberg, L.S. (1997). *Empathy Reconsidered: New directions in psychotherapy*: Washington, D.C.: American Psychological Association. http://doi.org/10.1037/10226-000

Bohart, A.C. & Tallman, K. (1999). *How Clients Make Therapy Work: The Process of Active Self-Healing*. Washington, D.C.: American Psychological Association. http://doi.org/10.1037/10323-000

Bohart, A.C. & Wade, A.G. (2013). The client in psychotherapy. In M.J. Lambert (Ed.), *Bergin and Garfield's handbook of pyschotherapy and behavior change* (6th ed., pp. 219–257). Hoboken, NJ: Wiley.

Borcsa, M. & Nikendei, C. (2017). *Psychotherapie nach Flucht und Vertreibung*. Stuttgart: Thieme.

Bordin, E.S. (1979). The generalizability of the psychoanalytic concept of the working alliance. *Psychotherapy: Theory, Research & Practice, 16* (3), 252–260. http://doi.org/10.1037/h0085885

Borkovec, T.D. (1990). Control groups and comparison groups in psychotherapy outcome research. *National Institute on Drug Abuse Research Monograph, 104*, 50–65.

Borkovec, T.D. & Castonguay, L.G. (1998). What is the scientific meaning of empirically supported therapy? *Journal of Consulting and Clinical Psychology, 66*, 136–142. http://doi.org/10.1037/0022-006X.66.1.136

Borkovec, T.D. & Costello, E. (1993). Efficacy of applied relaxation and cognitive-behavioral therapy in the treatment of generalized anxiety disorder. *Journal of Consulting and Clinical Psychology, 61*, 611–619. http://doi.org/10.1037/0022-006X.61.4.611

Boswell, J.F., Gallagher, M.W., Sauer-Zavala, S.E., Bullis, J., Gorman, J.M., Shear, M.K. et al. (2013). Patient characteristics and variability in adherence and competence in cognitive-behavioral therapy for panic disorder. *Journal of Consulting and Clinical Psychology, 81* (3), 443–454. http://doi.org/10.1037/a0031437

Boswell, J.F., Kraus, D.R., Miller, S.D. & Lambert, M.J. (2015). Implementing routine outcome monitoring in clinical practice: Benefits, challenges, and solutions. *Psychotherapy Research, 25* (1), 6–19. http://doi.org/10.1080/10503307.2013.817696

Bowers, T.G. & Clum, G.A. (1988). Relative contributions of specific and nonspecific treatment effects: Meta-analysis of placebo-controlled behavior therapy research. *Psychological Bulletin, 103*, 315–323. http://doi.org/10.1037/0033-2909.103.3.315

Bowlby, J. (1969). *Attachment and loss. Vol. 1: Attachment*. New York: Basic Books.

Bowlby, J. (1973). *Attachment and loss, Vol. 2: Separation-anxiety and anger*. New York: Basic Books.

Bowlby, J. (1980). *Attachment and loss, Vol. 3: Loss-sadness and depression*. New York: Basic Books.

Boyer, P. & Barrett, H.C. (2005). Domain specificity and intuitive ontologies. In D.M. Buss (Ed.), *The handbook of evolutionary psychology* (pp. 96–118). Hoboken, NJ: Wiley.

Bradley, R., Greene, J., Russ, E., Dutra, L. & Westen, D. (2005). A multidimensional meta-analysis of psychotherapy for PTSD. *American Journal of Psychiatry, 162*, 214–227. http://doi.org/10.1176/appi.ajp.162.2.214

Braun, S.R., Gregor, B., Tran, U.S. (2013). Comparing bona fide psychotherapies of depression in adults with two meta-analytical approaches. *PLoS ONE, 8* (6), e68135. http://doi.org/10.1371/journal.pone.0068135

Brody, N. (1980). *Placebos and the philosophy of medicine: Clinical, conceptual, and ethical issues*. Chicago: The University of Chicago Press.

Budge, S.L., Baardseth, T.P., Wampold, B.E. & Flückiger, C. (2010). Researcher allegiance and supportive therapy: Pernicious affects on results of randomized clinical trials. *European Journal of Counselling and Psychotherapy, 12*, 23–39. http://doi.org/10.1080/13642531003637742

Budge, S.L., Moore, J.T., Del Re, A.C., Wampold, B.E., Baardseth, T.P. & Nienhuis, J.B. (2013). The effectiveness of evidence-based treatments for personality disorders when comparing treatment-as-usual and bona fide treatments. *Clinical Psychology Review, 33*, 1057–1066. http://doi.org/10.1016/j.cpr.2013.08.003

Buranelli, V. (1975). *The wizard from Vienna: Franz Anton Mesmer*. New York: Coward, McCann & Geoghegan.

Burns, D.D. & Spangler, D.L. (2001). Do changes in dysfunctional attitudes mediate changes in depression and anxiety in cognitive behavioral therapy? *Behavior Therapy, 32* (2), 337–369. http://doi.org/10.1016/S0005-7894(01)80008-3

Butler, A.C., Chapman, J.E., Forman, E.M. & Beck, A.T. (2006). The empirical status of cognitive-behavioral therapy: A review of meta-analyses. *Clinical Psychology Review, 26*, 17–31. http://doi.org/10.1016/j.cpr.2005.07.003

Butler, G., Fennell, M., Robson, P. & Gelder, M. (1991). Comparison of behavior therapy and cognitive behavior therapy in the treatment of generalized anxiety disorder. *Journal of Consulting and Clinical Psychology, 59* (1), 167–175. http://doi.org/10.1037/0022-006X.59.1.167

Cacioppo, J.T., Fowler, J.H. & Christakis, N.A. (2009). Alone in the crowd: The structure and spread of loneliness in a large social network. *Journal of Personality and Social Psychology, 97* (6), 977–991. http://doi.org/10.1037/a0016076

Cacioppo, S. & Cacioppo, J.T. (2012). Decoding the invisible forces of social connections. *Frontiers in Integrative Neuroscience, 6*. http://doi.org/10.3389/fnint.2012.00051

Calhoun, K.S., Moras, K., Pilkonis, P.A. & Rehm, L. (1998). Empirically supported treatments: Implications for training. *Journal of Consulting and Clinical Psychology, 66*, 151–161. http://doi.org/10.1037/0022-006X.66.1.151

Campbell, D.T. & Kenny, D.A. (1999). *A primer on regression artifacts*. New York: Guilford.

Caplan, E. (1998). *Mind games: American culture and the birth of psychotherapy*. Berkeley: University of California Press.

Carbajal, R., Chauvet, X., Couderc, S. & Oliver-Martin, M. (1999). Randomised trial of analgesic effects of sucrose, glucose, and pacifiers in term neonates. *British Medical Journal, 319*, 1393–1397. http://doi.org/10.1136/bmj.319.7222.1393

Carroll, K.M., Rounsaville, B.J. & Nich, C. (1994). Blind man's bluff: Effectiveness and significance of psychotherapy and pharmacoptherapy blinding procedures in a clinical trial. *Journal of Consulting and Clinical Psychology, 62*, 276–280. http://doi.org/10.1037/0022-006X.62.2.276

Caspar, F. (2017). *Beziehungen und Probleme verstehen – Eine Einführung in die psychotherapeutische Plananalyse* (4. Ed.). Göttingen: Hogrefe.

Caspar, F. & Grawe, K. (1994). Was spricht für, was gegen individuelle Fallkonzeptionen? Überlegungen zu einem alten Problem aus einer neuen Perspektive. *Verhaltenstherapie, 4*, 186–196. http://doi.org/10.1159/000258858

Caspar, F. & grosse Holtforth, M. (2009). Responsiveness – Eine entscheidende Prozessvariable in der Psychotherapie. *Zeitschrift für Klinische Psychologie und Psychotherapie, 38*, 61–69. http://doi.org/10.1026/1616-3443.38.1.61

Castonguay, L.G. (1993). "Common factors" and "nonspecific variables": Clarification of the two concepts and recommendations for research. *Journal of Psychotherapy Integration, 3*, 267–286. http://doi.org/10.1037/h0101171

Castonguay, L.G. & Beutler, L.E. (Eds.). (2006). *Principles of therapeutic change that work*. New York: Oxford University Press.

Castonguay, L.G., Goldfried, M.R., Wiser, S., Raue, P.J. & Hayes, A.M. (1996). Predicting the effect of cognitive therapy for depression: A study of unique and common factors. *Journal of Consulting and Clinical Psychology, 64*, 497–504. http://doi.org/10.1037/0022-006X.64.3.497

Castonguay, L.G. & Hill, C.E. (Eds.). (2017). *How and why are some therapists better than others? Understanding therapist effects*. Washington, D.C.: APA.

Chambless, D.L. & Crits-Christoph, P. (2006). What should be validated? The treatment method. In J.C. Norcross, L.E. Beutler & R.F. Levant (Eds.), *Evidence-based practices in mental health: Debate and dialogue on the fundamental questions* (pp. 191–200). Washington, D.C.: American Psychological Association.

Chambless, D.L. & Gillis, M.M. (1993). Cognitive therapy of anxiey disorders. *Journal of Consulting and Clinical Psychology, 61*, 248–260. http://doi.org/10.1037/0022-006X.61.2.248

Chambless, D.L. & Hollon, S.D. (1998). Defining empirically supported therapies. *Journal of Consulting and Clinical Psychology, 66*, 7–18. http://doi.org/10.1037/0022-006X.66.1.7

Chambless, D.L., Baker, M.J., Baucom, D.H., Beutler, L.E., Calhoun, K.S., Daiuto, A. et al. (1998). Update on empirically validated therapies, II. *The Clinical Psychologist, 51*, 3–16.

Chambless, D.L., Sanderson, W.C., Shoham, V., Johnson, S.B., Pope, K.S., Crits-Christoph, P. et al. (1996). An update on empirically validated therapies. *The Clinical Psychologist, 49* (2), 5–18.

Cheavens, J.S., Strunk, D.R., Lazarus, S.A. & Goldstein, L.A. (2012). The compensation and capitalization models: a test of two approaches to individualizing the treatment of depression. *Behaviour Research and Therapy, 50* (11), 699–706. http://doi.org/10.1016/j.brat.2012.08.002

Christakis, N.A. & Fowler, J.H. (2007). The spread of obesity in a large social network over 32 years. *The New England Journal of Medicine, 357* (4), 370–379. http://doi.org/10.1056/NEJMsa066082

Clark, D.M. (2013). Psychodynamic therapy or cognitive therapy for social anxiety disorder. *American Journal of Psychiatry, 170* (11), 1365. http://doi.org/10.1176/appi.ajp.2013.13060744

Clark, D.M., Ehlers, A., Hackmann, A., McManus, F., Fennell, M., Grey, N. et al. (2006). Cognitive therapy versus exposure and applied relaxation in social phobia: a randomized controlled trial. *Journal of Consulting and Clinical Psychology, 74* (3), 568–578. http://doi.org/10.1037/0022-006X.74.3.568

Clark, D.M., Ehlers, A., McManus, F., Hackmann, A., Fennell, M., Campbell, H. et al. (2003). Cognitive therapy versus fluoxetine in generalized social phobia: a randomized placebo-controlled trial. *Journal of Consulting and Clinical Psychology, 71* (6), 1058–1067. http://doi.org/10.1037/0022-006X.71.6.1058

Clark, D.M., Fairburn, C.G. & Wessely, S. (2008). Psychological treatment outcomes in routine NHS services: A commentary on Stiles et al. (2007). *Psychological Medicine, 38*, 629–634. http://doi.org/10.1017/S0033291707001869

Clark, D.M., Salkovskis, P.M., Hackmann, A., Middleton, H., Anastasiades, P. & Gelder, M. (1994). A comparison of cognitive therapy, applied relaxation, and imipramine in the treatment of panic disorder. *British Journal of Psychiatry, 164*, 759–769. http://doi.org/10.1192/bjp.164.6.759

Clarkin, J.F. & Levy, K.N. (2004). The infuence of client variables on psychotherapy. In M.J. Lambert (Ed.), *Bergin and Garfield's handbook of psychotherapy and behavior change* (5th ed., pp. 194–226). Hoboken, NJ: Wiley.

Clement, P.W. (1994). Quantitative evaluation of 26 years of private practice. *Professional Psychology: Research and Practice, 25* (2), 173–176. http://doi.org/10.1037/0735-7028.25.2.173

Clement, P.W. (1996). Evaluation in private practice. *Clinical Psychology: Science and Practice, 3* (2), 146–159. http://doi.org/10.1111/j.1468-2850.1996.tb00064.x

Clum, G.A., Clum, G.A. & Surls, R. (1993). A meta-analysis of treatments for panic disorder. *Journal of Consulting and Clinical Psychology, 61*, 317–326. http://doi.org/10.1037/0022-006X.61.2.317

Cohen, A.S., Barlow, D.H. & Blanchard, E.B. (1985). Psychophysiology of relaxation-associated panic attacks. *Journal of Abnormal Psychology, 94*, 96–101. http://doi.org/10.1037/0021-843X.94.1.96

Cohen, J. (1988). *Statistical power analysis for the behavioral sciences* (2nd ed.). Hillsdale, NJ: Erlbaum.

Cohen, S. & Syme, S.L. (1985). *Social support and health*. San Diego, CA: Academic Press.

Comer, J. & Kendall, P.C. (2013). *Oxford Handbook of Research Strategies for Clinical Psychology*. New York, NY: Oxford University Press. http://doi.org/10.1093/oxfordhb/9780199793549.001.0001

Compas, B.E., Haaga, D.A.F., Keefe, F.J., Leitenberg, H. & Williams, D.A. (1998). Sampling of empirically supported psychological treatments from health psychology: Smoking, chronic pain, cancer, and bulimia nervosa. *Journal of Consulting and Clinical Psychology, 66*, 89–112. http://doi.org/10.1037/0022-006X.66.1.89

Connell, J., Grant, S. & Mullin, T. (2006). Client initiated termination of therapy at NHS primary care counselling services. *Counselling & Psychotherapy Research, 6* (1), 60–67. http://doi.org/10.1080/14733140600581507

Constantino, M.J., Arnkoff, D.B., Glass, C.R., Ametrano, R.M. & Smith, J.Z. (2011). Expectations. *Journal of Clinical Psychology, 67* (2), 184–192. http://doi.org/10.1002/jclp.20754

Constantino, M.J., Glass, C.R., Arnkoff, D.B., Ametrano, R.M. & Smith, J.Z. (2011). Expectations. In J.C. Norcross (Ed.), *Psychotherapy relationships that work: Evidence-based responsiveness* (2nd ed.). (pp. 354–376). New York: Oxford University Press.

Cook, T.D. & Campbell, D.T. (1979). *Quasi-experimentation: Design and analysis for field settings*. Chicago: Rand McNally.

Cooper, H. & Hedges, L.V. (Eds.). (1994). *The handbook of research synthesis*. New York: Russell Sage Foundation.

Cooper, H., Hedges, L.V. & Valentine, J.C. (Eds.). (2009). *The handbook of research synthesis and meta-analysis* (2nd ed.). New York: Russell Sage Foundation.

Craske, M.G., Meadows, E.A. & Barlow, D.H. (1994). *Therapist guide for the mastery of your anxiety and panic II and agoraphobia supplement*. Albany, NY: Graywind Publications Incorporated.

Cremer, S. & Sixt, M. (2009). Analogies in the evolution of individual and social immunity. *Philosophical Transactions of the Royal Society B: Biological Sciences, 364* (1513), 129–142. http://doi.org/10.1098/rstb.2008.0166

Critelli, J.W. & Neumann, K.F. (1984). The placebo: Conceptual analysis of a construct in transition. *American Psychologist, 39*, 32–39. http://doi.org/10.1037/0003-066X.39.1.32

Crits-Christoph, P. (1997). Limitations of the dodo bird verdict and the role of clinical trials in psychotherapy research: Comment on Wampold et al. (1997). *Psychological Bulletin, 122*, 216–220. http://doi.org/10.1037/0033-2909.122.3.216

Crits-Christoph, P., Baranackie, K., Kurcias, J.S., Carroll, K., Luborsky, L., McLellan, T. et al. (1991). Meta-analysis of therapist effects in psychotherapy outcome studies. *Psychotherapy Research, 1*, 81–91. http://doi.org/10.1080/10503309112331335511

Crits-Christoph, P., Gallop, R., Temes, C.M., Woody, G., Ball, S.A., Martino, S. & Carroll, K.M. (2009). The alliance in motivational enhancement therapy and counseling as usual for substance use problems. *Journal of Consulting and Clinical Psychology, 77* (6), 1125–1135. http://doi.org/10.1037/a0017045

Crits-Christoph, P., Gibbons, M.B.C., Hamilton, J., Ring-Kurtz, S. & Gallop, R. (2011). The dependability of alliance assessments: The alliance-outcome correlation is larger than you might think. *Journal of Consulting and Clinical Psychology, 79* (3), 267–278. http://doi.org/10.1037/a0023668

Crits-Christoph, P., Gibbons, M.B. & Hearon, B. (2006). Does the alliance cause good outcome? Recommendations for future research on the alliance. *Psychotherapy: Theory, Research, Practice, Training, 43* (3), 280–285. http://doi.org/10.1037/0033-3204.43.3.280

Crits-Christoph, P., Gibbons, M.B.C., Ring-Kurtz, S., Gallop, R., Stirman, S., Present, J. et al. (2008). Changes in positive quality of life over the course of psychotherapy. *Psychotherapy: Theory, Research, Practice, Training, 45* (4), 419–430. http://doi.org/10.1037/a0014340

Crits-Christoph, P. & Mintz, J. (1991). Implications of therapist effects for the design and analysis of comparative studies of psychotherapies. *Journal of Consulting and Clinical Psychology, 59* (1), 20–26. http://doi.org/10.1037/0022-006X.59.1.20

Cronbach, L.J. & Snow, R.E. (1977). Aptitudes and instructional methods: A handbook for research on interactions. Oxford: Irvington. Cuijpers, P. (1997). Bibliotherapy in unipolar depression: A meta-analysis. *Journal of Behavior Therapy and Experimental Psychiatry, 28* (2), 139–147. http://doi.org/10.1016/s0005-7916(97)00005-0

Cuijpers, P., Driessen, E., Hollon, S.D., van Oppen, P., Barth, J. & Andersson, G. (2012). The efficacy of non-directive supportive therapy for adult depression: A meta-analysis. *Clinical Psychology Review, 32*, 280–291. http://doi.org/10.1016/j.cpr.2012.01.003

Cuijpers, P., van Straten, A., Andersson, G. & van Oppen, P. (2008a). Psychotherapy for depression in adults: A meta-analysis of comparative outcome studies. *Journal of Consulting and Clinical Psychology, 76* (6), 909–922. http://doi.org/10.1037/a0013075

Cuijpers, P., van Straten, A., Warmerdam, L. & Andersson, G. (2008b). Psychological treatment of depression: A meta-analytic database of randomized studies. *BMC Psychiatry, 8* (1), 36. http://doi.org/10.1186/1471-244X-8-36

Curran, P.J. & Bauer, D.J. (2011). The disaggregation of within-person and between person effects in longitudinal models of change. *Annual Review of Psychology, 62*, 5833–5619. http://doi.org/10.1146/annurev.psych.093008.100356

Currier, J.M., Neimeyer, R.A. & Berman, J.S. (2008). The effectiveness of psychotherapeutic interventions for bereaved persons: A comprehensive quantitative review. *Psychological Bulletin, 134*, 648–661. http://doi.org/10.1037/0033-2909.134.5.648

Cushman, P. (1992). Psychotherapy to 1992: A history situated interpretation. In D.K. Freedheim (Ed.), *History of psychotherapy: A century of change* (pp. 21–64). Washington, D.C.: American Psychological Association.

Dance, K.A. & Neufeld, R.W. J. (1988). Aptitude-treatment interaction research in the clinic setting: A review of attempts to dispel the “patient uniformity” myth. *Psychological Bulletin, 104*, 192–213. http://doi.org/10.1037/0033-2909.104.2.192

Danziger, K. (1990). *Constructing the subject: Historical origins of psychological research.* Cambridge, UK: Cambridge University Press.

Davidson, P.R. & Parker, K.C.H. (2001). Eye movement desensitization and reprocessing (EMDR): A meta-analysis. *Journal of Consulting and Clinical Psychology, 69*, 305–316.

Davies, D.L. (1962). Normal drinking in recovered addicts. *Quarterly Journal of Studies on Alcohol, 23*, 94–104.

Davison, G.C. (1998). Being bolder with the Boulder Model: The challenge of education and training in empirically supported treatments. *Journal of Consulting and Clinical Psychology, 66*, 163–167. http://doi.org/10.1037/0022-006X.66.1.163

De Bolle, M., Johnson, J.G. & De Fruyt, F. (2010). Patient and clinician perceptions of therapeutic alliance as predictors of improvement in depression. *Psychotherapy and Psychosomatics, 79* (6), 378–385. http://doi.org/10.1159/000320895

de Waal, F.B.M. (2008). Putting the altruism back into altruism: The evolution of empathy. *Annual Review of Psychology, 59*, 279–300. http://doi.org/10.1146/annurev.psych.59.103006.093625

Del Re, A.C., Flückiger, C., Horvath, A.O., Symonds, D. & Wampold, B.E. (2012). Therapist effects in the therapeutic alliance-outcome relationship: A restricted-maximum likelihood meta-analysis. *Clinical Psychology Review, 32* (7), 642–649. http://doi.org/10.1016/j.cpr.2012.07.002

Del Re, A.C. & Hoyt, W.T. (2015). *Compute effect sizes.* http://cran.r-project.org/web/packages/compute.es/compute.es.pdf

Del Re, A.C., Spielmans, G.I., Flückiger, C. & Wampold, B.E. (2013). Efficacy of new generation antidepressants: Differences seem illusory. *PLoS ONE, 8* (6), e63509. http://doi.org/10.1371/journal.pone.0063509

DeRubeis, R.J., Brotman, M.A. & Gibbons, C.J. (2005). A Conceptual and Methodological Analysis of the Nonspecifics Argument. *Clinical Psychology: Science and Practice, 12* (2), 174–183. http://doi.org/10.1093/clipsy.bpi022

DeRubeis, R.J. & Crits-Christoph, P. (1998). Empirically supported individual and group psychological treatments for mental disorders. *Journal of Consulting and Clinical Psychology, 66*, 37–52. http://doi.org/10.1037/0022-006X.66.1.37

DeRubeis, R.J. & Feeley, M. (1990). Determinants of change in cognitive therapy for depression. *Cognitive Therapy and Research, 14*, 469–482. http://doi.org/10.1007/BF01172968

DeRubeis, R.J., Siegle, G.J. & Hollon, S.D. (2008). Cognitive therapy versus medication for depressions: Treatment outcomes and neural mechanisms. *Nature Reviews Neuroscience, 9* (10), 788–796. http://doi.org/10.1038/nrn2345

Desrosières, A. (1998). *The politics of large numbers: A history of statistical reasoning* (C. Naish, Trans.). Cambridge, MA: Harvard University Press.

Devilly, G.J. & Foa, E.B. (2001). The investigation of exposure and cognitive therapy: Comment on Tarrier et al. (1999). *Journal of Consulting and Clinical Psychology, 69* (1), 114–116. http://doi.org/10.1037/0022-006X.69.1.114

Dinger, U., Strack, M., Leichsenring, F., Wilmers, F. & Schauenburg, H. (2008). Therapist effects on outcome and alliance in inpatient psychotherapy. *Journal of Clinical Psychology, 64* (3), 344–354. http://doi.org/10.1002/jclp.20443

Dishion, T.J., McCord, J. & Poulin, F.O. (1999). When interventions harm: Peer groups and problem behavior. *American Psychologist, 54*, 755–764. http://doi.org/10.1037/0003-066X.54.9.755

Dobson, K.S. (1989). A meta-analysis of the efficacy of cognitive therapy for depression. *Journal of Consulting and Clinical Psychology, 57*, 414–419. http://doi.org/10.1037/0022-006X.57.3.414

Dollard, J. & Miller, N.E. (1950). *Personality and psychotherapy: An analysis in terms of learning, thinking, and culture*. New York: McGraw Hill.

Duncan, B.L., Miller, S.D. & Sparks, J.A. (2004). *The heroic client: a revolutionary way to improve effectiveness through client-directed, outcome-informed therapy (Rev.ed.)*. San Francisco: Jossey-Bass.

Duncan, B.L., Miller, S.D., Wampold, B.E. & Hubble, M.A. (2010). *The heart and soul of change: Delivering what works in therapy* (2nd ed.). Washington, D.C.: American Psychological Association. http://doi.org/10.1037/12075-000

Dush, D.M., Hirt, M.L. & Schroeder, H. (1983). Self-statement modification with adults: A meta-analysis. *Psychological Bulletin, 94, 408–422.*

Eells, T.D. (2007). *Handbook of Psychotherapy Case Formulation*. New York, NY: Guildford Press.

Ehlers, A., Bisson, J., Clark, D.M., Creamer, M., Pilling, S., Richards, D. et al. (2010). Do all psychological treatments really work the same in post-traumatic stress disorder? *Clinical Psychology Review, 30* (2), 269–276. http://doi.org/10.1016/j.cpr.2009.12.001

Elkin, I. (1994). The NIMH Treatment of Depression Collaborative Research Program: Where we began and where we are. In A.E. Bergin & S.L. Garfield (Eds.), *Handbook of psychotherapy and behavior change* (4th ed., pp. 114–139). New York: Wiley.

Elkin, I., Gibbons, R.D., Shea, M.T. & Shaw, B.F. (1996). Science is not a trial (but it can sometimes be a tribulation). *Journal of Consulting and Clinical Psychology, 64*, 92–103. http://doi.org/10.1037/0022-006X.64.1.92

Elkin, I., Parloff, M.B., Hadley, S.W. & Autry, J.H. (1985). NIMH treatment of depression collaborative research program: Background and research plan. *Archives of General Psychiatry, 42* (3), 305–316. http://doi.org/10.1001/archpsyc.1985.01790260103013

Elkin, I., Shea, T., Watkins, J.T., Imber, S.D., Sotsky, S.M., Collins, J.F. et al. (1989). National Institute of Mental Health Treatment of Depression Collaborative Research Program. *Archives of General Psychiatry, 46*, 971–982. http://doi.org/10.1001/archpsyc.1989.01810110013002

Ellickson, P.L., Bell, R.M. & McGuigan, K. (1993). Preventing adolescent drug use: Long-term results of a junior high program. *American Journal of Public Health, 83*, 856–861. http://doi.org/10.2105/AJPH.83.6.856

Elliott, R., Bohart, A.C., Watson, J.C. & Greenberg, L.S. (2011). Empathy. *Psychotherapy, 48* (1), 43–49. http://doi.org/10.1037/a0022187

Elliott, R., Greenberg, L.S., Watson, J., Timulak, L. & Freire, E. (2013). Research on humanistic-experiential psychotherapies. In M.J. Lambert (Ed.), *Bergin and Garfield's handbook of psychotherapy and behavior change* (6th ed., pp. 495–538). New York: Wiley.

Ellis, A. (1957). Outcome of emplying three techniques of psychotehrapy. *Journal of Clinical Psychology, 13*, 344–350. http://doi.org/10.1002/1097-4679(195710)13:4<344::AID-JCLP2270130407>3.0.CO;2-9

Ellison, J.A. & Greenberg, L.S. (2007). *Emotion-focused experiential therapy*. New York: Springer Science.

Ellsworth, J.R., Lambert, M.J. & Johnson, J. (2006). A comparison of the Outcome Questionnaire-45 and Outcome Questionnaire-30 in classification and prediction of treatment outcome. *Clinical Psychology & Psychotherapy, 13* (6), 380–391. http://doi.org/10.1002/cpp.503

Emmelkamp, P.M.G. (2004). Behavior therapy with adults. In M. Lambert (Ed.), *Bergin and Garfield's handbook of psychotherapy and behavior change* (5th ed., pp. 393–446). Oxford: Wiley & Sons.

Emmelkamp, P.M.G. (2013). Behavior therapy with adults. In M.J. Lambert (Ed.), *Bergin and Garfield's handbook of psychotherapy and behavior change* (6th ed., pp. 343–392). New York: Wiley.

Engel, G.L. (1977). The need for a new medical model: A challenge for biomedicine. *Science, 196* (4286), 129–136. http://doi.org/10.1126/science.847460

Eysenck, H.J. (1952). The effects of psychotherapy: An evaluation. *Journal of Consulting Psychology, 16*, 319–324. http://doi.org/10.1037/h0063633

Eysenck, H.J. (1961). The effects of psychotherapy. In H.J. Eysenck (Ed.), *Handbook of abnormal psychology* (pp. 697–725). New York: Basic Books.

Eysenck, H.J. (1966). *The effects of psychotherapy.* New York: International Science Press.

Eysenck, H.J. (1978). An exercise in meta-silliness. *American Psychologist, 33*, 517. http://doi.org/10.1037/0003-066X.33.5.517.a

Eysenck, H.J. (1984). Meta-analysis: An abuse of research integration. *The Journal of Special Education, 18* (1), 41–59. http://doi.org/10.1177/002246698401800106

Falkenström, F., Granström, F. & Holmqvist, R. (2013). Therapeutic alliance predicts symptomatic improvement session by session. *Journal of Counseling Psychology, 60* (3), 317–328. http://doi.org/10.1037/a0032258

Falkenström, F., Granström, F. & Holmqvist, R. (2014). Working alliance predicts psychotherapy outcome even while controlling for prior symptom improvement. *Psychotherapy Research, 24* (2), 146–159. http://doi.org/10.1080/10503307.2013.847985

Falkenström, F., Markowitz, J.C., Jonker, H., Philips, B. & Holmqvist, R. (2013). Can psychotherapists function as their own controls? Meta-analysis of the crossed therapist design in comparative psychotherapy trials. *Journal of Clinical Psychiatry, 74* (5), 482–491. http://doi.org/10.4088/JCP.12r07848

Farber, B.A. & Doolin, E.M. (2011). Positive regard and affirmation. In J.C. Norcross (Ed.), *Psychotherapy relationships that work: Evidence-based responsiveness* (2nd ed., pp. 168–186). New York: Oxford University Press.

Fava, G.A., Ruini, C., Rafanelli, C., Finos, L., Salmaso, L., Mangelli, L. & Sirigatti, S. (2005). Well-being therapy of generalized anxiety disorder. *Psychotherapy and Psychosomatics, 74* (1), 26–30. http://doi.org/10.1159/000082023

Feeley, M., DeRubeis, R.J. & Gelfand, L.A. (1999). The temporal relation of adherence and alliance to symptom change in cognitive therapy for depression. *Journal of Consulting and Clinical Psychology, 67*, 578–582. http://doi.org/10.1037/0022-006X.67.4.578

Fisher, R.A. (1935). *The design of experiments.* Edinburgh: Oliver and Boyd.

Fisher, S. & Greenberg, R.P. (1997). The curse of the placebo: Fanciful pursuit of a pure biological therapy. In S. Fisher & R.P. Greenberg (Eds.), *From placebo to panacea: Putting psychiatric drugs to the test* (pp. 3–56). New York: Wiley.

Fishman, D.B. & Franks, C.M. (1992). Evolution and differentiation within behavior therapy: A theoretical and epistemological review. In D.K. Freedheim (Ed.), *History of psychotherapy: A century of change* (pp. 159–196). Washington, D.C.: American Psychological Association.

Flückiger, C. & Del Re, A.C. (2016). The sleeper effect between psychotherapy orientations: a strategic argument of sustainability of treatment effects at follow-up. *Epidemiol Psychiatr Sci*, 1–3. http://doi.org/10.1017/S2045796016000780

Flückiger, C., Del Re, A.C., Horvath, A.O., Symonds, D., Ackert, M. & Wampold, B.E. (2013). Substance use disorders and racial/ethnic minorities matter: A meta-analytic examination of the relation between alliance and outcome. *Journal of Counseling Psychology, 60* (4), 610–616. http://doi.org/10.1037/a0033161

Flückiger, C., Del Re, A.C., Munder, T., Heer, S. & Wampold, B.E. (2014). Enduring effects of evidence-based psychotherapies in acute depression and anxiety disorders versus treatment as usual at follow-up – a longitudinal meta-analysis. *Clinical Psychology Review, 34* (5), 367–375. http://doi.org/10.1016/j.cpr.2014.05.001

Flückiger, C., Del Re, A.C. & Wampold, B.E. (2015). The Sleeper Effect: Artifact or Phenomenon—A brief comment on Are the Parts as Good as the Whole? A Meta-Analysis of Component Treatment Studies (Bell, Marcus & Goodlad, 2013). *Journal of Consulting and Clinical Psychology, 83* (2), 438–442; discussion 443–434. http://doi.org/10.1037/a0037220

Flückiger, C., Del Re, A.C., Wampold, B.E. & Horvath, A.O. (2017, June). *Alliance and symptom change: A meta analytic summary*. Paper presented at the 48th International Annual Meeting of the SPR, Toronto, Canada.

Flückiger, C., Del Re, A.C., Wampold, B.E. & Horvath, A.O. (2018). *The alliance in adults*. Washington, D.C.: American Psychological Association.

Flückiger, C., Del Re, A.C., Wampold, B.E., Symonds, D. & Horvath, A.O. (2012). How central is the alliance in psychotherapy? A multilevel longitudinal meta-analysis. *Journal of Counseling Psychology, 59* (1), 10–17. http://doi.org/10.1037/a0025749

Flückiger, C., Forrer, L., Schnider, B., Battig, I., Bodenmann, G. & Zinbarg, R.E. (2016). A Single-blinded, Randomized Clinical Trial of How to Implement an Evidence-based Treatment for Generalized Anxiety Disorder [IMPLEMENT] – Effects of Three Different Strategies of Implementation. *EBioMedicine, 3*, 163–171. http://doi.org/10.1016/j.ebiom.2015.11.049

Flückiger, C., grosse Holtforth, M., Znoj, H.J., Caspar, F. & Wampold, B.E. (2013). Is the relation between early post-session reports and treatment outcome an epiphenomenon of intake distress and early response? A multi-predictor analysis in outpatient psychotherapy. *Psychother Res, 23* (1), 1–13. http://doi.org/10.1080/10503307.2012.693773

Flückiger, C., Horvath, A.O., Del Re, A.C., Symonds, D. & Holzer, C. (2015). Bedeutung der Arbeitsallianz in der Psychotherapie. *Psychotherapeut, 60* (3), 187–192. http://doi.org/10.1007/s00278-015-0020-0

Flückiger, C., Meyer, A., Wampold, B.E., Gassmann, D., Messerli-Bürgy, N. & Munsch, S. (2011). Predicting premature termination within a randomized controlled trial for binge-eating patients. *Behavior Therapy, 42* (4), 716–725. http://doi.org/10.1016/j.beth.2011.03.008

Flückiger, C. & Znoj, H. (2009). Zur Funktion der nonverbalen Stimmungsmodulation des Therapeuten für den Therapieprozess und Sitzungserfolg. *Zeitschrift für Klinische Psychologie und Psychotherapie, 38* (1), 4–12. http://doi.org/10.1026/1616-3443.38.1.4

Foa, E.B., Gillihan, S.J. & Bryant, R.A. (2013). Challenges and successes in dissemination of evidence-based treatments for posttraumatic stress: Lessons learned from prolonged exposure therapy for PTSD. *Psychological Science in the Public Interest, 14* (2), 65–111. http://doi.org/10.1177/1529100612468841

Foa, E.B., Hembree, E.A. & Rothbaum, B.O. (2007). *Prolonged exposure therapy for PTSD: Emotional processing of traumatic experiences: Therapist guide*. New York: Oxford University Press. http://doi.org/10.1093/med:psych/9780195308501.001.0001

Foa, E.B. & Kozak, M.J. (1986). Emotional processing of fear: Exposure to corrective information. *Psychological Bulletin, 99* (1), 20–35. http://doi.org/10.1037/0033-2909.99.1.20

Foa, E.B., Rothbaum, B.O., Riggs, D.S. & Murdock, T.B. (1991). Treatment of post-traumatic stress disorder in rape victims: A comparison between cognitive-behavioral procedures and counseling. *Journal of Consulting and Clinical Psychology, 59*, 715–723. http://doi.org/10.1037/0022-006X.59.5.715

Follette, W.C. & Houts, A.C. (1996). Models of scientific progress and the role of theory in taxonomy development: A case study of the DSM. *Journal of Consulting and Clinical Psychology, 64*, 1120–1132.

Fortner, B.V. (1999). *The effectiveness of grief counseling and therapy: A quantitative review*. University of Memphis, Memphis, TN.

Fowler, J.H. & Christakis, N.A. (2009). Dynamic spread of happiness in a large social network: Longitudinal analysis over 20 years in the Framingham Heart Study. *British Medical Journal, 338* (7685), 1–13. http://doi.org/10.1136/bmj.b1

Fowler, J.H. & Christakis, N.A. (2010). Cooperative behavior cascades in human social networks. *Proceedings of the National Academy of Sciences of the United States of America, 107* (12), 5334–5338. http://doi.org/10.1073/pnas.0913149107

Frank, J.D. (1961). *Persuasion and healing: A comparative study of psychotherapy*. Baltimore: Johns Hopkins University Press.

Frank, J.D. (1973). *Persuasion and healing: A comparative study of psychotherapy* (Rev. Ed. ed.). Baltimore: Johns Hopkins University Press.

Frank, J.D. (1992). Historical developments in research centers: The Johns Hopkins Psychotherapy Research Project. In D.K. Freedheim (Ed.), *History of psychotherapy: A century of change* (pp. 392–396). Washington, D.C.: American Psychological Association.

Frank, J.D. & Frank, J.B. (1991). *Persuasion and healing: A comparative study of psychotherapy* (3rd ed.). Baltimore: Johns Hopkins University Press.

Free, M.L. & Oei, T.P. (1989). Biological and psychological processes in the treatment and maintenance of depression. *Clinical Psychology Review, 9*, 653–688. http://doi.org/10.1016/0272-7358(89)90017-2

French, T.M. (1933). Interrelations between psychoanalysis and the experimental work of Pavlov. *The American Journal of Psychiatry, 12*, 1165–1203. http://doi.org/10.1176/ajp.89.6.1165

Friedlander, M.L., Escudero, V., Heatherington, L. & Diamond, G.M. (2011). Alliance in couple and family therapy. *Psychotherapy, 48* (1), 25–33. http://doi.org/10.1037/a0022060

Frost, N.D., Laska, K.M. & Wampold, B.E. (2014). The evidence for present-centered therapy as a treatment for posttraumatic stress disorder: Present-centered therapy. *Journal of Traumatic Stress, 27* (1), 1–8. http://doi.org/10.1002/jts.21881

Gaab, J., Blease, C., Locher, C., Gerger, H. (2016). Go open: A plea for transparency in psychotherapy. *Psychology of Consciousness: Theory, Research and Practice, 3* (2), 175–198. http://doi.org/10.1037/cns0000063

Gabbard, G.O., Beck, J.S. & Holmes, J. (2005). *Oxford textbook of psychotherapy*. New York: Oxford University Press.

Gaffan, E.A., Tsaousis, I., Kemp-Wheeler, S.M. (1995). Researcher allegiance and meta-analysis: the case of cognitive therapy for depression. *Journal of Consulting and Clinical Psychology, 63* (6), 966–980. http://doi.org/10.1037/0022-006X.63.6.966

Gallo, D.A. & Finger, S. (2000). The power of a musical instrument: Franklin, the Mozarts, Mesmer, and the glass harmonica. *History of Psychology, 3*, 326–343. http://doi.org/10.1037/1093-4510.3.4.326

Gardner, R. (1998). The brain and communication are basic for human clinical sciences. *British Journal of Medical Psychology, 71*, 493–508. http://doi.org/10.1111/j.2044-8341.1998.tb01005.x

Garfield, S.L. (1992). Eclectic pyschotherapy: A common factors approach. In J.C. Norcross & M.R. Goldfried (Eds.), *Handbook of psychotherapy integration* (pp. 169–201). New York: Basic Books.

Garfield, S.L. (1994). Research on client variables in psychotherapy. In A.E. Bergin & S.L. Garfield (Eds.), *Handbook of psychotherapy and behavior change* (4th ed., pp. 191–228). New York: Wiley.

Garfield, S.L. (1995). *Psychotherapy: An eclectic-integrative approach*. New York: Wiley & Sons.

Garfield, S.L. (1998). Some comments on empirically supported treatments. *Journal of Consulting and Clinical Psychology, 66*, 121–125. http://doi.org/10.1037/0022-006X.66.1.121

Gaston, L., Marmar, C.R., Gallagher, D. & Thompson, L.W. (1991). Alliance prediction of outcome beyond in-treatment symptomatic change as psychotherapy processes. *Psychotherapy Research, 1* (2), 104–112. http://doi.org/10.1080/10503309112331335531

Gauld, A. (1992). *A history of hypnotism*. Cambridge: Cambridge University Press.

Gehan, E. & Lemak, N.A. (1994). *Statistics in medical research: Developments in clinical trials*. New York: Plenum Medical Book. http://doi.org/10.1007/978-1-4615-2518-9

Gelso, C. (2014). A tripartite model of the therapeutic relationship: Theory, research, and practice. *Psychotherapy Research, 24* (2), 117–131. http://doi.org/10.1080/10503307.2013.845920

Gelso, C.J. (2009). The real relationship in a postmodern world: Theoretical and empirical explorations. *Psychotherapy Research, 19* (3), 253–264. http://doi.org/10.1080/10503300802389242

Gelso, C.J. & Carter, J.A. (1994). Components of the psychotherapy relationship: Their interaction and unfolding during treatment. *Journal of Counseling Psychology, 41* (3), 296–306. http://doi.org/10.1037/0022-0167.41.3.296

Gilbert, P. (2010). *Compassion focused therapy: Distinctive features*. New York: Routledge/ Taylor & Francis Group.

Gilboa-Schechtman, E., Foa, E.B., Shafran, N., Aderka, I.M., Powers, M.B., Rachamim, L. et al. (2010). Prolonged exposure versus dynamic therapy for adolescent PTSD: a pilot randomized controlled trial. *Journal of the American Academy of Child & Adolescent Psychiatry, 49* (10), 1034–1042. http://doi.org/10.1016/j.jaac.2010.07.014

Glass, G.V. (1976). Primary, secondary, and meta-analysis of research. *Educational Researcher, 5*, 3–8. http://doi.org/10.3102/0013189X005010003

Gleick, J. (2003). *Isaac Newton*. New York: Pantheon Books.

Gleser, L.J. & Olkin, I. (2009). Stochastically dependent effect sizes. In H. Cooper, L.V. Hedges & J.C. Valentine (Eds.), *The handbook of research synthesis and meta-analysis* (2nd ed., pp. 357–376). New York: Russell Sage Foundation.

Gloaguen, V., Cottraux, J., Cucherat, M., Blackburn, I. (1998). A meta-analysis of the effects of cognitive therapy in depressed patients. *Journal of Affective Disorders, 49*, 59–72. http://doi.org/10.1016/S0165-0327(97)00199-7

Goldfried, M.R. (1980). Toward the delineation of therapeutic change principles. *American Psychologist, 35*, 991–999. http://doi.org/10.1037/0003-066X.35.11.991

Goldfried, M.R. & Wolfe, B.E. (1996). Psychotherapy practice and research: Repairing a strained alliance. *Journal of Consulting and Clinical Psychology, 51*, 1007–1016.

Goldstein, E. & Farmer, K. (Eds.) (1994). *Confabulations: Creating false memories, destroying families.* Boca Raton, FL: SIRS Books.

Gould, S.J. (1989). The chain of reason vs. the chain of thumbs. *Natural History, 7*, 12–21.

Gould, S.J. (1991). Bully for Brontosaurus. New York: Norton. Greenberg, L.S. (2007). A guide to conducting a task analysis of psychotherapeutic change. *Psychotherapy Research, 17*, 15–30.

Grawe, K. (1998). *Psychologische Therapie*. Göttingen: Hogrefe.

Grawe, K. (2004). *Neuropsychotherapie*. Göttingen: Hogrefe.

Grawe, K., Donati, R. & Bernauer, F. (1990). *Psychotherapie im Wandel: Von der Konfession zur Profession*: Göttingen: Hogrefe.

Greenberg, L.S. (2010). *Emotion-focused therapy*. Washington, D.C.: American Psychological Association.

Greenberg, R.P., Constantino, M.J. & Bruce, N. (2006). Are patient expectations still relevant for psychotherapy process and outcome? *Clinical Psychology Review, 26*, 657–678. http://doi.org/10.1016/j.cpr.2005.03.002

Greenberg, L.S. and Watson, J.C. (2005). *Emotion-Focused Therapy for Depression.* Washington, D.C.: American Psychological Association Press.

Greenberg, L.S. & Webster, M.C. (1982). Resolving decisional conflict by Gestalt two-chair dialogue: Relating process to outcome. *Journal of Counseling Psychology, 29*, 468–477. http://doi.org/10.1037/0022-0167.29.5.468

Grencavage, L.M. & Norcross, J.C. (1990). Where are the commonalities among the therapeutic common factors? *Professional Psychology: Research and Practice, 21*, 372–378. http://doi.org/10.1037/0735-7028.21.5.372

Grissom, R.J. (1996). The magical number .7 +/– .2: Meta-meta-analysis of the probability of superior outcome in comparisons involving therapy, placebo, and control. *Journal of Consulting and Clinical Psychology, 64*, 973–982.

grosse Holtforth, M. (2001). Was möchten Patienten in ihrer Therapie erreichen? – Die Erfassung und Kategorisierung von Therapiezielen mit dem Berner Inventar für Therapieziele (BIT). *Verhaltenstherapie und psychosoziale Praxis, 33* (2), 241–258.

Grünbaum, A. (1981). The placebo concept. *Behaviour Research and Therapy, 19*, 157–167. http://doi.org/10.1016/0005-7967(81)90040-1

Guess, H.A., Kleinman, A., Kusek, J.W. & Engel, L.W. (2002). *The science of placebo: Toward an interdisciplinary research agenda.* London: BMJ Books.

Hanrahan, F., Field, A.P., Jones, F.W. & Davey, G.C. (2013). A meta-analysis of cognitive therapy for worry in generalized anxiety disorder. *Clinical Psychology Review, 33* (1), *120*–132. http://doi.org/10.1016/j.cpr.2013.01.001

Harrington, A. (1997). *The placebo effect: An interdiscipinary exploration*. Cambridge, MA: Harvard University Press.

Hatcher, R.L. & Barends, A.W. (1996). Patients' view of the alliance in psychotherapy: Exploratory factor analysis of three alliance measures. *Journal of Consulting and Clinical Psychology, 64* (6), 1326–1336. http://doi.org/10.1037/0022-006X.64.6.1326

Hatcher, R.L. & Barends, A.W. (2006). How a Return to Theory Could Help Alliance Research. *Psychotherapy: Theory, Research, Practice, Training, 43* (3), 292–299. http://doi.org/10.1037/0033-3204.43.3.292

Hays, W.L. (1988). *Statistics.* New York: Holt, Rinehart and Winston.

Hedges, L.V. (1981). Distribution theory for Glass's estimator of effect size and related estimators. *Journal of Educational Statistics, 6* (2), 107–128. http://doi.org/10.2307/1164588

Hedges, L.V. & Olkin, I. (1985). *Statistical methods for meta-analysis.* San Diego: Academic Press.

Heide, F.J. & Borkovec, T.D. (1984). Relaxation-induced anxiety: Mechanisms and theoretical implications. *Behaviour Research and Therapy, 22*, 1–12. http://doi.org/10.1016/0005-7967(84)90027-5

Heim, E. (2009). *Die Welt der Psychotherapie*. Stuttgart: Klett-Cotta.

Henry, W.P., Schacht, T.E., Strupp, H.H., Butler, S.F. & Binder, J. (1993). Effects of training in time-limited dynamic psychotherapy: Mediators of therapists' responses to training. *Journal of Consulting and Clinical Psychology, 61*, 441–447. http://doi.org/10.1037/0022-006X.61.3.441

Henry, W.P., Strupp, H.H., Butler, S.F., Schacht, T.E. & Binder, J. (1993). Effects of training in time-limited psychotherapy: Changes in therapist behavior. *Journal of Consulting and Clinical Psychology, 61*, 434–440. http://doi.org/10.1037/0022-006X.61.3.441

Hentschel, E., Brandstätter, G., Dragosics, B., Hirschl, A.M., Nemec, H., Schütze, K. et al. (1993). Effect of ranitidine and amoxicillin plus metronidazole on the eradication of Helicobacter pylori and the recurrence of duodenal ulcer. *The New England Journal of Medicine, 328* (5), 308–312. http://doi.org/10.1056/NEJM199302043280503

Heppner, P.P. & Claiborn, C.D. (1989). Social influence research in counseling: A review and critique. *Journal of Counseling Psychology, 36*, 365–387. http://doi.org/10.1037/0022-0167.36.3.365

Heppner, P.P., Kivlighan, D.M. & Wampold, B.E. (2008). *Research design in counseling* (3rd ed.). Belmont, CA: Thomson Brooks/Cole.

Herbert, J.D., Lilienfeld, S.O., Lohr, J.M., Montgomery, R.W., O'Donohue, W.T., Rosen, G.M. & Tolin, D.F. (2000). Science and pseudoscience in the development of eye movement desensitization and reprocessing: Implications for clinical psychology. *Clinical Psychology Review, 20* (8), 945–971. http://doi.org/10.1016/S0272-7358(99)00017-3

Hill, C.E. (1986). An overview of the Hill counselor and client verbal response modes category systems. In L.S. Greenberg & W.M. Pinsof (Eds.), *The psychotherapeutic process: A research handbook* (pp. 131–159). New York: Guilford.

Hill, C.E., O'Grady, K.E. & Elkin, I. (1992). Applying the Collaborative Study Psychotherapy Rating Scale to rate therapist adherence in cognitive-behavior therapy, interpersonal therapy, and clinical management. *Journal of Consulting and Clinical Psychology, 60*, 73–79.

Hoffart, A., Borge, F.M., Sexton, H., Clark, D.M. & Wampold, B.E. (2012). Psychotherapy for social phobia: How do alliance and cognitive process interact to produce outcome? *Psychotherapy Research, 22* (1), 82–94. http://doi.org/10.1080/10503307.2011.626806

Hoffart, A., Øktedalen, T., Langkaas, T.F. & Wampold, B.E. (2013). Alliance and outcome in varying imagery procedures for PTSD: A study of within-person processes. *Journal of Counseling Psychology, 60* (4), 471–482. http://doi.org/10.1037/a0033604

Hofmann, S.G. (2008). Common misconceptions about cognitive mediation of treatment change: A commentary to Longmore and Worrell (2007). *Clinical Psychology Review, 28* (1), 67–70. http://doi.org/10.1016/j.cpr.2007.03.003

Hofmann, S.G. & Lohr, J.M. (2010). To kill a dodo bird. *The Behavior Therapist, 33* (1), 14–15.

Holland, P.W. (1986). Statistics and causal inference. *Journal of the American Statistical Association, 81* (396), 945–960. http://doi.org/10.2307/2289069

Holland, P.W. (1993). Which comes first, cause or effect? In G. Keren, C. Lewis, G. Keren & C. Lewis (Eds.), *A handbook for data analysis in the behavioral sciences: Methodological issues.* (pp. 273–282). Hillsdale, NJ: Lawrence Erlbaum Associates, Inc.

Hollon, S.D. & Beck, A.T. (2013). Cognitive and cognitive-behavioral therapies. In M.J. Lambert (Ed.), *Bergin and Garfield's handbook of psychotherapy and behavior change* (6th ed., pp. 393–442). New York: Wiley.

Hollon, S.D., DeRubeis, R.J. & Evans, M.D. (1987). Causal mediation of change in treatment for depression: Discriminating between nonspecificity and noncausality. *Psychological Bulletin, 102*, 139–149. http://doi.org/10.1037/0033-2909.102.1.139

Holt-Lunstad, J., Smith, T.B. & Layton, J.B. (2010). Social relationships and mortality risk: a meta-analytic review. *Plos Medicine, 7* (7), e1000316. http://doi.org/10.1371/journal.pmed.1000316

Honyashiki, M., Furukawa, T.A., Noma, H., Tanaka, S., Chen, P., Ono, M. et al. (2014). Specificity of CBT for depression: A contribution from multiple treatments meta-analyses. *Cognitive Therapy and Research, 38*, 249–260. http://doi.org/10.1007/s10608-014-9599-7

Horvath, A.O. (2006). The alliance in context: Accomplishments, challenges, and future directions. *Psychotherapy: Theory, Research, Practice, Training, 43* (3), 258–263. http://doi.org/10.1037/0033-3204.43.3.258

Horvath, A.O. & Bedi, R.P. (2002). The alliance. In J.C. Norcross (Ed.), *Psychotherapy relationships that work: Therapist contributions and responsiveness to patients* (pp. 37–70). New York: Oxford University.

Horvath, A.O., Del Re, A.C., Flückiger, C. & Symonds, D. (2011a). Alliance in individual psychotherapy. In J.C. Norcross (Ed.), *Psychotherapy relationships that work: Evidence-based responsiveness* (2nd ed., pp. 25–69). New York: Oxford.

Horvath, A.O., Del Re, A.C., Flückiger, C. & Symonds, D. (2011b). Alliance in individual psychotherapy. *Psychotherapy, 48* (1), 9–16. http://doi.org/10.1037/a0022186

Horvath, A.O. & Greenberg, L.S. (1989). Development and validation of the Working Alliance Inventory. *Journal of Counseling Psychology, 36* (2), 223–233. http://doi.org/10.1037/0022-0167.36.2.223

Horvath, A.O. & Greenberg, L.S. (1994). *The Working Alliance: Theory, Research, and Practice.* New York: Wiley.

Horvath, A.O. & Symonds, B.D. (1991). Relation between working alliance and outcome in psychotherapy: A meta-analysis. *Journal of Counseling Psychology, 38*, 139–149. http://doi.org/10.1037/0022-0167.38.2.139

Horvath, P. (1988). Placebos and common factors in two decades of psychotherapy research. *Psychological Bulletin, 104*, 214–225. http://doi.org/10.1037/0033-2909.104.2.214

Howard, K.I., Krause, M.S. & Orlinsky, D.E. (1986). The attrition dilemma: Toward a new strategy for psychotherapy research. *Journal of Consulting and Clinical Psychology, 54*, 106–110.

Howard, K.I., Krause, M.S., Saunders, S.M. & Kopta, S.M. (1997). Trials and tribulations in the meta-analysis of treatment differences: Comment on Wampold et al. (1997). *Psychological Bulletin, 122*, 221–225.

Howard, K.I., Lueger, R.J., Maling, M.S. & Martinovich, Z. (1993). A phase model of psychotherapy outcome: causal mediation of change. *Journal of Consulting and Clinical Psychology, 61* (4), 678–685. http://doi.org/10.1037/0022-006X.61.4.678

Hoyer, J. & Heinig, I. (2015). Wie sind Angststörungen verhaltenstherapeutisch zu behandeln? *PiD – Psychotherapie im Dialog, 16* (02), 16–21. http://doi.org/10.1055/s-0041-100942

Hoyt, W.T. & Larson, D.G. (2008). A realistic approach to drawing conclusions from the scientific literature: Response to Bonanno and Lilienfeld. *Professional Psychology Research and Practice, 39* (3), 378–379. http://doi.org/10.1037/0735-7028.39.3.378

Hróbjartsson, A. & Gøtzsche, P.C. (2001). Is the placebo powerless? An analysis of clinical trials comparing placebo with no treatment. *The New England Journal of Medicine, 344* (21), 1594–1602. http://doi.org/10.1056/NEJM200105243442106

Hróbjartsson, A. & Gøtzsche, P.C. (2004). Is the placebo powerless? Update of a systematic review with 52 new randomized trials comparing placebo with no treatment. *Journal of Internal Medicine, 256* (2), 91–100. http://doi.org/10.1111/j.1365-2796.2004.01355.x

Hróbjartsson, A. & Gøtzsche, P.C. (2006). Unsubstantiated claims of large effects of placebo on pain: Serious errors in meta-analysis of placebo analgesia mechanism stuidies. *Journal of Clinical Epidemiology, 59*, 336–338. http://doi.org/10.1016/j.jclinepi.2005.05.011

Hróbjartsson, A. & Gøtzsche, P.C. (2007). Powerful spin in the conclusion of Wampold et al.'s re analysis of placebo versus no-treatment trials despite similar results as in original review. *Journal of Clinical Psychology, 63* (4), 373–377. doi: 10.1002/jclp.20357

Hubble, M.A., Duncan, B.L. & Miller, S.D. (Eds.). (1999). *The heart & soul of change: What works in therapy*. Washington, D.C.: American Psychological Association. http://doi.org/10.1037/11132-000

Huey, S.J., Jr, Tilley, J.L., Jones, E.O. & Smith, C. (2014). The contribution of cultural competence to evdince-based care for ethnically diverse populations. *Annual Review of Clinical Psychology, 10*, 305–338. http://doi.org/10.1146/annurev-clinpsy-032813-153729

Hunsley, J. & Westmacott, R. (2007). Interpreting the magnitude of the placebo effect: Mountain or molehill? *Journal of Clinical Psychology, 63* (4), 391–399. http://doi.org/10.1002/jclp.20352

Hunt, M. (1997). *How science takes stock: The story of meta-analysis.* New York: Russell Sage Foundation.

Hunt, M. & Corman, R. (November 11, 1962). Analysis of Psychoanalysis. *New York Times*, p. 248.

Ilardi, S.S. & Craighead, W.E. (1994). The role of nonspecific factors in cognitive-behavior therapy for depression. *Clinical Psychology, 1*, 138–156.

Imber, S.D., Pilkonis, P.A., Sotsky, S.M., Elkin, I., Watkins, J.T., Collins, J.F. et al. (1990). Mode-specific effects among three treatments for depression. *Journal of Consulting and Clinical Psychology, 58*, 352–359. http://doi.org/10.1037/0022-006X.58.3.352

Imel, Z.E., Baer, J.S., Martino, S., Ball, S.A. & Carroll, K.M. (2011). Mutual influence in therapist competence and adherence to motivational enhancement therapy. *Drug and Alcohol Dependence, 115* (3), 229–236. http://doi.org/10.1016/j.drugalcdep.2010.11.010

Imel, Z.E., Barco, J.S., Brown, H., Baucom, B.R., Baer, J.S., Kircher, J. & Atkins, D.C. (2014). Synchrony in vocally encoded arousal as an indicator of therapist empathy in motivational interviewing. *Journal of Counseling Psychology, 61* (1), 146–153. http://doi.org/10.1037/a0034943

Imel, Z.E., Sheng, E., Baldwin, S.A. & Atkins, D.C. (2015). Removing very low-performing therapists: A simulation of performance-based retention in psychotherapy. *Psychotherapy, 52* (3), 329.

Imel, Z.E., Steyvers, M., Atkins, D.C. (2015). Computational Psychotherapy Research: Scaling up the evaluation of patient provider interactions. *Psychotherapy, 52* (1), 19–30. http://doi.org/10.1037/a0036841

Imel, Z.E., Wampold, B.E., Miller, S.D. & Fleming, R.R. (2008). Distinctions without a difference: Direct comparisons of psychotherapies for alcohol use disorders. *Psychology of Addictive Behaviors, 22* (4), 533–543. http://doi.org/10.1037/a0013171

Jacobson, N.S. (1991). To be or not to be behavioral when working with couples: What does it mean? *Journal of Family Psychology, 4*, 436–445. http://doi.org/10.1037/0893-3200.4.4.436

Jacobson, N.S., Dobson, K.S., Truax, P.A., Addis, M.E., Koerner, K., Gollan, J.K. et al. (1996). A component analysis of cognitive-behavioral treatment for depression. *Journal of Consulting and Clinical Psychology, 64*, 295–304. http://doi.org/10.1037/0022-006X.64.2.295

Jacobson, N.S. & Hollon, S.D. (1996a). Cognitive-behavior therapy versus pharmacotherapy: Now that the jury's returned its verdict, it's time to present the rest of the evidence. *Journal of Consulting and Clinical Psychology, 64*, 74–80. http://doi.org/10.1037/0022-006X.64.1.74

Jacobson, N.S. & Hollon, S.D. (1996b). Prospects for future comparisons between drugs and psychotherapy: Lessons from the CBT-versus-pharmacotherapy exchange. *Journal of Consulting and Clinical Psychology, 64*, 104–108. http://doi.org/10.1037/0022-006X.64.1.104

Johansson, P. & Høglend, P. (2007). Identifying mechanisms of change in psychotherapy: Mediators of treatment outcome. *Clinical Psychology & Psychotherapy, 14* (1), 1–9. ttp://doi.org/10.1002/cpp.514

Kanfer, F.H., Reinecker, H. & Schmelzer, D. (2005). *Selbstmanagement-Therapie: Ein Lehrbuch für die klinische Praxis*. Heidelberg: Springer.

Kaptchuk, T.J., Kelley, J.M., Conboy, L.A., Davis, R.B., Kerr, C.E., Jacobson, E.E. et al. (2008). Components of placebo effect: Randomised controlled trial in patients with irritable bowel syndrome. *BMJ: British Medical Journal, 336* (7651), 999–1003. http://doi.org/10.1136/bmj.39524.439618.25

Karlin, B.E. & Cross, G. (2014). From the laboratory to the therapy room: National dissemination and implementation of evidence-based psychotherapies in the U.S. Department of Veterans Affairs Health Care System. *American Psychologist, 69* (1), 19–33. http://doi.org/10.1037/a0033888

Kazdin, A.E. (1994). Methodology, design, and evaluation in pyschotherapy research. In A.E. Bergin & S.L. Garfield (Eds.), *Handbook of psychotherapy and behavior change* (4th ed., pp. 19–71). New York: Wiley.

Kazdin, A.E. (2000). *Psychotherapy for children and adolescents: Directions for research and practice*. New York: Oxford University Press. http://doi.org/10.1093/med:psych/9780195126181.001.0001

Kazdin, A.E. (2002). *Research design in clinical psychology* (4th ed.). Needham Heights, MA: Allyn & Bacon.

Kazdin, A.E. (2007). Mediators and mechanisms of change in psychotherapy research. *Annual Review of Clinical Psychology, 3*, 1–27. http://doi.org/10.1146/annurev.clinpsy.3.022806.091432

Kazdin, A.E. (2009). Understanding how and why psychotherapy leads to change. *Psychotherapy Research, 19* (4–5), 418–428. http://doi.org/10.1080/10503300802448899

Kazdin, A.E. & Bass, D. (1989). Power to detect differences between alternative treatments in comparative psychotherapy outcome research. *Journal of Consulting and Clinical Psychology, 57*, 138–147. http://doi.org/10.1037/0022-006X.57.1.138

Kazdin, A.E., Esveldt-Dawson, K., French, N.H. & Unis, A.S. (1987). Effects of parent management training and problem-solving skills training combined in the treatment of antisocial child behavior. *Journal of the American Academy of Child & Adolescent Psychiatry, 26* (3), 416–424. http://doi.org/10.1097/00004583-198705000-00024

Kazdin, A.E. & Weisz, J.R. (1998). Identifying and developing empirically supported child and adolescent treatments. *Journal of Consulting and Clinical Psychology, 66*, 19–36. http://doi.org/10.1037/0022-006X.66.1.19

Kelley, J.M., Lembo, A.J., Ablon, J.S., Villanueva, J.J., Conboy, L.A., Levy, R. et al. (2009). Patient and practitioner influences on the placebo effect in irritable bowel syndrome. *Psychosomatic Medicine, 71* (7), 789–797. http://doi.org/10.1097/PSY.0b013e3181acee12

Kendall, P.C. (1998). Empirically supported psychological therapies. *Journal of Consulting and Clinical Psychology, 66*, 3–6. http://doi.org/10.1037/0022-006X.66.1.3

Kenny, D.A. & Judd, C.M. (1986). Consequences of violating the independence assumption in analysis of variance. *Psychological Bulletin, 99* (3), 422–431. http://doi.org/10.1037/0033-2909.99.3.422

Kessler, R.C., Demler, O., Frank, R.G., Olfson, M., Pincus, H.A., Walters, E.E. et al. (2005). Prevalence and Treatment of Mental Disorders, 1990 to 2003. *New England Journal of Medicine, 352*, 2515–2523.

Kiesler, D.J. (1966). Some myths of psychotherapy research and the search for a paradigm. *Psychological Bulletin, 65* (2), 110–136. http://doi.org/10.1037/h0022911

Kiesler, D.J. (1994). Standardization of intervention: The tie that binds psychotherapy research and practice. In P.F. Talley, H.H. Strupp & S.F. Butler (Eds.), *Psychotherapy research and practice: Bridging the gap* (pp. 143–153). New York: Basic Books.

Kiesler, D.J. (1996). *Contemporary interpersonal theory and research: Personality, psychopathology, and psychotherapy*. Oxford: John Wiley and Sons.

Kim, D.M., Wampold, B.E. & Bolt, D.M. (2006). Therapist effects in psychotherapy: A random effects modeling of the NIMH TDCRP data. *Psychotherapy Research, 16*, 161–172. http://doi.org/10.1080/10503300500264911

Kirk, R.E. (1995). *Experimental design: Procedures for the behavioral sciences* (3rd ed.). Pacific Grove, CA: Brooks/Cole

Kirsch, I. (1985). Response expectancy as a determinant of experience and behavior. *American Psychologist, 40*, 1189–1202. http://doi.org/10.1037/0003-066X.40.11.1189

Kirsch, I. (1999). *How expectancies shape experience*. Washington, D.C.: American Psychological Association. http://doi.org/10.1037/10332-000

Kirsch, I. (2000). Are drug and placebo effects in depression additive? *Biological Psychiatry, 47* (8), 733–735. http://doi.org/10.1016/S0006-3223(00)00832-5

Kirsch, I. (2002). Yes, there is a placebo effect, but is there a powerful antidepressant drug effect? *Prevention & Treatment, 5* (1), 22. http://doi.org/10.1037//1522-3736.5.0022i

Kirsch, I. (2005). Placebo Psychotherapy: Synonym or Oxymoron? *Journal of Clinical Psychology, 61* (7), 791–803. http://doi.org/10.1002/jclp.20126

Kirsch, I. (2009). Antidepressants and the placebo response. *Epidemiology and Psychiatric Sciences, 18* (4), 318–322. http://doi.org/10.1017/S1121189X00000282

Kirsch, I. (2010). *The emperor's new drugs: Exploding the antidepressant myth*. New York: Basic Books.

Kirsch, I. & Low, C.B. (2013). Suggestion in the treatment of depression. *American Journal of Clinical Hypnosis, 55* (3), 221–229. http://doi.org/10.1080/00029157.2012.738613

Kirsch, I. & Sapirstein, G. (1998). Listening to Prozac but hearing placebo: A meta-analysis of antidepressant medication. *Prevention & Treatment, 1* (2), 2a. http://doi.org/10.1037/1522-3736.1.1.12a

Kirsch, I., Deacon, B.J., Huedo-Medina, T.B., Scoboria, A., Moore, T.J. & Johnson, B.T. (2008). Initial severity and antidepressant benefits: A meta-analysis of data submitted to the food and drug administration. *Plos Medicine, 5* (2), 260–268. http://doi.org/10.1371/journal.pmed.0050045

Kirsch, I., Moore, T.J., Scoboria, A. & Nicholls, S.S. (2002). The emperor's new drugs: An analysis of antidepressant medication data submitted to the U.S. Food and Drug Administration. *Prevention & Treatment, 5*, article 23. http://doi.org/10.1037/1522-3736.5.1.523a

Kirsch, I., Scoboria, A. & Moore, T.J. (2002). Antidepressants and placebos: Secrets, revelations, and unanswered questions. *Prevention & Treatment, 5* (1), 33. http://doi.org/10.1037//1522-3736.5.0033r

Kivlighan, D.M., Jr. & Shaughnessy, P. (2000). Patterns of working alliance development: A typology of client's working alliance ratings. *Journal of Counseling Psychology, 47* (3), 362–371. http://doi.org/10.1037/0022-0167.47.3.362

Klein, D.F. (1996). Preventing hung juries about therapy studies. *Journal of Consulting and Clinical Psychoogy, 64*, 81–87. http://doi.org/10.1037/0022-006X.64.1.81

Klein, D.N., Schwartz, J.E., Santiago, N.J., Vivian, D., Vocisano, C., Castonguay, L.G. et al. (2003). Therapeutic alliance in depression treatment: Controlling for prior change and patient characteristics. *Journal of Consulting and Clinical Psychology, 71* (6), 997–1006. http://doi.org/10.1037/0022-006X.71.6.997

Klerman, G.L., Weissman, M.M., Rounsaville, B.J. & Chevron, E.S. (1984). *Interpersonal psychotherapy of depression*. New York: Basic Books.

Klinger, E. & Cox, W.M. (2011). *Handbook of Motivational Counseling: Goal-Based Approaches to Assessment and Intervention with Addiction and other Problems*. London: Wiley.

Kohlenberg, R.J. & Tsai, M. (2007). *Functional Analytic Psychotherapy: A guide for creating intense and curative therapeutic relationships* (2nd ed.). New York: Springer.

Kolden, G.G., Klein, M.H., Wang, C.-C. & Austin, S.B. (2011). Congruence/genuineness. In J.C. Norcross (Ed.), *Psychotherapy relationships that work: Evidence-based responsiveness* (2nd ed., pp. 187–202). New York: Oxford University Press.

Kong, J., Kaptchuk, T.J., Polich, G., Kirsch, I., Vangel, M., Zyloney, C. et al. (2009). Expectancy and treatment interactions: A dissociation between acupuncture analgesia and expectancy evoked placebo analgesia. *NeuroImage, 45* (3), 940–949. http://doi.org/10.1016/j.neuroimage.2008.12.025

Konrad, M., Vyleta, M.L., Theis, F.J., Stock, M., Tragust, S., Klatt, M. et al. (2012). Social transfer of pathogenic fungus promotes active immunisation in ant colonies. *PLoS Biology, 10* (4). http://doi.org/10.1371/journal.pbio.1001300

Kraemer, H.C. & Kupfer, D.J. (2006). Size of treatment effects and their importance to clinical research and practice. *Biological Psychiatry, 2006*, 990–996. http://doi.org/10.1016/j.biopsych.2005.09.014

Kramer, U. & Stiles, W.B. (2015). The responsiveness problem in psychotherapy: A review of proposed solutions. *Clinical Psychology, Science and Practice, 22* (3), 277–295. http://doi.org/10.1111/cpsp.12107

Kuhn, T.S. (1962). *The structures of scientific revolutions*. Chicago: University of Chicago.

Kuhn, T.S. (1970). Logic of discovery or psychology of research. In I. Lakatos & A. Musgrave (Eds.), *Criticism and the growth of knowledge* (pp. 1–23). Cambridge: Cambridge University Press.

Ladwig, I., Rief, W. & Nestoriuc, Y. (2014). Welche Risiken und Nebenwirkungen hat Psychotherapie? – Entwicklung des Inventars zur Erfassung Negativer Effekte von Psychotherapie (INEP). *Verhaltenstherapie, 24* (4), 252–263. http://doi.org/10.1159/000367928

Lakatos, I. (1970). Falsification and the methodology of scientific research programmes. In I. Lakatos & A. Musgrave (Eds.), *Criticism and the growth of knowledge* (pp. 91–196). Cambridge: Cambridge University Press.

Lakatos, I. (1976). *Proofs and refutations: The logic of mathematical discovery*. Cambridge: Cambridge University Press. http://doi.org/10.1017/CBO9781139171472

Lakatos, I. & Musgrave, A. (Eds.). (1970). *Criticism and the growth of knowledge*. Cambridge: Cambridge University Press. http://doi.org/10.1017/CBO9781139171434

Lambert, M.J. (1992). Psychotherapy outcome research: Implications for integrative and eclectic therapists. In J.C. Norcross & M.R. Goldfried (Eds.), *Handbook of psychotherapy integration* (pp. 94–129). New York: Basic Books.

Lambert, M.J. (2010). *Prevention of treatment failure: The use of measuring, monitoring, and feedback in clinical practice*. Washington, D.C.: American Psychological Association. http://doi.org/10.1037/12141-000

Lambert, M.J. (Ed.). (2013). *Bergin and Garfield's handbook of psychotherapy and behavior change*. Hoboken, NJ: Wiley.

Lambert, M.J. & Bergin, A.E. (1994). The effectiveness of psychotherapy. In A.E. Bergin & S.L. Garfield (Eds.), *Handbook of psychotherapy and behavior change* (4th ed., pp. 143–189). New York: Wiley.

Lambert, M.J., Bergin, A.E. & Collins, J.L. (1997). Therapist-induced deterioration in psychotherapy. In A.S. Gurman & A.M. Razin (Eds.), *The therapist's contributions to effective treatment: An empirical assessment*. New York: Pergamon.

Lambert, M.J., Gregersen, A.T. & Burlingame, G.M. (2004). The Outcome Questionnaire-45. In M.E. Murish (Ed.), *Use of psychological testing for treatment planning and outcome assessment* (3rd ed., Vol. 3, pp. 191–234). Mahway, NJ: Erlbaum.

Lambert, M.J. & Ogles, B.M. (2004). The efficacy and effectiveness of psychotherapy. In M.J. Lambert (Ed.), *Bergin and Garfield's handbook of psychotherapy and behavior change* (5th ed., pp. 139–193). New York: Wiley.

Lambert, M.J. & Shimokawa, K. (2011). Collecting client feedback. In J.C. Norcross (Ed.), *Psychotherapy relationships that work: Evidence-based responsiveness* (2nd ed., pp. 203–223). New York: Oxford University Press.

Landman, J.T. & Dawes, R.M. (1982). Psychotherapy outcome: Smith and Glass' conclusions stand up under scrutiny. *American Psychologist, 37* (5), 504–516. http://doi.org/10.1037/0003-066X.37.5.504

Langman, P.F. (1997). White culture, Jewish culture, and the origins of psychotherapy. *Psychotherapy, 34*, 207–218. http://doi.org/10.1037/h0087640

Larson, D.G. & Hoyt, W.T. (2007). What has become of grief counseling? An evaluation of the empirical foundations of the new pessimism. *Professional Psychology: Research and Practice, 38*, 347–355. http://doi.org/10.1037/0735-7028.38.4.347

Larvor, B. (1998). *Lakatos: An introduction*. London: Routledge.

Laska, K.M., Gurman, A.S. & Wampold, B.E. (2014). Expanding the lens of evidence-based practice in psychotherapy: A common factors perspective. *Psychotherapy, 51*, 467–481. http://doi.org/10.1037/a0034332

Laska, K.M., Smith, T.L., Wislocki, A.P., Minami, T. & Wampold, B.E. (2013). Uniformity of evidence-based treatments in practice? Therapist effects in the delivery of cognitive processing therapy for PTSD. *Journal of Counseling Psychology, 60* (1), 31–41. http://doi.org/10.1037/a0031294

Latour, B. (1999). *Pandora's hope: Essays on the reality of science studies*. Cambridge, MA: Harvard University Press.

Lau, A.S. (2006). Making the case for selective and directed cultural adaptations of evidence-based treatments: Examples from parent training. *Clinical Psychology: Science and Practice, 13*, 295–310. http://doi.org/10.1111/j.1468-2850.2006.00042.x

Lazarus, A.A. (1981). *The practice of multimodal therapy*. New York: McGraw-Hill.

Leary, T. (1955). Psychiatry. *Journal for the Study of Interpersonal Processes, 18*, 147–161.

Leichsenring, F., Rabung, S. & Leibing, E. (2004). The efficacy of short-term psycho-dynamic psychotherapy in specific psychiatric disorders: a meta-analysis. *Archives of General Psychiatry, 61*, 1208–1216. http://doi.org/10.1001/archpsyc.61.12.1208

Leichsenring, F., Salzer, S., Beutel, M.E., Herpertz, S., Hiller, W., Hoyer, J. et al. (2013). Psychodynamic therapy and cognitive-behavioral therapy in social anxiety disorder: A multicenter randomized controlled trial. *The American Journal of Psychiatry, 170* (7), 759–767. http://doi.org/10.1176/appi.ajp.2013.12081125

Leichsenring, F., Salzer, S. & Leibing, E. (2013). Response to Clark. *American Journal of Psychiatry, 170* (11), 1365–1366. http://doi.org/10.1176/appi.ajp.2013.13060744r

Leuenberger, C. (2002). The End of Socialism and the Reinvention of the Self – a Study of East German Psychotherapeutic Community in Transition. *Theory and Society, 31*, 255–280.

Leykin, Y. & DeRubeis, R.J. (2009). Allegiance in psychotherapy outcome research: Separating association from bias. *Clinical Psychology: Science and Practice, 16*, 54–65. http://doi.org/10.1111/j.1468-2850.2009.01143.x

Liberman, B.L. (1978). The role of mastery in psychotherapy: Maintenance of improvement and prescriptive change. In J.D. Frank, R. Hoehn-Saric, S.D. Imber, B.L. Liberman & A.R. Stone (Eds.), *Effective ingredients of successful psychotherapy* (pp. 35–72). Baltimore: Johns Hopkins University Press.

Lieberman, M.D. (2013). *Social: Why our brains are wired to connect*. New York: Crown Publishing Group.

Lilienfeld, S.O. (2007). Psychological treatments that cause harm. *Perspectives on Psychological Science, 2*, 53–70. http://doi.org/10.1111/j.1745-6916.2007.00029.x

Lilienfeld, S.O., Ritschel, L.A., Lynn, S.J., Cautin, R.L. & Latzman, R.D. (2013). Why many clinical psychologists are resistant to evidence-based practice: Root causes and constructive remedies. *Clinical Psychology Review, 33* (7), 883–900. http://doi.org/10.1016/j.cpr.2012.09.008

Lillard, A. (1998). Ethnopsychologies: Cultural variations in theories of mind. *Psychological Bulletin, 123* (1), 3–32. http://doi.org/10.1037/0033-2909.123.1.3

Linden, M. & Strauß, B. (2012). *Risiken und Nebenwirkungen von Psychotherapie*. Berlin: Medizinisch Wissenschaftliche Verlagsgesellschaft.

Lipsey, M.W. & Wilson, D.B. (1993). The efficacy of psychological, educational, and behavioral treatment: confirmation from meta-analysis. *American Psychologist, 48* (12), 1181–1209. http://doi.org/10.1037/0003-066X.48.12.1181

Loftus, E.F. & Davis, D. (2006). Recovered memories. *Annual Review of Clinical Psychology, 2*, 469–498. http://doi.org/10.1146/annurev.clinpsy.2.022305.095315

Longmore, R.J. & Worrell, M. (2007). Do we need to challenge thoughts in cognitive behavior therapy? *Clinical Psychology Review, 27* (2), 173–187. http://doi.org/10.1016/j.cpr.2006.08.001

Luborsky, L. (1954). A note on Eysenck's article "The effects of psychotherapy: an evaluation." *British Journal of Psychology, 45*, 129–131.

Luborsky, L., Crits-Christoph, P., McLellan, A.T., Woody, G., Piper, W., Liberman, B. et al. (1986). Do therapists vary much in their success? Findings from four outcome studies. *American Journal of Orthopsychiatry, 56* (4), 501–512. http://doi.org/10.1111/j.1939-0025.1986.tb03483.x

Luborsky, L. & DeRubeis, R.J. (1984). The use of psychotherapy treatment manuals: A small revolution in psychotherapy research style. *Clinical Psychology Review, 4*, 5–14. http://doi.org/10.1016/0272-7358(84)90034-5

Luborsky, L., Diguer, L., Seligman, D.A., Rosenthal, R., Krause, E.D., Johnson, S. et al. (1999). The researcher's own therapy allegiances: A "wild card" in comparisons of treatment efficacy. *Clinical Psychology: Science and Practice, 6* (1), 95–106. http://doi.org/10.1093/clipsy.6.1.95

Luborsky, L., McLellan, A.T., Diguer, L., Woody, G. & Seligman, D.A. (1997). The Psychotherapist Matters: Comparison of Outcomes Across Twenty-Two Therapists and Seven Patient Samples. *Clinical Psychology: Science and Practice, 4* (1), 53–65. http://doi.org/10.1111/j.1468-2850.1997.tb00099.x

Luborsky, L., Singer, B. & Luborsky, L. (1975). Comparative studies of psychotherapies: Is it true that "everyone has won and all must have prizes?" *Archives of General Psychiatry, 32* (8), 995–1008. http://doi.org/10.1001/archpsyc.1975.01760260059004

Luo, Y., Hawkley, L.C., Waite, L.J. & Cacioppo, J.T. (2012). Loneliness, health, and mortality in old age: A national longitudinal s t u d y. *Social Science & Medicine, 74* (6), 907–914. http://doi.org/10.1016/j.socscimed.2011.11.028

Lutz, W., Kosfelder, J. & Joormann, J. (2005). *Misserfolge und Abbrüche in der Psychotherapie*. Bern: Verlag Hans Huber.

Lutz, W., Leon, S.C., Martinovich, Z., Lyons, J.S. & Stiles, W.B. (2007). Therapist effects in outpatient psychotherapy: A three-level growth curve approach. *Journal of Counseling Psychology, 54* (1), 32–39. http://doi.org/10.1037/0022-0167.54.1.32

MacCoon, D.G., Imel, Z.E., Rosenkranz, M.A., Sheftel, J.G., Weng, H.Y., Sullivan, J.C. et al. (2012). The validation of an active control intervention for Mindfulness Based Stress Reduction (MBSR). *Behaviour Research and Therapy, 50* (1), 3–12. http://doi.org/10.1016/j.brat.2011.10.011

MacKenzie, D.L., Wilson, D.B. & Kider, S.B. (2001). Effects of correctional boot camps on offending. *Annals of the American Academy of Political and Social Science, 578*, 126–143. http://doi.org/10.1177/0002716201578001008

Madsen, M.V., Gøtzsche, P.C. & Hróbjartsson, A. (2009). *Acupuncture treatment for pain: Systematic review of randomised clinical trials with acupuncture, placebo acupuncture, and no acupuncture groups. British Medical Journal, 338* (7690). http://doi.org/10.1136/bmj.a3115

Mahoney, M.J. & Freeman, A. (1985). *Cognition and Psychotherapy*. New York: Plenum.

Markowitz, J.C., Klerman, G.L., Clougherty, K.F., Spielman, L.A., Jacobsberg, L.B., Fishman, B. et al. (1995). Individual psychotherapies for depressed HIV-positive patients. *American Journal of Psychiatry, 152*, 1504–1509. http://doi.org/10.1176/ajp.152.10.1504

Markowitz, J.C., Kocsis, J.H., Fishman, B., Spielman, L.A., Jacobsberg, L.B., Frances, A.J. et al. (1998). Treatment of depressive symptoms in human immunodeficiency virus-positive patients. *Archives of General Psychiatry, 55* (5), 452–457. http://doi.org/10.1001/archpsyc.55.5.452

Markowitz, J.C., Manber, R. & Rosen, P. (2008). Therapists' response to training in brief supportive psychotherapy. *American Journal of Psychotherapy, 62* (1), 67–81.

Markowitz, J.C., Milrod, B., Bleiberg, K. & Marshall, R.D. (2009). Interpersonal factors in understanding and treating posttraumatic stress disorder. *Journal of Psychiatric Practice, 15* (2), 133–140. http://doi.org/10.1097/01.pra.0000348366.34419.28

Marlatt, G.A. (1983). The controlled-drinking controversy: A commentary. *American Psychologist, 38*, 1097–1110. http://doi.org/10.1037/0003-066X.38.10.1097

Marlatt, G.A. (1985). Abstinence and controlled drinking: Alternative treatment goals for alcoholism and problem drinking? *Bulletin of the Society of Psychologists in Addictive Behaviors, 4*, 123–150. http://doi.org/10.1037/0893-164X.4.3.123

Marlatt, G.A. & Gordon, J. (1985). *Relapse prevention: Maintenance strategies in the treatment of addictive behaviors*. New York: Guilford.

Martin, D.J., Garske, J.P. & Davis, M.K. (2000). Relation of the therapeutic alliance with outcome and other variables: A meta-analytic review. *Journal of Consulting and Clinical Psychology, 68*, 438–450. http://doi.org/10.1037/0022-006X.68.3.438

Mattick, R.P., Andrews, G., Hadzi-Pavlovic, D. & Christensen, H. (1990). Treatment of panic and agoraphobia: An integrative review. *The Journal of Nervous and Mental Disease, 178* (9), 567–576. http://doi.org/10.1097/00005053-199009000-00003

Mavissakalian, M. & Michelson, L. (1986). Agoraphobia: Relative and combined effectiveness of therapist-assisted in vivo exposure and imipramine. *Journal of Clinical Psychiatry, 47*, 117–122.

Mays, V.M. & Albee, G.W. (1992). Psychotherapy and ethnic minorities. In D.K. Freedheim (Ed.), *History of psychotherapy: A century of change* (pp. 552–570). Washington, D.C.: American Psychological Association.

McCall, W.A. (1923). *How to experiment in education.* New York: Macmillan.

McCullough, L. & Magill, M. (2009). Affect-focused short-term dynamic therapy. In R.A. Levy & J.S. Ablon (Eds.), *Handbook of evidence-based psychodynamic psychotherapy: Bridging the gap between science and practice.* (pp. 249–277). Totowa, NJ: Humana Press.

McDonagh, A., Friedman, M., McHugo, G., Ford, J., Sengupta, A., Mueser, K. et al. (2005). Randomized trial of cognitive-behavioral therapy for chronic posttraumatic stress disorder in adult female survivors of childhood sexual abuse. *Journal of Consulting and Clinical Psychology, 73,* 515–524. http://doi.org/10.1037/0022-006X.73.3.515

McHugh, R.K. & Barlow, D.H. (2012). Dissemination and implementation of evidence-based psychological interventions: Current status and future directions. In R.K. McHugh & D.H. Barlow (Ed s.), *Dissemination and implementation of evidence-based psychological interventions* (pp. 247–263). New York: Oxford University Press.

McKay, K.M., Imel, Z.E. & Wampold, B.E. (2006). Psychiatrist effects in the psychopharmacological treatment of depression. *Journal of Affective Disorders, 92* (2), 287–290. http://doi.org/10.1016/j.jad.2006.01.020

McLaughlin, A.A., Keller, S.M., Feeny, N.C., Youngstrom, E.A. & Zoellner, L.A. (2014). Patterns of therapeutic alliance: Rupture–repair episodes in prolonged exposure for posttraumatic stress disorder. *Journal of Consulting and Clinical Psychology, 82* (1), 112. http://doi.org/10.1037/a0034696

McNally, R.J. (1999). EMDR and Mesmerism: A comparative historical analysis. *Journal of Anxiety Disorders, 13,* 225–236. http://doi.org/10.1016/S0887-6185(98)00049-8

McNally, R.J., Bryant, R.A. & Ehlers, A. (2003). Does early psychological intervention promote recovery from posttraumatic stress? *Psychological Science in the Public Interest, 4,* 45–79. http://doi.org/10.1111/1529-1006.01421

McNamara, K. & Horan, J.J. (1986). Experimental construct validity in the evaluation of cognitive and behavioral treatments for depression. *Journal of Counseling Psychology, 33,* 23–30. http://doi.org/10.1037/0022-0167.33.1.23

Meehl, P.E. (1967). Theory-testing in psychology and physics: A methodological paradox. *Philosophy of Science, 34,* 103–115. http://doi.org/10.1086/288135

Meehl, P.E. (1978). Theoretical risks and tabular asterisks: Sir Karl, Sir Ronald, and the slow progress of soft psychology. *Journal of Consulting and Clinical Psychology, 46* (4), 806–834. http://doi.org/10.1037/0022-006X.46.4.806

Meichenbaum, D. (1986). Cognitive-behavior modification. In F.H. Kanfer & A.P. Goldstein (Eds.), *Helping people change: A textbook of methods* (3rd ed., pp. 346–380). New York: Pergamon Press.

Meltzoff, J., and Kornreich, M. (1970). *Research in psychotherapy.* Chicago: Adline.

Mercer, J. (2002). Attachment therapy: A treatment without empirical support. *The Scientific Review of Mental Health Practice, 1,* 105–112.

Merrill, K.A., Tolbert, V.E. & Wade, W.A. (2003). Effectiveness of cognitive therapy for depression in a community mental health center: A benchmarking study. *Journal of Consulting and Clinical Psychology, 71* (2), 404–409. http://doi.org/10.1037/0022-006X.71.2.404

Mesmer, F.A. (1980). *Mesmerism: A translation of the original scientific and medical writings of E.A. Mesmer (G. Bloch, Trans.).* Los Altos, CA: William Kaufman. (Original work published 1766)

Milgrom, J., Negri, L.M., Gemmill, A.W., McNeil, M., Martin, P.R. (2005). A randomized controlled trial of psychological interventions for postnatal depression. *British Journal of Clinical Psychology, 44,* 529–542. http://doi.org/10.1348/014466505X34200

Miller, N.E. (1959). Liberalization of basic S-R concepts: Extensions to conflict behavior, motivation and social learning. In S. Koch (Ed.), *Psychology: A study of a science.* (Vol. 2, pp. 196–292). New York: McGraw-Hill.

Miller, D. (1994). *Critical rationalism: A restatement and defense.* Chicago: Open Court.

Miller, G.A. (1996). How we think about cognition, emotion, and biology in psychopathology. *Psychophysiology, 33,* 615–628. http://doi.org/10.1111/j.1469-8986.1996.tb02356.x

Miller, S.D., Duncan, B.L., Sorrell, R. & Brown, G.S. (2005). The Partners for Change Outcome Management System. *Journal of Clinical Psychology, 61* (2), 199–208. http://doi.org/10.1002/jclp.20111

Miller, W.R., Andrews, N.R., Wilbourne, P. & Bennett, M.E. (1998). A wealth of alternatives: Effective treatments for alcohol problems. In W.R. Miller & N. Heather (Eds.), *Treating addictive behaviors* (2nd ed., pp. 203–216). New York: Plenum Press.

Miller, W.R. & Rollnick, S. (2009). Ten things that motivational interviewing is not. *Behavioural and Cognitive Psychotherapy, 37* (2), 129–140. http://doi.org/10.1017/S1352465809005128

Miller, W.R. & Rollnick, S. (2012). *Motivational interviewing* (3rd ed.). New York: Guilford Press.

Miller, W.R. & Rose, G.S. (2009). Toward a theory of motivational interviewing. *American Psychologist, 64*, 527–537. http://doi.org/10.1037/a0016830

Mills, K.C., Sobell, M.B. & Schaefer, H.H. (1971). Training social drinking as an alternative to abstinence for alcoholics. *Behavior Therapy, 2*, 18–27. http://doi.org/10.1016/S0005-7894(71)80142-9

Minami, T., Davies, D.R., Tierney, S.C., Bettmann, J.E., McAward, S.M., Averill, L.A. et al. (2009). Preliminary evidence on the effectiveness of psychological treatments delivered at a university counseling center. *Journal of Counseling Psychology, 56* (2), 309–320. http://doi.org/10.1037/a0015398

Minami, T., Serlin, R.C., Wampold, B.E., Kircher, J. & Brown, G.S. (2008a). Using clinical trials to benchmark effects produced in clinical practice. *Quality and Quantity, 42*, 513–525. http://doi.org/10.1007/s11135-006-9057-z

Minami, T. & Wampold, B.E. (2008). Adult psychotherapy in the real world. In W.B. Walsh (Ed.), *Biennial Review of Counseling Psychology* (Vol. I, pp. 27–45). New York: Taylor and Francis.

Minami, T., Wampold, B.E., Serlin, R.C., Hamilton, E., Brown, G.S. & Kircher, J. (2008b). Benchmarking the effectiveness of psychotherapy treatment for adult depression in a managed care environment: A preliminary study. *Journal of Consulting and Clinical Psychology, 76*, 116–124. http://doi.org/10.1037/0022-006X.76.1.116

Minami, T., Wampold, B.E., Serlin, R.C., Kircher, J.C. & Brown, G.S. J. (2007). Benchmarks for psychotherapy efficacy in adult major depression. *Journal of Consulting and Clinical Psychology, 75* (2), 232–243. http://doi.org/10.1037/0022-006X.75.2.232

Mohr, D.C. (1995). Negative outcome in psychotherapy: A critical review. *Clinical Psychology: Science and Practice, 2*, 1–27. http://doi.org/10.1111/j.1468-2850.1995.tb00022.x

Mohr, D.C., Beutler, L.E., Engle, D., Shoham-Salomon, V., Bergan, J., Kaszniak, A.W. et al. (1990). Identification of patients at risk for nonresponse and negative outcome in psychotherapy. *Journal of Consulting and Clinical Psychology, 58*, 622–628. http://doi.org/10.1037/0022-006X.58.5.622

Mohr, D.C., Spring, B., Freedland, K.E., Beckner, V., Arean, P., Hollon, S.D. et al. (2009). The selection and design of control conditions for randomized controlled trials of psychological interventions. *Psychotherapy and Psychosomatics, 78* (5), 275–284. http://doi.org/10.1159/000228248

Molden, D.C. & Dweck, C.S. (2006). Finding "Meaning" in Psychology: A Lay Theories Approach to Self-Regulation, Social Perception, and Social Development. *American Psychologist, 61* (3), 192–203. http://doi.org/10.1037/0003-066X.61.3.192

Montgomery, G.H. & Kirsch, I. (1997). Classical conditioning and the placebo effect. *Pain, 72*, 107–113. http://doi.org/10.1016/S0304-3959(97)00016-X

Moos, R.H. (2005). Iatrogenic effects of psychosocial interventions for substance use disorders: Prevalence, predictors, prevention. *Addiction, 100*, 595–604. http://doi.org/10.1111/j.1360-0443.2005.01073.x

Morris, D.B. (1997). Placebo, pain, and belief: A biocultural model. In A. Harrington (Ed.), *The placebo effect: An interdisciplinary exploration* (pp. 187–207). Cambridge, MA: Harvard University Press.

Morris, D.B. (1998). *Illness and culture in the postmodern age*. Berkeley: University of California Press. http://doi.org/10.1525/california/9780520208698.001.0001

Moses, E.B. & Barlow, D.H. (2006). A new unified treatment approach for emotional disorders based on emotion science. *Current Directions in Psychological Science, 15*, 146–150.

Moyers, T.B. & Miller, W.R. (2013). Is low therapist empathy toxic? *Psychology of Addictive Behaviors, 27* (3), 878–884. http://doi.org/10.1037/a0030274

Moyers, T.B., Miller, W.R. & Hendrickson, S.M.L. (2005). How does motivational interviewing work? Therapist interpersonal skill predicts client involvement within motivational interviewing sessions. *Journal of Consulting and Clinical Psychology, 73* (4), 590–598. http://doi.org/10.1037/0022-006X.73.4.590

Munder, T., Brütsch, O., Leonhart, R., Gerger, H. & Barth, J. (2013). Researcher allegiance in psychotherapy outcome research: An overview of reviews. *Clinical Psychology Review, 33* (4), 501–511. http://doi.org/10.1016/j.cpr.2013.02.002

Munder, T., Flückiger, C., Gerger, H., Wampold, B.E. & Barth, J. (2012). Is the allegiance effect an epiphenomenon of true efficacy differences between treatments? A meta-analysis. *Journal of Counseling Psychology, 59*, 632–637. http://doi.org/10.1037/a0029571

Munder, T., Gerger, H., Trelle, S. & Barth, J. (2011). Testing the allegiance bias hypothesis: A meta-analysis. *Psychotherapy Research, 21*, 670–684. http://doi.org/10.1080/10503307.2011.602752

Nash, E., Hoehn-Sacric, R., Battle, C., Stone, A., Imber, S. D. & Frank, J. (1965). Systematic preparation of patients for short-term psychotherapy: 2. Relation to characteristics of patient, therapist, and the psychotherapeutic process. *Journal of Nervous and Mental Disorders, 140*, 374–383. http://doi.org/10.1097/00005053-196505000-00006

National Association of Cognitive-Behavioral Therapists (NACBT). (2014). *What is Cognitive Behavioral Therapy (CBT)?* Retrieved April 21, 2014, from http://www.nacbt.org/whatiscbt-htm

National Collaborating Centre for Mental Health. (2005). *Post-traumatic stress disorder: The management of PTSD in adults and children in primary and secondary care*. London, Royal College of Psychiatrists and Leicester, The British Psychological Society.

Neimeyer, R. A. (2000). Searching for the meaning of meaning: Grief therapy and the process of reconstruction. *Death Studies, 24*, 541–558. http://doi.org/10.1080/07481180050121480

Newby, J. M., McKinnon, A., Kuyken, W., Gilbody, S. & Dalgleish, T. (2015). Systematic review and meta-analysis of transdiagnostic psychological treatments for anxiety and depressive disorders in adulthood. *Clinical Psychology Review, 40*, 91–110. http://doi.org/10.1016/j.cpr.2015.06.002

Niedenthal, P. M. & Brauer, M. (2012). Social functionality of human emotion. *Annual Review of Psychology, 63*, 259–285. http://doi.org/10.1146/annurev.psych.121208.131605

Nissen-Lie, H. A., Monsen, J. T. & Rønnestad, M. H. (2010). Therapist predictors of early patient-rated working alliance: A multilevel approach. *Psychotherapy Research, 20* (6), 627–646. http://doi.org/10.1080/10503307.2010.497633

Nitschke, J. B., Dixon, G. E., Sarinopoulos, I., Short, S. J., Cohen, J. D., Smith, E. E. et al. (2006). Altering expectancy dampens neural response to aversive taste in primary taste cortex. *Nature Neuroscience, 9* (3), 435–442. http://doi.org/10.1038/nn1645

Norcross, J. C. (2011). *Psychotherapy relationships that work: Evidence-based responsiveness*. New York: Oxford University Press. http://doi.org/10.1093/acprof:oso/9780199737208.001.0001

Norcross, J. (2018). *Psychotherapy Relationships That Work*. Washington, D. C.: APA.

Norcross, J. C. & Goldfried, M. R. (1992). *Handbook of psychotherapy integration*. New York: Basic Books.

Norcross, J. C. & Goldfried, M. R. (2005). *Handbook of psychotherapy integration* (2nd ed.). New York: Oxford University Press. http://doi.org/10.1093/med:psych/9780195165791.001.0001

Norcross, J. C. & Karpiak, C. P. (2012). Clinical psychologists in the 2010s: 50 years of the APA division of clinical psychology. *Clinical Psychology: Science and Practice, 19* (1), 1–12. http://doi.org/10.1111/j.1468-2850.2012.01269.x

Norcross, J. C., Karpiak, C. P. & Santoro, S. O. (2005). Clinical psychologists across the years: The division of clinical psychology from 1960 to 2003. *Journal of Clinical Psychology, 61* (12), 1467–1483. http://doi.org/10.1002/jclp.20135

Norcross, J. C. & Newman, C. F. (1992). Psychotherapy integration: Setting the context. In J. C. Norcross & M. R. Goldfried (Eds.), *Handbook of psychotherapy integration* (pp. 3–45). New York: Basic Books.

Norcross, J. C. & Lambert, M. J. (2018). *Psychotherapy Relationships That Work*. Washington, D. C.: American Psychological Association.

Norcross, J. C., VandenBos, G. R. & Freedbeim, D. K. (2016). *Handbook of Clinical Psychology*. Washington, D. C.: American Psychological Association.

Nowinski, J., Baker, S. & Carroll, K. (1992). *Twelve step facilitation therapy manual: A clinical research guide for therapists treating individuals with alcohol abuse and dependence*. Rockville, MD: NIAA.

Oei, T. P. S. & Free, M. L. (1995). Do cognitive behaviour therapies validate cognitive models of mood disorders? A review of the empirical evidence. *International Journal of Psychology, 30*, 145–179. http://doi.org/10.1080/00207599508246564

Okiishi, J., Lambert, M. J., Nielsen, S. L. & Ogles, B. M. (2003). Waiting for super-shrink: An empirical analysis of therapist effects. *Clinical Psychology & Psychotherapy, 10* (6), 361–373. http://doi.org/10.1002/cpp.383

Orlinsky, D. E., Grawe, K. & Parks, B. K. (1994). Process and outcome in psychotherapy – Noch einmal. In A. Bergin & J. S. Garfield (Eds.), *Handbook of psychotherapy and behaviour change* (4th ed., pp. 270–376). New York: Wiley.

Orlinsky, D. E. & Howard, K. I. (1986). Process and outcome in psychotherapy. In S. L. Garfield & A. E. Bergin (Eds.), *Handbook of psychotherapy and behavior change* (3rd ed., pp. 311–381). New York: Wiley.

Orlinsky, D.E. & Rønnestad, M.H. (2005). *How psychotherapists develop: A study of therapeutic work and professional growth.* Washington, D.C.: American Psychological Association. http://doi.org/10.1037/11157-000

Orlinsky, D.E., Rønnestad, M.H. & Willutzki, Ulrike. (2004). Fifty Years of Psychotherapy Process-Outcome Research: Continuity and Change. In M.J. Lambert (Ed.), *Bergin and Garfield's Handbook of Psychotherapy and Behavior Change* (5. Ed., pp. 307–389). New York, NY: Wiley.

Öst, L.G. (1987). Applied relaxation: Description of a coping technique and review of controlled studies. *Behaviour Research and Therapy, 25*, 397–409.

Ougrin, D. (2011). Efficacy of exposure versus cognitive therapy in anxiety disorders: systematic review and meta-analysis. *BMC psychiatry, 11* (1), 200. http://doi.org/10.1186/1471-244X-11-200

Owen, J. & Hilsenroth, M.J. (2014). Treatment adherence: The importance of therapist flexibility in relation to therapy outcomes. *Journal of Counseling Psychology, 61*, 280–288. http://doi.org/10.1037/a0035753

Papakostas, Y.G. & Daras, M.D. (2001). Placebos, placebo effect, and the response to the healing situation: The evolution of a concept. *Epilepsia, 42* (12), 1614–1625. http://doi.org/10.1046/j.1528-1157.2001.41601.x

Parloff, M.B. (1986). Frank's "Common elements" in psychotherapy: Nonspecific factors and placebos. *American Journal of Orthopsychiatry, 56*, 521–529. http://doi.org/10.1111/j.1939-0025.1986.tb03485.x

Pattie, F.A. (1994). *Mesmer and animal magnetism: A chapter in the history of medicine.* Hamilton, NY: Edmonston.

Paul, G.L. (1969). Behavior modification research: Design and tactics. In C.M. Franks (Ed.), *Behavior therapy: Appraisal and status* (pp. 29–62). New York: McGraw-Hill.

Pendery, M.L., Maltzman, I.M. & West, L.J. (1982). Controlled drinking by alcoholics? New findings and a reevaluation of a major affirmative study. *Science, 217*, 169–175. http://doi.org/10.1126/science.7089552

Perepletchikova, F. (2009). Treatment integrity and differential treatment effects. *Clinical Psychology: Science and Practice, 16* (3), 379–382. http://doi.org/10.1111/j.1468-2850.2009.01177.x

Persons, J.B. & Silberschatz, G. (1998). Are results of randomized controlled trials useful to psychotherapists? *Journal of Consulting and Clinical Psychology, 66*, 126–135. http://doi.org/10.1037/0022-006X.66.1.126

Petrosino, A., Turpin-Petrosino, C. & Buehler, J. (2003). Scared Straight and other juvenile awareness programs for preventing juvenile delinquency: A systematic review of the randomized experimental evidence. *Annals of the American Academy of Political and Social Science, 589*, 41–62. http://doi.org/10.1177/0002716203254693

Pfammatter, M., Junghan, U.M. & Tschacher, W. (2012). Allemeine Wirkfaktoren in der Psychotherapie. *Psychotherapeut*, 17–31.

Phillips, E.L. (1957). *Psychotherapy: A modern theory and practice.* London: Staples.

Pilkonis, P.A., Imber, S.D., Lewis, P. & Rubinsky, P. (1984). A comparative outcome study of individual, group, and conjoint psychotherapy. *Archives of General Psychiatry, 41*, 431–437. http://doi.org/10.1001/archpsyc.1984.01790160017001

Pinsof, W.M. & Wynne, L.C. (2000). Toward progress research: Closing the gap between family therapy practice and research. *Journal of Marital and Family Therapy, 26* (1), 1–8. http://doi.org/10.1111/j.1752-0606.2000.tb00270.x

Pinsof, W.M., Zinbarg, R.E., Lebow, J.L., Knobloch-Fedders, L.M., Durbin, E., Chambers, A. et al. (2009). Laying the foundation for progress research in family, couple, and individual therapy: The development and psychometric features of the initial Systemic Therapy Inventory of Change. *Psychotherapy Research, 19* (2), 143–156. http://doi.org/10.1080/10503300802669973

Piper, W.E., Debbane, E.G., Bienvenu, J.P. & Garant, J. (1984). A comparative study of four forms of psychotherapy. *Journal of Consulting and Clinical Psychology, 52* (2), 268–279. http://doi.org/10.1037/0022-006X.52.2.268

Plassmann, H., O'Doherty, J., Shiv, B. & Rangel, A. (2008). Marketing actions can modulate neural representations of experienced pleasantness. *Proceedings of the National Academy of Sciences, 105* (3), 1050–1054. http://doi.org/10.1073/pnas.0706929105

Pollo, A., Amanzio, M., Arslanian, A., Casadio, C., Maggi, G. & Benedetti, F. (2001). Response expectancies in placebo analgesia and their clinical relevance. *Pain, 93* (1), 77–84. http://doi.org/10.1016/S0304-3959(01)00296-2

Popper, K.R. (1962). *On the sources of knowledge and of ignorance. Conjectures and refutations: The growth of scientific knowledge.* New York: Basic Books.

Popper, K.R. (1963). *Conjectures and refutations.* London: Routledge.

Popper, K.R. (1972). *Objective knowledge: An evolutionary approach.* Oxford: Oxford University Press.

Porter, A.C. & Raudenbush, S.W. (1987). Analysis of covariance: Its model and use in psychological research. *Journal of Counseling Psychology, 34*, 383–392. http://doi.org/10.1037/0022-0167.34.4.383

Poulsen, S., Lunn, S., Daniel, S.I.F., Folke, S., Mathiesen, B.B., Katznelson, H. & Fair-burn, C.G. (2014). A randomized controlled trial of psychoanalytic psychotherapy or cognitive-behavioral therapy for bulimia nervosa. *The American Journal of Psychiatry, 171* (1), 109–116. http://doi.org/10.1176/appi.ajp.2013.12121511

Powers, M.B., Halpern, J.M., Ferenschak, M.P., Gillihan, S.J. & Foa, E.B. (2010). A meta-analytic review of prolonged exposure for posttraumatic stress disorder. *Clinical Psychology Review, 30*, 635–641. http://doi.org/10.1016/j.cpr.2010.04.007

Powers, M.B., Smits, J.A.J., Whitley, D., Bystritsky, A. & Telch, M.J. (2008). The effect of attributional processes concerning medication taking on return of fear. *Journal of Consulting and Clinical Psychology, 76* (3), 478–490. http://doi.org/10.1037/0022-006X.76.3.478

Preston, S.D. & de Waal, F.B.M. (2002). Empathy: Its ultimate and proximate bases. *Behavioral and Brain Sciences, 25*, 1–20.

Price, D.P., Finniss, D.G. & Benedetti, F. (2008). A comprehensive review of the placebo effect: Recent s and current thought. *Annual Review of Psychology, 59*, 565–590. http://doi.org/10.1146/annurev.psych.59.113006.095941

Prochaska, J.O. & Norcross, J.C. (2002). Stages of change. In J.C. Norcross (Ed.), *Psychotherapy relationships that work: Therapist contributions and responsiveness to patients* (pp. 303–313). New York: Oxford University.

Project MATCH Research Group. (1997). Matching alcoholism treatments to client heterogeneity: Project MATCH Posttreatment drinking outcomes. *Journal of Studies on Alcohol, 58*, 7–29. http://doi.org/10.15288/jsa.1997.58.7

Project MATCH Research Group. (1998). Therapist effects in three treatments for alcohol problems. *Psychotherapy Research, 8* (4), 455–474. http://doi.org/10.1080/10503309812331332527

Propst, L.R., Ostrom, R., Watkins, P., Dean, T. & Mashburn, D. (1992). Comparative efficacy of religious and nonreligious cognitive-behavioral therapy for the treatment of clinical depression in religious individuals. *Journal of Consulting and Clinical Psychology, 60*, 94–103. http://doi.org/10.1037/0022-006X.60.1.94

Puschner, B., Wolf, M. & Kraft, S. (2008). Helping alliance and outcome in psychotherapy: What predicts what in routine outpatient treatment? *Psychotherapy Research, 18* (2), 167–178. http://doi.org/10.1080/10503300701367984

Rachman, S. (1971). *The effects of psychotherapy* (Vol. 15). Oxford: Pergamon.

Rachman, S. (1977). Double standards and single standards. *Bulletin of the British Psychological Society, 30* (AUG), 295–295.

Rachman, S. & Wilson, G.T. (1980). *The effects of psychological therapy.* Oxford: Pergamon Press.

Ramseyer, F. & Tschacher, W. (2011). Nonverbal synchrony in psychotherapy: Coordinated body movement reflects relationship quality and outcome. *Journal of Consulting and Clinical Psychology, 79*, 284–295. http://doi.org/10.1037/a0023419

Raudenbush, S.W. (2009). Analyzing effect sizes: Random-effects models. In H. Cooper, L.V. Hedges & J.C. Valentine (Eds.), *The handbook of research synthesis and meta-analysis* (2nd ed., pp. 295–316). New York: Russell Sage Foundation.

Renschler, H.E. (1987). *Die Praxisphase im Medizinstudium*: Berlin: Springer. http://doi.org/10.1007/978-3-642-71520-4

Rhule, D.M. (2005). Take care to do no harm: Harmful interventions for youth problem behavior. *Professional Psychology: Research and Practice, 36*, 618–625. http://doi.org/10.1037/0735-7028.36.6.618

Rice, L.N. & Greenberg, L.S. (1992). Humanistic approaches to psychotherapy. In D.K. Freedheim (Ed.), *History of psychotherapy: A century of change* (pp. 197–224). Washington, D.C.: American Psychological Association.

Rief, W. & Glombiewski, J.A. (2016). Expectation-Focused Psychological Interventions (EFPI). *Verhaltenstherapeut, 26* (26), 47–54. http://doi.org/10.1159/000442374

Robinson, L.A., Berman, J.S. & Neimeyer, R.A. (1990). Psychotherapy for the treatment of depression: A comprehensive review of controlled outcome research. *Psychological Bulletin, 108*, 30–49. http://doi.org/10.1037/0033-2909.108.1.30

Roelcke, V. (2012). Psychotherapie in Westdeutschland nach 1945. *Psychotherapeut, 57*, 103–112. http://doi.org/10.1007/s00278-012-0892-1

Rogers, C.R. (1951a). *Client-centered therapy*. Boston: Houghton Mifflin.

Rogers, C.R. (1951b). A research program in client-centered therapy. *Research publications – Association for Research in Nervous and Mental Disorders, 31*, 106–113.

Rosa-Alcázar, A.I., Sánchez-Meca, J., Gómez-Conesa, A. & Marín-Martínez, F. (2008). Psychological treatment of obsessive-compulsive disorder: A meta-analysis. *Clinical Psychology Review, 28*, 1310–1325. http://doi.org/10.1016/j.cpr.2008.07.001

Rose, S., Bisson, J. & Wessely, S. (2001). *Psychological debriefing for preventing post traumatic stress disorder (PTSD). (Cochrane Library, Issue 3)*. Oxford: Update Software.

Rosen, G.M. (1999). Treatment fidelity and research on Eye Movement Desensitization and Reprocessing (EMDR). *Journal of Anxiety Disorders, 13*, 173–184. http://doi.org/10.1016/S0887-6185(98)00046-2

Rosenbaum, D.P. & Hanson, G.S. (1998). Assessing the effects of school-based drug education: A six-year multilevel analysis of Project D.A.R.E. *Journal of Research in Crime and Delinquency, 35* (4), 381–412. http://doi.org/10.1177/0022427898035004002

Rosenquist, J.N., Fowler, J.H. & Christakis, N.A. (2011). Social network determinants of depression. *Molecular Psychiatry, 16* (3), 273–281. http://doi.org/10.1038/mp.2010.13

Rosenthal, D. & Frank, J.D. (1956). Psychotherapy and the placebo effect. *Psychological Bulletin, 53*, 294–302. http://doi.org/10.1037/h0044068

Rosenthal, R. (1994). Parametric measures of effect size. In H. Cooper & L.V. Hedges (Eds.), *The handbook of research synthesis* (pp. 231–260). New York: Russell Sage Foundation.

Rosenzweig, S. (1936). Some implicit common factors in diverse methods of psychotherapy: "At last the Dodo said, 'Everybody has won and all must have prizes'." *American Journal of Orthopsychiatry, 6*, 412–415. http://doi.org/10.1111/j.1939-0025.1936.tb05248.x

Rosenzweig, S. (1954). A transvaluation of psychotherapy: a reply to Hans Eysenck. *The Journal of Abnormal and Social Psychology, 49*, 298–304. http://doi.org/10.1037/h0061172

Roth, W.T., Wilhelm, F.H. & Petit, D. (2005). Are current theories of panic falsifiable? *Psychological Bulletin, 131*, 171–192. http://doi.org/10.1037/0033-2909.131.2.171

Rubin, D.B. (1986). Statistics and causal inference—which ifs have causal answers. *Journal of the American Statistical Association, 81* (396), 961–962. http://doi.org/10.1080/01621459.1986.10478355

Ruzek, J.I., Karlin, B.E. & Zeiss, A. (2012). Implementation of evidence-based psychological treatments in the Veterans Health Administration. In R.K. McHugh & D.H. Barlow (Eds.), *Dissemination and implementation of evidence-based psychological interventions* (pp. 78–96). New York: Oxford University Press.

Sackett, D.L., Straus, S.E., Richardson, W.S., Rosenberg, W. & Haynes, R.B. (2000). *Evidence-based medicine: How to practice and teach EBM* (2nd ed.). London: Churchill Livingstone.

Safran, J.D. & Muran, J.C. (2000). *Negotiating the therapeutic alliance*. New York: Guilford.

Safran, J.D., Muran, J.C. & Eubanks-Carter, C. (2011). Repairing alliance ruptures. *Psychotherapy, 48* (1), 80–87. http://doi.org/10.1037/a0022140

Sánchez-Meca, J., Rosa-Alcázar, A.I., Marín-Martínez, F. & Gómez-Conesa, A. (2010). Psychological treatment of panic disorder with or without agoraphobia: a meta-analysis. *Clinical Psychology Review, 30* (1), 37–50. http://doi.org/10.1016/j.cpr.2009.08.011

Sapyta, J., Riemer, M. & Bickman, L. (2005). Feedback to Clinicians: Theory, Research, and Practice. *Journal of Clinical Psychology, 61* (2), 145–153. http://doi.org/10.1002/jclp.20107

Saxon, D. & Barkham, M. (2012). Patterns of therapist variability: Therapist effects and the contribution of patient severity and risk. *Journal of Consulting and Clinical Psychology, 80* (4), 535–546. http://doi.org/10.1037/a0029257

Schiefele, A.K., Lutz, W., Barkham, M., Rubel, J.A., Böhnke, J., Delgadillo, J. et al. (2016). Reliability of Therapist Effects in Practice-Based Psychotherapy Research: A Guide for the Planning of future Studies. *Administration and Policy in Mental Health and Mental Health Services Research*, 1–16. http://doi.org/10.1007/s10488-016-0736-3

Schnurr, P.P., Friedman, M.J., Engel, C.C., Foa, E.B., Shea, M.T., Chow, B.K. et al. (2007). Cognitive behavioral therapy for posttraumatic stress disorder in women: A randomized controlled trial. *JAMA: Journal of the American Medical Association, 297*, 820–830.

Schnurr, P.P., Shea, M.T., Friedman, M.J. & Engel, C.C. (2007). 'Posttraumatic stress disorder and cognitive behavioral therapy': In reply. *Journal of the American Medical Association, 297* (24). http://doi.org/10.1001/jama.297.24.2695

Schottke, H., Flückiger, C., Goldberg, S.B., Eversmann, J. & Lange, J. (2016). Predicting psychotherapy outcome based on therapist interpersonal skills: A five-year longitudinal study of a therapist assessment protocol. *Psychother Res*, 1–11. http://doi.org/10.1080/10503307.2015.1125546

Schulte, D. (1999). Das Psychotherapeutengesetz: seine Geschichte, seine Chancen und seine Herausforderungen. *Verhaltenstherapie, 9*, 52–54. http://doi.org/10.1159/000030676

Seidler, G.H. & Wagner, F.E. (2006). Comparing the efficacy of EMDR and trauma-focused cognitive-behavioral therapy in the treatment of PTSD: a meta-analytic study. *Psychological Medicine, 36* (11), 1515–1522. http://doi.org/10.1017/S0033291706007963

Seligman, M.E. (1995). The effectiveness of psychotherapy: The Consumer Reports study. *American Psychologist, 50* (12), 965–974. http://doi.org/10.1037/0003-066X.50.12.965

Serlin, R.C. & Lapsley, D.K. (1985). Rationality in psychological research: The good-enough principle. *American Psychologist, 40* (1), 73–83. http://doi.org/10.1037/0003-066X.40.1.73

Serlin, R.C. & Lapsley, D.K. (1993). Rational appraisal of psychological research and the good-enough principle. In G. Keren, C. Lewis, G. Keren & C. Lewis (Eds.), *A handbook for data analysis in the behavioral sciences: Methodological issues* (pp. 199–228). Hillsdale, NJ: Lawrence Erlbaum Associates, Inc.

Serlin, R.C., Wampold, B.E. & Levin, J.R. (2003). Should providers of treatment be regarded as a random factor? If it ain't broke, don't "Fix" it: A comment on Siemer and Joorman (2003). *Psychological Methods, 8*, 524–534. http://doi.org/10.1037/1082-989X.8.4.524

Shadish, W.R. & Haddock, C.K. (2009). Combining estimates of effect size. In H. Cooper, L.V. Hedges & J.C. Valentine (Eds.), *The handbook of research synthesis and meta-analysis* (2nd ed., pp. 257–277). New York: Russell Sage Foundation.

Shadish, W.R., Matt, G.E., Navarro, A.M. & Phillips, G. (2000). The effects of psychological therapies in clinically representative conditions: A meta-analysis. *Psychological Bulletin, 126*, 512–529. http://doi.org/10.1037/0033-2909.126.4.512

Shadish, W.R., Matt, G.E., Navarro, A.M., Siegle, G., Crits-Christoph, P., Hazelrigg, M.D. et al. (1997). Evidence that therapy works in clinically representative conditions. *Journal of Consulting and Clinical Psychology, 65*, 355–365. http://doi.org/10.1037/0022-006X.65.3.355

Shadish, W.R., Montgomery, L.M., Wilson, P., Wilson, M.R., Bright, I. & Okwumabua, T. (1993). Effects of family and marital psychotherapies: A meta-analysis. *Journal of Consulting and Clinical Psychology, 61* (6), 992. http://doi.org/10.1037/0022-006X.61.6.992

Shadish, W.R. & Sweeney, R.B. (1991). Mediators and moderators in meta-analysis: There's a reason we don't let dodo birds tell us which psychotherapies should have prizes. *Journal of Consulting and Clinical Psychology, 59* (6), 883–893 http://doi.org/10.1037/0022-006X.59.6.883

Shafran, R., Clark, D.M., Fairburn, C.G., Arntz, A., Barlow, D.H., Ehlers, A. et al. (2009). Mind the gap: Improving the dissemination of CBT. *Behaviour Research and Therapy, 47* (11), 902–909. http://doi.org/10.1016/j.brat.2009.07.003

Shapiro, D.A., Barkham, M., Rees, A., Hardy, G.E., Reynolds, S. & Startup, M. (1994). Effects of treatment duration and severity of depression on the effectiveness of cognitive-behavioral and psychodynamic-interpersonal psychotherapy. *Journal of Consulting and Clinical Psychology, 62*, 522–534. http://doi.org/10.1037/0022-006X.62.3.522

Shapiro, A.K. & Morris, L.A. (1978). The placebo effect in medical and psychological therapies. In S.L. Garfield & A.E. Bergin (Eds.), *Handbook of psychotherapy and behavior change* (2nd ed., pp. 369–410). New York: Wiley.

Shapiro, A.K. & Shapiro, E.S. (1997a). The placebo: Is it much ado about nothing? In A. Harrington (Ed.), *The placebo effect: An interdisciplinary exploration*. Cambridge, MA: Harvard University Press.

Shapiro, A.K. & Shapiro, E.S. (1997b). *The powerful placebo: From ancient priest to modern medicine*. Baltimore: The Johns Hopkins University Press.

Shapiro, D.A. & Shapiro, D. (1982). Meta-analysis of comparative therapy outcome studies: A replication and refinement. *Psychological Bulletin, 92*, 581–604. http://doi.org/10.1037/0033-2909.92.3.581

Shaw, B.F., Elkin, I., Yamaguchi, J., Olmsted, M., Vallis, T.M., Dobson, K.S. et al. (1999). Therapist competence ratings in relation to clinical outcome in cognitive therapy of depression. *Journal of Consulting and Clinical Psychology, 67*, 837–846. http://doi.org/10.1037/0022-006X.67.6.837

Shedler, J. (2010). The efficacy of psychodynamic psychotherapy. *American Psychologist, 65* (2), 98–109. http://doi.org/10.1037/a0018378

Shepherd, M. (1993). The placebo: From specificity to the non-specific and back. *Psychological Medicine, 23* (3), 569–578.

Sherman, J.J. (1998). Effects of psychotherapeutic treatments for PTSD: A meta-analysis of controlled clinical trial. *Journal of Traumatic Stress, 11*, 413–435. http://doi.org/10.1023/A:1024444410595

Shimokawa, K., Lambert, M.J. & Smart, D.W. (2010). Enhancing treatment outcome of patients at risk of treatment failure: Meta-analytic and mega-analytic review of a psychotherapy quality assurance system. *Journal of Consulting and Clinical Psychology, 78* (3), 298–311. http://doi.org/10.1037/a0019247

Shirk, S.R., Karver, M.S. & Brown, R. (2011). The alliance in child and adolescent psychotherapy. *Psychotherapy, 48* (1), 17–24. http://doi.org/10.1037/a0022181

Siev, J. & Chambless, D.L. (2007). Specificity of treatment effects: Cognitive therapy and relaxation for generalized anxiety and panic disorders. *Journal of Consulting and Clinical Psychology, 75*, 513–522. http://doi.org/10.1037/0022-006X.75.4.513

Siev, J., Huppert, J.D. & Chambless, D.L. (2009). The dodo bird, treatment technique, and disseminating empirically supported treatments. *The Behavior Therapist, 32*, 69–76.

Simon, G., Imel, Z.E. & Steinfield, B.J. (2012). Is dropout after a first psychotherapy visit always a bad outcome? *Psychiatric Services, 63*, 705–7. http://doi.org/10.1176/appi.ps.201100309

Simon, G.E. & Ludman, E.J. (2010). Predictors of early dropout from psychotherapy for depression in community practice. *Psychiatric Services, 61*, 684–689. http://doi.org/10.1176/ps.2010.61.7.684

Simpson, S.H., Eurich, D.T., Majumdar, S.R., Padwal, R.S., Tsuyuki, S.T., Varney, J. & Johnson, J.A. (2006). A meta-analysis of the association between adherence to drug therapy and mortality. *British Medical Journal*, 3–4. http://doi.org/10.1136/bmj.38875.675486.55

Singer, M.T. & Lalich, J. (1996). *"Crazy" therapies: What are they? Do they work?* New York: Jossey-Bass.

Sloane, R.B., Staples, F.R., Cristol, A.H., Yorkston, N.J. & Whipple, K. (1975). *Psychotherapy versus behavior therapy*. Cambridge, MA: Harvard University Press. http://doi.org/10.4159/harvard.9780674365063

Smith, B. & Sechrest, L. (1991). Treatment of Aptitude × Treatment Interactions. *Journal of Consulting and Clinical Psychology, 59* (2), 233–244. http://doi.org/10.1037/0022-006X.59.2.233

Smith, E.C. & Grawe, K. (2003). What makes psychotherapy sessions productive? a new approach to bridging the gap between process research and practice. *Clinical Psychology & Psychotherapy, 10* (5), 275–285. http://doi.org/10.1002/cpp.377

Smith, M.L. & Glass, G.V. (1977). Meta-analysis of psychotherapy outcome studies. *American Psychologist, 32*, 752–760. http://doi.org/10.1037/0003-066X.32.9.752

Smith, M.L., Glass, G.V. & Miller, T.I. (1980). *The benefits of psychotherapy*. Baltimore: The Johns Hopkins University Press.

Snijders, T. & Bosker, R. (1999). *Multilevel analysis: An introduction to basic and d multilevel modeling.* London: Sage.

Snyder, C.R. (2000). *Handbook of Hope*. New York, NY: Wiley.

Snyder, D.K. & Wills, R.M. (1989). Behavioral versus insight-oriented marital therapy: Effects on individual and interpersonal functioning. *Journal of Consulting and Clinical Psychology, 57*, 39–46. http://doi.org/10.1037/0022-006X.57.1.39

Snyder, D.K. & Wills, R.M. (1991). Facilitating change in marital therapy and research. *Journal of Family Psychology, 4*, 426–435. http://doi.org/10.1037/0893-3200.4.4.426

Snyder, D.K., Wills, R.M. & Grady-Fletcher, A. (1991). Long term effectiveness of behavioral versus insight oriented marital therapy: A 4-year follow-up study. *Journal of Consulting and Clinical Psychology, 59*, 138–141. http://doi.org/10.1037/0022-006X.59.1.138

Sobell, L.C., Sobell, M.B. & Christelman, W.C. (1972). The myth of "one drink." *Behaviour Research and Therapy, 10*, 119–123. http://doi.org/10.1016/S0005-7967(72)80004-4

Sobell, M.B. & Sobell, L.C. (1976). Second year treatment outcome of alcoholics treated by individualized behavior therapy: Results. *Behaviour Research and Therapy, 14*, 195–215. http://doi.org/10.1016/0005-7967(76)90013-9

Sobell, M.B. & Sobell, L.C. (1984a). The aftermath of heresy: A response to Pendery et al.'s (1982) critique of 'Individualized behavior therapy for alcoholics'. *Behaviour Research and Therapy, 22*, 413–440. http://doi.org/10.1016/0005-7967(84)90084-6

Sobell, M.B. & Sobell, L.C. (1984b). Under the microscope yet again: A commentary on walker and roach's critique of the dickens committee's enquiry into our research. *British Journal of Addiction, 79*, 157–168. http://doi.org/10.1111/j.1360-0443.1984.tb00258.x

Sobell, M.B. & Sobell, L.C. (1973). Alcoholics treated by individualized behavior therapy: One year treatment outcomes. *Behavior Research and Therapy, 11*, 599–618. http://doi.org/10.1016/0005-7967(73)90118-6

Society of Clinical Psychology. (2007). *Evidence-based practice in psychology* [website on research-supported psychological treatments]. Retrieved from http://www.div12.org/psychological-treatments

Spiegel, A. (2004). *Cognitive behavior therapy: Thinking positive [Radio series episode]. "All Things Considered."* Washington, D.C.: National Public Radio. Retrieved from http://www.npr.org/templates/story/story.php?storyId=1920052

Spielmans, G.I., Gatlin, E.T. & McFall, J.P. (2010). The efficacy of evidence-based psychotherapies versus usual care for youths: Controlling confounds in a meta-reanalysis. *Psychotherapy Research, 20* (2), 234–246. http://doi.org/10.1080/10503300903311293

Spielmans, G.I. & Kirsch, I. (2014). Drug approval and drug effectiveness. *Annual Review of Clinical Psychology, 10*, 741–766. http://doi.org/10.1146/annurev-clinpsy-050212-185533

Spielmans, G.I., Pasek, L.F. & McFall, J.P. (2007). What are the active ingredients in cognitive and behavioral psychotherapy for anxious and depressed children? A meta-analytic review. *Clinical Psychology Review, 27* (5), 642–654. http://doi.org/10.1016/j.cpr.2006.06.001

Stangier, U., Schramm, E., Heidenreich, T., Berger, M. & Clark, D.M. (2011). Cognitive therapy vs interpersonal psychotherapy in social anxiety disorder: a randomized controlled trial. *Archives of General Psychiatry, 68* (7), 692–700. http://doi.org/10.1001/archgenpsychiatry.2011.67

Stevens, S.E., Hynan, M.T. & Allen, M. (2000). A meta-analysis of common factor and specific treatment effects across domains of the phase model of psychotherapy. *Clinical Psychology: Science and Practice, 7*, 273–290. http://doi.org/10.1093/clipsy.7.3.273

Stiles, W.B. (2009). Responsiveness as an obstacle of psychotherapy outcome research: It's worse than you think. *Clinical Psychology, Science and Practice, 16*, 86–91. http://doi.org/10.1111/j.1468-2850.2009.01148.x

Stiles, W.B., Shapiro, D.A. & Elliott, R. (1986). Are all psychotherapies equivalent? *American Psychologist, 41*, 165–180. http://doi.org/10.1037/0003-066X.41.2.165

Strauß, B. & Schauenburg, H. (2016). *Bindung in der Psychologie und Medizin*. Stuttgart: Kohlhammer.

Strunk, D.R., Brotman, M.A. & DeRubeis, R.J. (2010). The process of change in cognitive therapy for depression: Predictors of early inter-session symptom gains. *Behaviour Research and Therapy, 48* (7), 599–606. http://doi.org/10.1016/j.brat.2010.03.011

Strunk, D.R., Cooper, A.A., Ryan, E.T., DeRubeis, R.J. & Hollon, S.D. (2012). The process of change in cognitive therapy for depression when combined with antidepressant medication: Predictors of early intersession symptom gains. *Journal of Consulting and Clinical Psychology, 80* (5), 730–738. http://doi.org/10.1037/a0029281

Strupp, H.H. & Howard, K.I. (1992). A brief history of psychotherapy research. In D.K. Freedheim (Ed.), *History of psychotherapy: A century of change* (pp. 309–334). Washington, D.C.: American Psychological Association.

Stulz, N. & Lutz, W. (2007). Multidimensional patterns of change in outpatient psychotherapy: the phase model revisited. *Journal of Clinical Psychology, 63* (9), 817–833. http://doi.org/10.1002/jclp.20397

Sullivan, H.S. (1953). *The interpersonal theory of psychiatry*. New York: Routledge.

Surgeon General. (1999). *Mental Health: A Report of the Surgeon General—Executive Summary*. Rockville, MD: U.S. Department of Health and Human Services, Substance Abuse and Mental Health Services Administration, Center for Mental Health Services, National Institutes of Health, National Institute of Mental Health.

Surís, A., Link-Malcolm, J., Chard, K., Ahn, C. & North, C. (2013). A randomized clinical trial of cognitive processing therapy for veterans with PTSD related to military sexual trauma. *Journal of Traumatic Stress, 26* (1), 28–37. http://doi.org/10.1002/jts.21765

Sutton, A.J. (2009). Publication bias. In H. Cooper, L.V. Hedges & J.C. Valentine (Eds.), *The hanbook of research synthesis and meta-analysis* (2nd ed., pp. 435–454). New York: Russell Sage Foundation.

Swift, J.K., Callahan, J.L. & Vollmer, B.M. (2011). Preferences. *Journal of Clinical Psychology, 67* (2), 155–165. http://doi.org/10.1002/jclp.20759

Swift, J.K. & Greenberg, R.P. (2012). Premature discontinuation in adult psychotherapy: A meta-analysis. *Journal of Consulting and Clinical Psychology, 80* (4), 547–559. http://doi.org/10.1037/a0028226

Swift, J. & Greenberg, R. (2015). *Premature Termination in Psychotherapy: Strategies for Engaging Clients and Improving Outcomes*. Washington, D.C.: American Psychological Association. http://doi.org/10.1037/14469-000

Tang, T.Z. & DeRubeis, R.J. (1999). Reconsidering rapid early response in cognitive behavioral therapy for depression. *Clinical Psychology: Science and Practice, 6* (3), 283–288. http://doi.org/10.1093/clipsy.6.3.283

Tarrier, N., Pilgrim, H., Sommerfield, C., Faragher, B., Reynolds, M., Graham, E. & Barrowclough, C. (1999). A randomized trial of cognitive therapy and imaginal exposure in the treatment of chronic posttraumatic stress disorder. *Journal of Consulting and Clinical Psychology, 67*, 13–18. http://doi.org/10.1037/0022-006X.67.1.13

Tasca, G.A. & Lampard, A.M. (2012). Reciprocal influence of alliance to the group and outcome in day treatment for eating disorders. *Journal of Counseling Psychology, 59* (4), 507–517. http://doi.org/10.1037/a0029947

Task Force on Promotion and Dissemination of Psychological Procedures. (1995). Training in and dissemination of empirically-validated psychological treatment: Report and recommendations. *The Clinical Psychologist, 48*, 2–23.

Taylor, E. (1999). *Shadow culture: Psychology and spirituality in America.* Washington, D.C.: Counterpoint.

Taylor, S. (1996). Meta-analysis of cognitive-behavioral treatments for social phobia. *Journal of Behaviour Therapy and Experimental Psychiatry, 27*, 1–9. http://doi.org/10.1016/0005-7916(95)00058-5

Taylor, S., Thordarson, D.S., Maxfield, L., Fedoroff, I.C., Lovell, K. & Ogrodniczuk, J. (2003). Comparative efficacy, speed, and adverse effects of three PTSD treatments: Exposure therapy, EMDR, and relaxation training. *Journal of Consulting and Clinical Psychology, 71* (2), 330–338. http://doi.org/10.1037/0022-006X.71.2.330

Thomas, R.M. (2001). *Folk psychologies across cultures.* Thousand Oaks, CA: Sage.

Tolin, D.F. (2010). Is cognitive-behavioral therapy more effective than other therapies?: A meta-analytic review. *Clinical Psychology Review, 30* (6), 710–720. http://doi.org/10.1016/j.cpr.2010.05.003

Tracey, T.J. G., Wampold, B.E., Lichtenberg, J.W. & Goodyear, R.K. (2014). Expertise in Psychotherapy: An Elusive Goal? *American Psychologist.* http://doi.org/10.1037/a0035099

Truax, C.B. (1966). Reinforcement and nonreinforcement in Rogerian psychotherapy. *Journal of Abnormal Psychology, 71* (1), 1–9. http://doi.org/10.1037/h0022912

Tryon, G.S. & Winograd, G. (2011). Goal consensus and collaboration. In J.C. Norcross (Ed.), *Psychotherapy relationships that work: Evidence-based responsiveness* (2nd ed., pp. 153–167). New York: Oxford University Press.

Tschacher, W., Schiepek, G.K. & Brunner, E.J. (1992). *Self-Organization and Clinical Psychology.* Berlin: Springer. http://doi.org/10.1007/978-3-642-77534-5

UKATT Research Team. (2007). UK alcohol treatment trial: client-treatment matching effects. *Addiction, 103*, 228–238. http://doi.org/10.1111/j.1360-0443.2007.02060.x

van Balkom, A.J., van Oppen, P., Vermeulen, A.W., van Dyck, R., Nauta, M.C. & Vorst, H. (1994). A meta-analysis on the treatment of obsessive compulsive disorder: a comparison of antidepressants, behavior, and cognitive therapy. *Clinical Psychology Review, 14* (5), 359–381. http://doi.org/10.1016/0272-7358(94)90033-7

van Emmerik, A.A. P., Kamphuis, J.H., Hulsbosch, A.M. & Emmelkamp, P.M. G. (2002). Single session debriefing after psychological trauma: A meta-analysis. *The Lancet, 360*, 766–771. http://doi.org/10.1016/S0140-6736(02)09897-5

van Minnen, A. & Foa, E.B. (2006). The Effect of Imaginal Exposure Length on Outcome of Treatment for PTSD. *Journal of Traumatic Stress, 19* (4), 427–438. http://doi.org/10.1002/jts.20146

VandenBos, G.R., Cummings, N.A. & DeLeon, P.H. (1992). A century of psychotherapy: Economic and environmental influences. In D.K. Freedheim (Ed.), *History of psychotherapy: A century of change* (pp. 65–102). Washington, D.C.: American Psychological Association.

Vase, L., Riley III, J.L. & Price, D.P. (2002). A comparison of placebo effects in clinical analgesic trials versus studies of placebo analgesia. *Pain, 99*, 443–452. http://doi.org/10.1016/S0304-3959(02)00205-1

Vollmer, S., Spada, H., Caspar, F. & Burri, S. (2013). Expertise in clinical psychology. The effects of university training and practical experience on expertise in clinical psychology. *Frontiers in Psychology, 4*, article 141. http://doi.org/10.3389/fpsyg.2013.00141

Vos, S.P. F., Huibers, M.J. H., Diels, L. & Arntz, A. (2012). A randomized clinical trial of cognitive behavioral therapy and interpersonal psychotherapy for panic disorder with agoraphobia. *Psychological Medicine, 42* (12), 2661–2672. http://doi.org/10.1017/S0033291712000876

Wachtel, P. (1981). *Psychoanalyse und Verhaltenstherapie. Ein Plädoyer für ihre Integration.* Berlin: Klett-Cotta.

Wade, W.A., Treat, T.A. & Stuart, G.L. (1998). Transporting an empircally supported treatment for panic disorder to a service clinic setting: A benchmarking strategy. *Journal of Consulting and Clinical Psychology, 66*, 231–239. http://doi.org/10.1037/0022-006X.66.2.231

Walach, H. (2003). Placebo and placebo effects – a concise review. *Focus on Alternative and Complementary Therapies, 8*, 178–187.

Walsh, J.E. (1947). Concerning the effect of intraclass correlation on certain significance tests. *The Annals of Mathematical Statistics, 18* (1), 88–96. http://doi.org/10.1214/aoms/1177730495

Walsh, R. (2011). Lifestyle and mental health. *American Psychologist, 66* (7), 579–592. http://doi.org/10.1037/a0021769

Waltz, J., Addis, M.E., Koerner, K. & Jacobson, N.S. (1993). Testing the integrity of a psychotherapy protocol: Assessment of adherence and competence. *Journal of Consulting and Clinical Psychology, 61*, 620–630. http://doi.org/10.1037/0022-006X.61.4.620

Wampold, B.E. (1997). Methodological problems in identifying efficacious psychotherapies. *Psychotherapy Research, 7*, 21–43. http://doi.org/10.1080/10503309712331331853

Wampold, B.E. (2001a). Contextualizing psychotherapy as a healing practice: Culture, history, and methods. *Applied and Preventive Psychology, 10*, 69–86.

Wampold, B.E. (2001b). *The great psychotherapy debate: Model, methods, and findings*. Mahwah, NJ: Lawrence Erlbaum Associates.

Wampold, B.E. (2007). Psychotherapy: The humanistic (and effective) treatment. *American Psychologist, 62*, 857–873. http://doi.org/10.1037/0003-066X.62.8.857

Wampold, B.E. (2013). The good, the bad, and the ugly: A 50-year perspective on the outcome problem. *Psychotherapy, 50* (1), 16–24. http://doi.org/10.1037/a0030570

Wampold, B.E. & Bhati, K.S. (2004). Attending to the omissions: A historical examination of the evidenced-based practice movement. *Professional Psychology: Research and Practice, 35*, 563–570. http://doi.org/10.1037/0735-7028.35.6.563

Wampold, B.E. & Brown, G.S. (2005). Estimating therapist variability: A naturalistic study of outcomes in managed care. *Journal of Consulting and Clinical Psychology, 73*, 914–923. http://doi.org/10.1037/0022-006X.73.5.914

Wampold, B.E. & Budge, S.L. (2012). The 2011 Leona Tyler Award Address: The Relationship – and Its Relationship to the Common and Specific Factors of Psychotherapy. *The Counseling Psychologist, 40* (4), 601–623. http://doi.org/10.1177/0011000011432709

Wampold, B.E., Budge, S.L., Laska, K.M., Del Re, A.C., Baardseth, T.P., Flückiger, C. et al. (2011). Evidence-based treatments for depression and anxiety versus treatment-as-usual: A meta-analysis of direct comparisons. *Clinical Psychology Review, 31* (8), 1304–1312. http://doi.org/10.1016/j.cpr.2011.07.012

Wampold, B.E. & Drew, C.J. (1990). *Theory and application of statistics*. New York: McGraw-Hill College.

Wampold, B.E., Goodheart, C.D. & Levant, R.F. (2007). Evidence-based practice in psychology: Clarification and elaboration. *American Psychologist, 62*, 616–618. http://doi.org/10.1037/0003-066X62.6.616

Wampold, B.E. & Imel, Z.E. (2006). Psychotherapy stories: A textbook case of privilege. Review of the Oxford Textbook of Psychotherapy. *Contemporary Psychology: APA Review of Books, 51* (20).

Wampold, B.E., Imel, Z.E., Bhati, K.S. & Johnson Jennings, M.D. (2006). Insight as a common factor. In L.G. Castonguay & C.E. Hill (Eds.), *Insight in psychotherapy,* (pp. 119–139). Washington, D.C.: American Psychological Association.

Wampold, B.E., Imel, Z.E., Laska, K.M., Benish, S., Miller, S.D., Flückiger, C. et al. (2010). Determining what works in the treatment of PTSD. *Clinical Psychology Review, 30* (8), 923–933. http://doi.org/10.1016/j.cpr.2010.06.005

Wampold, B.E., Imel, Z.E. & Miller, S.D. (2009). Barriers to the dissemination of empirically supported treatments: Matching messages to the evidence. *The Behavior Therapist, 32* (7), 144–155.

Wampold, B.E., Imel, Z.E. & Minami, T. (2007a). The placebo effect: 'Relatively large' and 'robust' enough to survive another assault. *Journal of Clinical Psychology, 63* (4), 401–403. http://doi.org/10.1002/jclp.20350

Wampold, B.E., Imel, Z.E. & Minami, T. (2007b). The story of placebo effects in medicine: Evidence in context. *Journal of Clinical Psychology, 63*, 379–390. http://doi.org/10.1002/jclp.20354

Wampold, B.E., Minami, T., Baskin, T.W. & Callen Tierney, S. (2002). A meta-(re) analysis of the effects of cognitive therapy versus 'other therapies' for depression. *Journal of Affective Disorders, 68* (2), 159–165. http://doi.org/10.1016/S0165-0327(00)00287-1

Wampold, B.E., Minami, T., Tierney, S.C., Baskin, T.W. & Bhati, K.S. (2005). The placebo is powerful: Estimating placebo effects in medicine and psychotherapy from clinical trials. *Journal of Clinical Psychology, 61*, 835–854. http://doi.org/10.1002/jclp.20129

Wampold, B.E., Mondin, G.W., Moody, M. & Ahn, H. (1997a). The flat earth as a metaphor for the evidence for uniform efficacy of bona fide psychotherapies: Reply to Crits-Christoph (1997) and Howard et al. (1997). *Psychological Bulletin, 122*, 226–230. http://doi.org/10.1037/0033-2909.122.3.226

Wampold, B.E., Mondin, G.W., Moody, M., Stich, F., Benson, K. & Ahn, H. (1997b). A meta-analysis of outcome studies comparing bona fide psychotherapies: Empirically, "All must have prizes." *Psychological Bulletin, 122*, 203–215. http://doi.org/10.1037/0033-2909.122.3.203

Wampold, B.E. & Serlin, R.C. (2000). The consequences of ignoring a nested factor on measures of effect size in analysis of variance. *Psychological Methods, 5*, 425–433. http://doi.org/10.1037/1082-989X.5.4.425

Wampold, B.E. & Serlin, R.C. (2014). Meta-analytic methods to test relative efficacy. *Quality and Quantity, 48*, 755–765. http://doi.org/10.1007/s11135-012-9800-6

Wang, P.S., Demler, O., Olfson, M., Pincus, H.A., Wells, K.B. & Kessler, R.C. (2006). Changing profiles of service sectors used for mental health care in the United States. *American Journal of Psychiatry, 163*, 1187–1198. http://doi.org/10.1176/ajp.2006.163.7.1187

Wang, P.S., Lane, M., Olfson, M., Pincus, H.A., Wells, K.B. & Kessler, R.C. (2005). Twelve-month use of mental health services in the United States: Results from the National Comorbidity Survey Replication. *Archives of General Psychiatry, 62*, 629–640. http://doi.org/10.1001/archpsyc.62.6.629

Watkins, C.E., Budge, S.L. & Callahan, J.L. (2015). Common and specific factors converging in psychotherapy supervision: A supervisory extrapolation of the Wampold/Budge psychotherapy relationship model. *Journal of Psychotherapy Integration, 25* (3), 214–235. http://doi.org/10.1037/a0039561

Watson, J.B. & Rayner, R. (1920). Conditioned emotional reactions. *Experimental psychology, 3*, 1–14. http://doi.org/10.1037/h0069608

Watson, J.C., Gordon, L.B., Stermac, L., Kalogerakos, F. & Steckley, P. (2003). Comparing the effectiveness of process-experiential with cognitive-behavioral psychotherapy in the treatment of depression. *Journal of Consulting and Clinical Psychology, 71*, 773–781. http://doi.org/10.1037/0022-006X.71.4.773

Webb, C.A., DeRubeis, R.J., Amsterdam, J.D., Shelton, R.C., Hollon, S.D. & Dimidjian, S. (2011). Two aspects of the therapeutic alliance: Differential relations with depressive symptom change. *Journal of Consulting and Clinical Psychology, 79* (3), 279–283. http://doi.org/10.1037/a0023252

Webb, C.A., DeRubeis, R.J. & Barber, J.P. (2010). Therapist adherence/competence and treatment outcome: A meta-analytic review. *Journal of Consulting and Clinical Psychology, 78* (2), 200–211. http://doi.org/10.1037/a0018912

Weersing, V.R. & Weisz, J.R. (2002). Community clinic treatment of depressed youth: Benchmarking usual care against CBT clinical trials. *Journal of Consulting and Clinical Psychology, 70* (2), 299–310. http://doi.org/10.1037/0022-006X.70.2.299

Weiss, B., Caron, A., Ball, S., Tapp, J., Johnson, M. & Weisz, J.R. (2005). Iatrogenic effects of group treatment for antisocial youths. *Journal of Consulting and Clinical Psychology, 73*, 1036–1044. http://doi.org/10.1037/0022-006X.73.6.1036

Weissman, M.M. (2006). A Brief History of Interpersonal Psychotherapy. *Psychiatric Annals, 36* (8), 553–557.

Weisz, J.R., Jensen-Doss, A. & Hawley, K.M. (2006). Evidence-based youth psychotherapies versus usual clinical care: A meta-analysis of direct comparisons. *American Psychologist, 61* (7), 671–689. http://doi.org/10.1037/0003-066X.61.7.671

Werch, C.E. & Owen, D.M. (2002). Iatrogenic effects of alcohol and drug prevention programs. *Journal of Studies on Alcohol, 63*, 581–590. http://doi.org/10.15288/jsa.2002.63.581

West, S. L & O'Neal, K.K. (2004). Project D.A.R.E. outcome effectiveness revisited. *American Journal of Public Health, 94*, 1027–1029.

Westen, D. (1998). The scientific legacy of Sigmund Freud: Toward a psychodynamically informed psychological science. *Psychological Bulletin, 124*, 333–371. http://doi.org/10.1037/0033-2909.124.3.333

Westen, D. & Bradley, R. (2005). Empirically Supported Complexity. Rethinking Evidence-Based Practice in Psychotherapy. *Current Directions in Psychological Science, 14* (5), 266–271. http://doi.org/10.1111/j.0963-7214.2005.00378.x

Westen, D., Novotny, C.M. & Thompson-Brenner, H. (2004). The empirical status of empirically supported psychotherapies: assumptions, findings, and reporting in controlled clinical trials. *Psychological Bulletin, 130*, 631–663. http://doi.org/10.1037/0033-2909.130.4.631

Westen, D., Novotny, C.M. & Thompson-Brenner, H. (2005). EBP =/ EST: Reply to Crits-Christoph et al. (2005) and Weisz et al. (2005). *Psychological Bulletin, 131* (3), 427–433. http://doi.org/10.1037/0033-2909.131.3.427

Westra, H.A., Constantino, M.J. & Antony, M.M. (2016). Integrating motivational interviewing with cognitive-behavioral therapy for severe generalized anxiety disorder: An allegiance-controlled randomized clinical trial. *Journal of Consulting and Clinical Psychology, 84* (9), 768–782. doi:*10.1037/ccp0000098* http://doi.org/10.1037/ccp0000098

White, W.L. (1998). *Slaying the dragon: The history of addiction treatment and recovery in America.* Bloomington, IL: Chestnut Health Systems.

Wilkins, W. (1983). Failure of placebo groups to control for nonspecific events in therapy outcome research. *Psychotherapy: Theory, Research and Practice, 20*, 31–37. http://doi.org/10.1037/h0088475

Wilkins, W. (1984). Psychotherapy: The powerful placebo. *Journal of Consulting and Clinical Psychology, 52*, 570–573. http://doi.org/10.1037/0022-006X.52.4.570

Williams, A.C. d. C. (2002). Facial expression of pain: An evolutionary account. *Behavioral and Brain Sciences, 25* (4), 439–488.

Willis, J. & Todorov, A. (2006). First Impressions: Making Up Your Mind After a 100-Ms Exposure to a Face. *Psychological Science, 17* (7), 592–598. http://doi.org/10.1111/j.1467-9280.2006.01750.x

Wilson, E.O. (1978). *On human nature*. Cambridge, MA: Harvard University Press.

Wilson, E.O. (2012). *The social conquest of earth*. New York: Liveright Publishing

Wilson, G.T. (1982). How Useful is Meta-analysis in Evaluating the Effects of Different Psychological Therapies? *Behavioural Psychotherapy, 10*, 221–231. http://doi.org/10.1017/S0141347300007783

Wilson, G.T. (1996). Manual-based treatments: The clinical application of research findings. *Behaviour Research and Therapy, 34*, 295–314. http://doi.org/10.1016/0005-7967(95)00084-4

Wilson, G.T. & Rachman, S.J. (1983). Meta-analysis and the evaluation of psychotherapy outcome: Limitations and liabilities. *Journal of Consulting and Clinical Psychology, 51* (1), 54. http://doi.org/10.1037/0022-006X.51.1.54

Wolpe, J. (1952a). Experimental neuroses as learned behavior. *British Journal of Psychology, 43*, 243–268.

Wolpe, J. (1952b). Objective psychotherapy of the neuroses. *South African Medical Journal, 26*, 825–829.

Wolpe, J. (1954). Reciprocal inhibition as the main basis of psychotherapeutic effects. *American Medical Association Archives of Neurological Psychiatry, 72*, 205–226. http://doi.org/10.1001/archneurpsyc.1954.02330020073007

Wolpe, J. (1958). *Psychotherapy by reciprocal inhibition*. Palo Alto, CA: Stanford University.

Woody, G.E., Luborsky, L., McLellan, A.T., Obrien, C.P., Beck, A.T., Blaine, J. et al. (1983). Psychotherapy for opiate addicts—does it help? *Archives of General Psychiatry, 40* (6), 639–645. http://doi.org/10.1001/archpsyc.1983.04390010049006

World Health Organization. (1948). *Constitution of the World Health Organization*. Retrieved from http://apps.who.int/gb/bd/PDF/bd47/EN/constitution-en.pdf

Worrell, M. & Longmore, R.J. (2008). Challenging Hofmann's negative thoughts: A rebuttal. *Clinical Psychology Review, 28* (1), 71–74. http://doi.org/10.1016/j.cpr.2007.03.004

Wygotski, L.S. (1932–34/2005). Das Problem der Altersstufen. In J. Lompscher (Hrsg.). *Lew Wygotski. Ausgewählte Schriften* (Bd. 2, S. 53–90). Berlin: Lehmanns Media.

Zarafonitis-Muller, S., Kuhr, K. & Bechdolf, A. (2014). The relationship between therapist's competence and adherence to outcome in cognitive-behavioural therapy – results of a metaanalysis. *Fortschritte der Neurologie-Psychiatrie, 82* (9), 502–510. http://doi.org/10.1055/s-0034-1366798

Zimmermann, D., Rubel, J.A., Page, A.C. & Lutz, W. (2016). Therapist Effects on and Predictors of Non-Consensual Dropout in Psychotherapy. *Clinical Psychology and Psychotherapy, 24* (2), 312–321. http://doi.org/10.1002/cpp.2022

Zuroff, D.C. & Blatt, S.J. (2006). The therapeutic relationship in brief treatment of depression: Contributions to clinical improvement and enhanced adaptive capacities. *Journal of Consulting and Clinical Psychology, 74*, 130–140. http://doi.org/10.1037/0022-006X.74.1.130

Zuroff, D.C., Kelly, A.C., Leybman, M.J., Blatt, S.J. & Wampold, B.E. (2010). Between-therapist and within-therapist differences in the quality of the therapeutic relationship: Effects on maladjustment and self-critical perfectionism. *Journal of Clinical Psychology, 66*, 681–697. http://doi.org/10.1002/jclp.20683

Sachwortverzeichnis

A

B

C

D

G

H

I

N

O

P

R

S

T

U

V

W

Z

Die Autoren

Prof. Dr. Bruce E. Wampold, PhD, ABPP, ist emeritierter Professor für *Counseling Psychology* an der Universität von Wisconsin-Madison und Direktor des Forschungsinstituts des Psychiatrischen Zentrums Modum Bad in Vikersund, Norwegen. Seine derzeitige Forschungstätigkeit beinhaltet, Psychotherapie aus empirischen, historischen und anthropologischen Perspektiven zu verstehen, was zur Entwicklung des hier vorgestellten Kontextuellen Modells der Psychotherapie geführt hat.

Prof. Dr. Zac E. Imel, PhD, ist Assistenzprofessor für *Counseling Psychology* des Instituts für Pädagogische Psychologie sowie außerordentlicher Assistenzprofessor am Institut für Psychiatrie der Universität von Utah. Der Schwerpunkt seiner Forschungs- und Lehrtätigkeit liegt auf der Förderung und dem Verständnis psychosozialer Behandlungen, mit besonderem Fokus auf Psychotherapie.

Prof. Dr. Christoph Flückiger, Dr. phil., MAS-PT, ist SNF-Professor für Allgemeine Interventionspsychologie und Psychotherapie an der Universität Zürich sowie Leiter der angegliederten Spezialpraxis für generalisierte Angststörungen. Weiterhin ist er approbierter Psychologischer Psychotherapeut und Supervisor, Mitglied im wissenschaftlichen Beirat mehrerer englischsprachiger wissenschaftlicher Zeitschriften und als Referent für kognitive Verhaltenstherapie in der Schweiz, Deutschland und den USA tätig.